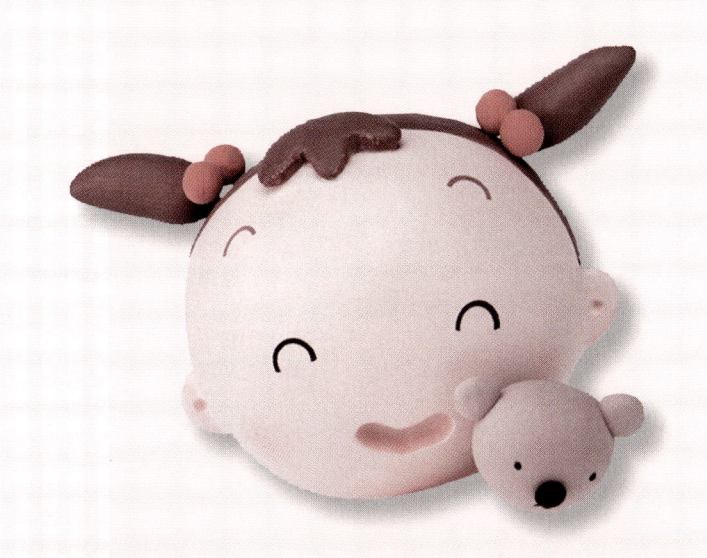

小児の摂食嚥下リハビリテーション

Dysphagia Rehabilitation in Children

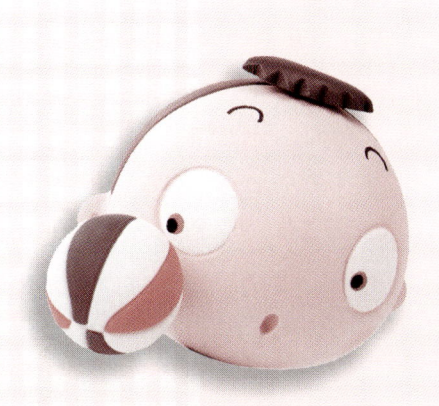

第2版

田角 勝
向井美惠 編著

医歯薬出版株式会社

● 編著者（五十音順，敬称略）

田角　　勝	昭和大学医学部小児科学講座客員教授	
向井　美惠	昭和大学名誉教授	

● 執筆者（五十音順，敬称略）

阿部　伸一	東京歯科大学解剖学講座教授
石井里加子	九州看護福祉大学看護福祉学部口腔保健学科教授
石川健太郎	昭和大学歯学部スペシャルニーズ口腔医学講座口腔衛生学部門講師
石﨑　晶子	昭和大学歯学部スペシャルニーズ口腔医学講座口腔衛生学部門講師
石田　　瞭	東京歯科大学摂食嚥下リハビリテーション研究室教授
板橋家頭夫	昭和大学名誉教授，愛正会記念茨城福祉医療センターセンター長
井上美津子	昭和大学歯学部小児成育歯科学講座客員教授
内海　明美	昭和大学歯学部スペシャルニーズ口腔医学講座口腔衛生学部門講師
大岡　貴史	明海大学歯学部機能保存回復学講座摂食嚥下リハビリテーション学分野教授
大瀧　祥子	たんぽぽ歯科クリニック院長
太田百合子	元こどもの城・技術主任管理栄養士
大塚　義顕	国立病院機構千葉東病院歯科医長
小川　仲子	小川歯科医院院長
神作　一実	文京学院大学保健医療技術学部作業療法学科教授
久保田一見	昭和大学歯学部スペシャルニーズ口腔医学講座口腔衛生学部門兼任講師
倉田なおみ	昭和大学薬学部社会健康薬学講座社会薬学部門客員教授，臨床薬学部門臨床栄養代謝学部門客員教授
佐藤　秀夫	鹿児島大学病院小児歯科講師
菅沼　理江	独立行政法人地域医療機能推進機構秋田病院外科医長
鈴木　淳一	横浜柏堤会戸塚共立第2病院総合診療科部長
鈴木　孝明	昭和大学江東豊洲病院小児外科准教授
髙橋　摩理	昭和大学歯学部スペシャルニーズ口腔医学講座口腔衛生学部門兼任講師
田中千鶴子	昭和大学保健医療学部看護学科基礎看護学元教授
田村　文誉	日本歯科大学口腔リハビリテーション多摩クリニック勤務，教授
千木良あき子	千木良デンタルクリニック副院長 昭和大学歯学部スペシャルニーズ口腔医学講座口腔衛生学部門兼任講師
土岐　　彰	昭和大学医学部外科学講座小児外科学部門客員教授
冨田かをり	昭和大学歯学部スペシャルニーズ口腔医学講座口腔衛生学部門兼任講師
中村　全宏	東京都立東部療育センター 「全国重症心身障害児（者）を守る会」歯科担当部長
野﨑　園子	わかくさ竜間リハビリテーション病院診療部長
野本たかと	日本大学松戸歯学部障害者歯科学講座教授
芳賀　　定	芳賀デンタルクリニック院長
花岡　新八	花岡歯科医院院長
弘中　祥司	昭和大学歯学部スペシャルニーズ口腔医学講座口腔衛生学部門教授
保坂　みさ	山梨県立あけぼの支援学校教諭
水上　美樹	日本歯科大学口腔リハビリテーション多摩クリニック
水野　克己	昭和大学医学部小児科学講座主任教授
村田　尚道	医療法人社団湧泉会ひまわり歯科
村松かおる	東京都立東部療育センター栄養科主査
渡邊　賢礼	昭和大学歯学部スペシャルニーズ口腔医学講座口腔衛生学部門講師

This book was originally published in Japanese under the title of :

SHONI-NO SESSHOKU-ENGE RIHABIRITESHON DAI NI HAN
(Dysphagia Rehabilitation in Children 2nd edition)

Editors :
TATSUNO, Masaru
　Visiting Professor, Department of Pediatrics, Showa University School of Medicine
MUKAI, Yoshiharu
　Emeritus Professor
　Showa University

© 2006 1st ed.
© 2014 2nd ed.

ISHIYAKU PUBLISHERS, INC.
　7-10, Honkomagome 1 chome, Bunkyo-ku,
　Tokyo 113-8612, Japan

第2版 はじめに

　初版が出版されて8年がたちました．改訂にあたり内容を見直してみると，新しい知識や技術もたくさんあることがわかります．しかし，基本的な重要性は変わりません．それは子どもが，食事を楽しく，美味しく食べるための支援をするということです．食べる機能に障害のある子どもを支えるには，大変な苦労と努力を要します．また原因，病態，合併症や全身状態の把握もしなければならず，医学的な面からも複雑です．そのなかで子どもが食事を楽しいと感じられることが，摂食嚥下機能を引き出すことにつながることを忘れてはなりません．疾病をもつ子どもの成長や発達を理解することは，決して簡単なことではありませんが，これは小児の摂食嚥下リハビリテーションの根幹になることです．

　人の食事は，母乳から始まります．乳幼児にとって食べることは生活の中心であり，親にとって食べさせることが育児の中心になります．この食事は，栄養摂取，楽しみであるとともに，社会とのつながりの場所となり，子どもは食べることや飲むことの経験を通して，運動，感覚，認知，コミュニケーションや社会性などの発達が促されます．つまり，この食べる機能に困難が生じた場合，すべての生活に影響を及ぼすことになるので，支援においては疾病のみならず発育や生活も含めて考える必要があるのです．

　摂食嚥下リハビリテーションは，小児から高齢者まで広く受けいれられています．特に高齢者における広まりは，子どもの診療に対しても影響を及ぼし，高齢者で得られた知見が小児へも応用されています．一方で小児は成人と大きく異なる部分もあり，その応用には注意が必要です．摂食嚥下リハビリテーション技術があるから，それを実施するのでなく，適応の判断と適切な方法での対応が重要なのです．

　摂食嚥下リハビリテーションには多くの職種が関わり，それぞれの専門性を重視しつつ，職種の垣根を越えたチーム医療が展開されています．このとき，対応する人すべてが，子どもの食行動全体を考えて支援することが必要です．子どもが受動的に，上手に食べさせてもらうことを学ぶのではなく，能動的に，楽しく，自分で食べる意欲を育てる支援です．それは訓練ではなく，子どもの食べる機能を促す支援になります．

　最後に，皆様のおかげで，第2版ができました．新たな知識，技術と，上記の普遍的な子どもに向き合う姿勢を盛り込んでいます．第2版の発行を機会に，皆様ともう一度小児の摂食嚥下機能の支援について考えたいと思います．

2014年6月

田角　勝
向井美惠

第1版 はじめに

　食事がおいしく食べられることは健康のバロメータであり，健康を維持するためには食事は欠かせないものです．この大切な食事の摂取に困難が生じる子どもに対するリハビリテーションの目的は，機能の獲得をめざすことはもちろん，健康を維持するための栄養状態を支えることにあることはいうまでもありません．

　小児期の食事は，成長と発達の源となるだけではなく，コミュニケーションの重要な機会であることも特徴です．摂食・嚥下障害の有無にかかわらず，食事の場面はコミュニケーションの重要な「場」であり「時」でもあります．また，摂食・嚥下障害のある多くの子どもたちは，同時に言葉というコミュニケーション手段にも障害のあることが多く，その重要性はさらに増します．

　食事を摂ることは，毎日繰り返される日常的なことであるだけに，摂食・嚥下障害のある子どもに対し，機能の程度にあった食事や，機能不全を補いながら介助を行うことは大変な努力を要します．さらに，摂食・嚥下リハビリテーションを行うには，その病態，原因，全身状態を把握することから始まり，摂食・嚥下に関わる機能の発達程度や機能不全の部位をもみきわめる必要があります．医療のなかでは応用的な要素が多い領域ですが，摂食・嚥下障害のある子どもたちには，基礎疾患や合併症があることが多く，栄養や呼吸状態などを常に考慮しながら摂食・嚥下リハビリテーションを実施する必要があります．

　本書は，医師，歯科医師，看護師，言語聴覚士，理学療法士，作業療法士，栄養士，歯科衛生士，保育士，教師など，小児の摂食・嚥下リハビリテーションに関わる職種のチーム医療を意識した，共通の基盤となる知識の提供をめざしました．そのため，それぞれの専門領域の皆様にとっては，部分的にはごく常識的なところがあるかもしれません．しかしながら，チーム医療には専門的知識の寄せ集めではなく，有機的な連関のある認識が求められています．この難しくきわめて日常的な子どもたちの摂食・嚥下障害への対応について，できるだけ容易に，かつ実際の臨床に役立つように配慮しながら編集しました．本書は小児の摂食・嚥下リハビリテーションについてまとめたものですが，これらの内容は成人にも引き続くものであり，成人となった摂食・嚥下障害のある多くの人たちにも適用できるものと思われます．

　小児が成人と異なる大きな点は，成長・発達期であること，重症児が多いこと，全身状態や心理面への配慮が重要であることにあります．そしてなにより，育てる人たちの育児への温かい思いのなかで子どもは育ちます．

　摂食・嚥下リハビリテーションを担当する人はもちろん，摂食・嚥下障害に関わるすべての人が，子どもをはぐくみ育てる子育ての視点を常にもち続け，安全で，おいしく食べる楽しみを子どもたちと共有できることをめざすことがなにより大切だと思います．

　最後に，本書の出版に際しましてご協力いただきました多くの関係者および関係機関の皆様に厚く御礼申し上げます．

2006年9月

田角　勝
向井美惠

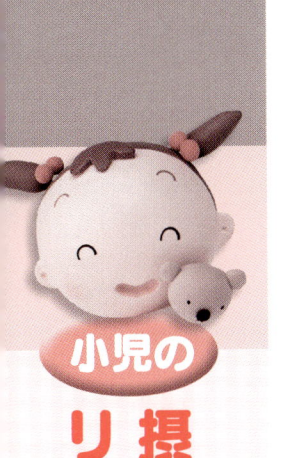

はじめに ･･･ iv

I 基礎知識編

1章　小児の摂食嚥下機能のしくみを理解しよう —成人とどう違うのか

小児の摂食嚥下リハビリテーションへの取り組み ････････････････････････ 2
摂食嚥下器官の形態 ･･･ 6
　Side Memo 1 —Swallow の語源の不思議 ･･････････････････････････････ 12
乳幼児の成長に伴う口腔・咽頭の形態変化 ･･････････････････････････････ 13
摂食嚥下の神経機構と食べるための運動機能 ････････････････････････････ 16

2章　摂食嚥下機能はどのように発達するのか

哺乳機能の発達 ･･･ 26
早産児・新生児の栄養 ･･･ 29
　Side Memo 2 —何らかの理由で母乳で育てることが難しい母子への支援 ･･･････ 31
口腔領域の形態成長 ･･･ 32
嚥下運動の発達 ･･･ 37
　Side Memo 3 —嚥下のいろいろ ･････････････････････････････････････ 39
経口摂取の発達過程 ･･･ 40
　Side Memo 4 —母乳から卒乳へ ･････････････････････････････････････ 44
　Side Memo 5 —指しゃぶりの考え方
　　　　　　　　　～年齢によって指しゃぶりの意味あいも違います～ ･･････････ 45
　Side Memo 6 —離乳食の考え方 ･････････････････････････････････････ 46
咀嚼機能の発達—歯の萌出に伴う機能発達 ･････････････････････････････ 48
食事の自立と口腔機能 ･･･ 51
　Side Memo 7 —流涎とその対応 ･････････････････････････････････････ 56
　Side Memo 8 —食べられない子，飲み込めない子，噛めない子 ･･･････････ 57

II 臨床編

1章　疾病のある小児の摂食嚥下障害

小児期の摂食嚥下障害のさまざまな基礎疾患 ････････････････････････････ 60
疾病のある小児の摂食嚥下機能の発達 ･･････････････････････････････････ 64
　Side Memo 9 —食育—健やかな成長を願って ･････････････････････････ 67

摂食嚥下障害児と合併症の管理（重症心身障害児） ……………………………… 68
摂食嚥下障害児の呼吸障害への対応 ………………………………………………… 73

2章　小児の摂食嚥下機能の評価・検査・診断

評価診断のしかた─臨床での診察の流れ ………………………………………… 78
小児の摂食嚥下障害におけるさまざまな検査法 ………………………………… 84
嚥下造影（VF）の実際 ………………………………………………………………… 89
Advanced 1 指示嚥下と自由嚥下 …………………………………………………… 94
嚥下内視鏡検査（VE）の活用法 ……………………………………………………… 96
超音波画像診断（US）検査の活用法 ………………………………………………… 99
その他の摂食嚥下機能の検査法─フードテスト・頸部聴診法 ……………… 105
Side Memo 10 反復唾液嚥下テスト・改訂水飲みテスト ……………………… 109
誤嚥の診断・評価 …………………………………………………………………… 111
小児の誤嚥性肺炎の診断と対応 …………………………………………………… 118
胃食道逆流症（gastroesophageal reflux disease；GERD）の検査と対策 ……… 123

3章　小児の摂食嚥下リハビリテーションの基本

小児における摂食機能療法 ………………………………………………………… 129
食事姿勢の基本とリハビリテーション─脳性麻痺児への対応を中心に─ … 133
食事における上肢の重要性─自分で食べることを支援する …………………… 137
機能発達程度に応じた食物形態と調理対応 ……………………………………… 142
小児おける間接訓練の実際 ………………………………………………………… 148
小児における直接訓練の実際 ……………………………………………………… 155
摂食嚥下リハビリテーションにおけるリスク管理 ……………………………… 165

4章　小児の口腔ケア

口腔ケアの重要性～障害児の口腔領域の発育に応じた口腔ケア～ …………… 171
発達に応じた口腔ケア ……………………………………………………………… 176
Advanced 2 口腔の症状別にみた口腔のケア ……………………………………… 183

5章　小児の摂食嚥下機能における栄養の考え方

小児の摂食嚥下障害とNST ………………………………………………………… 186
Side Memo 11 子どもの成長の評価─パーセンタイル曲線とSD曲線 ……… 193
栄養評価とその対応 ………………………………………………………………… 194
経管栄養法と経腸栄養剤 …………………………………………………………… 199

Advanced 3 小児における服薬の難しさ・困りごと ………………………………… 205
経管栄養における薬剤投与の工夫 ………………………………………… 206

6章　小児の摂食嚥下障害と外科的対応
胃瘻・腸瘻，胃食道逆流症に対する手術と管理 ……………………………… 211
嚥下障害に対する外科的手術と対応 ………………………………………… 216

7章　小児の摂食嚥下障害と看護の基本
小児の摂食嚥下リハビリテーションにおける看護の役割 …………………… 221
生活の場（在宅）における摂食嚥下障害児と家族への支援――訪問看護の役割 …… 225

III 症例提示編

1. 新生児からの摂食嚥下リハビリテーション
①低出生体重児・早産児の吸啜機能促進法 ………………………………… 230
Advanced 4 低出生体重児の栄養 ………………………………………… 235
②哺乳障害児への訓練・指導 ………………………………………………… 237

2. 脳性麻痺を中心とした重症心身障害児の摂食嚥下障害 ……………… 241

3. 染色体異常，奇形症候群と摂食嚥下障害
① Down 症候群と摂食嚥下障害 …………………………………………… 247
②フロッピーインファントと摂食嚥下障害 ………………………………… 252
Side Memo 12 障害のある子どもの家族へ ……………………………… 255
③ Cornelia de Lange 症候群などの拒食のみられる障害 ………………… 256

4. 筋ジストロフィー（Duchenne 型）と摂食嚥下障害 ………………… 260

5. 形態異常を伴う疾患と摂食嚥下障害
①口唇・顎・口蓋裂などの形態異常を伴う疾患と摂食嚥下障害 ……………… 264
② Robin シークエンスなど小顎や舌根沈下を伴う疾患の摂食嚥下障害 …… 269
③機能障害による2次的形態異常と摂食嚥下障害 …………………………… 273

6. 知的障害（精神発達遅滞）を伴う摂食嚥下障害 ……………………… 278

7. 自閉症と摂食嚥下障害 ……………………………………………… 280

8. 機能障害のない摂食嚥下障害――乳幼児摂食障害 ……………… 284

9. 呼吸障害を伴う摂食嚥下障害 ……………………………………… 291

10. 誤嚥性肺炎と摂食嚥下障害 ………………………………………… 294

11. 胃食道逆流を伴う摂食嚥下障害 …………………………………… 297

12. 外科疾患（食道閉鎖症）と摂食嚥下障害 ………………………… 301

13. 薬剤と摂食嚥下障害 ･･ 305
 Side Memo 13 子どもの動機づけ・行動変容を促すための支援とは ････････････ 308

Ⅳ チーム医療の実際

1．チーム医療・連携医療を成功させるために ････････････････････････････････ 310
2．医療の連携と役割の実際
①地域診療所における摂食嚥下障害への対応
 ―摂食拒否による経管栄養依存症の例 ･･･････････････････････････････････ 312
②療育施設における摂食嚥下障害への対応 ････････････････････････････････････ 316
③摂食嚥下障害への医科歯科連携の対応
 ―摂食拒否による経管栄養依存症の例 ･･･････････････････････････････････ 320
④地域障害者歯科診療所における摂食嚥下障害への対応 ････････････････････････ 324
⑤通園施設における摂食嚥下障害への支援
 ―多職種スタッフの連携について― ･････････････････････････････････････ 328
⑥教育現場における摂食嚥下障害への支援
 ―特別支援学校教諭の立場から ･･･ 333
 ―歯科医師(学校歯科医)の立場から ･････････････････････････････････････ 339
⑦家族の負担を考えたチーム対応の必要性
 ―看護の立場から ･･･ 345

文献紹介 ･･ 348
索　引 ･･ 355

※本書内の写真は，すべて同意を得て掲載しています．

I 基礎知識編

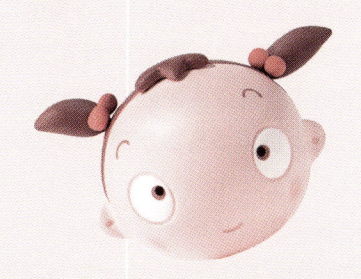

小児の摂食嚥下リハビリテーションにあたっては，
小児は単に成人を小さくしたものではない，
ということを十分に理解する必要があります．
基礎疾患を意識しながら，
常に発育する過程にある小児を
的確にとらえるための基礎知識が大切です．

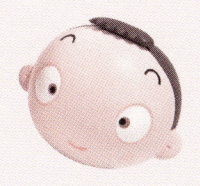

I-基礎知識編
Chapter-1

小児の摂食嚥下機能のしくみを理解しよう―成人とどう違うのか

小児の摂食嚥下リハビリテーションへの取り組み

特別な支援を要する小児には，症状の軽重はあるものの多くに摂食嚥下障害がみられます．小児の摂食嚥下が成人と異なる点は，成長（口腔咽頭領域の形態）と発達（摂食嚥下機能，知的機能）の両面を考慮しながら，発育（成長・発達）程度に合わせて比較的長期間，機能を促すリハビリテーションが必要となることです．摂食嚥下機能は生命維持のための栄養摂取機能でありながら同時に味わいなどによりくつろぎが得られて心に豊かさを運ぶ機能でもあります．心身の発育途上の小児では，基礎疾患の有無や摂食嚥下障害の軽重を問わず常に心身の発育を促す視点が必要であり，その発育全体を捉えて行うのが小児の摂食嚥下リハビリテーションです．

はじめに

摂食嚥下障害に対するリハビリテーションの医療領域では，機器を用いた診断方法や機能療法が大きく進歩し，誤嚥性肺炎や誤嚥窒息などを防ぐことができるようになってきました．また多くの人達が摂食嚥下リハビリテーションによる経口摂取の可能性やその意義について理解してきました．このような経過で医療領域のみならず教育や福祉の領域，あるいは家庭において，症状の重症度に関わらず，食べる意欲，食べる楽しさ，味わいなどが，特別な支援を要する小児が人として生きるうえでいかに重要かも認識してきました．そして，家族や多職種が小児の生活全体のなかで，お互いに連携して少しでもQOLが高められる取り組みが実践されています．

これからは，摂食嚥下障害のある小児の生活全体に関わる多くの人たちが，進歩しつつあるそれぞれの専門性を生かして多くの領域と連携していくことが望まれます．加え

表1 小児の摂食嚥下リハビリテーションの取り組みと課題

1. 成長と発達の両面を考慮して発育程度に合わせた対応が必要
2. 発育全体を捉えて心身の発育を促す視点が必要
3. 誤嚥や窒息などを防ぎ必要な栄養を安全に摂取できるようにしていくことが必要
4. 食べる意欲，食べる楽しさ・味わいなどへの配慮が常に必要
5. 家族や多職種が小児の生活のなかで対応することが必要
6. 多くの領域と連携して生活機能を支援しQOLの向上を目指す取り組みが必要

て食生活に特別な支援を要する小児ばかりでなく，その人達が成人したあとにおいても摂食嚥下リハビリテーションを通して生活機能を支援し日常におけるQOLの向上を目指すことは，小児の摂食嚥下リハビリテーションの目標でもあります．

小児の摂食嚥下障害の特徴

　小児期の摂食嚥下障害は発達障害と捉えることができ，その摂食嚥下機能は，感覚刺激に対応した運動の協調によってなされ，運動協調は日常生活のなかで繰り返し学習し獲得されます．図1は，このような面から摂食嚥下障害の要因をわかりやすく図式化したものです．

　小児の摂食嚥下障害の要因には，消化器官の形態異常，神経・筋系疾患，知的障害，精神心理的問題などがあり，これらが重複している場合が多くあります．これらの基礎疾病による要因に加えて，出生後早期からの機能障害の場合には，哺乳障害により経管栄養となり，その後に嚥下障害を呈して経口摂取が進まない場合もしばしばみられます．また，継続して経管栄養摂取を行い口からの摂取経験が少ない小児は，口腔咽頭領域の動きが改善されても，摂食時にどのように口腔・咽頭・喉頭部を協調して動かすかを学ぶことができずに，症状として摂食嚥下障害を呈している場合もあります．呼吸との非協調や口腔咽頭領域の触覚過敏によるむせや嘔吐などによる不快症状も原因となって，その後も経口からの摂取が進まない場合もみられます．また，基礎疾患による長期の経管栄養は，口腔領域の動きが改善されても経管依存症状を呈した小児も時々見受けられます．このように，小児の嚥下障害の特徴は，器質的な異常と機能的な発達遅滞に加え，精神心理的な要因を含めた摂食嚥下機能の発達を阻害している修飾因子があります．

摂食嚥下障害に導く阻害因子
●肢体不自由

　摂食嚥下機能の発達は，定型発達児では，口腔・咽頭部の成長や粗大運動発達，微細

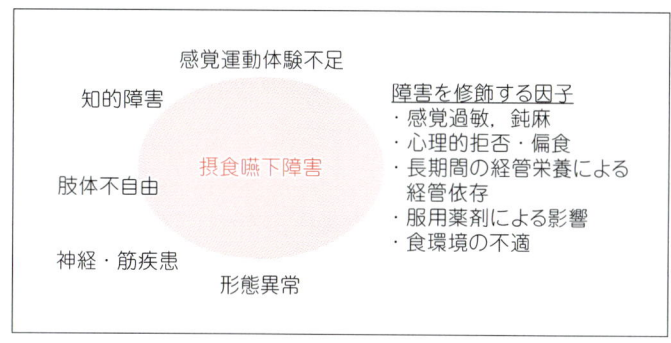

図1　摂食嚥下障害に導く阻害因子

運動発達，精神発達などと密接に関連します．しかし，多くの肢体不自由児は摂食嚥下に関与する筋群の筋力が弱く，不随意運動により関与する筋の協調能に乏しいものがあります．また精神発達についても遅れが多くみられることから，肢体不自由児は疾患の種類に関わらず摂食嚥下機能に遅滞がみられます．筋の不随意運動や緊張は顎口腔領域の形態成長に影響を及ぼすことも多く，歯列狭窄，上顎前突，高口蓋などの形態異常の原因となり，摂食嚥下機能の発達を阻害します．肢体不自由の症状を伴う染色体異常や多くの症候群なども，同様に摂食嚥下機能の発達が阻害されています．

●知的障害

摂食嚥下機能に関与する動きのなかで，主として口腔領域の動きは，口腔領域に与えられた感覚刺激によって引き出される種々の動きを目的にあった動作に協調することにあります．機能獲得は，このような感覚-運動の繰り返しのなかで目的の合う協調機能を学ぶことでなされていきます．知的障害のある小児は，どのように動きを協調させると味わいながら苦しくなく機能が営めるかを学ぶ途上にあると理解できます．そのために種々の機能不全がみられ，外部観察からは，誤嚥や窒息の原因ともなる口いっぱいに食物を詰め込む動きや咀嚼せずに丸呑みすることで食物を処理するなどの捕食機能不全，咀嚼機能不全を主とした摂食嚥下障害が多く認められます．

●神経・筋疾患

摂食嚥下障害を伴う小児の神経・筋疾患には，中枢神経障害の脳性麻痺や筋ジストロフィーのような筋障害があります．いずれも摂食嚥下機能の阻害要因となります．進行性の筋ジストロフィーにおける認知機能低下は，摂食嚥下過程の先行期の阻害要因となり，開口不良や押し込み食べなどにつながります．また，摂食嚥下に関わる筋力の低下は，準備期以降の機能阻害要因となります．咀嚼力の低下，舌運動や軟口蓋の動きの低下からの食塊送り込み不全，鼻咽腔閉鎖不全，咽頭筋の収縮不良による食物貯留・残留などを招きます．

●形態異常

摂食嚥下は，通常は口腔に取り込まれた食物が胃に到達するまでの過程（先行期，準備期，口腔期，咽頭期，食道期）をさします．これらに関与する器官の形態的異常は，摂食嚥下機能発達の阻害要因となります．特に口腔領域は口唇口蓋裂，小顎症などの先天的な異常から歯列狭窄，高口蓋，開口などの後天的で年齢が増加するに従って形態異常が増悪する症候群まで多くの形態異常がみられ，準備期，口腔期の摂食嚥下機能発達の阻害要因となります．また，先天性食道閉鎖症や狭窄症などの形態異常は食道期の機能遂行を阻害するばかりか，食道期に至るすべての摂食嚥下機能が営めず，またそれらの発達を阻害する要因となります．このように形態の成長と機能の発達は密接に関連しているため，形態異常がある場合にはそれに合わせたリハビリテーションが望まれます．

●感覚運動体験不足

摂食嚥下機能は，口腔領域に与えられた触圧覚刺激によって引き出された動きを目的

に合わせて協調させることで営まれます．発達期の乳幼児の顔面口腔周囲や口腔内に与えられる触圧覚刺激は，指しゃぶり，玩具なめ，玩具かみ，など刺激時間は膨大であり刺激の種類も多様です．上肢や手指の機能に障害のある場合には，このような感覚刺激が圧倒的に少なくなるため，刺激によって引き出される口腔周囲の動きも当然少なくなります．摂食嚥下機能の発達を促す感覚刺激の体験不足は，口腔領域の過敏や鈍麻などを引き起こすことも含めて機能発達の大きな阻害要因となります．

●摂食嚥下障害を修飾する因子

　種々の疾病に特徴的な摂食嚥下機能発達の阻害要因に加えて，それらを修飾する因子があります．顔面口腔領域の触覚刺激に対する感覚過敏・鈍麻，心理的拒否などです．また，長期間の経管栄養は基礎疾患に関わりなくみられ，基礎疾患に特徴的な阻害要因が改善されたあとまで経管依存症として残ります．基礎疾患に特徴的な阻害要因を修飾する因子とも受け取れます．また抗痙攣剤の服用量の加減により摂食嚥下機能は大きく影響を受けます．食環境の不適は，摂食嚥下機能が発達するための摂食姿勢や機能に合わせた食形態の提供などが不適であるために機能発達が阻害されています．食環境が適当なら発達が可能であったと推察されるため，発達阻害の修飾因子となります．

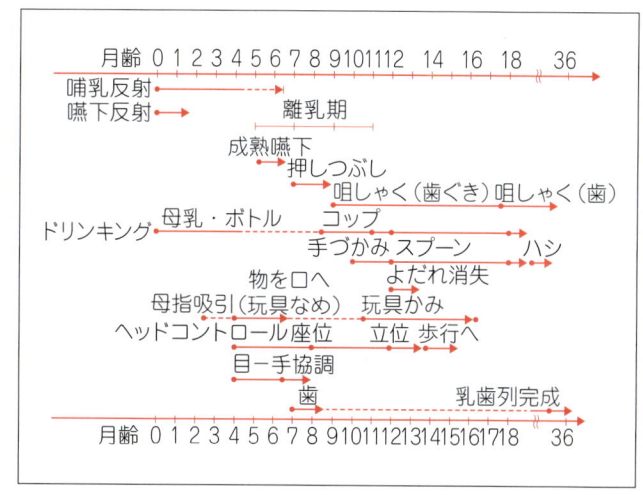

摂食嚥下機能の発達と関連機能の発達過程

　摂食嚥下機能の発達は，定型発達の健常児では口腔・咽頭部の成長や頸定，座位，立位，歩行などの粗大運動の発達，掴む，握る，つまむなどの微細運動の発達などと密接に関連します．これらの運動発達との関連について**図2**に示しました．食事は食べる意欲や食具の扱いなどの発達とも強く関連することから，多くの発達検査の指標として用いられているのもこのような理由からです．小児の摂食嚥下リハビリテーションの臨床において，多くの専門職種が関わるチーム医療が必要である一つの理由もここにあります．

図2　摂食嚥下機能の発達と関連機能の発達

（向井美惠／歯科医師）

I-基礎知識編
Chapter-1

小児の摂食嚥下機能のしくみを理解しよう―成人とどう違うのか

摂食嚥下器官の形態

摂食嚥下器官を学ぶためには，その舞台となる口腔，咽頭の基本的な解剖の知識について，その機能を含め十分に理解する必要があります．そこで，ここでは鼻腔，喉頭，食道など周囲の構造も含め解説します．

口腔

口腔（図1）は，前方が口唇，側方が頬，上方が口蓋（上前方は硬口蓋，上後方は軟口蓋），下方が口腔底の各部に分かれ，後方は食物と空気の通路の合流部である咽頭に続きます．この口腔は歯列弓を境に，歯列の前方と口唇との間，および歯列の外側方と頬との間の部分である「口腔前庭」と，歯列の奥に位置し，上・下顎の歯列弓に囲まれた部分である「固有口腔」との二つに大きく区分されます．固有口腔の大部分は舌が占めています．

消化管の入口である口腔は，骨と筋で囲まれています．すなわち，上壁は上顎骨と口蓋骨で，下壁は下顎骨，舌骨で裏打ちされ，これらの骨には表情筋，咀嚼筋，舌骨上筋，舌筋などの骨格筋が付着しています（図2）．このことにより，口腔の形・大きさは自由に変化できるのです．

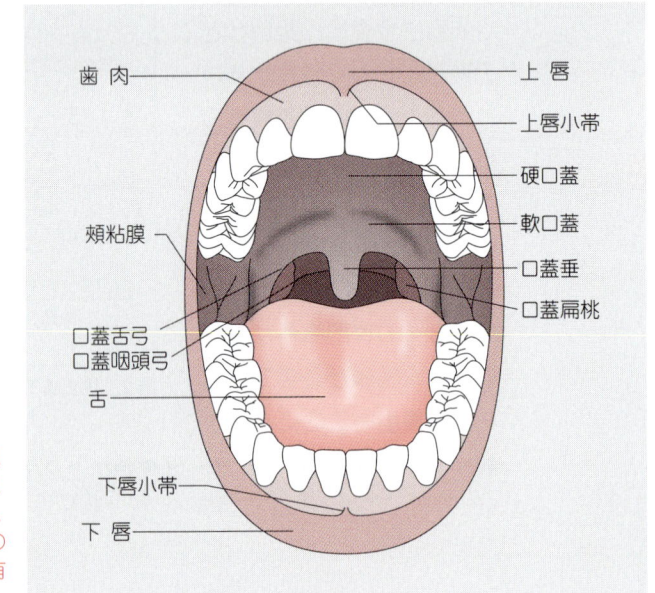

図1　口腔の構造
口腔は前方が上下の口唇によってつくられた口裂，上方は硬口蓋と軟口蓋，外側方は頬，下方は口腔底，そして後方は口峡という部分から構成されている．歯列と歯槽によって口腔は二つに分けられ，歯列の前方あるいは外側方を口腔前庭，内側の部分を固有口腔とされる．

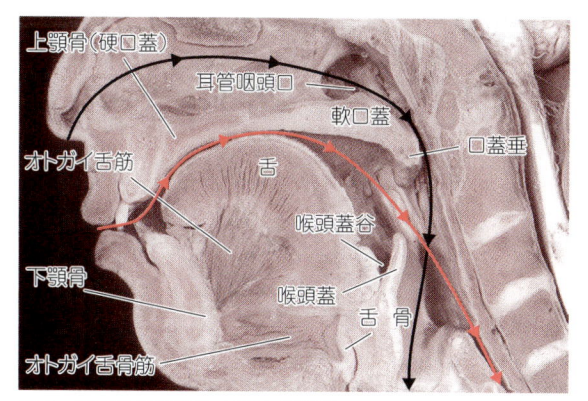

図2 頭部を矢状断し内面より観察
（→：空気の通り道，→：食物の通り道）

ラベル：上顎骨（硬口蓋），耳管咽頭口，軟口蓋，口蓋垂，オトガイ舌筋，舌，喉頭蓋谷，喉頭蓋，舌骨，下顎骨，オトガイ舌骨筋

図3 咽頭後壁
頸椎を除去して咽頭を後方から観察したところ．咽頭の後壁は上，中，下の咽頭収縮筋で構成されている．

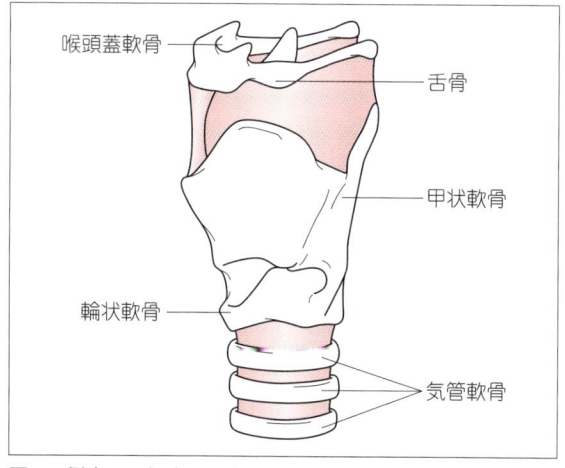

ラベル：上咽頭収縮筋，中咽頭収縮筋，下咽頭収縮筋，食道

図4 側方から観察した喉頭
舌骨，甲状軟骨，輪状軟骨，気管軟骨は靭帯で結ばれている．

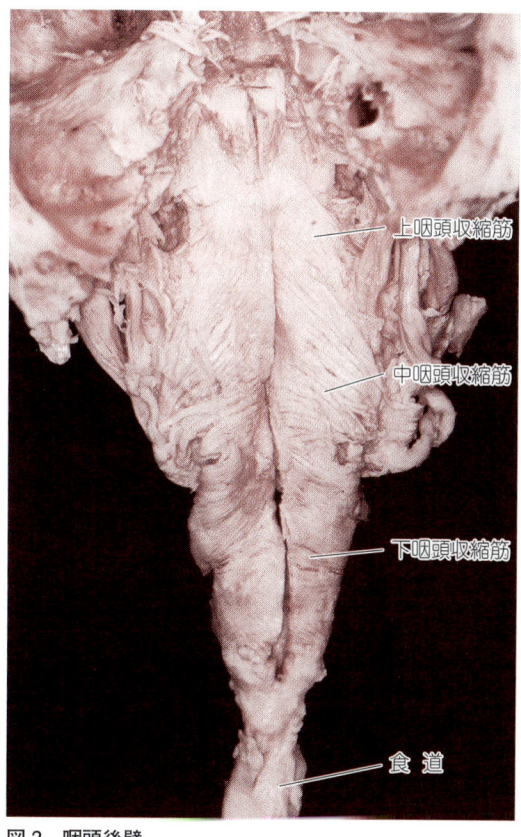

ラベル：喉頭蓋軟骨，舌骨，甲状軟骨，輪状軟骨，気管軟骨

咽頭

　咽頭（**図3**）は消化管であるとともに気道の一部であり，頸椎の前で，鼻腔，口腔，喉頭（**図4**）の後ろに位置します．咽頭の上端は後頭骨体の下面に接し，下端は，おおよそ第4頸椎の前で食道に連なります．長さは約12cmで，下方が細いロート状を呈しています．

　咽頭の後壁を切開すると，咽頭腔内部がみられます（**図5-①**）．前方には空気の通り道があり，発声器の役割を果たす喉頭が下方から咽頭腔中に差し込まれた形で観察されます．

　図2は，口腔，咽頭，喉頭を横から見たものですので，**図5**と比較して理解してください．図2および図5で，空気の通り道は黒線（→）で示してあります．鼻から入った空気は鼻腔という広い空間を通り，咽頭から喉頭，そして気管を通って肺に入ってい

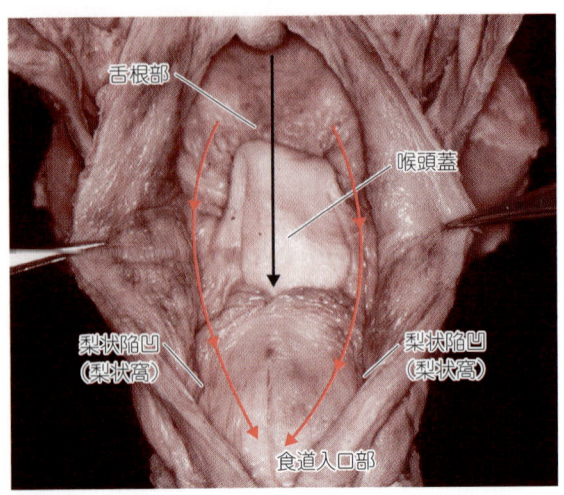

図5-① 咽頭腔を後方から観察したところ
（ ➡：空気の通り道，➡：食物の通り道）

食塊が咽頭を通過する際には，前方に位置する喉頭蓋が後方へ倒れることにより，喉頭の入り口である喉頭口をふさぎ，食塊は喉頭蓋谷から左右の梨状陥凹（梨状窩）を経て食道へと誘導される．この一連の動作に多くの筋が関与している．

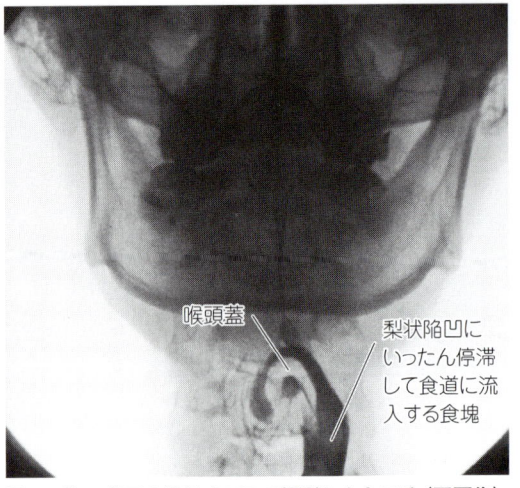

図5-② 嚥下の様子をVFで撮影したところ（正面像）
食塊が，喉頭蓋の両側（梨状陥凹）を通って食道に流れていく直前の様子．

きます．
　食物の通り道は赤線（➡）で示してあります．食物は口腔から咽頭，そして食道に入っていきます．食物が咽頭に入り，食道に入る直前に，喉頭の上に突出した喉頭蓋が後方へ倒れ，喉頭に蓋をして，気管への食物の流入をふさぎます．喉頭蓋の前方部分を喉頭蓋谷といって，食物が嚥下の瞬間まで停滞するところです．
　このように空気の通路（気道）と食物の通路（食道）は咽頭で交叉しているため，嚥下の機構を難しくしています．**図5-②**は，嚥下の様子を嚥下造影（VF）で撮影したものですが，食塊が喉頭蓋の両側を通って食道に流れていく様子が観察されます．

喉　頭

　喉頭は第4～6頸椎の高さに存在し，気管につながる気道の一部です．その役割は呼吸だけでなく発声という機能も担います．喉頭の支柱は，舌骨と喉頭軟骨からなっています．喉頭の前壁と側壁は甲状軟骨からなり，最前方部が突出（喉頭隆起）しています（図4参照）．甲状軟骨の正中部後面には，木の葉の形の喉頭蓋軟骨がついて喉頭口の前の壁となっています．嚥下時，喉頭蓋が後方へ倒れ喉頭を閉鎖し，誤嚥防止に役立ちます．食塊が咽頭から食道へ向かう際，食塊，飲料水などは甲状軟骨の左右を流れることが多く，正面からエックス線テレビで観察すると，食塊が二つに分かれた流れを持つことがよく理解できます（図5-②参照）．
　甲状軟骨の下に位置するのが輪状軟骨です（**図6**）．輪状軟骨は，披裂軟骨と関節して

I 基礎知識編

います．披裂軟骨は前方の声帯突起と後方の筋突起からなります．この筋突起に付着する後輪状披裂筋の収縮によって，声門が開きます．そして，声門の閉鎖には声帯筋，横披裂筋，外側輪状披裂筋などが関与しています．

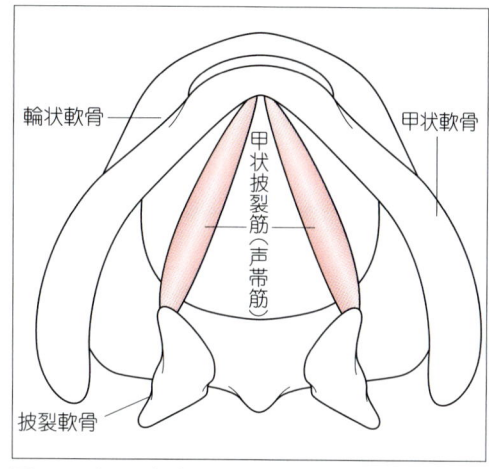

図6　上方から観察した喉頭軟骨の位置関係
披裂軟骨は，輪状軟骨の上に位置し関節している．

食道

食道は咽頭と胃を連結する食物の通路です（図3参照）．気管の後ろに位置し，胸腔では心臓の後ろを通ります．その全長は約25cmで，通常前後に押しつぶされた扁平な形態を呈しています．上部は横紋筋性，下部は平滑筋性の筋組織によって蠕動運動が行われ，食物を運ぶことが可能となります．

摂食嚥下関連筋

摂食嚥下運動には直接的に30程度の筋が関与していると考えられており，これらの筋が互いに協調し，一連の運動がスムーズに行われます．咀嚼運動に関わる筋としては，下顎骨を引き上げ口を閉じる働きをする咀嚼筋群，前頸部に位置し，下顎骨を引き下げ開口に働く舌骨上筋群・舌骨下筋群，口裂を開閉し，食塊を歯列上にのせ，口腔から逸脱しないように働く表情筋群，舌の運動に関わる舌筋群，などがあげられます．また，咀嚼運動から嚥下運動に移行すると，軟口蓋，咽頭，喉頭の筋群などが関与します．

口裂周囲の表情筋と舌筋

口裂周囲の表情筋は，口裂を開閉し，食物をとらえる役割を担う筋群です（図7）．これらの筋の運動は，顔面神経で支配されます．このなかでも頬筋は，頬粘膜を裏打ちし，上下の歯で咀嚼された食物が口腔前庭側に落ちないように働きます．口唇・頬などに麻痺があると，口腔前庭に食物が溜まることがあります．

舌の運動は，さまざまな方向に走行する舌筋によって複雑な動きがなされます．舌筋は，舌内部から起始して舌の形をつくる内舌筋（上縦舌筋，下縦舌筋，横舌筋，垂直舌筋）と，舌外部から起始して舌の位置を変える外舌筋（オトガイ舌筋，舌骨舌筋，茎突舌筋）から構成されます（図8）．舌は，咀嚼の際に固有口腔に落ちた食物を再び歯列上に戻し，咀嚼効率を上げるのに有効に働きます．また，咀嚼され，唾液と混和された食塊は，最初に内舌筋の働きにより舌が挙上し，硬口蓋を前方から後方に圧することによ

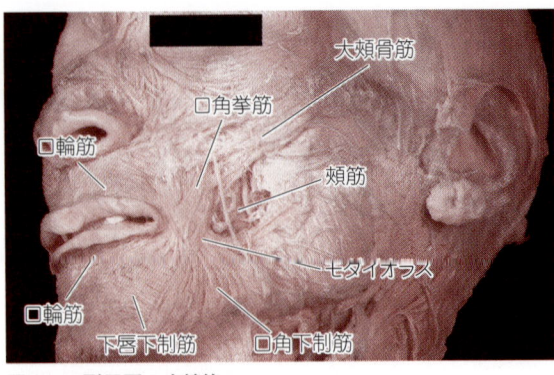

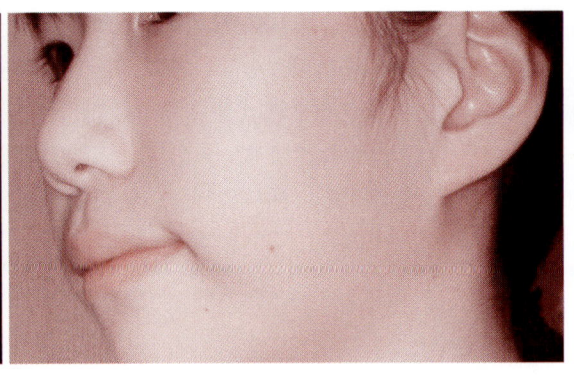

図7 口裂周囲の表情筋

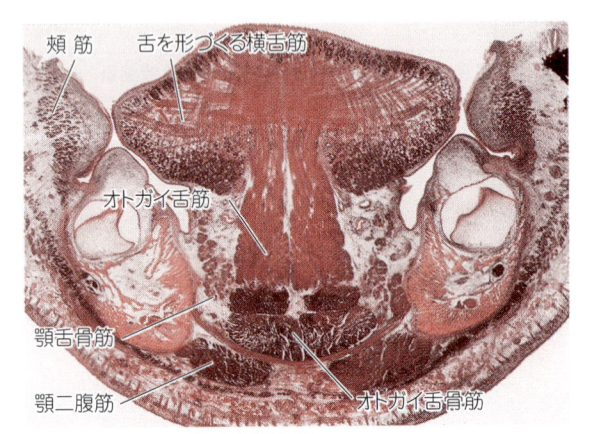

図8 胎生期の下顎の前額断面像

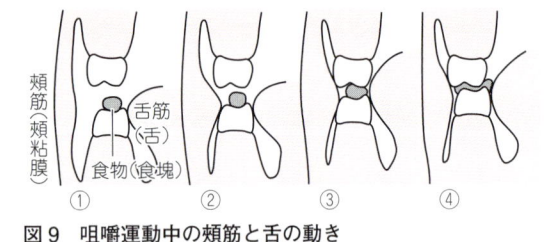

図9 咀嚼運動中の頬筋と舌の動き

食物は上下の歯によって噛み砕かれるが，これは下顎の運動（①→②→③→④）によって行われる．下顎の動きと協調的な動きをして，頬筋は食物を頬側に落とさないように，舌は舌側に落ちた食物を拾い上げる動きをする．

り舌後部に送られ，次いで外舌筋の働きにより舌根部が下がり，舌圧で咽頭腔に入ります．舌筋の運動は，すべて舌下神経で支配されます．この頬筋と舌が，咀嚼運動に深く関わります（図9）．

　乳児における哺乳行動の獲得のなかで，探索反射，吸啜反射，口唇反射，舌挺出反射，咬反射という原始反射が重要な役割をもちます（☞P.20）．特に吸啜反射とは，口の正中付近に口唇に触れながら入ってきたもの（たとえば乳首）に対して，舌で口蓋のくぼみ（吸啜窩）に押しつけながら，それを包み込み，リズム感をもって飲み込みます．同時に頬筋（頬粘膜）もこの運動を外側から助けます．将来の咀嚼運動の基本が，この時期にできあがっていくのです．また，吸啜反射のなかで，舌が後方へ蠕動運動のような動きをします．この機能は，初期の摂食嚥下機能のなかで，食物を咽頭部へ送り込む動作の基本となります．

咀嚼筋

　嚥下する際には下顎を閉口させ，きちんと固定する必要がありますが，その役目を担っているのが咀嚼筋です．咀嚼筋は，下顎骨下顎枝に停止する筋で，咬筋，側頭筋，

I 基礎知識編

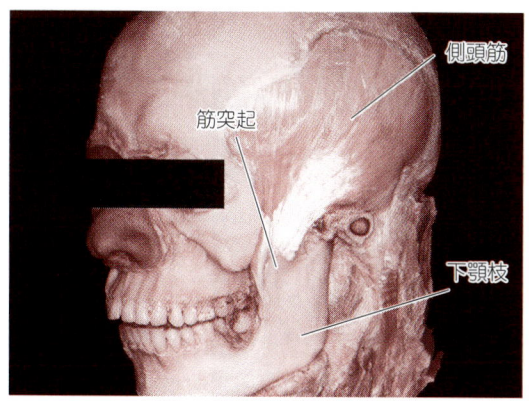

図10 咬筋，頬骨弓を除去して側頭筋を側方から観察
側頭筋は側頭部の側頭窩から広く起始し，下顎骨の筋突起に停止する．この筋の収縮により，下顎骨は上方へ引き上げられ，歯と歯が噛み合うと，下顎骨が固定され，嚥下が始まる．

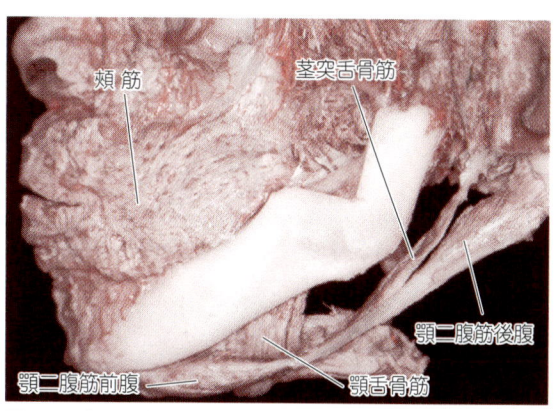

図11 舌骨上筋

内側翼突筋，外側翼突筋の4種の筋から構成されます．主として，下顎骨を挙上させ閉口させるのに働きますが，特に側頭筋は強大な力で下顎骨を上方へ引き上げます（**図10**）．外側翼突筋は下顎の前方と側方運動に働き，結果として開口させることになります．これら咀嚼筋の運動に関与する神経は，三叉神経第三枝の下顎神経です．

乳児における吸啜反射のなかでは，乳首を上顎前歯部の歯槽堤に強く固定します．この固定には，下顎を上方へ引き上げる強い力を必要とします．摂食嚥下運動における咀嚼筋の機能的役割は，乳児の哺乳行動のなかで確立していきます．

舌骨上筋群・舌骨下筋群（図11，12）

舌骨上筋群（顎舌骨筋，顎二腹筋，茎突舌骨筋，オトガイ舌骨筋）と舌骨下筋群（胸骨舌骨筋，胸骨甲状筋，甲状舌骨筋，肩甲舌骨筋）は，舌骨に付着し，それぞれ舌骨より上方と下方を走行します．開口，すなわち下顎骨を下方に移動するときには舌骨下筋群が舌骨を固定し，舌骨上筋群が収縮することにより開口します．また，上・下の歯が接触し，下顎骨が固定されているときには，舌骨上筋群の収縮により舌骨が挙上し，嚥下に働きます．舌骨上筋群のなかで，顎舌骨筋と顎二腹筋前腹は下顎神経支配，顎二腹筋後腹と茎突舌骨筋は顔面神経支配，オトガイ舌骨筋は舌下神経支配です．舌骨下筋群はすべて頸神経（脊髄神経）支配です．

乳児における吸啜反射のなかで，舌を動かす役目に舌骨上筋は重要な役割をします．嚥下運動における舌骨上筋群の機能的役割も，咀嚼筋と同様，乳児の哺乳行動のなかで確立していきます．

図12 頸部の筋

頰筋
下唇下制筋
口角下制筋
顎舌骨筋
顎二腹筋前腹
顎舌骨筋
舌骨
甲状舌骨筋
胸骨舌骨筋

咀嚼筋(咬筋深層)
茎突舌骨筋
顎二腹筋後腹
外頸動脈
内頸動脈
迷走神経
総頸動脈
胸骨甲状筋
中斜角筋
腕神経叢
前斜角筋

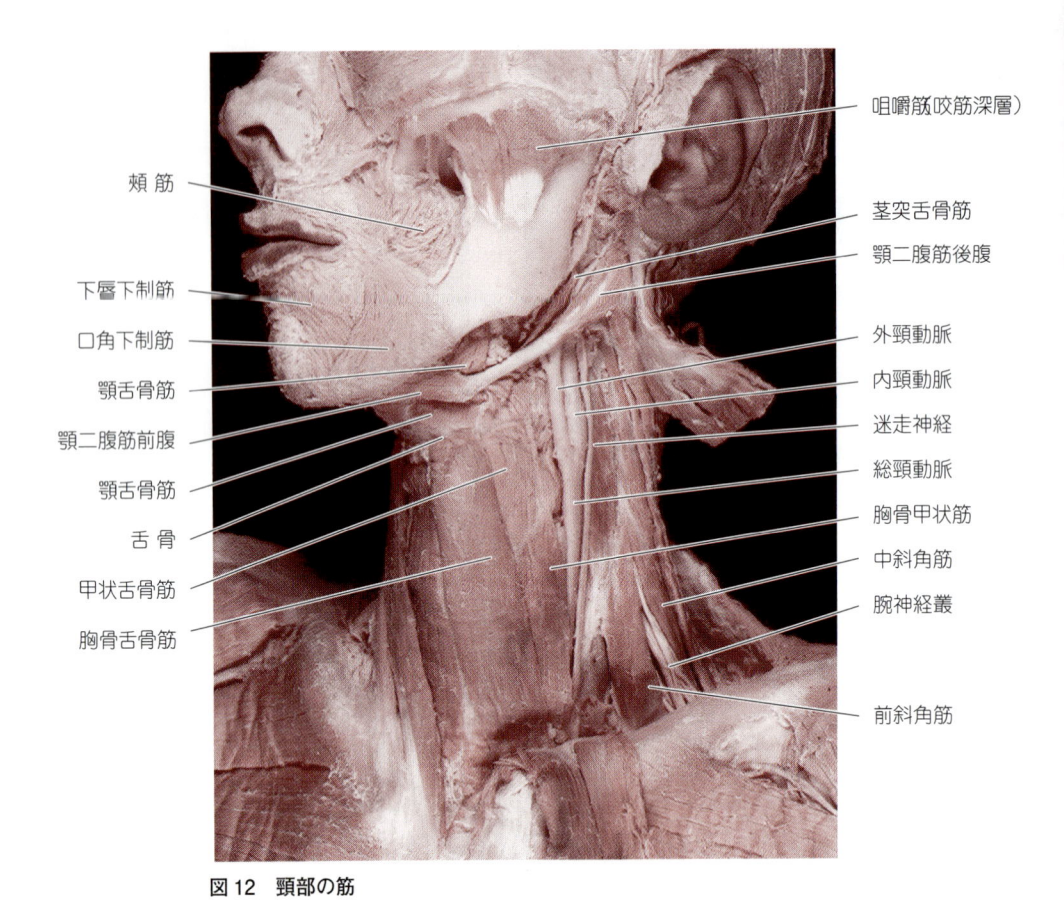

(阿部伸一／歯科医師)

Side Memo 1
Swallowの語源の不思議

嚥下の「嚥」の字は，ツバメのヒナが親鳥から与えられた餌を丸飲みする様子（図）がもととなり，中国で作られたと考えられています．口偏（くちへん）にツバメ（燕）と書いて「嚥」，すなわち"飲み込む"という意味の動詞となりました．また，英語で嚥下することを"swallow"といい，名詞では「ツバメ」，動詞では「飲み込む」という意味で使われています．

東洋でも西洋でもその語源が似ていることは興味深いところです． (阿部伸一／歯科医師)

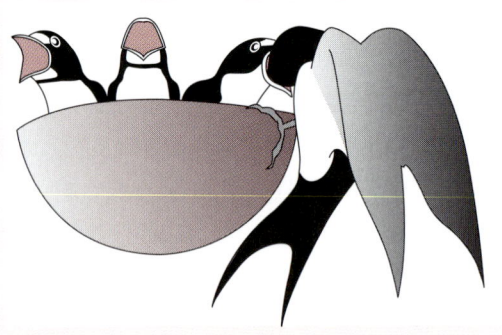

図 ツバメのヒナが親鳥から与えられた餌を丸呑みする様子

12
I 基礎知識編

I-基礎知識編
Chapter—1

小児の摂食嚥下機能のしくみを理解しよう―成人とどう違うのか

乳幼児の成長に伴う口腔・咽頭の形態変化

小児の摂食嚥下器官の基本的形態は，成人と大きな違いはありません．しかし，その容量や各部の位置的関係に違いがみられます．大切なことは，摂食嚥下機能の舞台となる口腔，咽頭は「空間」をもつということです．その「空間」は年齢とともに容積を変化させ，形態を変えていきます．そして，この「空間」の成長には，体のどこの部位にもみることのできない「歯の萌出，脱落」という特殊な現象が関係してきます．

歯の萌出に伴う顎骨の形態変化

　骨はダイナミックな組織で，造成や改造により常に新しい骨と置換しています．顎の骨（上顎骨・下顎骨）は，人体を構成する200個あまりの骨のなかで「歯が植わっている」という特殊な環境に置かれています．すなわち，歯を介して咬合力が直接，骨内部にまで負荷されるため，顎骨の構造は歯の植立状況の影響を大きく受けます．歯は顎骨に「釘植（ていしょく）」という様式で植わっています．「釘」は「くぎ」という字で，釘を板に打ちつけたところを想像してください．板に入り込んだ部分が「歯根」，板につくられたくぼみが「歯槽」に相当します．歯根は，顎骨の歯槽に歯根膜というクッションを介してはまり込んでいます．槽は「容器」を表します．水を入れる容器は水槽ですから，歯槽は歯（歯根）を入れる器ということになります．そのため，歯槽は歯根の形を反映します．
　乳歯萌出前の小児顎骨は，歯根が植立する部分の歯槽骨が十分に形成されていないため，高さが低いのですが，歯の萌出に伴い歯槽部の形成が進み，顎骨の高さは徐々に大きくなります（図1-A，B，C）．しかし，う蝕や歯周病などにより歯を喪失すると，歯が植立していた部分に骨吸収が起こり，高さが急激に減少します（図1-D）．
　乳歯が永久歯に生え換わると，歯の数は20本から28本（智歯を入れると32本）へと増えます．当然，その歯が植立する場所が必要ですから，顎骨は大きく成長します（図2）．結果的に口腔の容量は大きくなり，その変化にあわせ，咽頭腔も大きく成長します．特に男子は，小学校6年生くらいで急に大人びた顔貌に変化し，変声が起こります．

口腔，咽頭の形態変化

　無歯期（生後5か月頃）の顔貌と乳歯が生え揃う少し前の頃（2歳頃）の顔貌を，前方

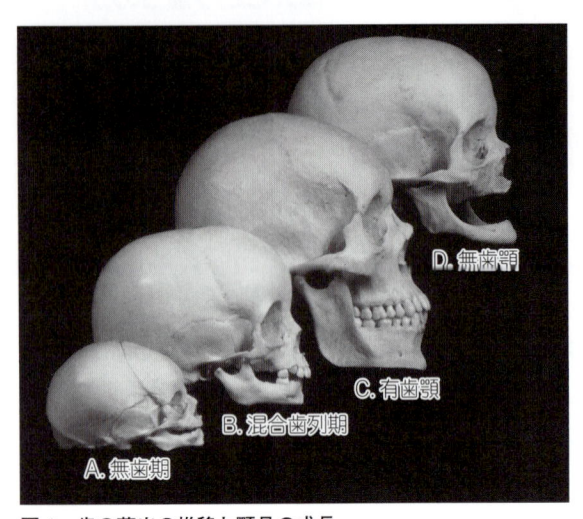

図1 歯の萌出の推移と顎骨の成長
歯を有する顎骨は歯の萌出とともに成長し，歯を喪失すると顎骨の骨は大きく吸収する．

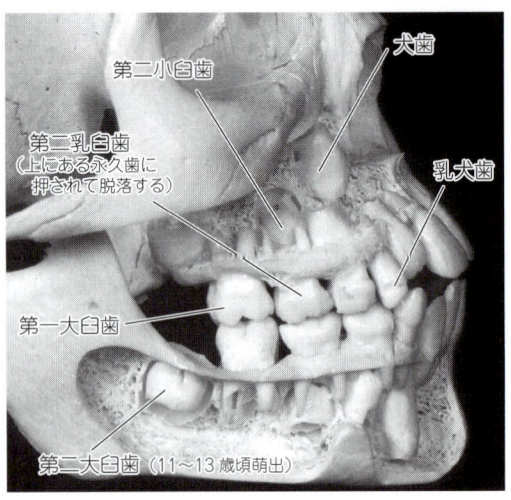

図2 歯の交換期（7歳）における顎骨の内部の構造
皮質骨を除去して頬側から観察したところ．

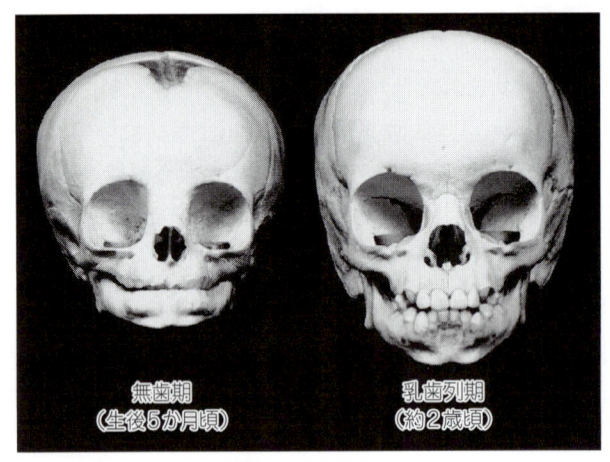

図3 乳児から小児への顎骨の形態変化
脳頭蓋の部分はほとんど変化しないが，口腔部分は下方へ大きく変化している．

から比べてみます（**図3**）．眼窩から上方の脳頭蓋とよばれる部分はほとんど形態的に変化していないことがわかります．しかし，口腔部分は下方へ大きく変化していることがわかります．顎骨は，このように歯の萌出とともに大きく成長します．その顎骨の成長とともに，顎骨を動かす筋，咀嚼機能を担う舌なども大きく変化します．そして，口腔という空間もその容積をどんどん大きくしていくのです．それに伴って，咽頭の形態も変化します．0歳児（修正37週），2歳児，5歳児の頭頸部のMRI画像（**図4**）をみると，喉頭の位置が徐々に下方へ下がり，咽頭周辺が成長していく様子が観察できます．

次に乳児と成人の頭頸部断面を比較してみます（**図5**）．乳児では口蓋からみると近い

修正37週　　　　　　　　　2歳児　　　　　　　　　5歳児

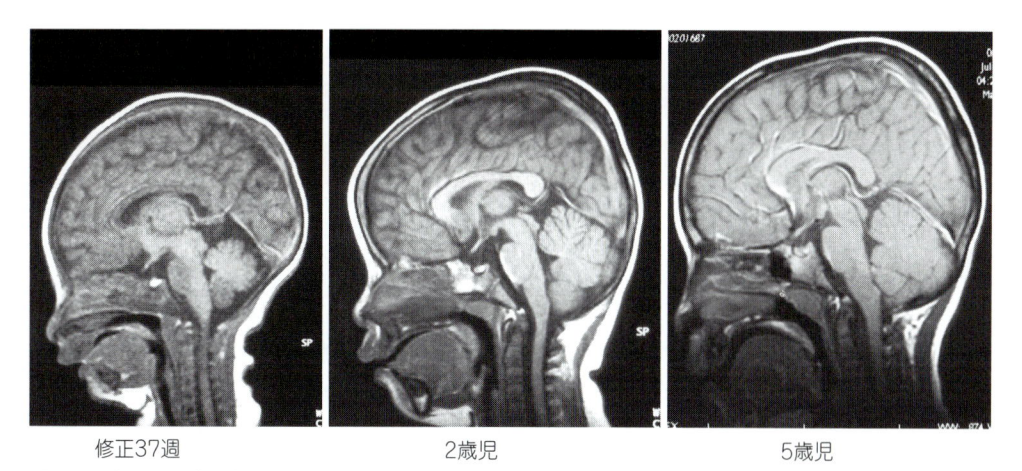

図4　口腔，咽頭腔の成長過程（MRI 正中矢状断）（画像提供：田角 勝先生）

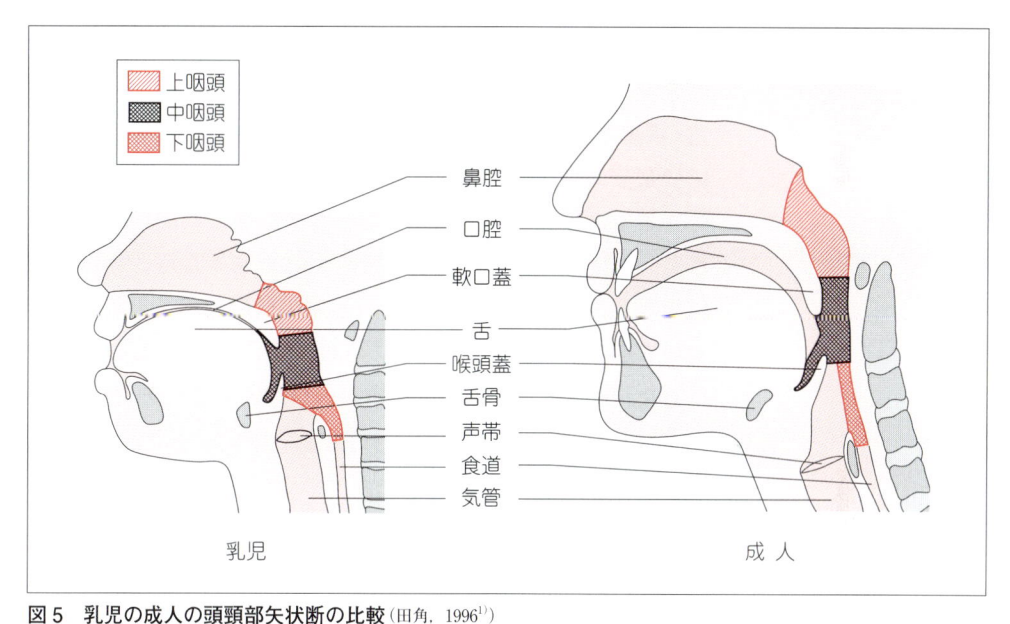

図5　乳児の成人の頭頸部矢状断の比較（田角，1996[1]）
成人では口蓋の高さと喉頭の位置が下方へ大きく離れていることから，咽頭の容積も増大している．
乳児は中咽頭が狭く，軟口蓋と喉頭蓋，歯槽堤が近い．

位置に喉頭があります．しかし，成人では咽頭腔の容積は増加し，口蓋の高さに対し喉頭の位置は大きく下方へ移動しています．この咽頭腔の容積の増加によって豊かな発声，発音ができるようになります．また，より低い声質へと変化し，その変化は男性で顕著です．よって男児は，永久歯列になる12歳の頃に口腔，咽頭の容積が増加し，喉頭の位置が口腔に対し下方へ大きく移動し，「変声」時期（「変声」という現象には他の要因も関係します）を迎えます．

（阿部伸一／歯科医師）

I-基礎知識編
Chapter-1
小児の摂食嚥下機能のしくみを理解しよう―成人とどう違うのか

摂食嚥下の神経機構と食べるための運動機能

　脳は神経細胞（図1）の集合体です．生後の脳の発育と機能獲得は神経細胞同士の結びつきであるシナプス結合の発達と神経細胞の形態の発達の髄鞘化によります．胎生期に脳の神経細胞は遺伝プログラムに従って構築されますが，そのままではシナプスが過剰に存在し，回路の重複や無駄が多くなります．そこで誕生後に神経回路の使用頻度の多いシナプス結合では強化が，少ないものでは弱体化が起こり，機能的な神経回路へ改築されると考えられています．つまり生後の学習（経験）により，神経回路は発達するのです．乳幼児期は入力に応じて脳がその機能（シナプス連結）を変える能力（可塑性）が大きいと考えられ，可塑性がもっとも著しい時期を敏感期といいます．摂食嚥下機能も同様で，出生前に用意されたプログラムは生後の学習でより効率的な運動を司る神経回路に再構築されると考えられています．また神経細胞の軸索の髄鞘化は胎生4か月ころから始まり，出生時はまだ完全でなく，側頭葉や前頭葉の髄鞘化は20歳くらいまで行われるといわれています．髄鞘は効率的な情報伝導をするための構造で，髄鞘化された神経線維は髄鞘のない線維よりも伝達速度が速くなります．

摂食に関係する領域の感覚（図2）

顔面・口腔の感覚

　顔面や口腔の体性感覚は三叉神経によって支配されます．体性感覚には皮膚や粘膜表面，歯根膜などの受容器がかかわる触圧覚や温度覚・痛覚，歯・筋肉が伝える深部感覚があります．感覚の発現には感覚装置が必要で，これは感覚を受容する受容器，感覚信号を伝える上行性伝導路，大脳皮質の感覚中枢から構成されます．三叉神経の一次感覚ニューロン細胞体は三叉神経節や三叉神経中脳路核にあり，口腔・顔面の受容器はこのニューロンの末梢側軸索の終末です．感覚情報は一次感覚ニューロンから三叉神経主感覚核や脊髄路核にある二次ニューロンに，さらに視床の三次ニューロンに伝えられます．
　最終的に感覚情報は感覚中枢まで伝えられますが，感覚中枢は大脳皮質一次体性感覚野下部領域（SI）と二次体性感覚野（SII）です．SIは位置感覚とものの大きさ，形を区別する機能に，SIIは触覚性弁別に基づく学習機能に関係します．頭顔面の体性感覚中枢は両側性支配ですが反対側SIが優位です．顔面口腔の感覚は鋭敏で対応する感覚野

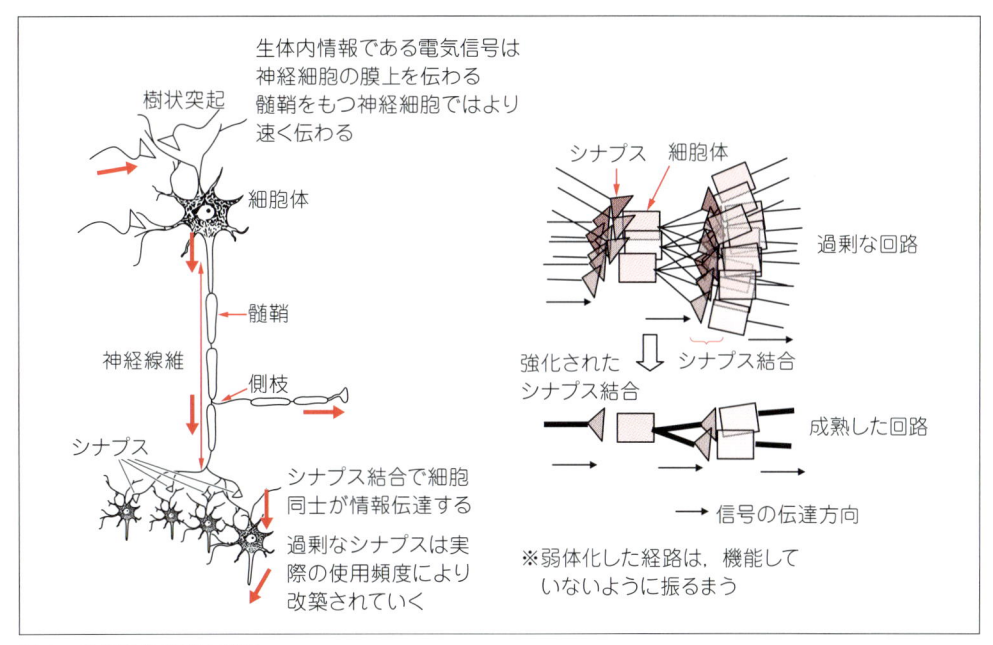

図1　神経細胞の基本構造

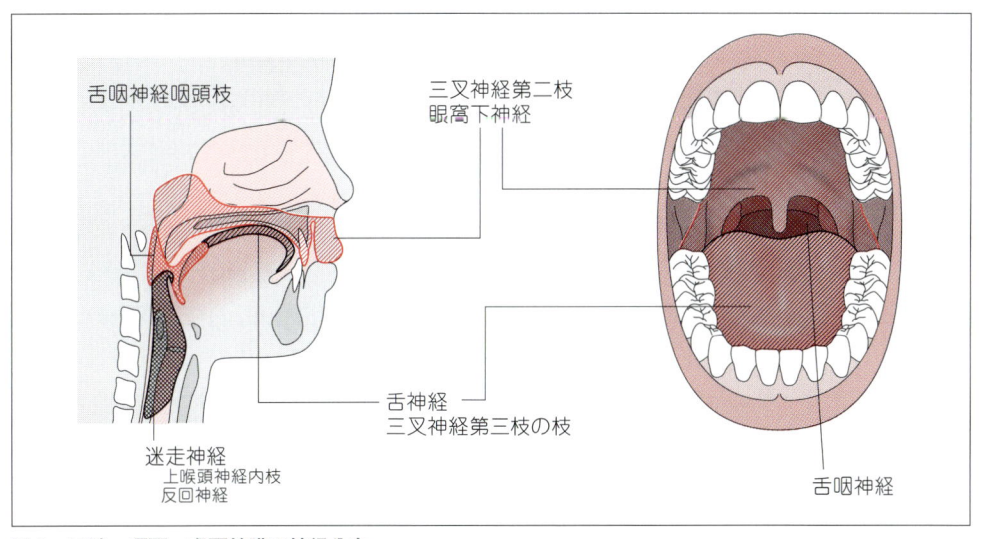

図2　口腔・咽頭・喉頭粘膜の神経分布

の領域も広くとられています．口腔内の感覚は，一般には口腔の前方では鋭敏で後方になるにつれ鈍感になっていきます．

舌の感覚

　舌尖部の表面感覚は，口腔のなかで最も鋭敏で受容器の分布密度は口腔粘膜のなかでは最高です．舌尖部から舌背にいくと感度は低くなりますが，舌背後方で再び感度が高

くなります．舌下面は受容器の分布密度は低いのですが角化上皮ではなく，感覚は鋭敏です．舌の表面感覚は前方2/3は舌神経（三叉神経第三枝の枝），後方1/3は舌咽神経舌枝が営んでいます．また後方1/3の後下部中央には迷走神経の上喉頭神経内枝が分布して，この部分は舌咽神経と迷走神経の二重支配となっています．舌筋（外舌筋・内舌筋）の感覚受容器からの感覚情報は自己の筋を反射的に調節するほか，顎の開閉や顔面の運動に関わる運動ニューロンを興奮させたりします．

口腔粘膜

頬粘膜，歯槽粘膜，歯肉，硬口蓋粘膜　軟口蓋粘膜，口腔底粘膜は三叉神経の支配を受けています．口峡粘膜は舌咽神経扁桃枝の支配を受けています．受容器の分布密度は部位によって異なり，頬粘膜は一般に鈍感で，歯肉は前歯部が臼歯部よりも鋭敏です．また口蓋は切歯乳頭付近では鋭敏でこれより後方部では鈍感になります．しかし軟口蓋移行部ではまた鋭敏になっています．軟口蓋は痛点が多く，非常に鋭敏です．口腔底粘膜は薄く，角化していないので鋭敏です．

口唇の感覚

口唇は非常に鋭敏で，特に顔面側の外皮部と内側粘膜部の移行部でもっとも敏感になっています．上下では上唇のほうが敏感です．上唇は三叉神経第二枝の枝である眼窩下神経に支配され，一方下唇は三叉神経第三枝の枝のオトガイ神経に支配されています．

咽頭・喉頭の感覚

咽頭の感覚は，舌咽神経と迷走神経が咽頭神経叢を作り支配しています．鼻咽喉と軟口蓋は三叉神経第二枝の神経支配を受けており，喉頭は迷走神経で支配されています．迷走神経の枝である上喉頭神経は内枝と外枝があり，内枝は声帯の上方の喉頭粘膜，喉頭蓋ヒダ，室ヒダ，披裂軟骨の感覚を運んでいて，この一部は反回神経と連絡しています．外枝は運動成分で下咽頭収縮筋・輪状甲状筋に運動神経支配を行っています．声帯の下方では反回喉頭神経が感覚情報を伝えています．

食べるための運動機能

摂食嚥下に関するおもな筋と神経支配

摂食過程に働く各部のおもな筋とその神経支配，代表的な機能を**表1**に示します．

摂食嚥下にかかわる運動の制御

呼吸運動，歩行運動，咀嚼運動に代表される，意識せずに自動的に起こりながら随意的にも影響を受ける運動を半自動運動といいます．これらの運動は脳・脊髄にある神経回路によるプログラムが起動されることで起こります．咀嚼・呼吸・嚥下などはこの半

表1 摂食嚥下に関するおもな筋とその神経支配

筋 群	筋の名称	おもな機能	運動神経
口唇周囲の顔面筋	口輪筋 頰筋 笑筋 口唇下制筋など	裂の閉鎖 義歯の維持 口腔の前方と側方の壁 咀嚼	顔面神経
咀嚼筋	咬筋 内側翼突筋 外側翼突筋	顎の閉鎖 下顎の位置の安定	三叉神経
舌骨上筋群	顎二腹筋 茎突舌骨筋 顎舌骨筋 オトガイ舌骨筋	開口 下顎が固定されているとき 舌骨の挙上	顔面神経 三叉神経 舌下神経
舌骨下筋群	甲状舌骨筋 胸骨舌骨筋 肩甲舌骨筋 胸骨舌骨筋 胸骨甲状筋	頸部の安定 下顎が固定されているとき 喉頭の挙上	頸神経
舌筋	外舌筋：オトガイ舌筋 　　　　舌骨舌筋 内舌筋	舌の移動・変形 食塊の送り込み 咀嚼 哺乳時の陰圧形成	舌下神経
口蓋筋	口蓋帆張筋 口蓋帆挙筋 口蓋垂筋 口蓋咽頭筋 口蓋舌筋	軟口蓋の緊張 軟口蓋の挙上	三叉神経 舌咽・迷走神経
咽頭挙上筋	茎突咽頭筋 耳管咽頭筋	咽頭の挙上	舌咽神経
咽頭収縮筋	上咽頭収縮筋 中咽頭収縮筋 下咽頭収縮筋 甲状咽頭筋 輪状咽頭筋（上部食道括約筋）	喉頭の収縮 嚥下時のスクィ　ジング	迷走神経
喉頭筋	披裂喉頭筋 甲状喉頭蓋筋	喉頭口を狭める	迷走神経 （反回神経）
	斜披裂筋 横披裂筋 外側輪状披裂筋 甲状披裂筋	声門を狭める	
	後輪状披裂筋	声門の開大	
	声帯筋	声帯ヒダの緊張の調節	
	輪状甲状筋	声帯の緊張の増加	

　自動運動です．脳幹にはそれぞれ独立した咀嚼中枢・呼吸中枢・嚥下中枢の存在が確かめられていて，これらの中枢は基本的な運動パタンがプログラムされていて大脳皮質からも影響を受けています（**図3**）[1]．

　吸啜運動も同様で，延髄弧束核とその周辺の網様体のニューロンによる神経回路が吸啜の中枢と考えられています（**図4**）．吸啜運動は，除脳動物でも触刺激によって誘発することができます．新生児期のラットの脳幹脊髄標本による実験でも，延髄網様体の腹内側部に吸啜運動のパタン発生器が存在することが確かめられています[2]．哺乳動物はいずれ離乳し，摂食時には咀嚼運動を行うようになります．吸啜と咀嚼は同じ器官（顔

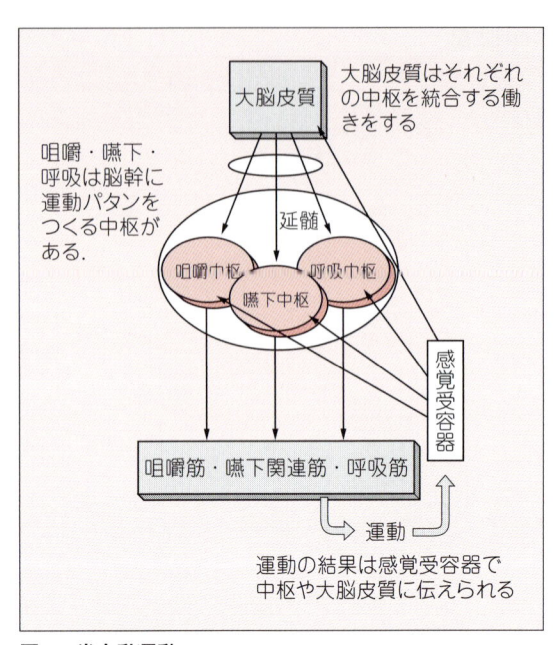

図3 半自動運動

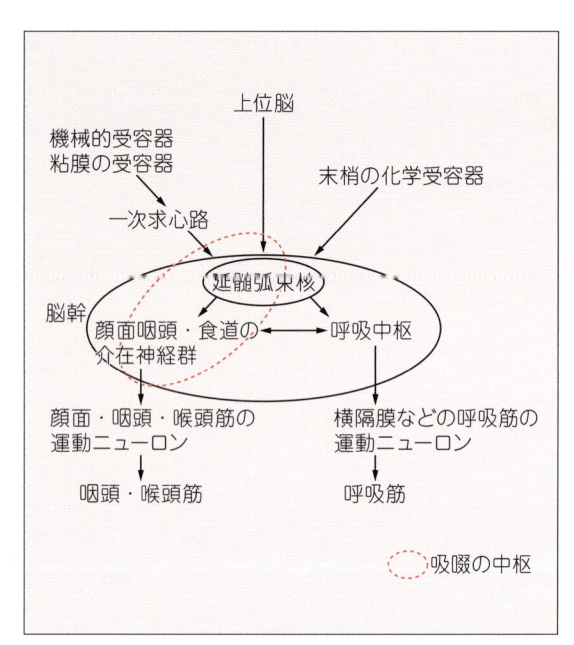

図4 吸啜と呼吸の協調に関する神経機構

面・舌・顎)を使うリズミカルな運動ですが,吸啜中枢と咀嚼中枢の局在は重複するものの一致はしません.吸啜中枢のパタン発生器を形成するニューロン群と咀嚼のそれが本来別のニューロン集団から発生分化したものか,生後発達に伴って同一のニューロン群のシナプス結合様式に再構成が起こるのかは今のところわかっていません.

原始反射

新生児固有の刺激に対する反応を,原始反射,新生児反射といいます.摂食嚥下に関係する原始反射には次のようなものがあります.これらは哺乳動物では出生前から備わっているもので出生後すぐに栄養摂取をするために備えられていると考えられています.先に述べた神経回路の発達によって原始反射は次第に消退し,食べる運動は随意的な運動に変化していきます.

●乳児摂食反射(infantile feeding reflex)

乳幼児の摂食時の行動は連鎖的に起こるようにみえることから上記のように総称され,便宜的に四つに分けられます.

探索反射(rooting reflex):口唇あるいは口角その他の口唇周辺の顔面皮膚の触刺激に対して,頭部を刺激源の方向に向けると同時に口を開き,舌を突出させ刺激源を口腔内に取り込もうとする反応.

口唇反射(lip reflex):口唇に触刺激を加えると,上下の口唇をつぼめて前方に突出させ,刺激源を口唇で挟み込むようにして口を閉じる反応.

吸啜反射(suckling reflex):胎児の吸啜様の運動は胎齢20週頃よりみられます.新生児では口唇反射によって口腔内に取り込まれた刺激源を下顎を挙上して上顎中央部の

吸啜窩に押しつけながら，舌で包み込むようにして，リズミカルに押しつけて母乳を絞り出すと同時に下顎の下制によって口腔内に陰圧を発生させて母乳を流出させます．
嚥下反射（swallowing reflex）：吸啜運動により唾液や食物が口腔後方に送り込まれ，嚥下反射の誘発域に達すると嚥下運動が起こります．上の三つの反応は神経系の成熟とともに起こりにくくなり，消失するようにみえますが，嚥下反射は残存します．

乳児摂食反射は30週未熟児による観察でも報告され，これらの運動を利用して効率的な栄養摂取が可能となるには生後の学習が影響を及ぼすと考えられています．

●咬反射（bite reflex）

指などで歯肉を刺激すると下顎が開閉し弱い力で噛もうとする反応をいいます．リズミカルな顎運動が誘発される場合と，持続的な力で噛む場合があります．健常児では生後3～5か月で弱くなり，消失します．この反応が後の咀嚼運動と関係があるのかはわかっていません．口腔内の刺激でリズミカルな顎開閉運動が引き出されても食物を処理する咀嚼運動が可能なわけではないのです．これは原始反射が長く残ってしまう脳性麻痺児などでもいえることで，もぐもぐと噛むような運動をするからといって固形物を与えてしまうと実際は食物を処理できずに丸呑みを増長する結果となってしまいます．

吸啜運動（図5）

吸啜は乳首から乳汁を絞り出すリズミカルな運動で，顔面・舌・顎の協調運動です．吸啜は乳汁の圧出・吸飲・嚥下の三つの運動に分けられます．乳児は乳首をくわえ，これを口蓋の吸啜窩に押しつけます．上下の口唇と舌を乳輪部にあてて固定します．舌は乳輪を包み込むように突き出され，口唇・頬，上顎歯槽堤，口蓋とともに乳首を取り囲みます（図6）．この状態で舌が前方から後方へうねるような波状運動をすると乳首はしごかれ，お乳をしぼりとります（圧出）．このとき口腔の前方入り口は乳首と舌と口唇によりぴったりと閉じられているので，舌の波打つ運動と下顎が下がることで陰圧になり，口腔内にお乳が引き込まれます（吸引）．口腔・咽頭にある程度乳汁がたまると嚥下反射が引き起こされ，食道へ送りこまれます．顔を外から観察すると吸う動きのときは頬にへこみができ，よく動く口唇は適度なはりがあります．また顎下部が波打つ動きは舌の動きを反映しています．

吸啜運動は成長とともに次第に変化していきます．生後2～3か月で，新生児期の舌の蠕動運動による吸啜方法から，平らな上下運動による吸啜方法に変化したという報告があります[3]．また吸啜圧・頻度・哺乳速度も2か月くらいまでに発達するとされています．生後2～3日での吸啜運動の変化[4]や吸啜効率が生後1か月で改善[5]の報告もされています．これらの報告は，乳児は生後直後は胎生期からもつ原始反射を利用して栄養摂取を試みてはいますが，受動的な反射のみによって栄養摂取するのではなく，早い時期に運動パタンを学習し能動的で効率的な栄養摂取を行っていることを示すものです．

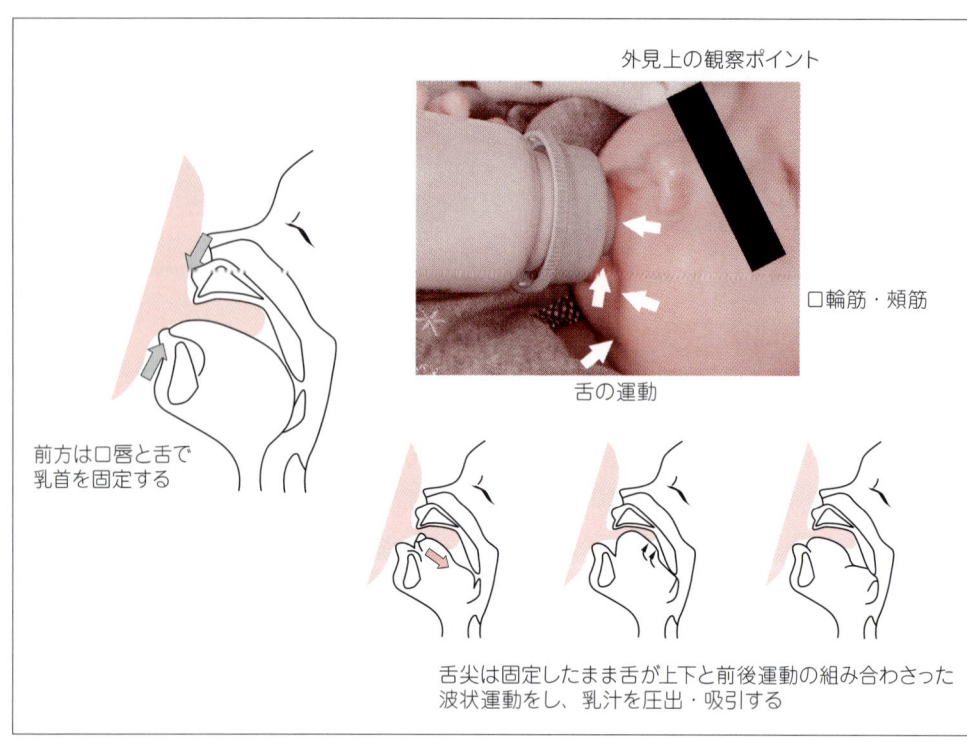

図5 吸啜運動

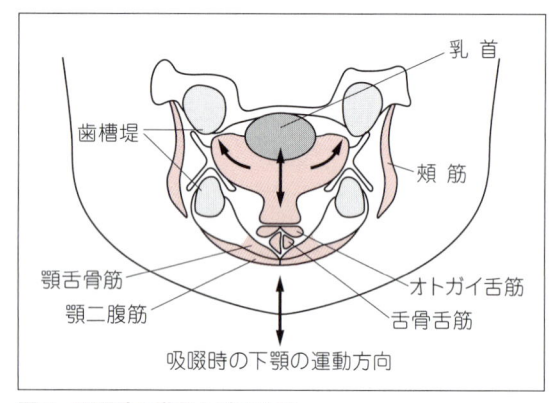

図6 吸啜時の乳首と舌の位置

咀嚼運動

　咀嚼運動とは，取り込んだ食物を唾液と混ぜ込んで嚥下できる状態にまで処理する過程をいいます．離乳後は，この運動を駆使して固形食を摂取します．顔面・舌・顎のリズミカルな協調運動です．捕食時，口唇と舌は食物の位置を調節して，一口量が取り込めるように位置決めをし，捕食した食物を口蓋と舌の間に挟んでその性状を感知します．大きな食品は前歯部で一口大に引きちぎられ，舌は回転と内舌筋の働きにより咀嚼側に傾いて，食片は臼歯部に載せられます（stage I transport）．軟らかな場合には舌と口蓋で押しつぶします．さらに，押しつぶすことで食物を口のなかに広げ，その後嚥下できるように舌でまとめなおします（食塊形成）．硬い食品では，上下の臼歯の間ですりつぶします．押しつぶしのときの顎運動は単純上下運動です．この過程で口唇は外に食物が漏れないように閉鎖されます．左右どちらかから始まり，途中で入れ替わることが普通です．食物を左右に分けて両側で少しずつ交互に処理する場合もあります．顎は単純な上下運動ではなく，すりつぶしている方向に移動

します．食物が粉砕されるとき，頬と舌で歯の上に食物を保持します．また上下の歯で押しつぶされて，歯肉頬移行部（歯列の頬側）や固有口腔（歯列の舌側）に流れた食物は再び頬と舌の動きで歯列上に戻されます．大きな食品は一時臼歯部の口腔前庭にとどめ，少しずつ上下の歯列間に載せて処理を続けます．また下顎の開閉に伴い，舌全体は前後運動をします．嚥下できる形状になったものから徐々に舌根部に移動して，まだ処理されていない食物は処理が続きます（stage II transport，☞P.94）．

摂食時の顎運動の特徴

　摂食中は口腔内の運動の様子はわかりにくいですが，顎の動きは外からみえるのでその特徴をつかんで観察の一助とします．離乳後や成人の摂食時の顎運動は食物形態によって異なり，固形物でも口蓋と舌でつぶすような食品では単純上下運動を示し，臼歯部で咀嚼する必要がある場合には左右非対称な咀嚼側に水平成分をもつ涙的状を示します．咀嚼側は摂食中に容易に入れ替わり，複雑な顎運動を示します．顎運動は食べている過程で一様ではなく，食物の処理状態によって変化していきます．口腔の感覚情報や運動の結果が常に影響を及ぼす結果と考えられます．一方，吸啜時の顎運動は舌尖を固定しての単純上下運動であり（図5参照），顎の移動距離も咀嚼よりも小さくなります．

嚥下運動

　処理の終わった食物は舌の咽頭面上に集められます．次に舌は側縁を挙上させ，歯列舌側や歯槽堤がガイドとなり固定され中央部に陥凹をつくることによってスプーン状のくぼみをつくります．嚥下の開始時，舌尖は口蓋の切歯乳頭部に固定されます．通常，口唇は閉鎖し，歯列は接近します．舌は前方から後方へ蠕動様運動をして食塊を後方へ送り込みます．食塊が舌の蠕動運動により咽頭に送り出されると，軟口蓋は挙上して咽頭後壁と接し，鼻腔に食物が流れ込まないようにします（鼻咽腔閉鎖）．その後軟口蓋は下方へ動き，咽頭と舌根部とで食塊を下方に押し込みます．下咽頭まできた食物は喉頭蓋の両脇のスペース（梨状窩）を流れていきます．下顎の位置は嚥下時一時固定され，舌骨が舌骨上筋群の収縮によって前方に引きつけられ，さらに舌骨と甲状軟骨を結ぶ甲状舌骨筋が収縮すると喉頭は前上方に引き上げられ舌骨との距離を縮めます．これにより喉頭蓋の関節部分が引き上げられ，蓋の部分が下方に倒れ込んで喉頭口をふさぎます（図7）．喉頭が前上方に引き上げられることで，脊柱と気道に挟まれた食道が拡張する余裕ができます．食道口は通常は閉じられていますが，嚥下時には反射的に弛緩します．これにより，食道におしこまれた食塊は続いて起こる食道の蠕動運動により胃まで移送されるのです．

哺乳・嚥下・呼吸の協調

　咽頭期には呼吸は一時停止し，これを嚥下性無呼吸といいます（図8）．Martinらによれば，成人では嚥下は呼気相に挿入される頻度が高く，嚥下後も呼気相から始まる頻

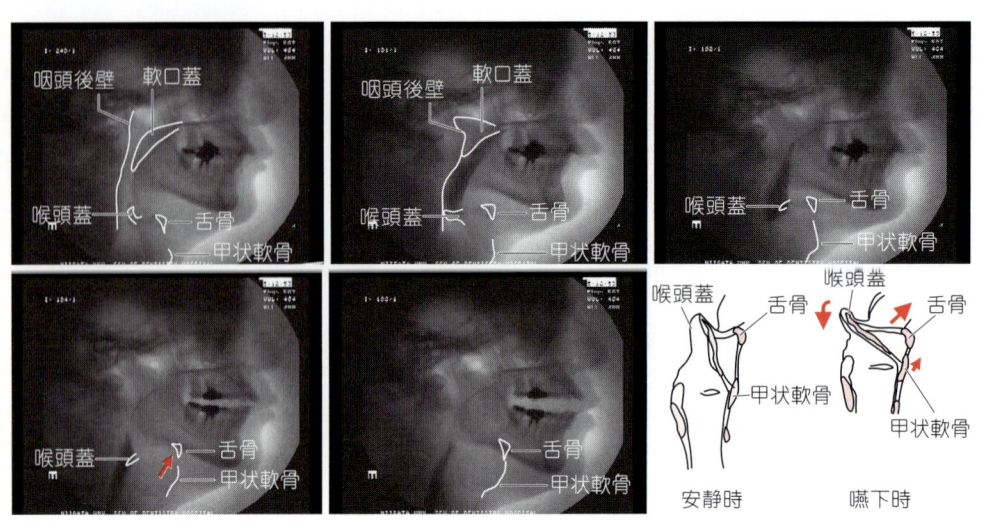

図7 嚥下時の喉頭運動

度が高いとされています[6]．この挿入パタンであると，嚥下後に喉頭と咽頭に呼気が出ていくことになり，気道口に残留した食物を吐き出すのに役立つとしています．逆に挿入されるのが吸気相であると，残留した食物が気道に引き込まれやすいと考えられています．乳幼児ではこのパタンは確立されておらず，不安定です．週齢34～35週以下の未熟児では，経口摂取が神経的未熟性のため困難であり，そのような新生児では摂食することはかえって呼吸機能を犠牲にしてしまうことがあります．Shivpuriは，未熟児において吸啜中の換気量の低下を報告しています[7]．新生児では咽喉頭の化学的刺激で無呼吸発作を引き起こすことがあります[8]．嚥下性無呼吸は気道の防御機構である反面，喉頭の化学刺激による無呼吸のきっかけとなる場合があります．呼吸は未熟児では吸啜や嚥下反射よりもその調節の発達は遅れます．さらに呼吸機能と摂食機能の協調性は，もっと未熟で不完全です[9]（図8）．前述した呼吸相との関係では，未熟児では呼吸サイクルのどこにでも嚥下が挿入されることが観察されています[10]．また満週齢の新生児では吸気時も呼気時と同様に嚥下が挿入されるとされています[11]．嚥下の挿入時期は数週間の内に変化し，また無呼吸発作の頻度も減少していきます．いつ頃成人と同様になるのかはわかっていませんが，こういった生後の成熟はあらかじめ準備されているものではなく，口腔周囲の刺激が吸啜能力の成熟に影響を及ぼす[12]ことや，未熟児であっても，おしゃぶりだけの吸啜運動をさせたり，口腔の刺激をすることがその後の摂食運動の成熟にはよい影響を及ぼすことが近年報告されています[13,14]．呼吸の問題を慎重に観察しながらも積極的な訓練の提示が求められます．

吸啜から咀嚼への転換

吸啜から咀嚼への転換は，歯の萌出といった末梢生の変化がこれらを引き起こす誘因と考えられてきました．しかし，ある種の有蹄類やモルモットなどでは，出生時から歯

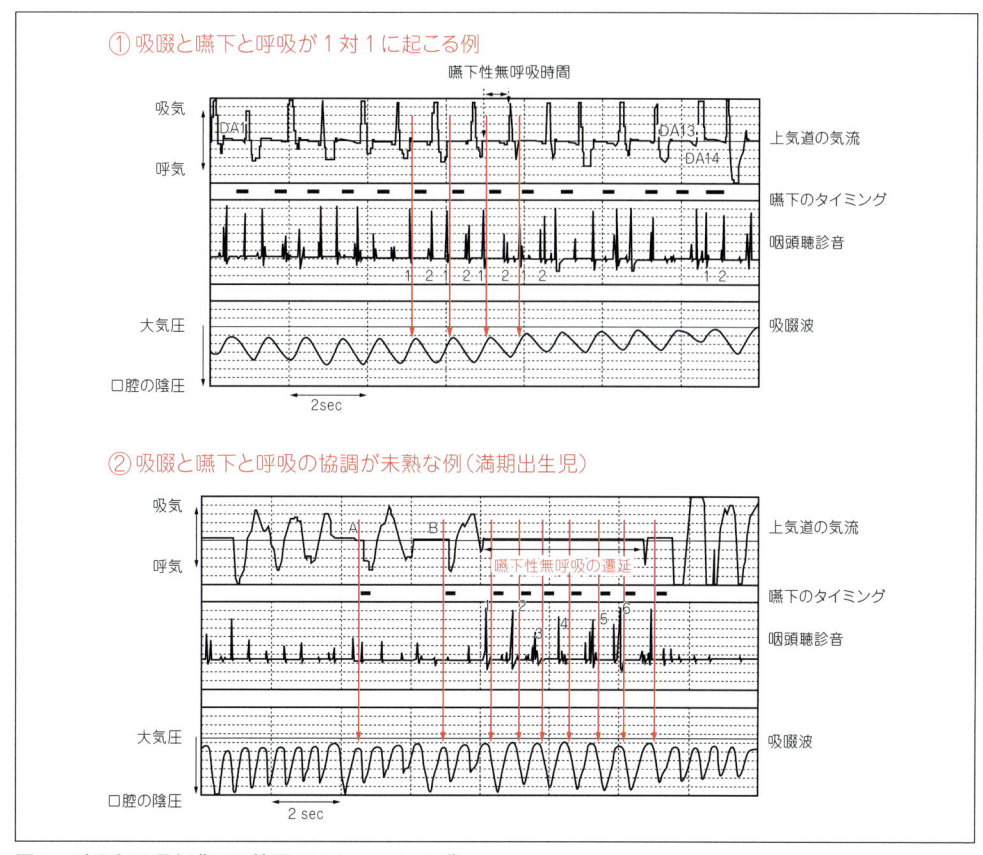

① 吸啜と嚥下と呼吸が1対1に起こる例

② 吸啜と嚥下と呼吸の協調が未熟な例（満期出生児）

図8　呼吸と吸啜と嚥下の協調（Halnlon, et al., 1997[9]）

が萌出しているにも関わらず，生後一定の期間は母乳の吸啜を行ってから咀嚼へ転換するし，ヒトでも先天的に歯がない無歯症者でも固形物の咀嚼が可能であることなど，歯の萌出と吸啜から咀嚼への転換は一定の関係にはありません．この転換には何らか中枢性要因が関わっている可能性が考えられています．動物実験による神経学的考察では，吸啜と咀嚼ではこれらを司る皮質の部位は同じ動物でも同一ではなく，また皮質から延髄への投射経路も成長とともに再構築が起こると考えられています[7, 15]．また，神経伝達物質のセロトニンによる吸啜行動の抑制が吸啜から咀嚼への転換に関与している[16]と考えられています．

（大瀧祥子／歯科医師）

I-基礎知識編
Chapter-2

摂食嚥下機能はどのように発達するのか

哺乳機能の発達

新生児は生まれたときから，哺乳する能力を持っています．その後，神経学的な発達とともに哺乳行動は変化していきます．生まれてすぐは，嚥下と呼吸の調和は確立していませんが，この時期は初乳の量も少ないため児にとってさほど負担にはなりません．乳汁分泌が確立すると射乳反射に伴って排出される乳汁量も増加しますが，このころには嚥下と呼吸も調和して行うことができます．

哺乳のための特徴

哺乳行動は多くの脳神経が関わって成り立っており（図1），新生児期には原始反射（基礎知識編 Chapter1 参照）が重要な役割を果たしています．乳首を口唇で密閉した状態で，舌が蠕動様運動を行うことにより口腔内に陰圧ができます（図2）．この圧を吸啜圧と呼び，圧が弱いと哺乳がうまくできません．また，強すぎると母親の乳頭痛を起こすかもしれません．児の哺乳中に発生する圧には，圧出圧（舌と口蓋で乳首を圧迫する陽圧）もあります．正期産児は出生直後から圧出圧と吸啜圧は調和しており，どちらの圧力も生後上昇していきます[1~3]．

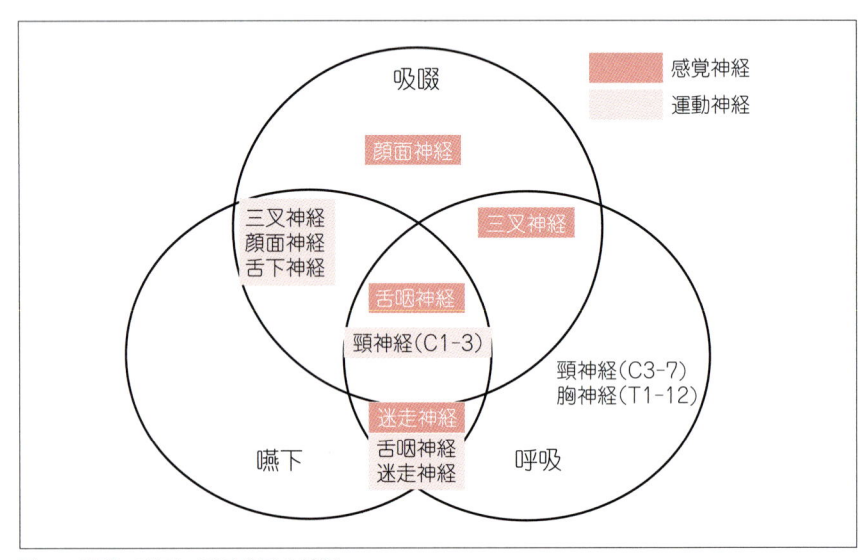

図1 吸啜・嚥下・呼吸を司る神経

図2 蠕動様運動の様子(石丸, 2000[14]を一部改変)

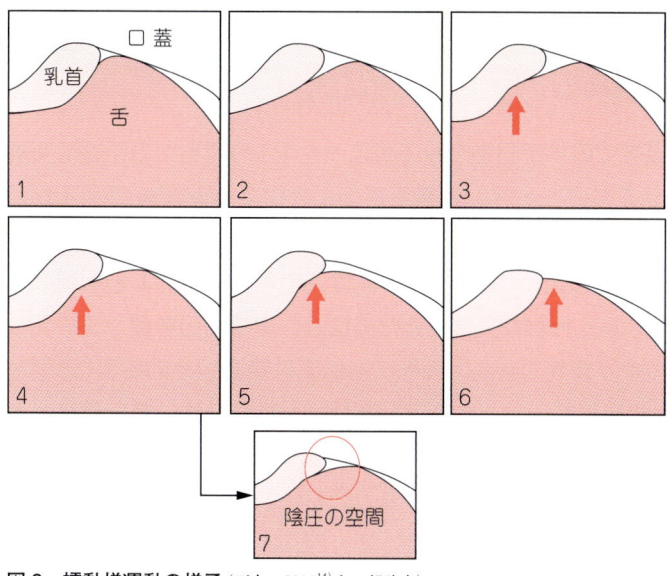

表1　1回の授乳で児が飲みとる量の推移
(Walker, 2011[15])

生後24時間	7 mL
生後24〜48時間	14 mL
生後48〜72時間	38 mL
生後1週間	65 mL
生後4週間	94 mL
生後1〜6か月	72 ± 26 mL
1日に飲みとる量	
生後1か月	650 mL
生後3か月	770 mL
生後6か月	800 mL

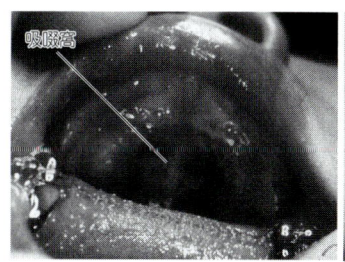

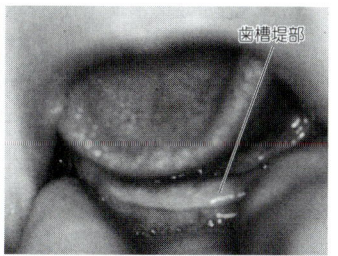

図3　乳児期にみられる吸啜窩と歯槽堤部(写真提供：向井美惠先生)

　新生児期から乳児期早期の児の解剖学的な特徴として，頬の内側は脂肪組織が厚く（ビシャの脂肪床），口腔内を密閉し乳首を引き込むのに都合よくできています．さらにこの時期には口蓋に吸啜窩というくぼみがあり，乳首を固定するのに都合がよいのです（**図3**）．

　原始反射によって哺乳している生後1か月の児は，一定の吸啜リズムを示します．生後3か月の児では外からいろいろな刺激も入り，吸啜リズムにも変化がみられるようになります．**表1**に出生〜生後6か月までの1回の哺乳量を示します．哺乳行動の発達とともに1回の哺乳量も増加しているのがわかります．

正期産児の哺乳運動の発達

　　正期産児(妊娠37〜42週までの予定日あたりで生まれた児)の哺乳力の発達は実際に経口哺乳を行うことによって得られます．外科手術のために2か月間経口哺乳ができなかった児が，経口哺乳を開始したときは，生まれた直後の「健康な」新生児と同じ吸啜圧(吸う力)しかありませんでした[4]．その後，哺乳するうちに吸う力も吸う回数も増えていきます．つまり，児の哺乳行動が発達するためには，実際に口を使って哺乳することが重要ということがわかります．また，哺乳においては吸啜以外の要素「嚥下と呼吸」を調和させることも大切な課題です．生後48時間以内の児では，哺乳開始とともに呼吸は不規則となり，呼吸数，一回換気量ともに減少します[5]．つまり，「元気な」正期産児であっても，生後48時間以内は嚥下と呼吸の調和がとれておらず，呼吸を犠牲にして嚥下をしていると考えられます．成熟に伴って，嚥下と呼吸のパターンは一定となり，直接哺乳，人工乳首での哺乳ともにほとんどの嚥下は呼気の終わりに起こるようになります．そして，生後4〜5日の児では吸気-嚥下-呼気の安定したパターンを呈してきます[6]．直接授乳では，この生後48時間以内は乳汁来潮の前でもあり，少量の初乳しか分泌されません．この少量の母乳を嚥下すればよいだけなので，新生児に対する負担は少ないのです．生後1か月の間に吸啜・嚥下は連続して行われるようになり，また，1回に嚥下する量も2倍に増加します．吸啜と嚥下は生後早期には1：1がほとんどですが，生後1か月になると嚥下できる量が増加するため，2〜3：1になっていきます．このように吸啜圧の上昇だけでなく，嚥下と呼吸の調和もとれるようになることにより，哺乳行動は効率のよいパターンに変化していくのです[7]．

直接授乳とびん哺乳の違い

　　直接授乳ではびん哺乳と比べて以下のような違いがあります．
　　・連続した吸啜は短く，1回の授乳に頻回にみられる(吸啜圧には差がない)[8]
　　・口を大きく開いて乳房を密閉させる[8]
　　・途中で非栄養的吸啜が入る[8]
　　・口腔周囲筋をたくさん使う[9]
　　・顎の発達を促す[10]
　　・哺乳中の酸素分圧と体温が高い[11,12]
　　・呼気時間の延長と呼吸数の減少が少ない[13]
　　・哺乳中は，呼吸数，換気量ともに減少するが，直接授乳のほうがびん哺乳に比べて影響は少ない．
　　ほかにも直接哺乳とびん哺乳では多くの違いがあり，哺乳びんを用いる際はこれらの違いを認識して授乳することが重要です．

(水野克己／医師)

Chapter 2

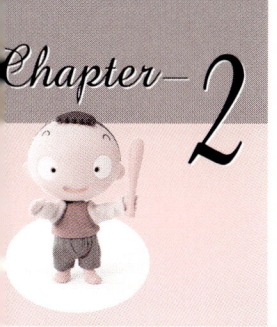

摂食嚥下機能はどのように発達するのか

早産児・新生児の栄養

早産児でも正期産児でも栄養の基本は母乳です．母乳育児は，哺乳動物としてきわめて自然な行為であり，また母と子の愛着形成（アタッチメント形成）にもプラスとなります（表1）．

早産児の栄養を母乳で始めたい理由

児にとって，はじめて消化管に入る物が母乳の場合，母乳中のムチンが透過性の高い腸粘膜上皮を被い，病原体が粘膜に結合したり異種タンパクが粘膜を通過することから守ってくれます．また，母乳中には，児自身の抗原特異分泌型IgAの産生を促す抗炎症性サイトカイン（TGF-βなど）が含まれます．児はこの物質を生後すぐには産生できませんが，初乳中には多く含まれています．そのほかに，腸管の成長，蠕動，成熟を刺激する物質が母乳中に含まれていることや，母乳は胃内の停滞時間が60～90分と人工乳に比べて短いため，胃残が少なく経腸栄養が速く進む，などの利点があります．

母乳のタンパク質は，酸，熱，酵素などによって固まるカゼインという部分と，透明なホエイという部分に分かれます．ホエイとカゼインとの比率は初乳で90：10，成乳で60：40，授乳後期で50：50と変化していきます．ちなみに，牛乳では，20：80とカゼインのほうが高い割合になっています．このホエイタンパクは，消化によいとされています．また，ホエイタンパクは，別名「機能タンパク質」ともよばれ，免疫抑制物質とサイトカインを含む抗炎症性物質を多く含みます[2]．

表1 母乳育児の利点 (American Academy of Pediatrics Work Groups on Breast feeding, 2005[1])

母親に対して	・次の妊娠までの期間があき，母体の回復が期待できる ・閉経前乳がん・卵巣がん・子宮体がんが減少する ・早く妊娠前の体重に戻る ・児にいつでも与えられる ・消毒の必要がなく，経済的
児に対して	・感染症（細菌性髄膜炎，菌血症，下痢症，気道感染症，壊死性腸炎，中耳炎，尿路感染症）の減少 ・乳幼児突然死症候群（SIDS）のリスク低下，糖尿病の減少，リンパ腫，白血病，ホジキン腫瘍，過体重・肥満，高脂血症，喘息の減少が期待できる

早産児，正期産児にかかわらず，母乳は免疫機能・認知機能・生活習慣病予防といった点で将来にわたり小児が受ける恩恵は大きい．

初乳の重要性

　初乳はおおよそ産後2日までの乳汁をさし，成乳に比べ，特にタンパク質，ビタミンAを多く含みます．また，緩下作用があり，胎便の排泄を助けるのでビリルビンの排泄を促し，黄疸の予防に役立ちます．初乳中には，免疫グロブリン（おもにIgA）やラクトフェリン，オリゴ糖など，抵抗力の弱い早産児を感染から守る物質が高濃度に含まれています．早期に初乳を与えることは，児を感染から守るだけでなく，腸管の萎縮を防ぎ，正常な腸内細菌叢の確立にも重要です．胎児は子宮内で1日150 mL/kgの羊水を飲み，腸管の蠕動運動があります．いったん飢餓により腸管の蠕動運動が停止した状態から，再度蠕動運動を回復させることは超早産児には困難です．従来，極低出生体重児は壊死性腸炎のリスクがあるために，急性期を過ぎてから経腸栄養が行われてきました．しかし，生後長期間，経腸栄養を行わないことは逆に，腸管の萎縮・正常な腸内細菌の増殖阻止・細菌の腸管外への病的移行（bacterial translocation）やサイトカインの放出が起こり，多臓器不全をきたすことがわかってきました．

早産児と母乳の消化

　母乳中の固形分で最も多量に含まれる乳糖を分解する酵素は，母乳栄養の早産児のほうが人工乳の早産児よりも酵素活性が高いことが知られており[3]，乳糖の消化には母乳が適しています．母乳中の脂肪を消化吸収するための，新生児の膵臓のリパーゼ*活性は，成人の5～10％で，脂肪消化全体の30～50％だといわれています．膵臓外での消化吸収は50～70％で，舌リパーゼ，胃リパーゼ，そして母乳そのものに含まれるリパーゼ（母乳由来リパーゼ）が関与しています．この母乳由来リパーゼはグリセリドを効率よく分解し，さらに胃リパーゼとともに，脂肪中の多価不飽和脂肪酸，特にDHAを遊離させる働きもあります[4]．この母乳由来リパーゼは熱に弱く，40℃以上で活性が低下します．搾母乳を扱う場合は室温が望ましく，温めすぎない（37℃未満）ことが大切です．このように消化吸収に適している母乳を与えることで，人工乳と比較して半分以下の日数で100 mL/kg/日に到達します．

母乳と感染防止効果

　母乳中には免疫グロブリン，乳汁脂肪球，感染防御因子，オリゴ糖，配糖体，抗炎症因子といった感染防御因子が含まれています．たとえば，オリゴ糖はインフルエンザ菌，肺炎球菌の気道上皮への粘着を阻止しますし，ラクトフェリンは，鉄依存性の細菌，真

---

*リパーゼ：脂肪を分解して，消化しやすくする酵素．

菌に対する静菌作用（鉄のキレート作用）などがあげられます．このような母乳中の種々の生理的物質が，消化管などを含む未熟な器官の成熟を促進させ，免疫系の発達を促すとともに，抗炎症，抗菌作用などを発揮し，児の未熟な免疫力を補強します．母乳中の生きた細胞（白血球中の貪食細胞やリンパ球など）も同じく，免疫系の補強に重要な役割をもちます．

　実際に極低出生体重児を対象とした敗血症への予防効果についての検討では，1日に50 mL/kg以上の母乳を与えることで，人工栄養群と比較して敗血症罹患率は有意に減少しました[5]．この結果は，母乳中の分泌型IgA，ラクトフェリン，リゾチーム，オリゴ糖，いろいろな成長因子，細胞成分が宿主防御に役立つからと考えられます．

（水野克己／医師）

Side Memo 2
何らかの理由で母乳で育てることが難しい母子への支援

　世界中の研究結果から，97％くらいの女性は母乳だけで育てられることがわかっています．しかし，十分な母乳育児への支援体制が整っていないために，母乳育児を断念せざるをえない母親もいます．こうした母親たちも，少しでも子どもに乳房を含ませたことがあったり，搾乳した母乳を与えたことがあれば，立派に母乳育児を経験したのだということを伝えましょう．母乳育児は母乳栄養とは違い，「母乳をあげたい」という，母親の子を思う気持ち・愛情そのものを示します．たとえ，数滴しか母乳が出なくとも，それを大事に思って，子どもに吸ってもらおうという母親の気持ちを尊重してあげてください．栄養摂取の大半は人工乳であってもよいのです．ただし，哺乳びんで与えるときも，子どもと目と目をあわせ，言葉をかけ，やさしく抱きしめてあげることが大切です．1日に数回は素肌でのふれあいを楽しむよう伝えましょう．子どもは母親のにおいが大好きです．やさしく抱かれ，肌と肌のふれあいをもちながら子どもと接することで，母乳育児を行っている母親と同じように，子どもとの間に信頼関係がつくられていくでしょう．

（水野克己／医師）

I-基礎知識編
Chapter-2

摂食嚥下機能はどのように発達するのか

口腔領域の形態成長

口腔領域の形態は，機能の発達と密接に関連して成長しています．機能の成長を支えているといえるほどです．授乳期から離乳期の口腔の成長を3次元的に計測して成長率で表したのが図1です．実際の口腔内写真と比較しながら特徴をみてみます．

乳汁摂取に適応した口腔の形態

　出生後3週間の乳児の口腔内写真を図2に示しました．口蓋は口腔内に引き込んだ乳首を固定するために口蓋中央に陥凹（吸啜窩）がみられ，傍歯槽堤がそれを取り囲むように隆起した形でみられます．このような特徴的な口蓋形態は舌で乳首を口蓋に押しつけて吸啜するのに適しています．また，下顎前方部の歯槽堤は，乳首の乳頸部との間に舌先部を押しつけて舌の前方部を動かないように固定します．そこを起点にして舌全体が奥舌部に向けて波動運動を繰り返します．この舌の動きによって乳首の先端より奥に陰圧空間をつくり，その陰圧によって乳汁を啜り出し嚥下します．このほかにも乳汁摂取のための口腔の形態的特徴としては，頬の内面にあるビシャの脂肪床や口腔で形成した吸啜圧が鼻腔に漏れないように喉頭蓋が口蓋垂に接するほど近接していることなど

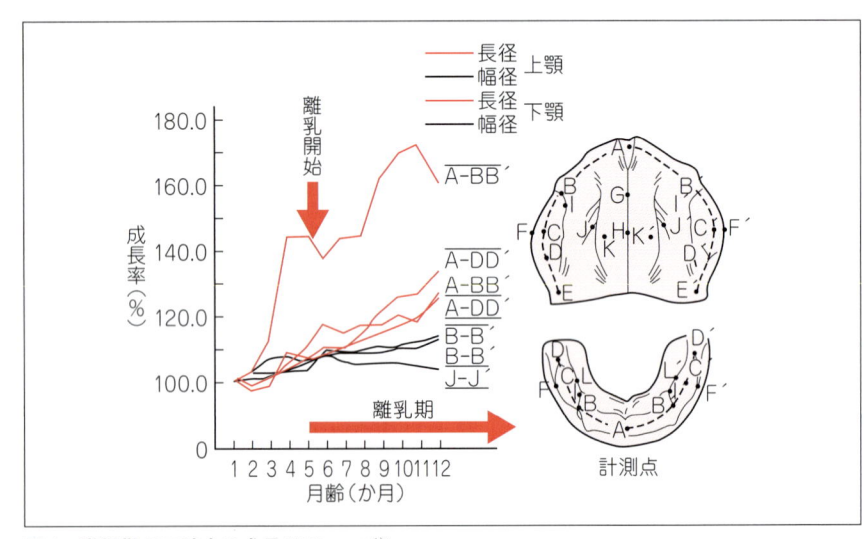

図1　乳児期の口腔内の成長 (湖城, 1989[1])

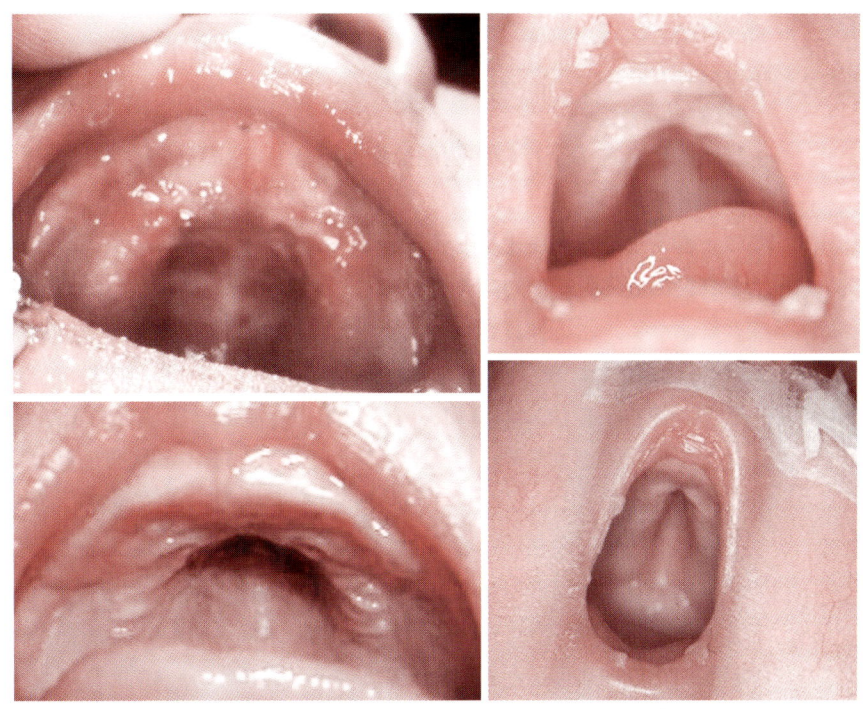

健康乳児　　　　　　　　　　　早産児・超低出生体重児
図2　乳児の口腔の形態

があげられます．

離乳食の摂取に向けた口腔領域の成長

　出生後5か月頃の経口からの食物摂取（離乳）開始に向けて，口腔領域が成長します．特徴的な成長は，下顎前方部の歯槽堤の前方への成長です．図1にあるように成長率としては1.5倍程度で離乳食摂取開始までの短期間でなされます．下顎前方部の前方成長により固有口腔の容積は増大し，舌は口腔内に安定した位置が取れるようになります．

　経口からの離乳食摂取では摂取食物を咽頭に運ぶ動きが必要になります．動きは舌の波動運動ですが，波動運動の起点となる舌先の固定が必要になります．吸啜と異なり乳首をくわえて固定することができないため，口を閉じて口蓋の前方部を押すようにして固定し，後方へ波動運動を展開して食物を咽頭に移送します．舌のこのような動きを支えているのが，急激な歯槽堤の前方成長です．口腔領域の機能発達と形態の成長は，このようにお互いに影響し合いながら発育していきます．

乳歯の萌出

　日本人の乳歯の平均萌出時期を**表1**に示しました．歯が生えると同時に口蓋や歯槽堤なども成長します．口腔領域の形態成長で最も大きな変化に歯の萌出があります．多くは下顎の切歯から生えてきます．この時期には上顎の口蓋も成長して，口蓋中央の陥凹や傍歯槽堤の隆起も目立たなくなり口蓋がドームのような形になります．この口蓋の成長によって，舌の側縁から順次正中に向かって舌背を押しつけ食塊を形成する動きがスムーズになります．

　手づかみ食べにより自身の口腔内で処理可能な一口量の調節を学習し始める1歳頃には上下の切歯が生えそろい，切歯を使って食物を噛み取ることができるようになります．

　1歳半頃には，萌出した上下顎の第一乳臼歯が噛み合うことによって臼磨運動で処理できる食物が急に広がります．しかし，第一乳臼歯の咬合面はそれほど広くなく，このあとの3歳頃に第二乳臼歯が咬合すると小児の咀嚼力は大きくなり，ほとんどの食物を咀嚼して処理することが可能となります（**図3**）．

永久歯への交換

　6歳頃から第一永久歯が生え始め，ほぼ同じ頃から乳切歯から永久切歯への交換が始

表1　日本人の乳歯萌出時期(岡本清櫻，1938，日本小児歯科学会，1988)

		岡本（1938）				日本小児歯科学会（1986）			
		男性		女性		男性		女性	
		平均年月	標準偏差年月	平均年月	標準偏差年月	平均年月	標準偏差年月	平均年月	標準偏差年月
上顎	A	0.10	0.02	0.10	0.02	0.10	0.01	0.10	0.01
	B	0.11	0.02	1.00	0.03	0.11	0.01	0.11	0.02
	C	1.05	0.04	1.05	0.03	1.06	0.02	1.06	0.02
	D	1.04	0.03	1.04	0.02	1.04	0.02	1.04	0.02
	E	2.02	0.05	2.03	0.05	2.05	0.04	2.06	0.04
下顎	A	0.08	0.02	0.08	0.02	0.08	0.01	0.09	0.01
	B	1.01	0.03	1.01	0.03	1.00	0.02	1.00	0.02
	C	1.06	0.03	1.06	0.03	1.07	0.02	1.07	0.02
	D	1.05	0.03	1.05	0.03	1.05	0.02	1.05	0.01
	E	2.01	0.04	2.01	0.04	2.03	0.03	2.03	0.04

（12進法）

I　基礎知識編

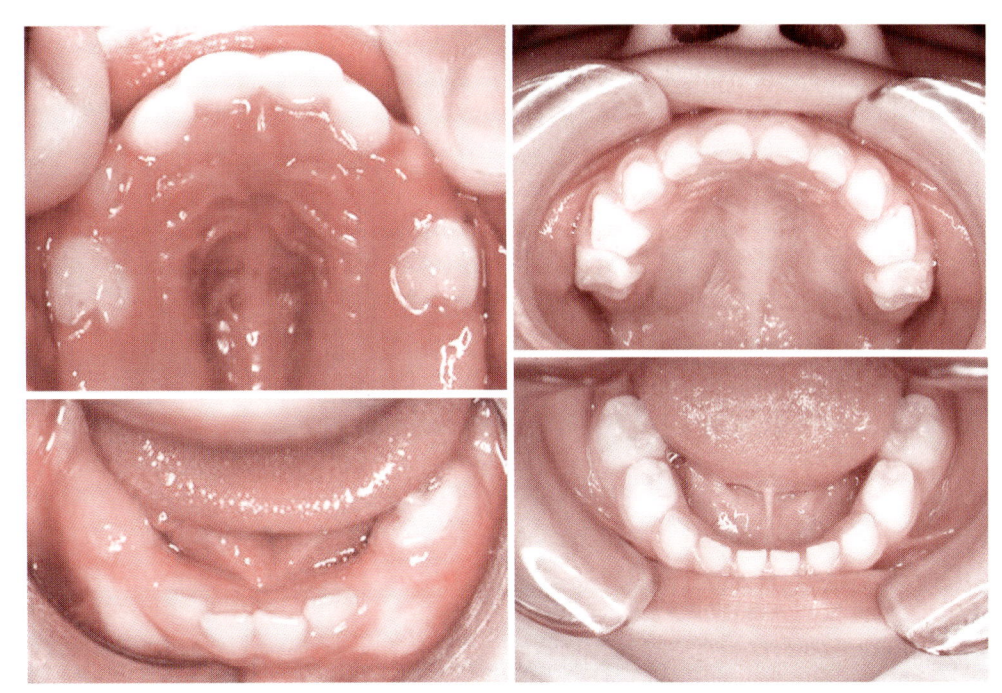

1歳半頃の口腔　　　　　　　　　　　　乳歯列完成（3歳頃）
図3　乳歯の萌出による口腔の形態成長

まります．切歯を使った一口量の噛み取りは，切歯の交換が進むまで一時中断することになります．上下の切歯交換が進んだあとには，1歳前後のときと同様に噛み取る経験（訓練）が必要となります．

　乳臼歯の交換時期には，噛み合う臼歯が少なくなるために一時的に咀嚼能率が落ちます．そこで，この時期には，硬く小さな食物は処理するのが困難なため丸呑みしてしまうリスクが生じます．

　12歳頃になると，歯の交換が終わり，第二大臼歯が生えてきます．その後生えてきた第二大臼歯が咬合して上下28本の永久歯が生え揃い永久歯列が完成します．この永久歯列で生涯にわたって摂食嚥下機能を営むことになります．

咽頭腔の成長変化

　咽頭腔の成長変化は，摂食嚥下機能の遂行に大きく関わります．小児から二次性徴期にかけての咽頭腔の成長変化について男女別に図4に示しました．これは中咽頭の体積を三次元的に計測した結果です．口腔の歯の萌出による形態成長との関連から増齢の区分が歯年齢別に集計表示されています．二次性徴と重なる歯齢ⅣA期に男女ともに大きな成長変化がうかがわれます．中咽頭の体積の増加は乳歯列期から永久歯列への交換期には緩やかであるものの，永久歯列の完成とともに加速していきます．咀嚼中の咽

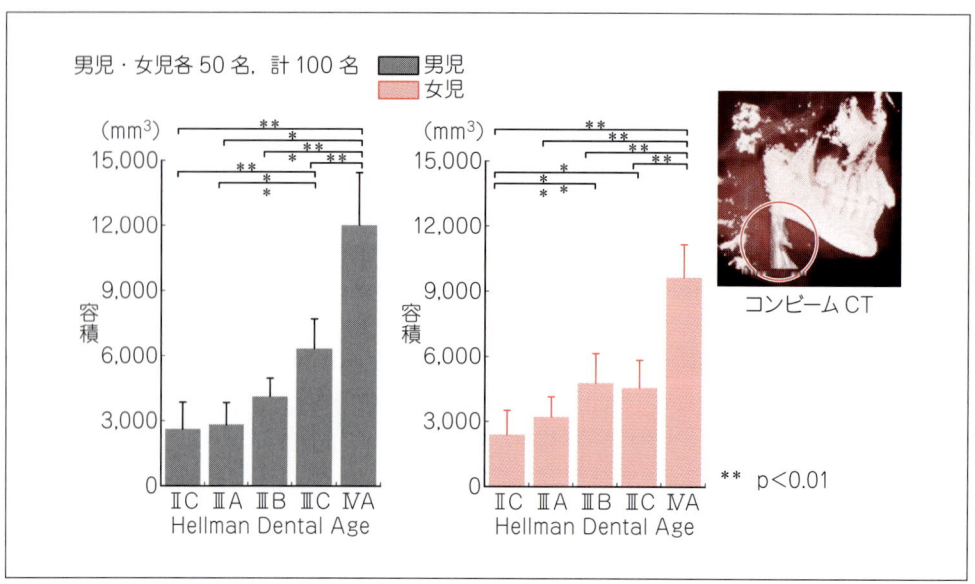

図4 咽頭腔の成長変化
(Yamanaka M, Hironaka S, Ishikawa K, Kanomi R, Mukai Y：Assessment of oropharynx using cone beam computed tomography—Change in volume during oropharynx growth—. Pediatr Dent J, 20: 7-15, 2010)

頭流入（stage Ⅱ transport）を始め，特に嚥下障害のある小児については，この急激な咽頭腔の成長が機能遂行にマイナスに作用されると推察されます．二次性徴期に誤嚥がみられるようになる要因の一つと考えられますが，機能との関連についてはさらなる研究が待たれるところです．

(向井美惠／歯科医師)

I-基礎知識編
Chapter-2

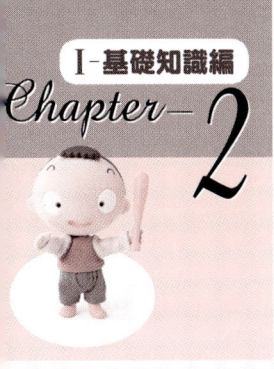

摂食嚥下機能はどのように発達するのか

嚥下運動の発達

　嚥下機能は乳汁を摂取することに適した乳児嚥下と，食物を嚥下することに適した成人嚥下に分類されます．わずか1年足らずの間に，乳児は乳汁だけではなく固形物を飲みこむ機能が獲得されます．この発達には口唇・顎や舌のコントロールが上手になることが重要であり，協調運動をすることで徐々に獲得されていきます．ここではその変化について解説します．

乳児嚥下の特徴

　生後獲得される嚥下運動には吸啜運動（哺乳）があります（図1）．この運動は，乳首から乳汁をリズミカルにしぼり出す運動で，口唇・舌・顎の協調運動です．先に述べたように（☞ P.26以降），乳児は乳首を口の中央～奥までくわえて，上方は口蓋にある吸啜窩に押しつけ固定します．また同時に上下口唇とともに舌を前方に出して母親の乳輪部にあてて固定し，前方のすきまをなくすことで，舌後方の陰圧形成をしやすくしています．この状態で，舌が前方から後方へ波状運動をすることにより，乳首はしごかれ，同時に下顎および舌後方の下方運動によって形成された陰圧によって乳汁を口腔・咽頭に流し入れています．この動きの大部分は反射によって営まれることから，乳児摂食反射（Infantile feeding reflex）ともいわれています．

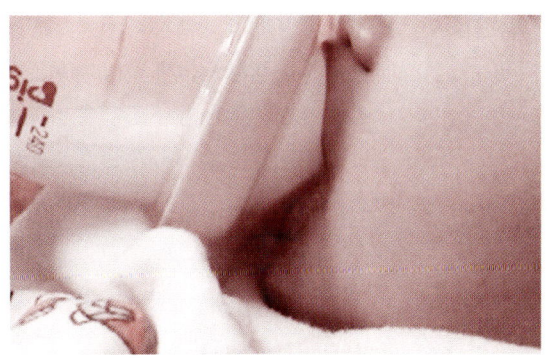

図1　哺乳

成人嚥下

　一方，成人嚥下は図2のように嚥下が誘発される前に食塊を口腔内で集め，舌背にまとめます．その後，舌尖部を上顎前歯の口蓋側に押しつけてから，舌の前方から後方に向かって順次口蓋に押しつけることで食塊を後方に移動させます．乳児嚥下と大きく異なるのは，顎の固定方法と舌後方の動きであり，乳児では顎が動いてまた舌を下方に動かすことで陰圧を形成していますが，成人嚥下では顎を固定して舌後方は嚥下圧を産

表1　乳児嚥下と成人嚥下の違い（大塚, 2006[3]）

	乳児嚥下	成人嚥下
呼吸	呼気と同期するが，呼吸停止は短い	呼吸を停止して行う
口唇・顎	顎が開き，上下口唇も開いている	口唇を閉鎖して嚥下
舌尖の位置	舌尖は下顎歯槽堤乳首の間	舌尖は口蓋に押しつけて固定

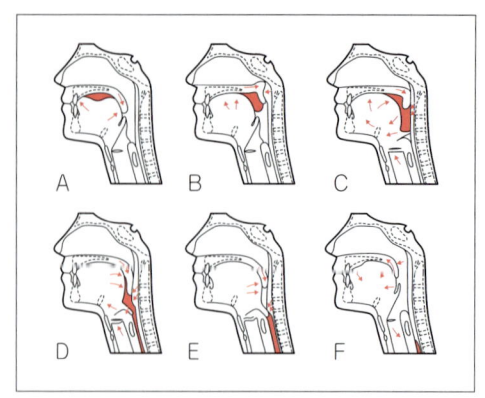

図2　成人嚥下（藤島, 1993[2]）

生するために，強く咽頭後壁に向かって後ろに動いていきます．この動きによって，次々に嚥下の反射が生じ食塊を安全に胃まで運びます．もう一つの違いは，呼吸との協調です．乳児は乳首をくわえたまま鼻呼吸によって母乳を飲みながら呼吸することができます．なぜならば乳児は中咽頭部がほぼないため，喉頭が突出し，呼吸しながら嚥下することが可能となっています．ところが，成人は声を産生するため中咽頭が広くなっていて，加齢によって距離が長くなります．そのため，嚥下を行う際には呼吸を停止する必要性が生じます．乳児嚥下と成人嚥下の違いを**表1**に示しました．

乳児嚥下から成人嚥下への移行

　　原始反射の消失に伴って口腔領域で最初に発達する摂食・嚥下に関わる機能は随意的な嚥下の動きです．口に取り込まれた食物を食塊形成しながら，嚥下反射誘発部位の咽頭部近くまで移送し，舌の蠕動様運動の獲得と舌正中部の陥凹が主役となります．この舌運動の起点となる舌尖部と舌側縁を口蓋前方部および口蓋側壁に押しつけやすくするため，下唇が舌尖を誘導するように内側に入る動き（**図3**）が特徴的にみられます．この運動は食塊を後方に送り込むための基本的な動きであり，成人嚥下の始まりといえます．

　　また，大塚ら[4]の乳児における嚥下時の舌の動きの変化について超音波画像装置（US）を用いて継時的に観察した報告によると，舌の真中に食塊形成のためのU字型のくぼみ（陥凹）が発育とともにしっかりと形成されてくることがわかります（**図4**）．

　　図4からは，生後20週から35週にかけて舌中央の陥凹が徐々に深くなっていることがわかります．したがって，生後5〜6か月を過ぎた頃には舌の左右側縁部をアーチ形の口蓋に固定できるようになっており，効率よく食塊を咽頭に運ぶことが可能になっていることがわかります．

　　では，乳児嚥下はいつなくなるのでしょうか．今は明確な切り替え点を示す論文等は見当たりません．乳児の栄養補給に必要な原始反射は生後5〜6か月に消失していき

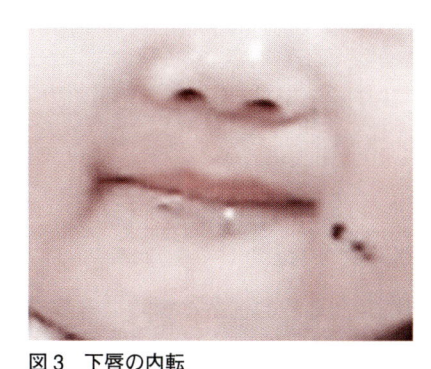

図3 下唇の内転
内転して下唇がみえなくなっている

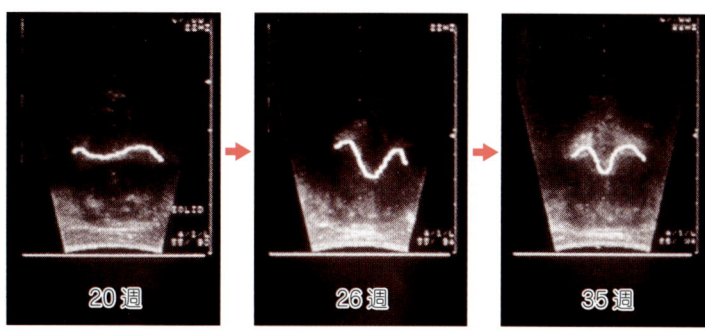

図4 舌の陥凹の継時的変化（前額断USによる舌背正中部）

ますが，健康な乳児の場合，まだまだ哺乳による栄養摂取が中心となる時期です．図4に示したように，徐々に乳汁のみから液体→固形物へと食事の形態が変化すること，成長によって中咽頭部の距離が増大して呼吸との協調がうまくできなくなること，哺乳よりも固形食摂取を好むようになること等さまざまでありますが，2歳を超えて長期間哺乳瓶を使用している健康な幼児にも乳児嚥下がみられることがあります．口腔機能の発達と正しい歯列育成のためにも2歳を超えての乳児嚥下の遷延化は留意する必要があります．

(弘中祥司／歯科医師)

Side Memo 3
嚥下のいろいろ

● 乳児嚥下と成人嚥下

乳児は，嚥下するときに口を大きく開け，乳首をくわえ，口唇を乳房に押しつけたままで吸啜・嚥下します．これを「乳児嚥下」といい，1回の吸啜で咽頭にミルクが満たされて嚥下する場合と，数回の吸啜により咽頭にミルクが満たされ嚥下する場合があります．

成人では，嚥下時に呼吸を停止し，上下の歯を咬合させて口唇を閉鎖し，舌尖を口蓋に押しつけて嚥下をします．これを「成人嚥下」といいます．

● 乳児嚥下と逆嚥下・舌突出嚥下

「乳児嚥下」，「逆嚥下」，「舌突出嚥下」という用語は，ややあいまいに使用されています．「乳児嚥下」は哺乳時にみられる状態であり，生理的なもので，成長とともに消失します．これに対して，「逆嚥下」，「舌突出嚥下」は障害児にみられる動きです．ともに舌根部から中咽頭部を開いて食塊を落とし込みます．このとき，舌を突出して舌根部を開くのが舌突出嚥下で，舌の後方部を押し下げて開くのが逆嚥下となります．咽頭を閉鎖して下方に食塊を送る動きとは逆に開いて送る動きがみられることから，このようによばれたものと思われます．

(田角 勝／医師)

I-基礎知識編

Chapter-2

摂食嚥下機能はどのように発達するのか

経口摂取の発達過程

　生後5～6か月くらいになると，母乳やミルクを飲むことと同時に自分で食べようとします．また栄養においても，鉄，カルシウム，ビタミンなどの摂取量が，母乳やミルクだけでは体の成長にとって十分でなくなってきます．そこで，1歳6か月くらいまでの約1年をかけて，母乳やミルクと並行して食物を摂取することになります．その発達過程で「乳汁」から「固形物」へ，「哺乳・吸啜」から「咀嚼」へ，そして「食べさせてもらう」から「自分で食べる」ことへと，摂食機能と食行動の変化がみられます（図1）．ここでは，この離乳の過程について，口唇・舌，顎などの動きと食行動の発達について，その機能の獲得を考えていきます．

経口摂取準備

　生後2～4か月頃の離乳開始前から，赤ちゃんは自分の指をしゃぶったり，玩具をなめたりして，乳汁以外の口に入るさまざまなものの感覚入力を経験します．それは乳児が自分で食べる練習を始めているといえます．そのようなことを十分に楽しんで行っていることが，離乳を開始したときの食物やスプーンに対して，受け入れる動きが出ることにつながります．まだ哺乳反射が残っているこの時期の栄養の中心は乳汁ですが，乳汁とそれ以外の食物を区別し，上手に取り込むための準備をしています．

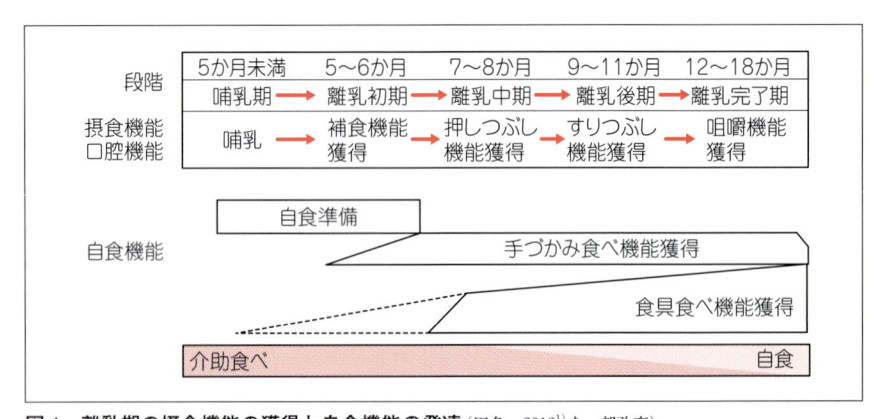

段階	5か月未満	5～6か月	7～8か月	9～11か月	12～18か月
	哺乳期 →	離乳初期 →	離乳中期 →	離乳後期 →	離乳完了期
摂食機能 口腔機能	哺乳 →	補食機能 獲得 →	押しつぶし 機能獲得 →	すりつぶし 機能獲得 →	咀嚼機能 獲得

自食機能：自食準備 → 手づかみ食べ機能獲得 → 食具食べ機能獲得

介助食べ → 自食

図1　離乳期の摂食機能の獲得と自食機能の発達（田角，2012[1]）を一部改変）
点線部は，玩具をなめる，哺乳瓶を使用するなど．

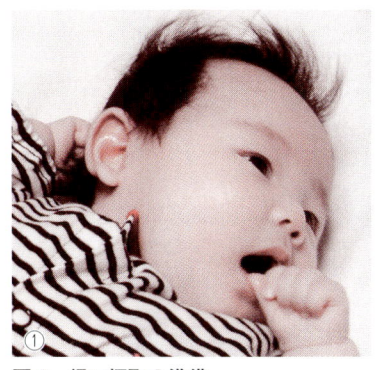

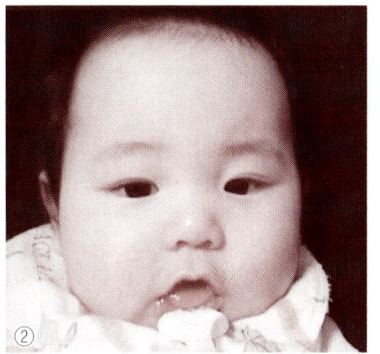

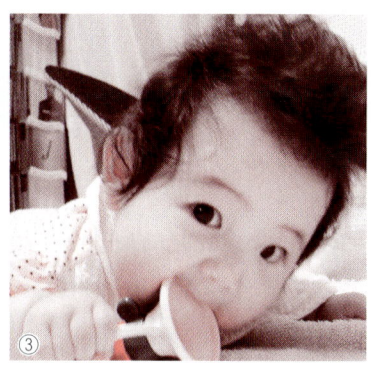

図2 経口摂取の準備
①生後2か月．はじめての指しゃぶり．
②生後3か月．スプーンで果汁を与えると，舌が出てしまう．
③生後4か月．玩具を自分でつかむことができる．

哺乳反射が弱まってくると，食物を舌で前後に動かしながら捉えようとする動きになってきますが，口唇は哺乳時と同じように半開きで，あまり動かしません．舌は外へ突出させて遊ぶこともあります（図2）．顎は単純に上下運動をします．

嚥下機能の向上

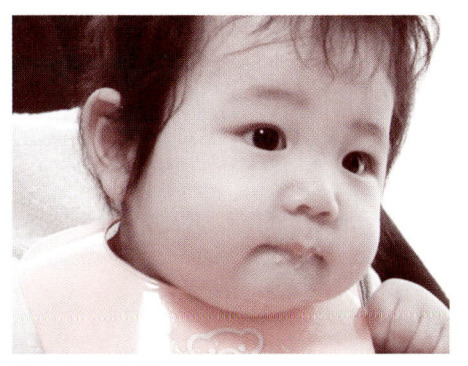

図3 下唇の内転
生後6か月．食物形態は離乳初期食．

生まれたときから乳汁の嚥下は上手にできますが，まだ固形物を口腔内で処理することは十分にできません．生後5〜6か月頃に，はじめてドロドロした食物を与えたときを「離乳の開始」といいます．この頃には首のすわりもしっかりとし，支えて座位がとれるようになります．取り込まれた食物は，おもに舌の前後運動で移送されますが，嚥下時には口唇を閉じて飲み込むようになります．このときに舌先は口蓋に固定します（図3）．

捕食機能の向上

食物を上下の口唇で口のなかへ取り込む動きを「捕食」といいます．捕食は，それまでの反射的な動きから，より随意的な動きにかわり，食物の量や物性などの感覚を，まず唇で認識することによって，食物にあった処理方法を選択するための準備をします．

顎の開閉運動がスムーズになる頃は，口唇でスプーンからの食物の取り込みが上手になり，スプーンから食物をこすり取ることができるようになります．上唇の形はまだあまり変わりはありませんが，唇でしっかり食物を捉えられるようになり，こぼれが少なくなっていきます．この段階での食物形態は，「初期食」がおもな食物形態です（図4）．その離乳食を与えるときは，ドロドロしているのでスプーンで食べさせます．

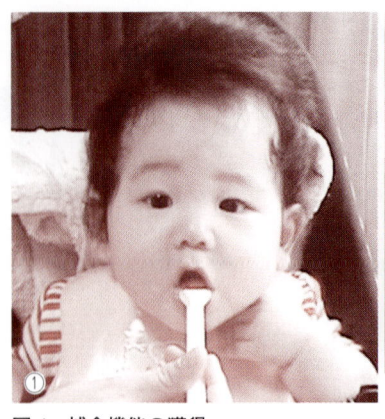

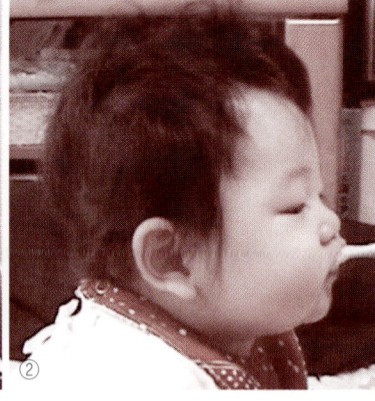

図4　捕食機能の獲得
①生後6か月．スプーンを下唇へあてると，口を大きく開いてしまう．
②生後7か月．スプーンをしっかり自分の唇でとらえている．

　赤ちゃんは，自分で食べる練習も同時に必要となります．それは指しゃぶりやおもちゃなめの継続や，「赤ちゃんせんべい」などの自分の手で持てる食物を自分の口に持っていくことです．そして自分で食べようとすることより，いろいろな感覚を経験し楽しむことが大切であり，そのことがスムーズな離乳へとつながります．

押しつぶし機能の獲得

　生後7〜8か月頃になると，哺乳反射はほぼ消失し，乳前歯も萌出し始めています．姿勢の保持も安定し，一人で座ることが可能になり，手の動きも器用さを増してきます．
　口唇でしっかり食物を捉えられるようになり，続いて舌を口蓋に押しつける動きが安定してできるようになるので，食物の硬さや大きさをしっかり感じ取ることができるようになります．口唇はしっかりと閉じ，口角を左右に伸び縮みさせながら同時に引かれる動きがみられるようになります．モグモグと顎が動いているようにみえますが，顎も上下の動きが主で，左右にはあまり動きません．
　上下の唇をしっかり動かし，口唇の形が少しずつ薄く扁平な形に変化します．この時期に，離乳食はドロドロ・ベタベタ状の「初期食」から，舌で押しつぶせる硬さの「中期食」が中心になりますが，あまり食物形態をそろえずに，子どもとのコミュニケーションのなかから，適当な食物形態を経験させることが大切です．
　手づかみをしようとする意欲はさらに増え，それが手と口の協調運動の向上につながり，手づかみ食べはさらに上手になります．まだこの時期は自分ではスプーンを上手に使えませんが，後の食具食べにつながります．

すりつぶし機能の獲得

　舌で押しつぶしが上手になると，次は上下の歯槽堤（歯肉）の部分で，さらに硬いも

のをすりつぶして食べられるようになってきます．

　この頃には，上下の歯が4本そろい，口の容積も大きくなります．体の動きも活発になり，ハイハイからつかまり立ち，伝い歩きもみられるようになります．

　歯肉でつぶせる硬さの食物を与えると，口唇が交互に伸縮し，左右どちらかの歯肉の上ですりつぶすような動きがみられます．口角の引きは左右非対称になり，舌運動は片側の歯肉の上に食物を運ぶための，左右への動きがみられるようになってきます．およそ生後9〜11か月くらいの時期で，「中期食」から「後期食」へ移行しながら，咀嚼機能の基本となるすりつぶし機能を獲得していきます（図5）．

　以上のように，およそ1年でこのような過程を経て，自分で固形食を食べるという食物摂取機能が獲得されます．そのためには，赤ちゃんが示す自分で食べる意欲を理解し対応することが大切です．それは食事の時間のなかで，親子がコミュニケーションを学んでいく過程ともいえます．親にとっては無意識のうちに，子どもが上手に食べるための練習ばかりにならないように気をつける必要があります[2]．自分で食べる行動は，離乳の開始以前から始まっており，この時期に自分の手を使い，食事の自立のための機能獲得がなされることが重要です（図6）．

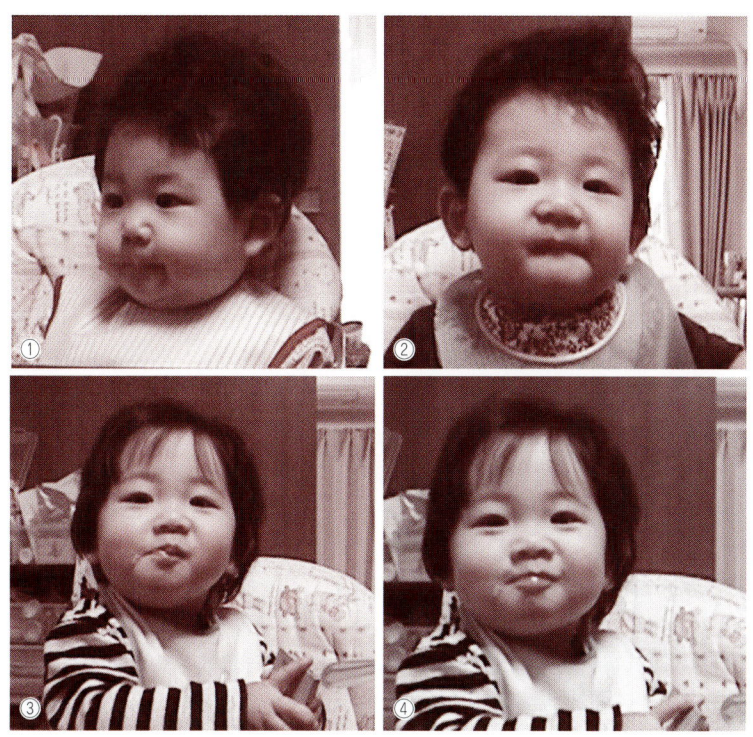

図5　押しつぶし機能の獲得からすりつぶし機能の獲得
①，②生後8か月．左右の口角が同時に引かれ，口唇が薄くみえる．
③，④生後11か月．上下口唇がねじれながら協調運動し，かんでいるほうへ口角が引かれる．

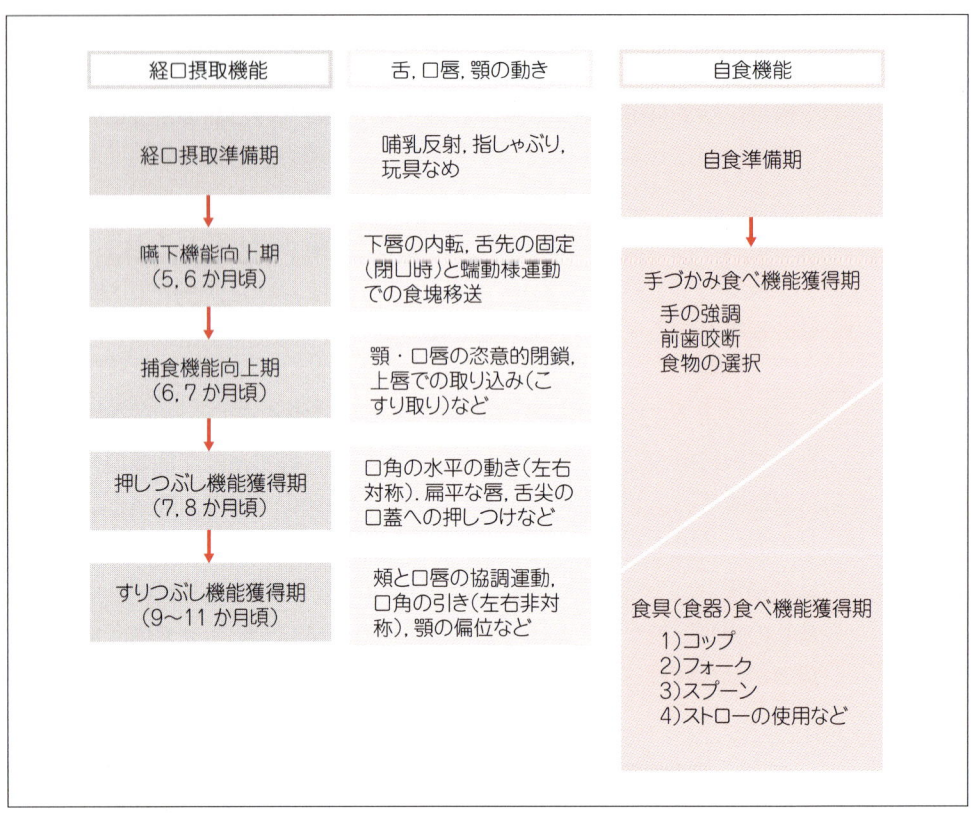

経口摂取機能	舌、口唇、顎の動き	自食機能
経口摂取準備期	哺乳反射、指しゃぶり、玩具なめ	自食準備期
嚥下機能向上期（5,6か月頃）	下唇の内転、舌先の固定（閉口時）と蠕動様運動での食塊移送	手づかみ食べ機能獲得期 　手の強調 　前歯咬断 　食物の選択
捕食機能向上期（6,7か月頃）	顎・口唇の恣意的閉鎖、上唇での取り込み（こすり取り）など	
押しつぶし機能獲得期（7,8か月頃）	口角の水平の動き（左右対称）、扁平な唇、舌尖の口蓋への押しつけなど	
すりつぶし機能獲得期（9～11か月頃）	頬と口唇の協調運動、口角の引き（左右非対称）、顎の偏位など	食具（食器）食べ機能獲得期 　1）コップ 　2）フォーク 　3）スプーン 　4）ストローの使用など

図6　摂食機能獲得段階の特徴的な動き
手づかみ食べ機能の獲得期は、早期からはじまり、食具食べにつながる。

（田角勝／医師，内海明美／歯科医師）

Side Memo 4
母乳から卒乳へ

　授乳をやめると，母乳が乳房に残ります．急に授乳をやめると，おっぱいが張って困ったり，場合によっては乳管が詰まって痛んだり，乳腺炎になって熱が出たりすることもあります．できれば，1か月かけて少しずつ授乳回数を減らしていったほうがトラブルが起こりにくく，母親も楽でしょう．おっぱいをつくる機能は，乳房がたびたび吸われて空に近い状態になると高くなります．卒乳していく過程ではその逆で，乳房内に乳汁が残る時間を長くしていくことでおっぱいをつくらなくなっていきます．

　以前は「1歳になったら断乳しましょう」といわれていましたが，世界保健機関（WHO）とユニセフ，米国小児科学会，そして日本の小児科学会では，2歳までは母乳を与えましょう，そしてその後も母親と小児が望む間は母乳育児を続けましょう，と記載しています．長時間おっぱいをあげることは，母親にとっても乳がん，子宮体がん，卵巣がんが減るだけでなく，糖尿病など生活習慣病予防にもつながることがわかってきました．母子の将来にわたっての健康のためにも，卒乳は自然に小児が離れていくのを待つのもよいでしょう．

（水野克己／医師）

Side Memo 5
指しゃぶりの考え方～年齢によって指しゃぶりの意味あいも違います～

● **胎児の指しゃぶり**

胎児を超音波装置で観察すると，14週頃より手を口にもっていく動きがみられ，24週頃には指を口で吸う動きがみられます．また，29～32週頃には指を吸いながら羊水を飲み込む動きが出てきます．これらの動きが獲得されることによって，乳首を探してとらえ，舌でしごいてお乳を吸って飲み込む，という「哺乳のための反射」が確立されます．胎児の指しゃぶりは，出生直後から自力でお乳を吸うための練習として重要な役割を果たしていると考えられています．

● **哺乳期の指しゃぶり**

生後2～3か月すると手足の動きが活発になります．手や指が口に触れるとそれを吸う反射が起こるため，指や手をしゃぶる赤ちゃんが多くみられます．また，指を吸うことで哺乳がわりの満足感が味わえると，吸う時間が長くなる赤ちゃんも出てきます．さらに，自分の手をみて，その手を口にもっていき「吸う」という行為を通して，目と手，手と口の協調運動が育ち，赤ちゃんは自分の身体を知っていきます．この時期には，口が最も体性感覚が発達している部位なので，口唇や舌を使ってなめしゃぶることで，感触や味などを確かめているのです．最初は自分の指や手，そして身の周りの衣類や玩具など何でもなめしゃぶることで，赤ちゃんの口は哺乳以外の動きを学習していき，哺乳のための反射は次第に減弱していきます．

● **離乳期～幼児期以降の指しゃぶり**

離乳期には，「吸うこと」から「噛むこと」へと子どもの口の機能は大きく変化します．離乳食をステップアップさせながら，咀嚼のための基本的な動きが獲得されていく過程で，しゃぶる行為の意味あいも変化してきます．離乳が完了期を迎え，哺乳も卒業（卒乳）の時期になると，乳児期のような機能発達的意義は少なくなり，精神的な意義が高まってきます．指しゃぶりには，哺乳行為につながる吸啜本能の満足や気分鎮めの効果があるため，退屈なときや眠いとき，不安や緊張の強いときなどにみられやすくなります．子どもが昼間身体を動かして遊んでいたり，おしゃべりをしたりと活発に行動しているときにはみられなくなります．

3～4歳を過ぎて，外遊びや友達遊びが増えたり，言葉の発達によって理解・表現能力が高まると，指しゃぶりをする子どもは自然に減少してきます．さらに学童期になると，社会性の発達や自己調整能力が高くなることから，指しゃぶりはほとんどみられなくなります．

● **指しゃぶりの継続と習癖化**

幼児期になっても指しゃぶりが継続すると，習癖として日常生活に定着がみられやすくなります．周囲の人との関わりが少なかったり，言葉の発達の遅い子などには「ひとり遊び」的な指しゃぶりが，また緊張や不安を感じやすい子や興奮を調節しにくい子には「気分鎮め」としての指しゃぶりが残りやすいようです．子どもの性格や発達状況，親の対応や生活状況など指しゃぶりの継続に関連しやすい要因をみながら，外遊びを増やしたり，スキンシップや会話の機会を増やすなどの対応を幼児期から図っていくことが大切です．一旦習癖として定着した指しゃぶりをやめるには，子ども自身の自覚や努力と，周囲の人達のサポートが必要になります．

● **指しゃぶりの口の形態・機能への影響**

指しゃぶりが長期間継続すると，口の形態（歯並び，噛み合わせ）に問題が生じやすくなります．上顎の前歯が突出したり，開咬（前歯が噛み合わない状態）になると，発音や口唇閉鎖，摂食など口の機能に問題が生じたり，舌癖を誘発したりします．これらを改善するためには，口腔筋機能療法や矯正治療が必要となることもあります．幼児期の早い時期に，指しゃぶり以外の楽しい遊びや気分解消の手段をみつけることで，習癖化を避けてほしいと思います． （井上美津子／歯科医師）

Side Memo 6
離乳食の考え方

わが国の食事はおせち料理に代表されるように，昆布巻き，田作り，なます，かまぼこ，煮豆，もちなどどれも手を加えても食べづらい食品が多く，毎日何気なく食べている食品でも干物，海藻，きのこ，生野菜などは奥歯がしっかり生え揃ってはじめて食べられるものばかりです．また，和食が中心であるものの，現在ではイタリア料理，フランス料理，韓国料理など，さまざまな料理が食卓を飾っています．その大人の食事内容や食べ方に近づけていくために，発育発達，口腔機能に合わせた「離乳食」が大切です．そこで，離乳食の役割をまとめました．

● **母乳やミルクだけでは栄養不足**

5，6か月ごろになると水分の多い母乳や粉ミルクだけでは栄養が不足します．また，9か月ごろになると鉄不足による貧血になりやすいので，その頃までには鉄の多い食品をとるようにする必要があります．

● **咀嚼が上手になる**

食物を飲み込んだりつぶしたりする機能は，発達段階に応じた調理形態（食べる機能に合わせてすりおろす，すりつぶす，荒くつぶす，刻む，たたく，ほぐす，切るなどの工夫）の離乳食にすることで覚えていきます．やがて歯が生え揃うと，噛むこと，飲み込むことが上手になり誤嚥の心配が少なくなります．

● **消化機能を発達させる**

食品を消化吸収して栄養を取り込むには，消化機能に負担の少ない食品から始めて，いろいろな食品を体験することで消化管を刺激していきます．食物アレルギーには原因となる食品を除去するという考えから，少しずつ試して反応をみながら増やすことで消化機能を発達させる考え方に変わってきています．

● **味覚を形成する**

食物のもつ自然な味のほかに，調味料を少しずつ加えていくことで，いろいろな味を覚えていきます．だしなどのうまみを使うことで食物は一段とおいしくなり，子どもの味覚はそのうま味からおいしさを感じることができます．一品のみの食事にはせずに，調理法や献立に幅を持たせていくことが大切です．

● **食行動の自立の基礎を作る**

自分で食べたいという意欲を育てるには，食卓を囲んで大人がおいしそうに食べる姿をみせることです．まず食べ物をさわり，手でつかんで食べたくなり，コップから水分を飲む，スプーンやフォーク，箸を使いたがることも大人のようすをみてまねるようになります．そして「おいしいね」というような言葉かけや，こぼしていいようにエプロンやシートを敷いて片づけやすくすることも大切です．

離乳食の支援にあたっては，子どもの無理のないように一人ひとりの子どもに合わせて，離乳食の進め方の目安（図）を参考にしながら進めます．栄養が足りているかどうかは成長曲線に身長と体重を記録して成長をみながら量を調整します．保護者の離乳食作りに関しては不安や悩みが多い時期なので，親子で食事を楽しむことができるような具体的なアドバイスが望まれます．

（太田百合子／管理栄養士）

図　離乳の進め方の目安（厚生労働省「授乳・離乳の支援ガイド」，2019年より）

		離乳の開始　→　離乳の完了			
		以下に示す事項は、あくまでも目安であり、子どもの食欲や成長・発達の状況に応じて調整する。			
		離乳初期 生後5〜6か月頃	離乳中期 生後7〜8か月頃	離乳後期 生後9〜11か月頃	離乳完了期 生後12〜18か月頃
食べ方の目安		○子どもの様子をみながら1日1回1さじずつ始める。 ○母乳や育児用ミルクは飲みたいだけ与える。	○1日2回食で食事のリズムをつけていく。 ○いろいろな味や舌ざわりを楽しめるように食品の種類を増やしていく。	○食事リズムを大切に、1日3回食に進めていく。 ○共食を通じて食の楽しい体験を積み重ねる。	○1日3回の食事リズムを大切に、生活リズムを整える。 ○手づかみ食べにより、自分で食べる楽しみを増やす。
調理形態		なめらかにすりつぶした状態	舌でつぶせる固さ	歯ぐきでつぶせる固さ	歯ぐきで噛める固さ
1回当たりの目安量					
Ⅰ	穀類（g）	つぶしがゆから始める。 すりつぶした野菜等も試してみる。 慣れてきたら、つぶした豆腐・白身魚・卵黄等を試してみる。	全がゆ 50〜80	全がゆ 90〜軟飯80	軟飯80〜 ご飯80
Ⅱ	野菜・ 果物（g）		20〜30	30〜40	40〜50
Ⅲ	魚（g）		10〜15	15	15〜20
	又は肉 （g）		10〜15	15	15〜20
	又は豆腐 （g）		30〜40	45	50〜55
	又は卵 （個）		卵黄1〜 全卵1／3	全卵1／2	全卵1／2〜 2／3
	又は乳製品（g）		50〜70	80	100
歯の萌出の目安			乳歯が生え始める。	1歳前後で前歯が8本生えそろう。	離乳完了期の後半頃に奥歯（第一乳臼歯）が生え始める。
摂食機能の目安		口を閉じて取り込みや飲み込みが出来るようになる。	舌と上あごで潰していくことが出来るようになる。	歯ぐきで潰すことが出来るようになる。	歯を使うようになる。

※衛生面に十分に配慮して食べやすく調理したものを与える

I-基礎知識編

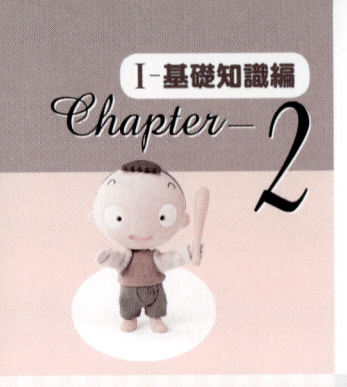

Chapter-2

摂食嚥下機能はどのように発達するのか

咀嚼機能の発達
─歯の萌出に伴う機能発達

乳児期には口腔形態が大きく変化していきます．乳歯の萌出はとりわけ重要で，哺乳から離乳への栄養摂取法の変化に大きく影響します．生後6～8か月頃には下顎の乳前歯が生えてきます（図1）．ちょうどその頃，離乳を開始する児が多いのですが，このタイミングは離乳に歯が必要不可欠であることと無関係ではないでしょう．乳前歯の萌出に伴い，哺乳時にみられる舌突出が目立たなくなることから，乳前歯が機能時の舌の運動範囲を規定しているようにみえます．

離乳期の変化

はじめは乳汁に近い物性が中心の離乳食も，少しずつ形のある食材を試すことができるようになります．児の口元を観察すると，軟らかい食材はすぐに飲み込んでしまいますが，少し形があるものはすぐ飲み込まずに，口腔内にとどまり，歯ぐき（歯槽堤）ですりつぶすような動きがみられるようになります．これが咀嚼機能獲得の第一歩ともいえます．つまり，図2[1]に示すような，硬さに応じた口腔内での処理が少しずつできるようになります．

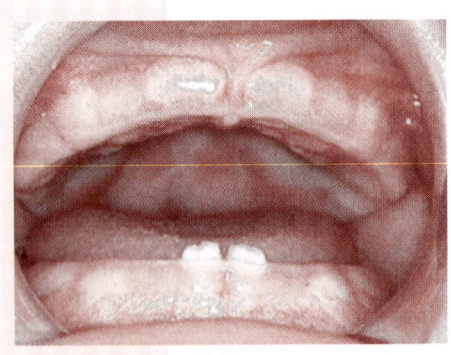

図1　生後6～8か月頃（曽根由美子先生，嘉ノ海龍三先生のご厚意による）
下の乳歯が生え始める．

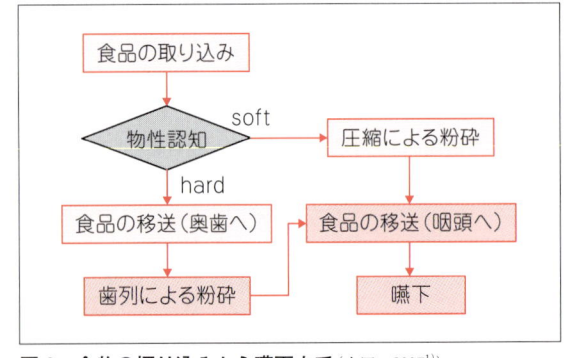

図2　食物の摂り込みから嚥下まで（山田，2007[1]）

舌・顎の動きの変化

　離乳期では，乳歯に加えて舌も重要な器官となります．舌の動きの変化をみると，食物を口蓋に押しつけたり，側方に移動するような運動ができるようになります．しかし，すりつぶし動作は同時に，顎が単純に上下運動するのでなく，グラインドする臼磨運動ができるようになること，舌と相反する形で，頬が外側から咬合堤上に食物を保持できるようになる協調性向上に基づいていることを忘れてはなりません（☞ P.10，図9）．

咬合力の増大〜すりつぶし機能獲得へ

　児の咬合力増大に伴い，より硬い食材に挑戦することができるようになります．また，顎の成長に伴い固有口腔容積が増大するので，固形食を処理するスペースを広く確保できるようになります（☞ P.32，図1）[2]．このように，乳児は機能的にも形態的にも，少しずつ固形の食事をとれるようになっていくのです．

　1歳頃までに乳前歯が上下ともにほぼ生えそろいます（図3）．赤ちゃんせんべいのような軟らかい食物であれば，早くもかじりとりができるようになります．かじりとり動作の獲得は，無理のない一口量を把握するために重要で，自分食べ（＝食事の自立）を促すうえで欠かせません．また，かじりとりが必要な食材は窒息リスクから，そのまま飲み込むことが困難なので，必ずすりつぶしが必要となります．最初はとかく大量につめこみがちであるので，すりつぶし機能の獲得にあわせて一口量を覚えるまでは介助者によるサポートが必要です．

すりつぶし機能の獲得〜咀嚼機能の獲得へ

　乳臼歯が萌出すると，食物を咬合面ですりつぶすことができるようになります．もはや，すりつぶしというよりは咀嚼と表記するべきでしょう．食材の選択肢は飛躍的に増えます．ところで，歯は歯槽骨に植えられた形で存在しますが，歯と歯槽骨の間には歯

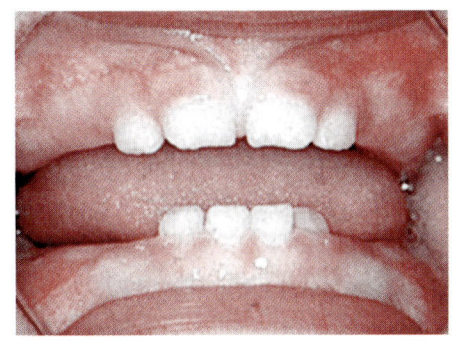

図3　1歳頃（曽根由美子先生，嘉ノ海龍三先生のご厚意による）
上下前歯がほぼ生えそろう．

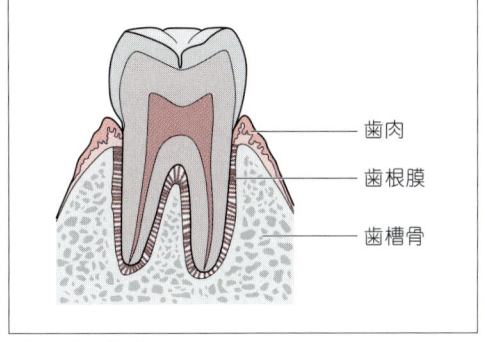

図4　歯の構造
歯肉
歯根膜
歯槽骨

Chapter 2 ─ 摂食嚥下機能はどのように発達するのか

根膜という結合組織があります（**図4**）．歯根膜は歯を固定するだけでなく，口腔内の重要な感覚装置でもあります．歯根膜の感覚には，痛覚，触覚，圧覚，歯の位置感覚，固有感覚（深部感覚）があります[3,4]．乳歯萌出直後から，これらの感覚受容器が機能するかどうかは定かでありませんが，感覚機能発達の観点から，さまざまな食材により感覚トレーニングをより多く提供してあげることが大切です．

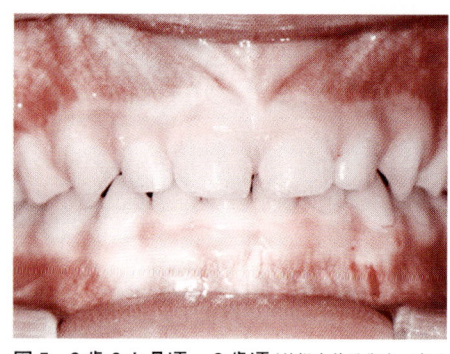

図5　2歳6か月頃～3歳頃（曽根由美子先生，嘉ノ海龍三先生のご厚意による）
この頃，乳歯列が完成する．

　2歳6か月～3歳頃には乳臼歯を含めた乳歯列が完成します（**図5**）．ただし，乳歯列完成＝なんでも咀嚼できるわけではありません．離乳の進め方や，児の機能発達程度により，味覚，感覚，運動能力の個人差が大きいので，十分考慮することが重要です．保健指導の際にはとりわけ注意し，保護者にしっかり観察するよう説明します．

離乳の進め方と機能発達

　離乳の進め方については，1980（昭和55）年から厚生省/厚生労働省がガイドラインを度々作成していますが，依然，その考え方は指導者によって異なるようです．なかには，児の育つ力を自然に伸ばす，ということで大きめの食材をむせさせながら与える極端な指導もみられます．歯の萌出有無にかかわらず，児のすりつぶし・咀嚼機能を食事場面の観察を通じて正確に評価し，指導に結びつけることが重要です．

　咀嚼は，関連器官による協調運動であることから，摂食嚥下障害のある小児の場合，最大の難関ともいえます．児は自身の獲得した最大限の機能を発揮して，食物を処理しようとします．多くは，丸呑みである場合が多いのですが，歯根膜への感覚刺激トレーニングを通じて咀嚼機能を獲得するべく，咀嚼訓練がよく行われています．咀嚼訓練は，介助者がスティック状の食材を児の臼歯部分に保持したり，一口大の食材を箸で臼歯部分に置くことにより，咬合面で噛ませるトレーニングです．舌，頬，顎の運動に注意しながら地道に継続することで，少しずつ機能発達を促していきます．

　機能発達と形態成長は互いに影響し合います．咀嚼機能の獲得過程においても，口唇，舌，頬の各器官がしっかりと運動することによって顎骨の成長を促し，理想的な歯列形成につながります．逆に，各器官の機能不全があると，歯列狭窄，上顎前突，開咬など不正咬合の要因となることから，離乳期を通じてしっかりと固形食を摂取できることが大切です．

（石田　瞭／歯科医師）

I-基礎知識編
Chapter-2

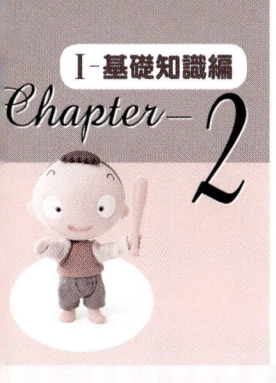

摂食嚥下機能はどのように発達するのか

食事の自立と口腔機能

　自分で食物を口に運び，捕食するという手と口の協調は，離乳食中後期頃からみられる手づかみ食べによって発達してきます．手づかみ食べは，先に発達した口腔機能に，順次発達する手指の動作を協調させて発達してきます[1,2]．

　食事の自立には，二つの機能が必要です．一つは，離乳期を通して獲得する口腔機能です．成人嚥下，捕食，舌での押しつぶしや咀嚼と食塊形成が含まれます．もう一つは，捕食しやすい位置に食物を運ぶ，上肢の機能です．また，この前提として，口腔機能や上肢機能が十分発揮されるための姿勢の保持やコントロールが必要です．これら自食のために必要な口腔側の条件と上肢側の条件は自立段階によって変化していきます．ここでは手と口の協調発達の視点から食事の自立について述べていきます．

自食準備期

自食準備期までの姿勢のコントロールおよび上肢機能について

　生後 3 か月頃になると，仰向けでの正中指向が高まり，口腔周辺に手が届くようになります．手と口の協調発達の始まりです[3]．生後 6，7 か月以降になると，パラシュート反応が出現し立ち直り反応とともに座位でのバランス反応が獲得されます．支持基底面のなかでの重心移動がスムーズとなり，上肢は体重支持から解放されるようになります[4,5]．また，みた物に手を伸ばし握ることや物を握ったまま手の向きを変えていろいろな方向から物をみることができるようになります[7]．そのため，子どもは手に持てるような食品や玩具などをつかみ，試行錯誤しながら口の周辺に持ってくることができるようになります（図1）．目でみたものに効率よく手を伸ばし対象の形や大きさに合わせて手の操作をコントロールすることができるようになり，ものの操作が飛躍的に発達してきます．すりつぶし機能獲得期に相当する生後 10 か月頃には，指腹つまみができるようになり[5,7]，食物を口に運ぶことが少しずつ上手になっていきます．

自食準備期までの口腔機能発達について

　自食の準備としての手と口の協調発達は，実際の食事場面以外でもさまざまな場面で観察することができます．手と口の試行錯誤的な関わりは，経口摂取準備期より始まり，

51

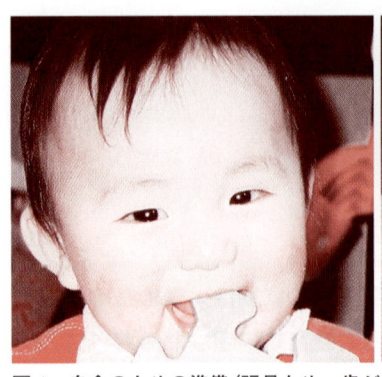

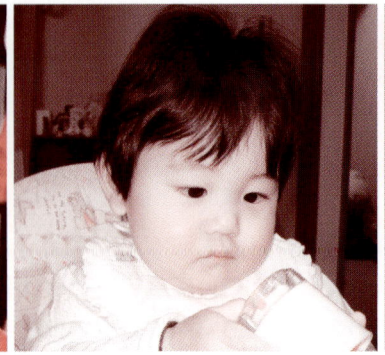

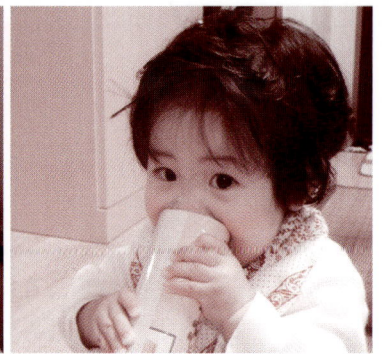

図1 自食のための準備（玩具なめ・歯がため遊びの様子）（中央・右写真提供：内海明美先生）
手先や前歯を使った遊びが盛んになる．座位も安定し，手と口の協調運動がスムーズになる．

　自分の手や指，玩具などを試行錯誤しながら口もとに運び，口でとらえることを繰り返します[8]．このプロセスを通して，いろいろな形の物にあわせて顎や口唇を閉じ，自在に唇の形を変えて密着させることができるようになっていきます．自食準備期では，自食に必要な手と口の協調発達のうち，口腔側の条件として重要な捕食機能が十分発揮されるようになり，口のなかに入ってくる食品の形態や量，性状にも対応ができるようになるとともに，介助食べであれば一口量を口唇と前歯を使いながら決定することができるようになっていきます．

自食準備期の手と口の協調発達

　この時期，口腔機能だけを使うような介助下での食事場面や上肢機能だけを使うような遊び場面での上肢機能発達は前述のとおりです．しかし，実際に口腔機能と上肢機能を協調的に働かせなければならない手づかみ食べ場面では，依然として手と口の協調は発達途上で未熟な状態です．石井ら[9]，千木良ら[10]の報告では，上肢が捕食しやすい口唇中央部に食品を運ぶことが不十分なため，口唇中央部から食物を取り込むために頸部を回旋したり，頸部を回旋しない代わりに口角から食物を取り入れる様子が観察されました．また，食物の手から口唇への受け渡しも未熟な状態を示し，指が口唇を越えて口のなかに入り食物を口に押し込む様子が観察されました．この時期の手と口の協調発達という点では，捕食しやすい口唇中央部に運ぶことと手が運んだ食物を口唇が捉えることの両方が未熟な状態といえます．

手づかみ食べ機能獲得期

　自食準備期では未熟ながらも手と口の協調が獲得されますが，手づかみ食べ機能獲得期では，さらに手と口の協調発達が進みます．

手づかみ食べ機能獲得期における手と口の協調発達（おもに上肢機能について）

　手づかみ食べ機能獲得期は，デンバーⅡ発達判定法[7]や津守式幼児精神発達検査[11]に照らし合わせると，粗大運動発達では独歩を獲得する時期，微細運動発達ではなぐり書きや小さい物の出し入れができるようになる時期と重なります．手づかみ食べでは，食物をつまみ上げる際には視覚で位置の確認を行いますが，その後，口腔周辺まで運ぶ過程は視覚ではなく，固有受容系や触覚系を利用している[12]としています．その背景には，身体図式の確立や，空間と自分との関係，運動企画などが前庭系，固有受容系，触覚系の統合により発達している[13]と考えられます．このことは，上手な手づかみ食べには独歩やスムーズな物の操作と共通の感覚統合機能が存在しているものと考えられます．

　手づかみ食べ機能獲得期での上肢の動作は，前腕や手関節によるコントロールがスムーズとなり，より協調的な手づかみ食べ動作が行えるようになります．食物を持った手は頬や口角の前方まで到達し，食物をおおむね口唇周辺に運ぶことができるようになります[9]．しかし，手づかみ食べ機能獲得期では，どんな形状の食物でも十分な手と口の協調が得られるわけではありません．上手に食べられる食品は，手で持つことができ，一口サイズまたは前歯での咬断が可能な形状であるものに限定されます．また，把持した部分と食べる部分が一致しているような小さい食品では捕食しやすい口唇中央部に運ぶことができるものの，把持する部分と食べる部分に隔たりがあるスティック状の食品では，必ずしも食品の先端を捕食しやすい位置に運ぶことができるとは限らなかったと報告されています[14]．上肢が食品を口唇中央部に運ぶことができない場合には，頸部の動作によって食物の位置に口を到達させたり，顔面に食物が接触してから手の位置を変えることが報告されています[12]．これによって，代償的ではありますが，口唇は食物を捕食することができるようになっていきます．

　この時期，1回の食事全量を自分で食べることは難しいですが，一部の食品については手づかみ食べで食べることができるようになる時期といえます．

手づかみ食べ機能獲得期における手と口の協調発達（おもに口腔機能について）

　手づかみ食べ機能獲得機能獲得期では，発達に伴って頸部を回旋して捕食したり，口角から食物が入ることは減少し，捕食時に指が口のなかに入ることも少なくなります[10]．頸部や上肢が食物の位置を微調整することもあるものの，これによって口唇中央部から食物が入り，よりしっかりとした捕食ができるようになります．捕食により食物の形状，硬さ，温度の感知だけでなく，捕食により食品は舌尖部取り入れることができます．さらに，捕食により口唇が食物を支え前歯での咬断ができるようになります．このことは，自分の手と口（捕食機能）を使って妥当な一口量決められるようになるにあたり，非常に重要なことと考えられます[15]．

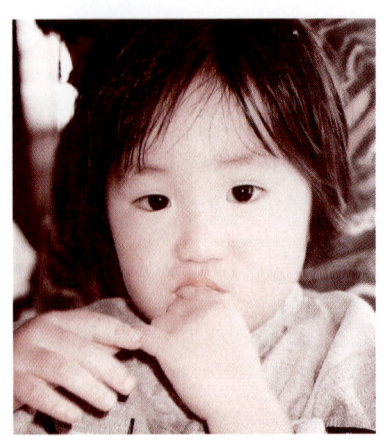

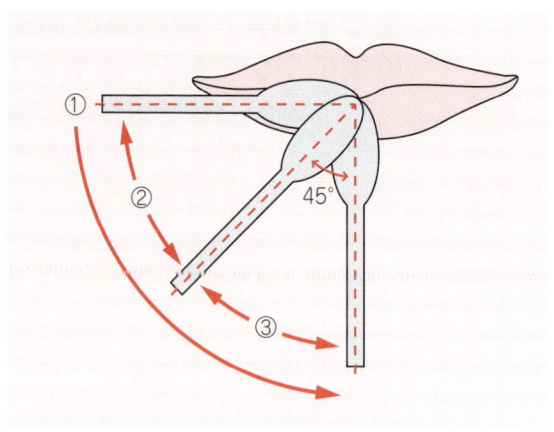

図2 手づかみ食べの様子　　　図3 口裂とスプーンのボール部との位置関係の変化

　手づかみ食べ機能獲得期では，上肢は捕食しやすい位置に食物を運ぶと同時に，捕食や噛み取りがしやすいように食物の位置を調整できるようになっていきます（図2）．また，この時期には，口唇は食品の形状や性状に応じて口唇の形を変化させ，食品をとらえ，食品が一口量よりも大きい場合には，口唇と前歯を利用して一口量に噛み取ったり，自分にとって妥当な一口量を調節することを学ぶ時期でもあります．手づかみ食べにおける手と口の協調発達は上肢機能と口腔機能が相互に機能を補い合いながら，結果的に口腔内に取り込んだあとの処理が有利に行えるように機能していると考えられます．手づかみ食べに続く食具での自食に移行する前に，手づかみ食べを通して，食物を運ぶ位置や取り込む量を学習することは非常に重要であると考えられます．

食具（食器）食べ機能獲得期

　食具食べ機能獲得期では，手づかみ食べ機能獲得期に獲得した手と口の協調発達を基礎として，道具を介在させたことにより高度な手と口の協調が必要となります．ここでは，おもにスプーンによる自食について説明をしていきます．

食具食べにおける手と口の協調：おもに上肢機能について

　手はスプーンを握り，スプーンのボール部が口唇中央部に来るように運ぶことが必要になります．その際には，ボール部が大きく傾いてしまうと食物が落ちてしまうため，スプーンの角度も調整する必要があります．

　スプーンの握り方について，西方ら[16]は，円柱握り（前腕は回内位または回外位）中手指節間関節より遠位で柄を把持する握り，ペンホルダ（鉛筆を握る把持方法）へと変化すると報告しています．また，田村ら[17]は図3に示した口裂とボール部の水平的位置関係について，生後11か月頃はスプーンの柄が口裂に平行であったものが（①），28か月までには前額面から45度（②）より正中方向の③の位置を取るようになったと

報告しています．これらの報告は，把持方法がより正確なコントロールが可能な方法に変化し，口唇が捕食しやすい角度でスプーンを運べるようになることを示しているといえます．

食具食べにおける手と口の協調：おもに口腔機能について

　口と手の協調が発達することで，口唇が捕食しやすい位置関係でスプーンのボール部（とそれに載せた食物）は運ばれるようになっていきます．しかし，スプーンは口唇に対して非対称な位置を取ることがほとんどであるうえ，一口一口ごとにボール上の食品は量，形状，性状が異なります．毎回の変化に対しては，口唇がその柔軟性と正確な動きをつかって正確に捕食していきます．田村ら[17]は，スプーンでの自食において，生後24か月までにはスプーンのボール部が口唇に触れながら口に入る動作が観察され，ボール部分から口唇の力で食物を取り込めるようになったと報告しています．大久保ら[18]は，3歳頃になると手と口の協調発達が進むことや捕食児の口唇圧が高まることで，食具の変化に対応しつつ安定した捕食ができるようになるのではないかとしています．

　手と口の協調発達が未熟な状態で食具での自食を行うと，スプーンのボール部を口の奥まで入れる，口唇で捕食せず前歯でそぎ取る，スプーンをひっくり返すなどがしばしば観察されます．また，手が十分正中線に接近せず，口角からスプーンが入ったり，代償的に頸部を回旋して捕食する様子が観察されます．これらは手と口の協調発達が未熟な状態であることを示しています．そのまま食具での自食を推し進めることで，誤学習のリスクが大きくなることが考えられます．このような場合には，問題を精査したうえで手と口の協調発達を促すプログラムを加えていく必要があります．

（神作一実／作業療法士）

Side Memo 7

流涎とその対応

流涎（drooling）とは唾液が無意識に口腔外にもれること，いわゆる「よだれ」であり，唾液分泌過多（hypersalivation）とは異なります．定型発達児では生後18か月くらいでほとんどみられなくなり，それ以降は，疲れたとき，何かに集中しているときなど状況によって認められることはありますが，4歳までに消失するとされます[1]．しかし，神経・筋疾患，知的障害などでは，しばしば4歳以降も流涎が続くことがあり，多くは筋の協調不全に起因する[1〜3]と考えられています．

流涎は脱水や感染のリスクの増加，口腔周囲の皮膚の炎症などの医学的問題だけでなく，社会参加の妨げ，においや衣服の交換など介護者の負担増といった心理的・社会的問題にもつながりやすく[1〜4]，正しい診断に基づく適切な対応や治療が求められています．また流涎のある子どもは構音機能も未熟であることが多いため，スピーチも含めた対応が必要であることも少なくありません[5]．

● 流涎の原因

流涎の有無や程度に影響を及ぼす要因には，①口腔期・咽頭期の摂食嚥下障害，②上気道の閉塞，③服用している薬剤，④姿勢，⑤う蝕や歯周疾患，⑥不正咬合，⑦胃食道逆流があります[1]．実際には単一の原因ではなく，これらのうち複数の要因が重なって症状が出ていることが少なくありません．適切な診断のもとに取り除ける原因を除去していくことが症状の改善につながります．

● 流涎と口腔機能の関連

流涎が認められる児の口腔機能の特徴として，①舌の挙上（押しつぶし，移送），②口唇をすぼめる動き，③舌で口唇の周りをなめる動作，④ブローイングのような動作が苦手だと報告[6]されています．また，唾液がたまっていることを意識できるという口腔の感覚機能とも関連があると考えられます．

● どのような対応をするか？

嚥下反射が起こらない，遅延するなど咽頭期に障害がある場合の流涎は保存的解決方法がありません．唾液を誤嚥するよりは，口腔外に漏らすほうがよいと考えられます．すぐできる対症療法として，吸引で唾液の喉頭侵入，流涎の双方を防止することがあります．外科的方法や薬剤を使って唾液分泌そのものを低下させることは可能ですが，口腔乾燥が必発で弊害も少なくありません[7]．う蝕や歯周疾患などの口腔疾患が起こりやすくなるため，適用には十分な検討が必要です．

一方経口摂取している，すなわち飲食物の嚥下はできるという児の流涎については，対応の選択肢は広がります．まず上気道閉塞，う蝕や歯周疾患，胃食道逆流が一因となっている場合はその治療を優先します．上気道閉塞が解決すると鼻呼吸が楽になり，口を閉じていられる時間が増えて流涎を減らすことができます．またう蝕や歯周疾患の治療は分泌物を減らしたり唾液の性状を変えることで，飲み込みやすさにつながる可能性があります．胃食道逆流が改善すると分泌物の量や性状，酸性度が変わり流涎が軽減します．また抗けいれん剤などの薬剤のなかには唾液分泌を増加させたり，筋活動を低下させることで舌の運動機能が抑えられ摂食嚥下機能を妨げることで結果的に流涎を増加させるものがあります．薬の種類や量，服薬時間の変更が可能か主治医に相談するとよいでしょう．

口腔期に問題があり，唾液を咽頭に送り込む力が不足している場合は訓練で舌の挙上やそれによる移送能力をつけることで，流涎を軽減できます．また口の感覚を高めていくには，口腔内を清潔にすること，口を使った遊びが有効です．流涎のある児は細く長い息を吹くことが苦手で，短く息を吐き出し一緒に唾液を飛ばすことがよくみられます．遊びのなかで無理なくブローイングを取り入れることも流涎の減少につながる可能性があります．

流涎は心理的社会的影響が大きいので，原因を見極めQOLという視点にたった対応が大切です．

（冨田かをり／歯科医師）

Side Memo 8

食べられない子，飲み込めない子，噛めない子

健常児と発達障害児（心身障害児）の違い

　保護者や療育者から，「食べられない」「飲み込めない」「噛めない」というような相談を受けた場合，そのような相談をするに至った背景を知る必要があります．相談は子どもの食事に対する負担感の表れですが，健常児の保護者と障害児の保護者や療育者は，根本的に異なる問題を抱えています．その違いは「摂食嚥下機能発達」「形態発育」の遅れの有無に集約されます．

　障害児では，障害の種類や程度により摂食嚥下機能発達の遅滞・遅延が日々の食事に及ぼす影響が異なります．重度心身障害児では「食べられない・飲み込めない・噛めない」はまさに機能的に食べることができない，飲み込むことができない・噛むことができないケースが多いのですが，身体障害が軽度であるほど，あるいは自閉傾向が強くなるほど機能上の問題はほとんどなく，心理・生活要因の結果として食行動の問題が生じるケース（＝食べたくない・飲み込みたくない・噛みたくない）が多くなります（図）．

　さらに摂食上のトラブルは，食事時間だけで解決できる問題ではないことも重要な視点となります．子どもを心身ともに健康に育てる環境としての家庭や施設の状態，育児能力・療育力が，摂食嚥下機能や食行動にさまざまな影響を及ぼしているのです．

発達障害児における食事の問題
●食べられない子

●重度の心身障害のあるケース：哺乳段階で口からの栄養摂取が難しい場合，出生後すぐに集中治療室・保育器・経管栄養での生活を余儀なくされることから，健常児が経験するような外部刺激（お母さんの声，抱っこ，ふれあい…）が極端に減少します．障害により，指しゃぶりをはじめとした口へのウォーミングアップ的行動が不足するとともに，声・表情による育児環境への働きかけが困難なため，保護者をはじめ看護職など，相手からの応答もおのずと少なくなってしまいます．このような，入院中・育児過程に起きる「刺激不足↔発達遅延」の悪循環を招かないようにするには相当な努力を要するといえるでしょう．哺乳時期から継続する「刺激不足↔発達遅延」の結果として，原始反射の残存や触覚過敏など，口から食べるために必要な準備が整わないことがあります[1]．ところが，口から食べる準備ができているかどうか，診断・評価がなされずに暦齢を基準として離乳食が無理やり進められているケースが少なくありません．

●全介助で食事を行っているケース：療育者が訴える「食べられない子」には，「時間内にこちら（介助者）のペースで食べられない子」が含まれていることに注意しましょう．姿勢や食物形態の工夫，療育者サイドの介助ペース調整などで改善するケースが多くあります．子どもを療育する立場から，日々の食事介助はどうあるべきかを振り返るよい機会になるでしょう．

●身体的・知的発達遅滞が軽度のケース：口腔・咽頭術後などに，摂食拒否・経管依存症が生じることがあります．「手術は成功，外科的には形態が回復されているのに，食べられないはずはない」と摂食指導外来に紹介されるケースでは，「はじめから口に食物を入れられるのを拒否する」「食物に関心を示さない」「食事は経管を通して行

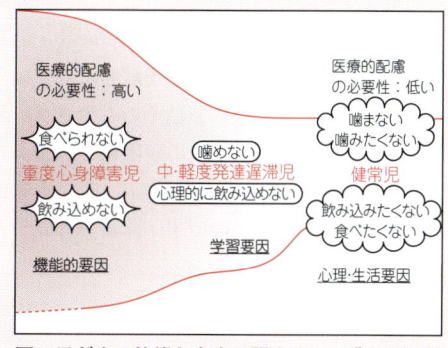

図　子どもの状態と食事に関するトラブルの要因

うことを要求する」などさまざまな症状を示します．このような場合，生活リズムを整えるとともに，心理的なサポートを根気強く行うことが大切です．絶食を行い，強制的に経口摂取を行わせる対応もありますが，一つ間違えば重症の摂食拒否状態を招きかねないため，ケースを選び慎重に進める必要があります[2]．

●飲み込めない子

重度発達遅滞の子どもでは，摂食機能獲得段階[3]において基本的機能として大切な，嚥下機能に障害がある場合が多くあります．VFなどにより摂食機能発達段階の診断を行ったり，姿勢や食物形態，介助法に十分配慮した対応を行いましょう．また，嚥下するためには，嚥下が行われる咽頭部まで食物を移送することが必要ですが，送り込みを司る舌の動きが障害されているために，嚥下運動が起こりにくいケースもあります．

ほかには，咽頭・食道部の術後などで，食物を飲み込むことに恐怖感があり，心理的に飲み込むことを拒絶するケースがあります．このようなケースでは，いつまでたっても食物が口に残ったままなかなか飲み込もうとしません．前述しましたが，無理強いで拒否を悪化させないように慎重な対応が望まれます[2]．

●噛めない子

「噛めない」，あるいは「噛まずに丸呑み」といった訴えもよく耳にします．私たちは食事のたびに，何気なく咀嚼運動を行っていますが，発達障害児にとって「噛む」運動が非常にハードルの高い協調運動であることを，まず理解しなくてはなりません．ところが，噛む運動そのものが高い発達段階にあり，マスターするのが困難で，多くの練習時間を必要とすることを理解している保護者・療育関係者は少ないのです．障害のある子どもが何かを学習するために多くの時間を要するのは，他の活動を考えても容易に理解できるはずにもかかわらず食行動だけは別と考えられています．つまり，発達段階が十分に理解されていないことが根底にあり，噛めない子どもでは，それ以前の発達段階である，口を閉じての飲み込みや，舌と上顎での押しつぶし，前歯でのかじり取り，といった運動がうまくできていないケースが多くみられます．

また，同じ「噛めない」という訴えでも「噛まずに丸呑み」のケースでは，身体的発達遅滞は軽度で知的発達遅滞がおもな子どもにみられることが多いようです．その原因としては，前歯でのかじり取りができず，食物を大きいまま口の奥に入れ込んでしまう例，どんどん押し込んでしまう例，丸飲みする感覚が快感となっている例，周囲とのコミュニケーションをせず，一人で食事に集中しすぎてしまう例などがあります．

健常児にみられる食事のトラブル

健常児にみられる食事のトラブル[3]は，「噛めない」「飲み込めない」ではなく，「噛まない・噛みたくない」「飲み込まない・飲み込みたくない」という，子どもからの訴え・サインであると捉えて対応することが大切です．生活リズムの乱れ，親の過干渉な養育態度，親側の問題（精神障害，アルコール依存症など）などいろいろな要因がありますが，同じ環境下におかれても，子どもの性格によってトラブルとなる頻度は変わるようです．健常児における食事の問題には，子どもだけに目を向けず，生活・心理要因の多くに関わる保護者サイドの「サポート（指導ではなく）」を忘れずに行いましょう．

（千木良あき子／歯科医師）

II 臨床編

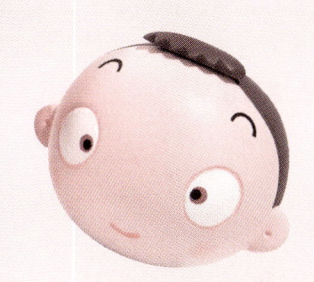

種々の疾患をもちながら発育する
摂食嚥下障害のある小児に対する
評価・診断方法，リハビリテーションの基本，栄養，
口腔ケアなど，生活する小児を意識した
摂食嚥下リハビリテーションの基本を解説します．

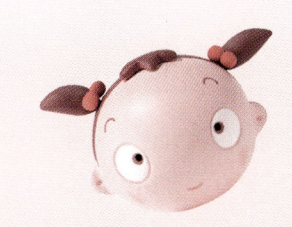

II-臨床編
Chapter-1

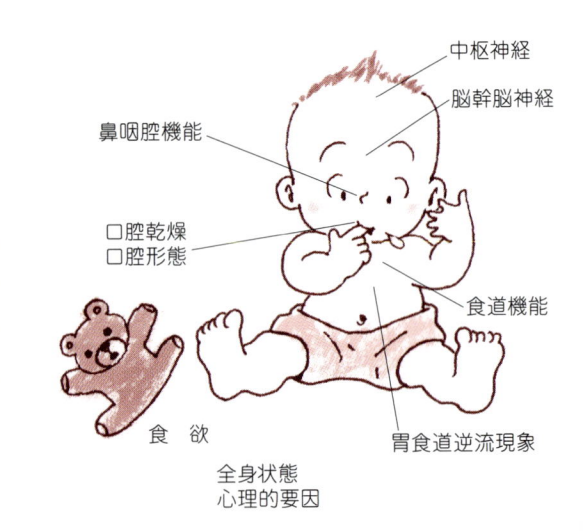

疾病のある小児の摂食嚥下障害

小児期の摂食嚥下障害のさまざまな基礎疾患

小児期の摂食嚥下障害の原因は，胎児期・新生児期から存在することがほとんどです．また，乳幼児期は発達過程にあり，症状の経過は固定されたものではなく，大きく変化します．摂食嚥下障害の基礎疾患の予後は，良好なものから不良なものまでさまざまであり，全身状態とともに摂食嚥下障害を考えるうえで重要となります．

原因となるおもな疾患とは？

摂食嚥下障害の基礎疾患は**表1**に示すように多岐にわたります．この分類は，小児期の摂食嚥下障害をリハビリテーションに役立つように，原因と機能障害を組み合わせた7項目（未熟性，解剖学的な構造異常，中枢神経・末梢神経・筋障害，咽頭・食道機能障害，全身状態，精神・心理的問題，その他の問題）に分けたものです．しかし，原因は2項目以上にわたることもあり，厳密に分類することは困難です．

原因の発生時期からは「先天性」と「後天性」に分けられ，さらに摂食嚥下機能の発達段階から考えて，問題発生の時期（哺乳以前，哺乳期，離乳期，離乳以後）で分けることもできます．疾患の詳細についてはそれぞれの項目を参照していただくこととし，ここでは疾患の概要について簡単に述べます．

●未熟性

すでに胎児期から羊水を飲み込むということで嚥下は行われています．出生後は胎内環境と大きく異なり，嚥下と同じ通路が呼吸路として使われるようになります．しかしながら，早産児では，嚥下と呼吸との協調が不十分であるため，在胎32週未満，出生体重2,000g未満の児では，哺乳量の不足と誤嚥の危険性を考えて経管栄養を行うことが多くなります．

表1　新生児期，乳児期，小児期の摂食嚥下障害の原因となるおもな疾患の分類

1. 未熟性		
低出生体重児，早産児		
2. 解剖学的な構造異常（先天性，後天性）		
A．口腔		唇裂，口蓋裂，粘膜下口蓋裂
B．舌		巨舌（先天性リンパ管腫，Down症候群），無舌・小舌症
C．鼻腔		先天性後鼻孔閉鎖症・狭窄，鼻炎，副鼻腔炎
D．下顎		小顎症（Robinシークエンス，Treacher-Collins症候群など），顎関節強直症
E．咽頭		囊腫，膿瘍，腫瘍，扁桃肥大，喉頭麻痺，喉頭軟化症，喉頭蓋炎
F．食道		食道閉鎖症，狭窄症（先天性，裂孔ヘルニアによる食道炎など），気管食道瘻，血管輪，縦隔腫瘍
3. 中枢神経，末梢神経，筋障害		
A．大脳，小脳	1. 脳性麻痺（原因としては下記の疾患も含まれる） 2. 出生前原因：脳形成不全，染色体異常，奇形症候群，低酸素・虚血性障害，胎内感染症 3. 周産期原因：低酸素性虚血性脳症，核黄疸，低血糖，中枢神経系感染症，頭蓋内出血，外傷，中毒 4. その他：感染症・感染症後（亜急性硬化性全脳炎，後天性免疫不全症候群），Lesch-Nyhan症候群，Wilson病，ミトコンドリア脳筋症，多発性硬化症，若年性Huntington病，Pelizaeus-Merzbacher病，薬剤性（向精神薬，催眠薬，抗痙攣薬など）	
B．脳幹	Arnold-Chiari奇形，脊髄空洞症，脳神経核欠損（Möbius症候群等），骨形成不全（大孔狭窄，osteopetrosis），腫瘍（脳幹，後頭蓋窩），外傷性，脳血管障害，脳動静脈奇形，脳幹脳炎，多発性硬化症	
C．脳神経（V，VII，IX，X，XII），脊髄，末梢神経	先天性（Werdnig-Hoffmann病），腫瘍（神経線維腫症），外傷性（分娩麻痺，脳底部骨折），感染症・感染症後（ジフテリア後麻痺，ダニ麻痺，ポリオ，Guillain-Barré症候群，破傷風），血管性，脱髄，若年性側索硬化症，進行性球麻痺	
D．筋，神経・筋接合部	進行性筋ジストロフィー症，筋強直性ジストロフィー症，先天性筋ジストロフィー症，先天性ミオパチー，Prader-Willi症候群，ミトコンドリア脳筋症，内分泌・代謝性（甲状腺機能低下症，先天性代謝異常症），皮膚筋炎・多発性筋炎，重症筋無力症，薬剤・中毒症（ボツリヌス，有機リン中毒）	
4. 咽頭・食道機能障害		
一過性咽頭機能不全，輪状咽頭筋機能不全，食道弛緩症，食道無弛緩症（アカラシア），食道炎，薬剤性（β-アドレナリン作動性，抗コリン作動性，筋弛緩薬）		
5. 全身状態		
感染症，中枢神経疾患，心疾患，呼吸器疾患		
6. 精神・心理的問題		
乳幼児摂食障害，拒食，食事恐怖症，経管栄養依存症，医原性栄養過剰，好き嫌い，反芻など		
7. その他の問題		
口腔乾燥（Sjögren症候群，薬剤性），口内炎など 薬剤・中毒症		

●口唇裂，口蓋裂

　胎児期の口唇や口蓋の形成異常により起こり，その程度により摂食嚥下機能は異なります．口蓋裂があると口腔内の陰圧形成が悪く，鼻腔内への逆流も起こります．手術による修復を考慮に入れた摂食嚥下障害へのアプローチが必要となります（☞ P.264）．また，基礎疾患に口唇裂・口蓋裂を伴う場合には，それらも考慮して摂食嚥下障害に対応する必要があります．

表2 しばしば摂食嚥下障害を伴う症候群の主症状

Arnold-Chiari 奇形（Ⅱ型）	小脳扁桃・虫部，橋，延髄等が頸椎に嵌入，脊髄髄膜瘤，水頭症
CHARGE 連合	虹彩・網膜・脈絡膜欠損，後鼻孔閉鎖，耳介奇形，成長障害，知能障害，性器低形成，小顎症，胃食道逆流症
Cornelia de Lange 症候群	特徴的顔貌，多毛，両眉毛癒合，成長障害，精神運動発達遅滞，手足の奇形，自傷行為，行動異常，摂食障害，拒食，胃食道逆流症
Costello 症候群	特徴的顔貌，カールした毛髪，摂食障害，皮膚異常，心合併症，足関節障害，成長障害，精神運動発達遅滞
Down 症候群	特徴的顔貌，精神運動発達遅滞，筋緊張低下，先天性心疾患，十二指腸狭窄・閉鎖，鎖肛，巨舌，環軸関節亜脱臼，滲出性中耳炎，屈折異常
Dubowitz 症候群	成長障害，特徴的顔貌，小頭，乳児湿疹，かん高い声，嗄声，口蓋裂
Freeman-Sheldon 症候群	口笛顔貌，筋緊張亢進，指趾拘縮，鼻翼低形成，開口不全
Goldenhar 症候群（鰓弓症候群）	眼球結膜上類皮腫，耳介前部の小突起物，顔面非対称，難聴，下顎の低形成，脊椎の奇形，口唇裂・口蓋裂，嚥下障害
Guillain-Barré 症候群	末梢運動麻痺，多発性神経根炎，脳神経麻痺（顔面神経など）
Hallermann-Streiff 症候群	鳥様顔貌，先天性白内障，小眼球，低身長，小顎症，歯牙欠損，歯列不正
Möbius 症候群	脳神経麻痺（顔面神経麻痺，外転神経麻痺など），四肢奇形，顔面奇形，精神遅滞，嚥下障害
Robin シークエンス	小顎症，下顎後退，舌根沈下，口蓋裂，呼吸障害（吸気性上気道閉塞），哺乳障害
Prader-Willi 症候群	筋緊張低下，精神遅滞，性器低形成，肥満，特徴的顔貌，小さい手足
Rubinstein-Taybi 症候群	特徴的顔貌，精神遅滞，低身長，多毛，幅広い指・趾，指尖の皮膚隆起，上顎低形成，腎奇形，哺乳障害
Russell-Silver 症候群	子宮内発育遅延，低身長，逆三角形の特徴的顔貌，乳児期に発汗，多呼吸，低血糖，哺乳障害
Smith-Lemli-Opitz 症候群	特徴的顔貌，精神遅滞，発育障害，低緊張，無呼吸，合趾，自傷行為，哺乳障害，口唇裂・口蓋裂，尿道下裂，停留精巣
Wiedemann-Beck with 症候群	巨舌，臍ヘルニア，巨人症，内臓肥大，新生児低血糖
4p 症候群	特徴的顔貌（小頭症，眉間と高い鼻梁，眼瞼開離，眼瞼斜下，口蓋裂），精神運動発達遅滞，摂食障害
18 トリソミー	特徴的顔貌，成長障害，関節屈曲拘縮，手指の屈曲・重合（overlapping），先天性心疾患，小顎症，ゆり椅子状足底，腎奇形，精神遅滞，摂食障害

（赤字は直接的に摂食嚥下障害に関係する事項）

●脳性麻痺

　脳性麻痺は中枢神経系の障害で起こり，小児期の摂食嚥下障害の最も重要な疾患の一つです（☞ P.241）．種々の疾患により引き起こされる病態で，痙直型，アテトーゼ型，混合型などに分類されます．筋緊張の亢進や呼吸との協調が悪いために，摂食嚥下障害が起こります．摂食嚥下障害は新生児・乳児期から起こることが多いのですが，年齢とともにその病態は変化し，思春期以降に悪化することもあります．

●**奇形症候群，染色体異常**

　奇形症候群や染色体異常に伴う摂食嚥下障害は，解剖学的な構造異常，中枢神経・筋障害，全身状態，精神・心理的問題などの複合的な要因で起こります．Down症候群（☞P.247）のように巨舌という形態的問題と機能的な問題を伴う場合や，Robinシークエンス（☞P.269）のように口蓋裂や小顎症や下顎後退のための呼吸障害を伴う場合，Prader-Willi症候群（☞P.252）のように低緊張に伴うものや，Cornelia de Lange症候群（☞P.256）のように拒食や胃食道逆流がみられる疾患など，さまざまな摂食嚥下障害の状況があります．さらに，脳性麻痺，心疾患，呼吸障害を合併することもしばしばあり，その複合する病態を考える必要があります．

●**フロッピーインファント**（☞P.252）

　フロッピーインファントとは，全身の筋緊張の低下を認める乳児の総称です．このなかには，神経・筋疾患，染色体異常，奇形症候群，代謝性疾患などが含まれ，すべての疾患で摂食嚥下障害につながる可能性があります．その低緊張の程度と予後により経過が異なります．

●**神経・筋疾患**

　フロッピーインファントにも含まれる疾患もありますが摂食嚥下障害が起こる疾患には，Werdnig-Hoffmann病，先天性筋ジストロフィー症，先天性ミオパチー，筋強直性ジストロフィー症，新生児重症筋無力症などがあり，これらでは，しばしば新生児期から哺乳障害を認めます．Werdnig-Hoffmann病は重篤な呼吸障害を伴い，症状が進行します．進行性疾患であるDuchenne型筋ジストロフィー症（☞P.260）では，乳幼児期には摂食嚥下障害を認めませんが病気の進行とともに嚥下障害が起こります．

●**全身状態**

　全身感染症，心疾患，呼吸器疾患などにより摂食嚥下障害が起こります．乳児期早期では，感冒（かぜ）による鼻閉でも呼吸障害や哺乳障害の原因となります．もともと摂食嚥下障害のある児では，わずかな体調の崩れにより容易に摂食嚥下機能が悪化します．摂食嚥下機能を最大限に発揮するには，全身状態を維持する必要があります．

●**精神・心理的問題**

　心理的な摂食障害としては神経性食欲不振症がよく知られていますが，障害児にみられる問題としては，乳幼児摂食障害，拒食や食事恐怖症，経管栄養依存症（☞P.320）や医原性の栄養過剰（☞P.288）などがあります．このような状態では，食欲や心理的問題に特別な配慮が必要ですが，すべての摂食嚥下障害においても同様に考慮される必要があります．

（田角　勝／医師）

II-臨床編 Chapter-1

疾病のある小児の摂食嚥下障害

疾病のある小児の摂食嚥下機能の発達

疾病のある小児の摂食嚥下機能の発達は，その疾病によって大きな特徴がある場合が多くみられます．また，発達の遅れが軽微な疾病から，長期にわたって取り組まなければならない疾病までさまざまであることが特徴です．ゴール設定を我々と同じように食べることとした場合，発達期における小児の摂食嚥下障害に対する対処法は対症療法的手法ではなく，健常児が摂食嚥下機能を獲得していくのと同様の過程をたどらせることを基本とした発達療法的アプローチが必要とされます．そのため，可及的早期に取り組むことが重要であるといえます．

発達期における摂食嚥下障害の原因

発達期における摂食嚥下障害の原因にはさまざまな疾患があげられます（**表1**）．脳性麻痺や精神運動発達遅滞など運動機能の発達や知的発達に障害のある小児では，その多くに摂食嚥下機能の障害が認められます．心身の障害が複合し，かつ重度な重症心身障害児では中枢神経系の障害が摂食嚥下障害の発達期あるいは発達期以前に生じており，これが正常な摂食嚥下機能発達の遅延あるいは停止の原因になっていることが多くあります（**図1**）．したがって，発達期における小児の摂食・嚥下障害に対する対処法は対症療法的手法ではなく，健常児が摂食嚥下機能を獲得していく過程と同様の過程をたどらせることを基本とした発達療法的アプローチが必要とされます．

表1 摂食嚥下障害の原因疾患（田角，1998[1]）

分類	代表的な疾患
1. 未熟性（未熟児，低出生体重児，早産児）	超低出生体重児など
2. 解剖学的な構造異常（先天性・後天性）	唇顎口蓋裂，小顎症，食道閉鎖症など
3. 中枢神経，末梢神経，筋障害	脳性麻痺，筋ジストロフィー，ミオパチーなど
4. 咽頭・食道機能障害	アカラシア，食道炎など
5. 全身状態	感染症，心疾患，呼吸器疾患など
6. 精神・心理的問題	経管栄養依存症，反芻など
7. その他の問題	口腔乾燥，口内炎など

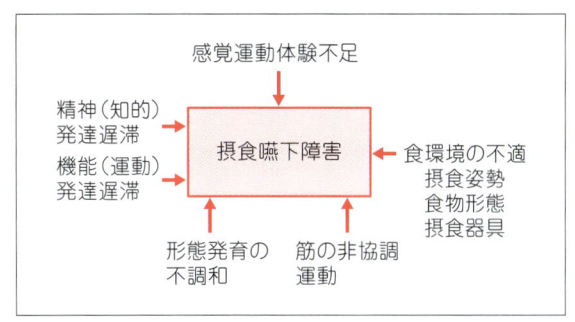

図1 小児の摂食・嚥下障害の要因（金子，1987[2]）

特徴的な主訴

　摂食嚥下機能に問題がある小児患者の保護者が，筆者らの外来を受診する理由の多くは，「噛まない」「丸呑みする」「舌が出る」といった口腔の機能的な問題から，「むせる」「誤嚥する」「チューブが外れない」「口から食べない」等の嚥下機能や心理的なものです．ひと口に摂食嚥下障害といっても，多くのプロセスを経て安全に飲み込むのですが，その一つ一つを詳細に評価（検査）して診断します．しかし，乳幼児期はまた食べる機能が発達する時期でもあるので，発達の段階のどの時期にいるかを見極めてサポートすることが重要です．

機能障害を修飾する因子

　機能障害を修飾する因子で最も大きいものは，やはり基礎疾患です．基礎疾患による摂食嚥下障害の形態的・機能的因子は発達期の小児に大きな影響を及ぼします（図2）．また，それに加えて表2に示す因子が大きく関わってきます．
　疾患による器質的，機能的な摂食嚥下障害に対して，表2にあげたように個々の摂

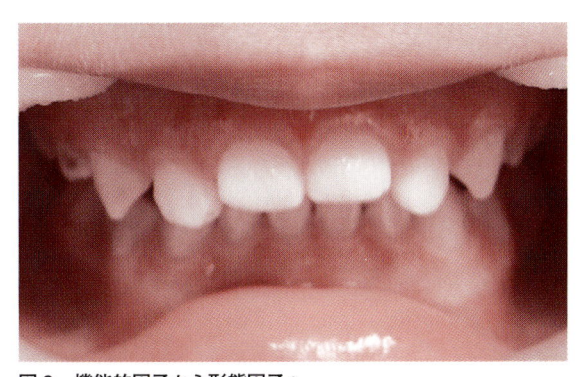

図2　機能的因子から形態因子へ
歯並びが大きく変化している．

表2　摂食嚥下機能を修飾する主要因の構成因子

・感覚過敏，鈍麻
・心理的拒否
・長期間の経管栄養による依存症
・薬剤による影響
・食事介助方法（姿勢を含む）の不適
・食物形態（テクスチャーなど）の不適

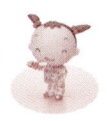

Chapter 1 —疾病のある小児の摂食嚥下障害

食嚥下機能に合わない食物形態や介助方法などが，障害を修飾する因子としてよくみられます．摂食嚥下機能は日常生活機能のなかで呼吸に次いで基礎的な機能です．毎日の育児に関わることが多いこれらの修飾因子は，発育に合わせて変えることが必要となりますが，個々の機能発達程度に合っていない場合や機能発達を促すことができない場合には，機能障害の進行や遅滞がもたらされてしまいます．ただ，全身状態が不安定であることから，早期に取り組めないケースも多く遭遇します．可及的速やかに行うことは必要ですが，保護者のあせりも注意しなければなりません．基本的に食事は楽しいものでないと学習は停滞してしまうので，急ぐよりも専門医等に相談して，ペース配分を調整することも大変重要であると考えています．

　小児の摂食嚥下障害は，生後間もなくに発症すると，長期間のケアが必要となってきます．また，同時に多くの職種の連携が必要となるケースが圧倒的に多く，そして保護者の協力が不可欠です．保護者から，「この子は口から食べられるようになりますか？」と聞かれることは多くありますが，食べることにもいろいろな形があります．すべて口から食べる，一部経管から，一部口から，味見程度に口から等，どの段階にせよ，はじめはひと口からスタートします．遠くの目標も重要ですが，近くの課題を確実に一歩ずつ進めることが大きな進歩に続くことを多く経験しています．

(弘中祥司／歯科医師)

Side Memo 9

食育―健やかな成長を願って

　2005（平成17）年に施行された「食育基本法」によって「食育」の基本理念が定められました．わが国では，「食」と「健康」に関しては，栄養中心のアプローチが大半でしたが，加えて，食の味わいや楽しみからのアプローチも少なからずなされてきました．最近では，子どもが食事を味わい楽しむようになるには，多種類の食品に親しんだり，食べる意欲と五感（味覚・触覚・嗅覚・聴覚・視覚）を使っておいしさを発見できるようにする食育が実践されています．しっかり噛んで，おいしく，楽しく食べる食べ方を教える味覚（五感）教育が保健指導に導入され始めています．

　五感を意識した「食べ方」とは，たとえばおいしさを脳に効率的にインプットするため，おいしく食べる「食べ方」を実践することです．具体的にいうと，食事をする際には，まずみて楽しみ，香りを味わい，陶器や漆器などを唇に触れさせ，それから食物をしっかり噛んで風味を味わい，噛みごたえのある食べ物を咀嚼し，その音を楽しむことです．そうすれば，そのすべての情報が脳に送られ，食べ物のおいしさが総合的に判断されます．左右両側臼歯のすぐ横，葉状乳頭にある筋状の溝の奥にある味蕾は，臼歯で食べ物を噛むことで溝が開き，唾液と食べ物が混ざって，溝の奥までしみ込むことで味を感じるようになっています．また，食べ物を食べたときの香りは，鼻先で感じる「鼻先香（はなさきこう）」ではなく，噛んだときに喉から鼻に抜ける「戻り香（もどりが）」によって鼻腔の嗅細胞に伝わり，香りとして感じられます．したがって「味わい」のメカニズムを有効に働かせるためには，しっかり噛んで，味覚と嗅覚を十分に働かせる必要があります．

　厚生労働省では，しっかり噛んで食べることの重要性を周知するために，一口30回の咀嚼を目指そうとする「噛ミング30（カミングサンマル）」運動を提唱しています．幼時や学童の窒息事故の多くは，食物が粉砕されないままに誤嚥されることにより起こります．窒息のリスク因子として，歯列・咬合状態に加えて噛まずに丸呑み，吸い込み食べ，押し込み食べ，などが食物要因とともに大きく関わります．窒息などの不慮の事故の予防のためにも，口の健康を保ち，しっかり噛んで，おいしいものをおいしく，自制心を持って賢く適量とることが，人に「生きる力」を与え，健康寿命の延伸に役立つのです．

　食に伴う本来の人への効用である「味わい，くつろぎ」などを感じることで心の健康をも意識した命をつなぐ取り組みなどが食育の領域で求められています．

（向井美惠／歯科医師）

II-臨床編
Chapter-1

疾病のある小児の摂食嚥下障害

摂食嚥下障害児と合併症の管理(重症心身障害児)

摂食嚥下障害はそのほとんどに基礎疾患があり,合併症を伴います.ここでは,摂食嚥下障害に関係する合併症について,重症心身障害児を中心に述べます.重症心身障害児の主な合併症としては,摂食嚥下障害のほかに呼吸障害,消化管通過障害,胸郭の変形や側彎,筋緊張の亢進,不随意運動,痙攣,栄養障害などがあります.重症心身障害児や全身状態に影響を及ぼすような基礎疾患をもつ小児の摂食嚥下リハビリテーションを行うには,これら合併症の理解と対応が必要となります.

重症心身障害児とは

重症心身障害児とは特定の疾患のある小児を示すものではなく,身体精神機能的な基準により分類されています.よく用いられる基準には大島の分類(**表 1**)があり,区分 1~4 が重症心身障害児に相当します.背景となる原疾患は脳性麻痺,神経・筋疾患など多岐にわたります.

主な合併症とその管理

呼吸障害 (P.73, 291)

体にとって呼吸は,「酸素を取り入れて二酸化炭素を吐き出す」というガス交換を意味しています.呼吸には,嚥下と同様,咽頭を共通の通路(**図 1**)として使うため,両者は密接に関係しています.呼吸と嚥下は協調のもとに成り立ち,そのコントロールは脳幹部と上位中枢でなされ,摂食嚥下障害と呼吸障害は臨床的に切り離すことができません.また,摂食嚥下障害による誤嚥を予防することは,呼吸器感染症などの合併を減らすことにもつながります.

表 1 重症心身障害児の定義(大島の分類)

70~80	21	22	23	24	25
50~70	20	13	14	15	16
35~50	19	12	7	8	9
20~35	18	11	6	3	4
0~20	17	10	5	2	1
IQ	走れる	歩ける	歩行障害	座われる	寝たきり

(1~4 が重症心身障害児)

重症心身障害児では，扁桃肥大（アデノイド，口蓋扁桃），舌根沈下，喉頭軟化症，胸郭の変形などを合併します．症状としては，喘鳴や努力性呼吸などがみられ，また，咳きこみやむせを伴わない不顕性誤嚥，さらには誤嚥性肺炎や無気肺も多くみられます．このような症例においては，酸素飽和度（SpO$_2$）の測定も役立ちます（図2）．

　喘鳴は，重症児や緊張の強い児にしばしばみられる症状で，筋緊張の亢進，舌根の沈下，胸郭の変形，気道分泌物の増加（気管支炎，肺炎，抗痙攣薬の服用など），気管支喘息が関連しています．分泌物の増加に対しては吸引が必要となりますが，吸引することによる筋緊張の亢進や粘膜の損傷に注意が必要です．重症児では，日常的に気道の加湿，排痰，吸引，吸入が必要なことも多くみられます．排痰は，呼吸器系合併症を防ぐ意味でも，喘鳴のある児にとっては大切です．排痰や吸引は，嘔吐を誘発することがあります．

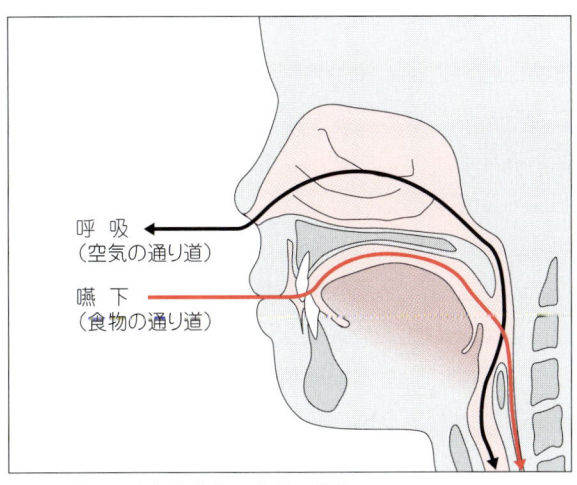

図1　咽頭―空気と食物の共通の通路

消化管通過障害

　酸性の胃液が逆流する胃食道逆流現象（GER）によって，さまざまな合併症（逆流性食道炎，反復性肺炎など）を起こす場合を胃食道逆流症（GERD）といいます．重症心身障害児では，筋緊張や呼吸障害のための腹圧の上昇や胸郭の変形，側彎により発症頻度が高くなります．胃食道逆流症の症状としては，コーヒー残渣様吐物や，喘鳴や誤嚥性肺炎などがあります．

　また，十二指腸より遠位部の消化管の狭窄

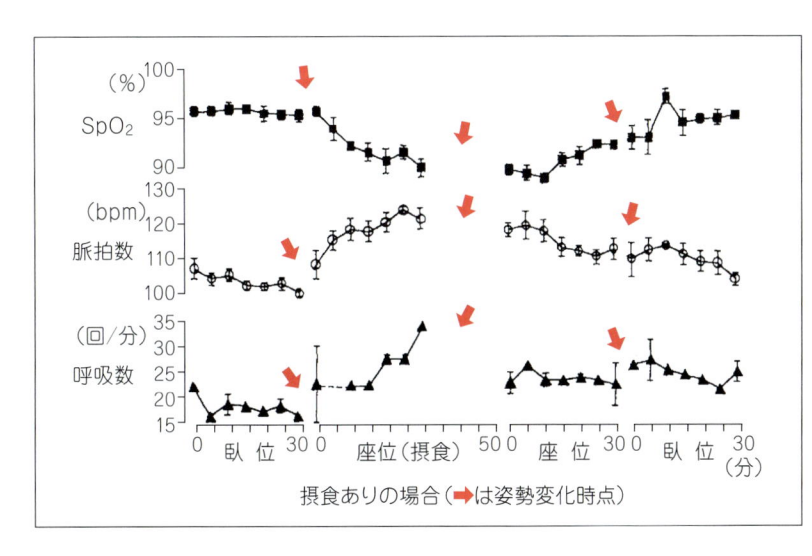

図2　摂食時の呼吸循環動態の変化
（中根ほか，1996[1]）

摂食嚥下障害児・者では，摂食および姿勢の変化によりSpO$_2$の急激な変化を認めることがある．摂食中から咳，喘鳴，むせがみられたことから，誤嚥が推測される．

もみられます．上腸間膜動脈症候群は，大動脈と上腸間膜動脈の間で腸管が圧迫され，食物の通過障害が起こる状態です．痩せや側彎により，起こりやすくなります．

●便秘への対応

　重症心身障害児では，消化管の活動低下により，慢性の便秘を合併することがあり，食欲の低下や嘔吐にもつながります．慢性便秘によって腸管運動はさらに悪化し，イレウス（腸閉塞症）を起こすこともあります．摂食嚥下障害がある小児の場合，必然的に消化のよい食事内容が多くなりますが，便秘の解消のためには水分や乳酸菌製品，食物繊維を多く摂取するなど，食事内容にも注意が必要です．また，薬物治療〔酸化マグネシウム（カマ），ラクツロース（モニラック），センナ（アローゼン），センノシド（プルゼニド），ピコスルファートナトリウム（ラキソベロン），ビサコジル（テレミンソフト），大建中湯〕や浣腸が必要となることも多くなります．

筋緊張の亢進

　脳性麻痺児では筋緊張の変化がみられ，これにより摂食嚥下機能が影響されます．筋緊張の亢進は，胸郭の変形や側彎にもつながり，さらに呼吸障害や消化管通過障害を低下させることもあります．児の摂食嚥下機能を十分に引き出すには，頸部を中心とした安定した姿勢により，筋緊張のコントロールが重要になります．

●筋弛緩薬の使用

　薬物治療として筋弛緩薬を投与することにより，過剰な緊張が抑えられる場合は摂食嚥下機能にとっても有効に働きますが，筋緊張の低下や眠気が強く出る場合には摂食機能を低下させることがあるので注意が必要です．また，筋緊張のコントロールに使用されるボツリヌス毒素（ボトックス）を頸部に用いることによる嚥下障害が報告されていますが，使用にあたり量や部位などに注意します．

栄養障害

　摂食嚥下障害のある児や重症心身障害児の栄養必要量を推定することは容易なことではありません．しかし，栄養摂取は非常に重要で，エネルギーとともに，水分，ビタミン，微量元素などの摂取量に注意が必要になります．もし，経口での栄養摂取が不十分と判断される場合は，経管栄養を考える必要があります．また，消化管などの問題で経管栄養も不可能と判断される場合は，血液循環を使っての静脈栄養を考慮します．

●経腸栄養剤の注意点

　経腸栄養剤は各種の栄養素がバランスよく配合されていますが，一部の微量元素などが不足することもあります．また，ビタミンなどの栄養素については，成人の必要量を基準に各成分が入っているので，経腸栄養剤の注入量が少ない場合は，栄養素量が少なくなることに注意が必要です．消化管に問題がなければ，日常の食品で栄養カテーテルを通過するものなら注入することができるので，一定の経腸栄養剤に偏ることなく，いろいろな食品を注入することが望ましいといえます．栄養障害が存在すると，貧血，易

感染性，骨折，褥瘡などを起こしやすくするため，栄養バランスは全身状態の管理においてきわめて重要です．

痙攣とてんかん

　神経系合併症としては，てんかん，運動障害，知的障害などの問題があります．

　てんかん発作が起こり，発作後にも意識回復が悪いと，摂食嚥下機能に影響を与えます．特に，痙攣重積状態（長時間の痙攣や発作が繰り返し起きる状態）では，誤嚥を防ぐためにも意識が十分回復してから経口摂取を開始します．

　てんかん治療に用いられる抗痙攣薬の多くは，副作用として眠気を伴い，摂食嚥下機能を悪くすることがあります．ベンゾジアゼピン系（ジアゼパム，ニトラゼパム，クロナゼパム，クロバザムなど）の薬剤は，催眠作用や口腔内分泌物（唾液など）を増やし，呼吸障害や摂食嚥下障害を強めることがあるため，服薬に際しては注意が必要です．また，フェニトイン（アレビアチン）は歯肉の増殖を起こし（☞ P.307），ひどい場合は，咬合状態にも影響します．

貧　血

　重症児では，治療を必要とするような高度の貧血もしばしばみられます．原因としては，鉄欠乏性貧血や消化管出血などによります．栄養面の管理や，消化管出血の症状である吐血や下血に注意します．対処法として，鉄剤の投与や胃粘液保護薬，H_2ブロッカー，プロトンポンプ阻害薬の投与など，原因に応じた治療を行います．

易感染

　免疫力が低下して，感染症を繰り返していると考えられることがあります．その基礎となるのは栄養状態ですが，亜鉛のような微量元素の欠乏でも易感染性がみられるため，不足を補う必要があります．経口摂取が行われないと免疫力が低下することも証明されており，消化管を用いての栄養摂取は免疫という視点からも重要です．

骨折（骨粗しょう症）

　重症心身障害児は，骨粗しょう症を伴うことがあります．日常生活において注意していても，体位交換時に骨折を起こすことすらあります．原因不明の腫脹や発熱，疼痛があるときは骨折を疑い，エックス線検査が必要となります．骨密度の測定には，腰椎の骨量を測定する方法として，二重エネルギーエックス線骨密度測定（DXA）などの方法があり，骨粗しょう症の状態を知ることができます．

　骨粗しょう症の予防と治療には，食事療法，運動療法，薬物療法があります．通常は前二者がまず考慮されますが，重症心身障害児では運動面での対応には限界があります．

　薬物療法としては，骨形成を促進する活性型ビタミンD_3やビタミンK_2，そしてビス

フォスフォネート（ダイドロネル）などが使われます．ビスフォスフォネートは，骨密度を増加させ，変形を起こしにくくすることでその効果が認められていますが，小児への安全性は確立されていません．注意点としては，水分とともに服用する必要があること，カルシウムやマグネシウム製剤，制酸剤との同時服用を避けること，また，食後に服用すると腸管からほとんど吸収されないことがあげられます．副作用として，食道炎，胃十二指腸潰瘍を起こすことがあるので，食道通過障害や摂食嚥下障害のあるときは服用法に注意が必要です．ビスフォスフォネートは，骨代謝が過度に抑制され，骨形成の過程で石灰化を遅延させるといった副作用が起きやすくなるため，2週間投与したあとに休薬する周期的な間欠投与が基本となります．

褥瘡

褥瘡は，持続的圧迫により皮膚，皮下組織，筋肉への血流が途絶え，これらの組織が壊死に陥った状態です．栄養状態が悪くなり骨が突出すると，圧迫や皮膚の浮腫も起こりやすくなり，血行を悪くします．持続的圧迫が起こらないように，体位交換やマットの工夫などで圧の分散をはかる必要があります．

栄養状態を管理するために，褥瘡チームやNSTチームが連携して予防にあたることもあります．このようなチーム医療により，予防および早期の対応を行った結果，重症心身障害児においても褥瘡をみることは少なくなりました．また，褥瘡ができた場合でも，創傷治療の考え方から，食品用フィルムや紙おむつに粘着性ポリウレタンフィルムを貼ったものをドレッシング材として用いる開放性ウェットドレッシング療法，あるいはラップ療法[2]も行われます．

（田角　勝／医師）

II-臨床編 Chapter-1

疾病のある小児の摂食嚥下障害

摂食嚥下障害児の呼吸障害への対応

呼吸と嚥下の中枢は脳幹部にあり，これを大脳皮質や基底核がコントロールしています．解剖学的には，呼吸と嚥下は咽頭を中心に同じ経路が使われるため，その調節機構が重要です．そのため，呼吸障害と摂食嚥下障害の両方をあわせもつ場合には，必ず両面から対応することが必要です．

摂食嚥下障害と呼吸障害との関係

小児の呼吸を考えるには，表1にあげる小児独特の呼吸の特徴を理解することが重要です．実際には，小児の摂食嚥下障害にあげられる疾患で呼吸障害とまったく関係ないということは少なく，表2に示すようなさまざまな疾患で呼吸障害を伴います．

重症心身障害児では，呼吸障害と消化管通過障害，筋緊張亢進が加わります．特に呼

表1 小児の呼吸の特徴

1. 鼻呼吸である（特に新生児）ため，鼻閉で呼吸障害を起こしやすい
2. 咽頭，喉頭は形態・機能的に発達が遅い
3. 胸郭は肋骨が軟らかく，その走行が成人に比べて水平である．
   胸骨も高い位置にあり，肋間筋や斜角筋などの呼吸筋の働きが弱い
4. 胸式呼吸ができず，横隔膜優位の腹式呼吸である
5. 気道が弱く脆弱なため，分泌物の増加で容易に無気肺や肺気腫になる
6. 肺胞のガス交換面積が小さく余力が少ない

表2 摂食嚥下障害にあげられる疾患で呼吸障害を伴うもの

1. 未熟性	早産児・低出生体重児で慢性肺疾患を伴う場合
2. 解剖学的問題	口蓋裂，口腔内腫瘍，先天性後鼻腔閉鎖症・狭窄，小顎症（Robinシークエンス，Treacher-Collins症候群など）
3. 咽頭・喉頭障害	喉頭麻痺，喉頭軟化症，喉頭蓋炎
4. 大脳・小脳障害	脳性麻痺
5. 脳幹障害	Arnold-Chiari奇形，脳神経核欠損（Möbius症候群等）など
6. 脊髄・末梢神経障害	Werdnig-Hoffmann病，腫瘍，外傷性，ポリオ，Guillain-Barré症候群，破傷風
7. 筋疾患・障害	進行性筋ジストロフィー症，フロッピーインファント（筋強直性ジストロフィー症，先天性ミオパチー，Prader-Willi症候群），ミトコンドリア脳筋症，皮膚筋炎，多発性筋炎，重症筋無力症，薬剤性・中毒性（ボツリヌス毒素）

吸障害としては，上気道狭窄や胸郭・脊椎の変形，胸郭運動抑制などにより，閉塞性換気障害や拘束性換気障害が起こると，胸腔内圧の低下や腹圧の上昇が起こり，胃食道逆流現象（GER）が起こりやすい状態にもなります．このGERにより誤嚥が起こった結果，誤嚥性肺炎などで低酸素血症になると，全身状態の悪化やGERのさらなる悪化にもつながるというような悪循環に陥りやすくなります．

呼吸障害への対応

摂食嚥下障害のある児の対応として重要なことは，呼吸障害がある場合は，まずその原因を診断し，状況に応じた対応をとることです（表3）．

重症児では閉塞性換気障害[*1]と拘束性換気障害[*3]のいずれがみられる場合においても，頸部後屈や過伸展があると咽頭・喉頭狭窄が起こります．このため，下顎や頭部の姿勢管理はどちらも重要であり，側臥位，腹臥位や前傾座位などのポジショニングにより気道を確保します．また，姿勢の管理によって緊張の緩和をはかり，必要に応じて薬物療法も併用します．同時に，呼吸理学療法として換気の介助や胸郭関節可動域訓練（胸部ROM訓練）などを行います．

閉塞性換気障害においてこのようにしても十分な換気が得られない場合は，経鼻咽頭エアウェイ（図1）や頸部を保持するためのネックカラーの使用も考慮されます（図2）．さらにNIPPV（鼻マスク式陽圧人工呼吸），CPAP（経鼻的持続陽圧呼吸），IPPV（間欠的陽圧式人工呼吸）などが考えられます．

呼吸理学療法とは

呼吸理学療法は，排痰法を含めて，リラクセーション，呼吸訓練，運動療法など，より広い内容を示します（表4）．介助により，本人では行えない深い呼吸をさせ，排痰を

表3　重症心身障害児の呼吸障害，摂食嚥下障害の原因とその対応

原因		対応策
上下気道狭窄 （閉塞性換気障害[*1]） （混合性換気障害[*2]）	扁桃・アデノイド肥大 下顎後退，舌根沈下 喉頭軟化，披裂部陥入 分泌物貯留，誤嚥，感染 筋緊張の亢進・低下	扁桃摘出術 下顎支持 経鼻咽頭エアウェイ 気管切開 筋緊張コントロール
胸郭運動障害 （拘束性換気障害[*3]）	呼吸筋活動低下 変形拘縮 　　（側彎，胸郭変形，胸郭扁平） 繰り返す誤嚥性肺炎	気管切開 補助呼吸
中枢性低換気		
呼吸不全，無気肺，肺性心		

[*1] 閉塞性換気障害：気道に通過障害があり，1秒率が減少（70％以下）し肺活量は低下していない状態．慢性閉塞性疾患（慢性気管支炎など）や喘息が代表的疾患である．

[*2] 混合性換気障害：肺の膨らみが悪く，かつ気道の通過障害がある状態．肺活量，1秒率とも低下する．

[*3] 拘束性換気障害：肺の膨らみが制限され，肺活量が低下する（80％以下）状態．胸郭変形や神経筋疾患でみられる．

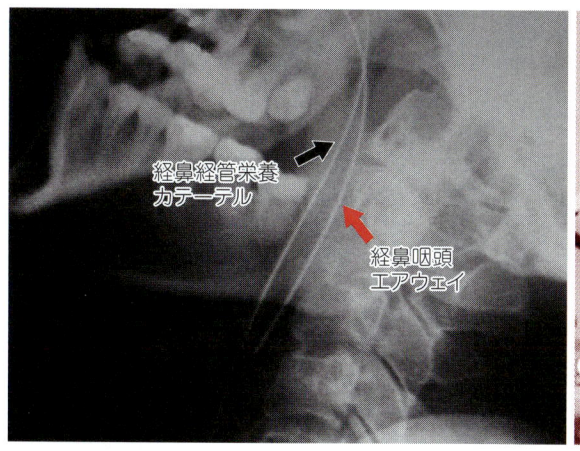

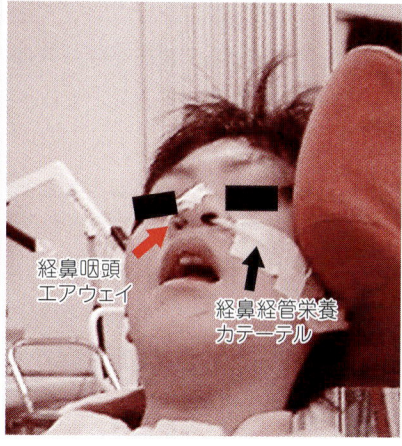

図1 経鼻咽頭エアウェイ
経鼻咽頭エアウェイは咽頭まで挿入されている．

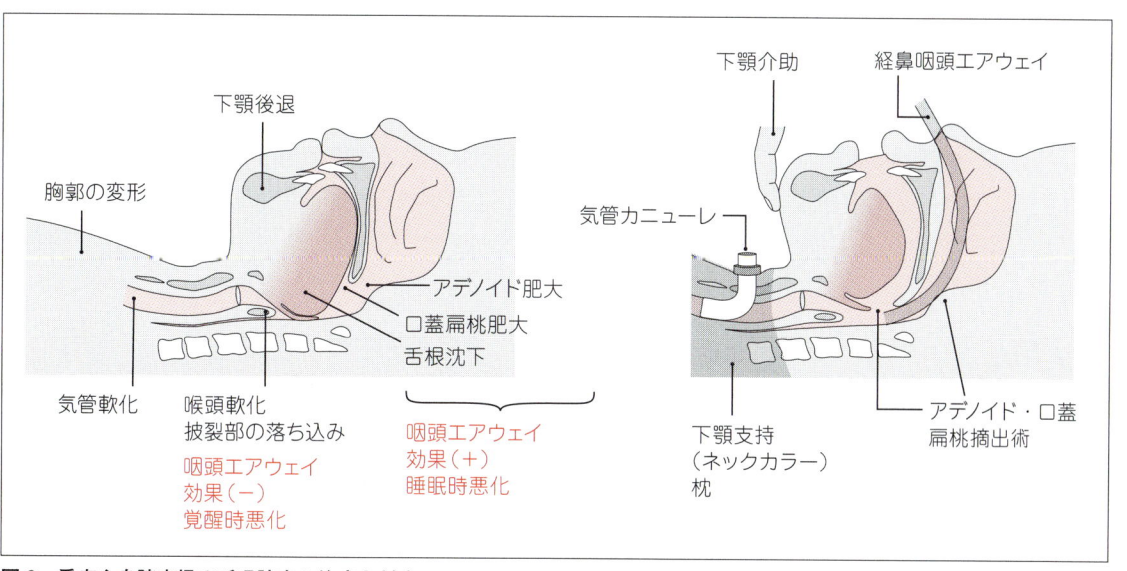

図2 重症心身障害児の呼吸障害の治療と対応

促します．その結果，吸引回数の減少や肺の機能を維持していくことが目的です．

　リラクセーション：体の緊張をできるだけ減らし，より楽に呼吸ができるようにします．

　呼吸介助：十分に息を吐き出すことができない状態の小児に，呼気を助けることで深い呼吸ができるようにします．小児の呼吸のリズムにあわせて，呼気時にできるだけ呼気を吐き出しきれるように胸郭に圧をかけ，最後に急激に手を離すと胸郭のもとに戻ろうとする力で，酸素の取り込みがよくなり排痰の効果もあります．

ポジショニング：臥位の状態の多い子どもでは，背側の分泌物の貯留と肺胞の虚脱が起こりやすくなります．これを防ぐためには体位交換が重要であり，腹臥位や側臥位が適切であることもあります．

体位排痰法（体位ドレナージ）（図3）：姿勢の変換や呼気の補助により，気管支や肺の奥にある痰を，重力によって移動させて外に排出させ，酸素の取り込みをよくします．これは無気肺などの肺合併症の予防や治療に有効ですが，小児においては排痰手技自体が侵襲となりうることに注意し，適正な排痰体位と手技の修得が必要となります．排痰法には表4の手法が含まれます．

スクイージング（squeezing）：呼気時に胸郭の動きにあわせて圧迫することにより，呼気の流速を速めて排痰を促進し，反動による吸気時の拡張を促します．聴診や触診により，痰の溜まっているところを中心に行います．小児では呼吸数が多いこともあり，正確に行うのが難しいこともあります．

パーカッション（percussion）：胸壁を用手的に軽くたたき振動させる方法です．不整脈や気管支攣縮，酸素消費量増加の原因となり負担がかかります．特に，重症小児患者では緊張が高まり，かえって苦しくなることもあるため，あまり用いられません．

表4　呼吸理学療法

①呼吸訓練
・呼吸介助：腹式呼吸
・咳の誘発，ハフィング
②運動療法
③胸郭関節可動域訓練：呼吸筋ストレッチ，リラクセーション
④排痰法
・体位排痰法/squeezing/percussion/vibration など

右肺：後上葉区
左肺：肺尖後区

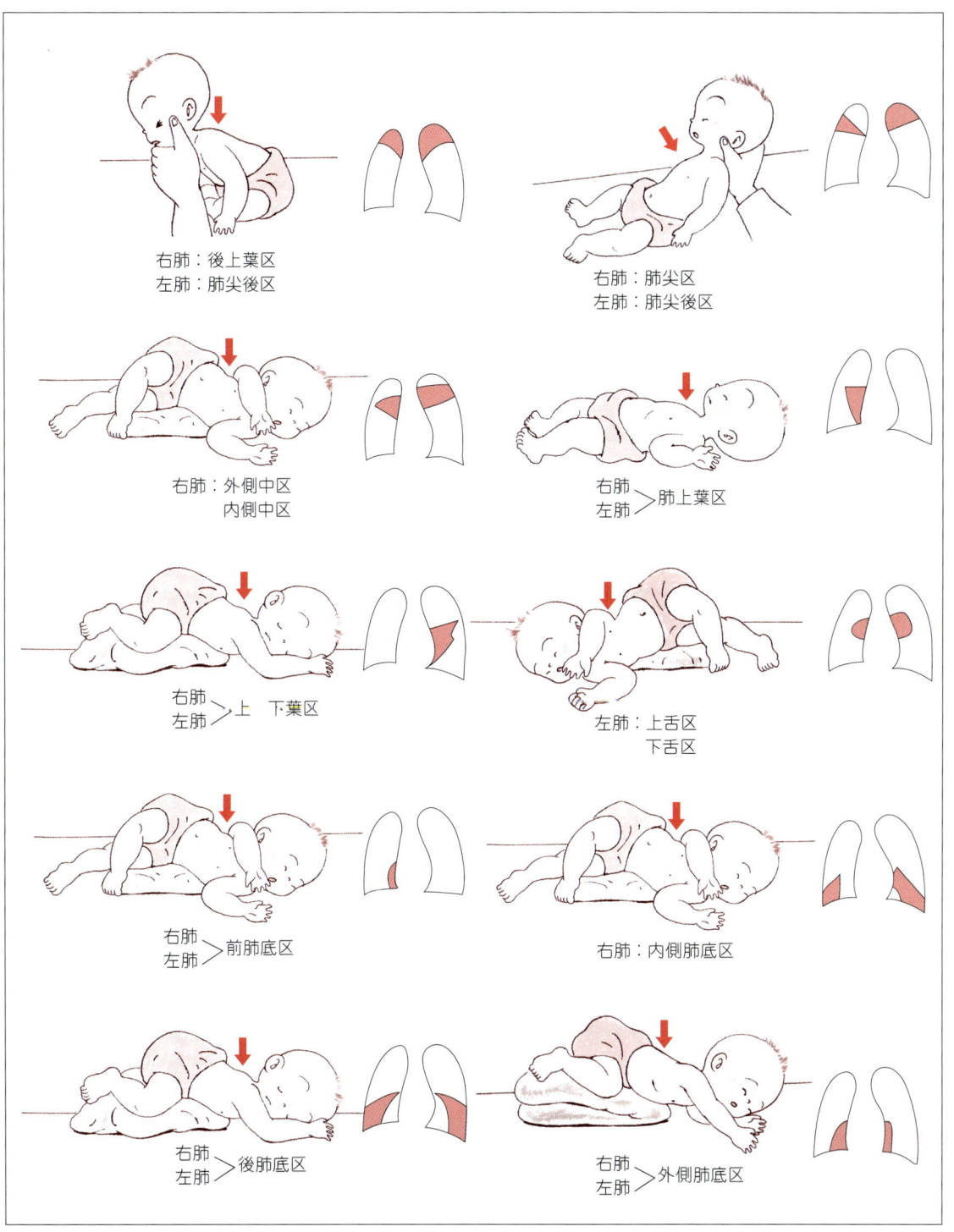

右肺：肺尖区
左肺：肺尖後区

右肺：外側中区
　　　内側中区

右肺
左肺 ＞肺上葉区

右肺
左肺 ＞上　下葉区

左肺：上舌区
　　　下舌区

右肺
左肺 ＞前肺底区

右肺：内側肺底区

右肺
左肺 ＞後肺底区

右肺
左肺 ＞外側肺底区

図3　体位排痰法（本蔵，1993[1]）を一部改変）
排痰を目的とする部位を最高位にした体位をとり，重力を利用して気道内分泌物を移動排出させる．
➡はそれぞれの場合の圧迫や軽打部位であるが，手法の選択には児の状態を考慮する必要がある．

(田角　勝／医師)

II-臨床編
Chapter-2

小児の摂食嚥下機能の評価・検査・診断

評価・診断のしかた
─臨床での診察の流れ

摂食嚥下運動は①先行期（認知期），②準備期，③口腔期，④咽頭期，⑤食道期の5期に分けることができ，特に咀嚼を伴う摂食嚥下動作では咀嚼を行いながら食塊が咽頭に移送されていくことが知られています．このなかで，②準備期と③口腔期で営まれる咀嚼などの動作は生後の発達や学習を経て獲得される機能であり，口腔を中心とした「感覚-運動体験」が大きな役割を果たします．重要な点は，摂食嚥下機能の基本は乳幼児期の体験や学習を通して獲得されるとともに，口腔や咽頭などの形態も著しい成長変化が起こることです．そのため，機能や形態の成長発育を視野に入れた適切な評価・診断を行うことが必要になります．

評価・診断と対象法の考え方[1]

　小児の摂食嚥下機能は哺乳から離乳を経て咀嚼・自食などの機能を獲得していきます（**図1**）．そのため，摂食嚥下機能の評価や診断を行う場合，摂食嚥下の動きのどの段階や場面に問題があるか，現在の機能は発達段階のどのあたりに相当するかを判断する必要があります．

　脳性麻痺やさまざまな染色体異常など，運動機能発達の障害を伴う場合は嚥下機能や捕食機能に問題がある場合があります．また，自閉症スペクトラム障害などをはじめとする知的障害を伴う場合には，咀嚼や自食機能の発達に障害が認められる場合があります．身体・精神ともに重度の発達障害を伴う重症心身障害児では，摂食嚥下機能の基本的な発達や嚥下・呼吸などを司る中枢神経系の障害によって嚥下反射が減弱していることもあり，定型発達児にみられるような摂食嚥下機能の発達が停止あるいは遅滞する原因となります．

　したがって，小児の摂食嚥下障害への対応では，現在の症状への対処だけではなく，定型発達児の摂食嚥下機能の発達段階を参考にしながら，短期的と長期的な目標を定めて機能発達・獲得を促すアプローチが重要となります．

小児の摂食嚥下機能評価のポイント

　「食べる」という行為は，摂食嚥下機能だけでなく，歯列や口腔などの「形態（器官）」，本人や保護者の「意欲（食欲）」が重要な役割を果たします．そのため，評価に際しては

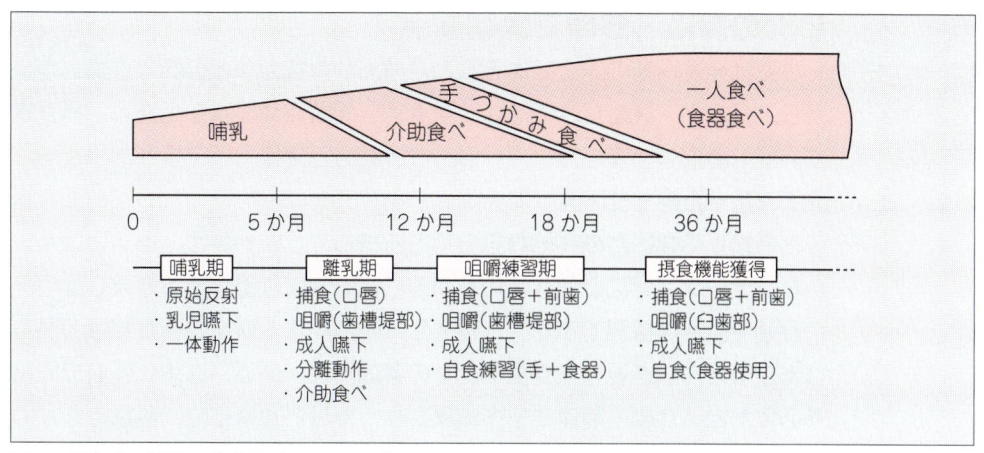

図1　摂食嚥下機能の生後発達(向井，1994[2])

生活背景やリズムなどについても把握することが第一になります．そして，機能評価においては，摂食嚥下機能そのものの診断，これに影響を与える諸要因（食事時の姿勢や食具，食事の供し方，食形態など）を把握することが大切です．特に，摂食嚥下機能の発達は粗大運動などの全身発達と関連が深いこと，さまざまな学習を通した感覚入力（特に触圧覚）と運動とが関連しあって目的に合った運動に統合していくことから，日常生活における感覚遊び

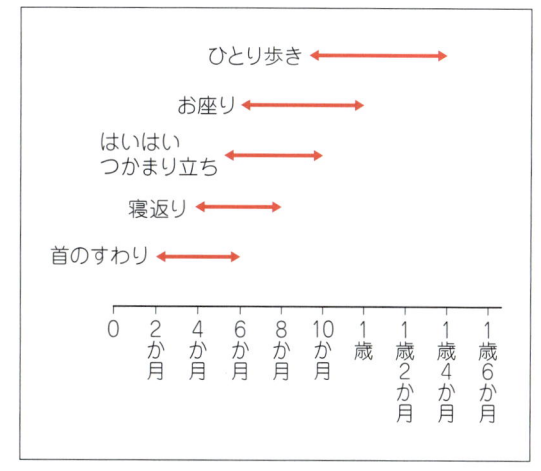

図2　粗大運動の発達過程

の不足や不適切な食環境・食内容などの感覚-運動体験不足，誤学習の繰り返しが摂食嚥下機能の発達に大きく関与していると考えられます．

　そのため，先天性疾患を含む発達上の障害が原因となる摂食嚥下障害の場合，粗大運動発達の程度や口腔領域の感覚遊びの有無を医療面接にて確認し，摂食嚥下機能発達に関連する感覚-運動体験がどの程度行われているかを把握することが大切です．そのため，児の全身的な発達を聴取することも必要になります（**図2**）．このような感覚体験が不足している場合，口腔周囲や口腔内の触覚過敏が生じることもあり，食物や食具，あるいは経口摂取そのものへの拒否として表面化することがあります．このような例では，楽しい場面であるはずの食事（経口摂取）が不快となり，児本人だけでなく保護者にも食事の時間が負担となることもあります．

小児の評価・診断で大切な点

　小児は発達段階の途上であること，体力や免疫力などの面で予備力が少ないことなどから，摂食嚥下機能だけではなく全身的な問題点や症状を把握し，摂食嚥下機能の診断や評価に必要な検査を行い，総合的な診断を正確に行う必要があります．特に，重度の先天疾患や全身的な障害がある場合，小児科をはじめとした多くの診療科に通っていることも珍しくないため，それらの科と連携して診断や評価，あるいは今後の摂食嚥下リハビリテーションに必要な情報を得ることを念頭に置いておきましょう．摂食嚥下障害の評価や診断は重要ですが，口唇や舌の動き，嚥下機能の検査だけで決定されるわけではありません．必要な栄養量や全身の運動発達，あるいは消化吸収の問題なども考慮する必要があるため，関連する多職種がしっかりと連携して，生活のなかの食事を支援するための評価・診断を行うことが大切です．また，摂食に関わるこれまでの病歴として，哺乳や離乳の進み方で困ったことがなかったか，経管栄養や拒食などの時期があったかなどを聴取することが必要です．特に，小児は家庭，地域療育センター，特別支援学校など年齢や疾患によっても利用する施設が変わることがあるため，これらの生活背景や問題点を把握するためにも保護者や施設関係者とも連携を取ることが不可欠となります．

診察の流れ[1)]

　医療機関における摂食嚥下機能評価の流れの一例を示します（図3）．医療面接や他施設からの診療情報，口腔内診査結果などをもとに臨床判断を行い，摂食嚥下機能の評価を行うために医療機関ではスクリーニングテストや検査を実施します．医療機関以外

```
医療面接：日常生活状態，食事量・時間・不快事項，介助状態，
　　　　　摂取食物内容，服薬状況，身長，体重など
　↓
一般診査：身体所見，全身状態，神経学的所見，意識障害程度，
　　　　　ROM（頸部，顎関節），姿勢（上肢，下肢，体幹），
口腔内診査：触覚異常，原始（哺乳）反射残存，口唇・舌の可動域（ROM），
　　　　　　異常運動，麻痺部位と程度，口腔乾燥，オーラルディスキネジア
〔臨床判断〕↓
一次スクリーニングテスト：RSST，頸部聴診法，MWST（改訂水飲みテスト），
　　　　　　　　　　　　　味覚刺激による嚥下誘発テスト
〔機能評価〕↓
二次スクリーニングテスト：段階的フードテスト，頸部聴診法，US
機能観察評価（摂食状況）：摂食動作評価（食事前・中・後），
　　　　　　　　　　　　　口腔運動機能評価，パルスオキシメーター
検　査：VF，VE
〔診　断〕↓
口腔のケア：プロフェッショナルケア，ホームケア
歯科治療対応：機能援助装置〔Hotz床，PAP（舌接触補助床），PLPなど〕
摂食機能療法：食環境，食内容，機能訓練（間接的訓練，直接的訓練）
```

図3　摂食嚥下障害とその対応（昭和大学歯学部口腔衛生学教室）（弘中ほか，2005[8)]）

(療育施設や福祉施設，特別支援学校などの教育施設)で評価を行う場合，これらの機能評価などの一部は実施できないため，どのような場面や機関で対応するかによって実施できるものを適宜選択してください．

一般診査

　ここでは全身的な状態や姿勢などの評価を行いますが，特に重要となるのは姿勢保持や頸部の関節可動域(ROM)です．脳性麻痺やてんかんなどを伴う児では，座位やボールポジションを保持することができないことがあります．さらに，側彎などの体幹の変形，上肢の運動障害などによって胃食道逆流や自食機能などの問題を生じることがあるため，どのような姿勢で摂食を行っているか，姿勢保持にどのような問題があるかを評価することが重要です．また，体幹と同様に頸部の角度も嚥下機能に大きく影響するため，摂食嚥下障害への対応として姿勢調節を行うことが多くありますが，てんかんや呼吸の状態によっては頸部が伸展しており前傾させることが困難な例があります．

口腔内診査

　口腔内または口腔周囲の診査では，触覚刺激への感覚異常(過敏)や鼻呼吸の可否，舌や口唇の可動域や原始反射の有無などを確認します．また，中枢神経系の障害を伴う児の場合は下顎の不随意運動(オーラルジスキネジア)や開口範囲に注意します．触覚刺激への感覚異常は，出生後から長期にわたる経管栄養や上肢の運動障害などにより口腔領域への感覚体験の不足によって感覚入力への過敏な反応によって生じることがあります．口腔周囲や口腔内に感覚異常が強く残存していると，食具や食物，あるいは介助の受容が困難となり，適切な摂食機能発達を促すことが難しくなります．また，原始反射が残存していると離乳が進まず，適切に食物を捕食したり嚥下に移行したりすることができません．そのため，これらの感覚入力への反応を評価することが適切な摂食支援の基礎となります．

　また，口腔乾燥や唾液の分泌の状態も摂食嚥下機能に影響します．重症心身障害児では，口呼吸や口唇閉鎖不全，服薬の影響などで口腔内が乾燥しやすい状態になることがあります．呼吸と嚥下の協調が難しい場合には持続的に痰や唾液を吸引することがありますが，持続吸引によって口腔内の乾燥が生じることもあります．適当な量の唾液は食塊形成などの咀嚼・嚥下機能を営むうえで重要であるだけでなく，口腔内の免疫や呼吸器への感染予防としての役割もあるため，口腔粘膜や唾液の評価は重要な点となります．ほかにも，歯列や咬合状態，口蓋の形態，口腔清掃状態なども確認する必要があります．

一次スクリーニング

　第一段階での検査では，食物を用いずに摂食嚥下機能の評価を行います．医療面接や診査によって誤嚥などの重篤な摂食嚥下機能障害が疑われる場合は，VF・VEといった精密検査が必要となりますが，どちらの検査が適切か，どのような条件下で検査を行う

かを事前に検討しなければいけないため，一次スクリーニングによって検査の適応などを判断することがまず必要となります．一般的な一次スクリーニングとしては，反復唾液嚥下テスト（RSST）や改訂水飲みテスト（MWST）などがありますが，精神遅滞を伴う児や発達障害児ではテストへの協力が得られない場合が多いため，これらが実施できる機会は少ないと考えられます．実際の診察では，ガムラビング法や味覚刺激によって刺激唾液を分泌させ，その嚥下を評価する手法が用いられることがあります．刺激唾液を嚥下する際，聴診器を用いた頸部聴診法を併用することで，唾液嚥下の様子をより正確に評価することができます．唾液嚥下が困難な場合や誤嚥が強く疑われる場合，実際に食物を用いる二次スクリーニングに移行せず，精密検査に進むことも考慮します．

二次スクリーニング

一次スクリーニングで唾液嚥下が問題ないと評価された場合，食物を実際に用いて行う二次スクリーニングを実施します．このときに使用する食物は，主訴や機能評価の内容によって適宜選択する必要があります．たとえば，水分の嚥下を評価する際にも，そのままの水分を使用するか，増粘剤を添加するかなどの判断を行います．この検査によって，対象児の摂食嚥下機能の全体を評価し，機能獲得がなされたところや不全がみられるところを把握します．しかし，外部観察によって評価を行うため，不顕性の誤嚥や咽頭期の問題など適切な判断ができないこともありますので，VFやVE，頸部聴診法など，他の検査方法と組み合わせて評価を行うことが大切です．

摂食動作の評価

これまでの情報やスクリーニングなどの結果から経口摂取が可能と考えられる場合，実際に摂食場面を観察して摂食嚥下機能の評価を行います（図4）．検査では咽頭期を中心とした嚥下機能の評価がおもですが，摂食動作の評価では口唇・舌・顎などの動作とそれらの協調運動を観察します．食物の流れに沿って評価するほうが理解しやすいため，安静時，捕食時，咀嚼時，嚥下時などに分けて評価していくことがよいでしょう．各部分の評価を総合し，現在の問題点だけでなく今後の目標や主訴を考えた発達支援の視点からの摂食嚥下機能の診断へと繋いでいきます．それに基づき，目標を達成するための摂食支援・指導計画を立案します．

診断後の対応

診断に基づき，児の摂食嚥下機能や口腔の形態や口腔清掃状態への対応，さらには食環境や食内容への介入が行われます．摂食機能療法が摂食嚥下リハビリテーションの中心となりますが，口腔の形態は小児期に成長変化するため，機能面と合わせて再評価が必要になります．また，呼吸器感染症の原因を取り除くため，全身状態を健康に保つため，また口腔内の感覚を最大限に使用するためにも口腔清掃について指導しましょう．

（大岡貴史／歯科医師）

【摂食に関する既往歴】
○哺乳期間　：　　　　　　　　～
　　　　　　：（母乳・人工乳・混合）
○経管栄養期間　：　　　　　～
　　　　　　　　～
○離乳開始時期　：　　　　　歳　　か月
○指しゃぶり期間　：　　　～　　　　，現在（＋・－）
○玩具しゃぶり期間　：　　　～　　　　，現在（＋・－）

【摂食等の現状】　No.1
○栄養摂取法（経管・哺乳・経口）
○経管：1回注入量　ml（　回/日）合計　ml/日（　kcal/日）
　（ミルク・牛乳・ラクトレス・エレンタール・ペスピオン・
　　クリミニール・　　　　　　　　　　　　　　　　　　　）
○哺乳：1回哺乳量　ml（　回/日）合計　ml/日（　kcal/日）
○食物：1回摂取量　g（　回/日）合計　g/日（　kcal/日）
　　（スプーン　匙・茶碗　杯）
○間食：1日　回（内容：　　　　　　　　　　　　　　　　）
○食物形態：流動・ドロドロ・ペタペタ・軟食・刻み・少し軟ら
　か・普通
○水分摂取法　　　：経管・哺乳瓶・すい飲み・スポイト・ス
　プーン・ストロー・コップ（一口・連続）
○摂食姿勢：寝たまま・抱かれて・すわって（補助具；有・無）
○介助状態：全介助・手づかみ＋介助・食器＋介助・汚すが自食・
　上手に自食
○介助方法：不要，後方・側方・前方，顎介助（有・無），口唇介助
　（有・無）
○介助内容：体幹角度（適・不適；　　　　　　　　　　　　　）
　頸部角度（適・不適；　　　　　　　　　　　　　　　　　　）
○食事時間：～15分・～30分・～45分・～60分・60分～
○粗大運動機能　　　　：頸定不可・頸定可・座位・つかまり立ち・
　介助歩行・独歩
○全身の緊張　　　　　　　：低・普・強
○薬剤服用：抗痙攣剤（＋・－）その他（　　　　　　　　　　）
○身　長：＿＿＿＿cm，体重：＿＿＿＿kg
○生活リズム：不良・やや良・良
○睡眠リズム：不良・やや良・良
○体　調：不良・やや良・良
○食　欲：不良・やや良・良
○便　通：不良・やや良・良，下痢（常に・時々・無）

【現　症】
○過敏症状
　全身（－・±・＋）手指（－・±・＋）顔面（－・±・＋）
　口腔周囲（－・±・＋）上唇（－・±・＋）下唇（－・±・＋）
　舌（－・±・＋）口腔粘膜（－・±・＋）
○鼻呼吸：（できる・できない），（する・しない）
○原始反射
　探索反射（－・±・＋）口腔反射（－・±・＋）
　吸啜反射（－・±・＋）咬反射（－・±・＋）
○形態
　咬合状態：（過蓋・正常・開咬・反対・交差・　　　　　　）
　口蓋形態：（高・普・低），狭窄（強・普）
　歯の萌出状況：
　形態異常：無・有（小顎症・唇裂・口蓋裂・軟口蓋裂・　　　）
○流涎：量（無・少・多），時期（　　　　　　　　　　　　　）
○反射反応
　嘔吐反射（－・±・＋），嚥下反射（－・±・＋），
　開口反応（－・±・＋）
○哺乳状態：吸啜力（普・弱・無），口唇閉鎖（－・±・＋）
○全身緊張：（－・±・＋・＋＋）
○口腔関連筋のトーヌス：（強・普・弱）

【口腔諸器官の動き】
○口唇閉鎖
　安静時：（－－・－・±・＋・＋＋）
　水分摂取時：（－－・－・±・＋・＋＋）
　捕食時：（－－・－・±・＋・＋＋）
　処理時：（－－・－・±・＋・＋＋）
　嚥下時：（－－・－・±・＋・＋＋）

○口角（頬）の動き：（ほとんど動かない・水平左右対称・左右非対称
　複雑）

○舌運動機能
　動き：（前後・上下・側方）
　突出：安静時：（－・±・＋・＋＋）
　　　　水分摂取時：（－・±・＋・＋＋）
　　　　捕食時：（－・±・＋・＋＋）
　　　　処理時：（－・±・＋・＋＋）
　　　　嚥下時：（－・±・＋・＋＋）
○顎運動
　動き：（単純上下・移行・側方臼磨）
　　　　スプーン咬み（頻繁・時々・稀・無）
　顎のコントロール：固形物摂取時（不良・やや良・良）
　　　　　　　　　　水分摂取時（不良・やや良・良）
○嚥下
　喘鳴：（無・稀・時々・頻繁），喉の緊張：（無・稀・時々・頻繁）
　むせ：（無・稀・時々・頻繁），
　　　：時期（　　　　　　　　　　　　　　　　　　　　　）
　　　：食物の種類（　　　　　　　　　　　　　　　　　　）
　嘔吐：（無・稀・時々・頻繁），
　　　：時期（　　　　　　　　　　　　　　　　　　　　　）
　　　：食物の種類（　　　　　　　　　　　　　　　　　　）
　痰（咽頭部分泌物）：量（無・少・多），粘度（弱・強），
　　　　　　　　　　　食物混在（無・少・多）
　嚥下回数：（普・少・無），速度（普・遅），1回処理量（普・少）

○口腔内での食物処理法
　口腔内貯留：（無・稀・時々・頻繁）
　丸のみ込み：（無・稀・時々・頻繁）
　吸啜動作：（無・稀・時々・頻繁）
　逆嚥下：（無・稀・時々・頻繁）
　顎下の膨らみ：（無・稀・時々・頻繁）
　乳児嚥下：（無・稀・時々・頻繁）
　送り込み：（良・やや良・不良）
　（蠕動様運動）
　食塊形成：（良・やや良・不良）
　成人嚥下：（可・時々可・不可）
　押しつぶし：（可・時々可・不可）
　咀嚼：（可・時々可・不可）
　咀嚼リズム：（良・やや良・不良）
　前歯咬断：（可・時々可・不可）
　臼歯での臼磨：（可・時々可・不可）

○他の特徴的な動き：

図 4　摂食機能評価用紙（発達期用）（金子，1987[9]）
昭和大学歯学部口腔衛生学教室で用いているものの一部を抜粋．
※細目（評価基準）に関しては金子，1987[9]を参照のこと．

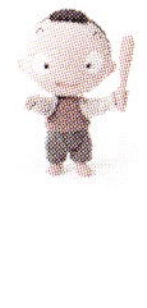

II-臨床編 Chapter-2

小児の摂食嚥下機能の評価・検査・診断

小児の摂食嚥下障害におけるさまざまな検査法

摂食嚥下機能の検査にはさまざまな方法があります（表1）．しかしながら，検査方法のなかには患者の協力が必要なものも多く，すべての検査法が利用可能とは限りません．特に，中途障害患者や高齢者に対して広く用いられているスクリーニング方法について，小児ではその協力度の低さから，多くの場合，他の検査方法と組み合わせて評価・診断を行っているのが実際です．ここでは，スクリーニング方法も含めて，小児で多く用いられる検査方法について概説します．

嚥下造影[2]【詳細はVFの項を参照】

嚥下造影（videofluoroscopic examination of swallowing；VF）は，摂食嚥下機能検査の最も重要な検査方法であり，ゴールドスタンダードとも呼ばれます．被験者に造影剤を含む食品（液体・固体）を食べてもらい，口への取り込み（捕食）から嚥下終了までの過程を評価します．すなわち，口腔，咽頭，喉頭，食道の範囲の摂食・嚥下にかかわる動きについて，エックス線透視画像を用いて観察する方法です．レコーダーに画像記録を残すことで，複数名の評価者による評価も可能です．

検査の目的には，「診断のための検査」と「治療のための検査」の大きく二つがあります．前者は形態や機能障害の評価・診断のための検査であり，後者は適切な食形態，姿勢，代償法が有効であるかを評価するための検査です．小児においては，検査室という特殊環境への適応が難しいことや，検査食品の拒否，造影剤の使用制限（バリウムの肺

表1 摂食嚥下障害のさまざまな検査法（弘中，2006[1]より一部改変）

検査室で行う検査法	どこでも行える検査法
嚥下造影	嚥下内視鏡検査
マノメーター	pHモニター
上部消化管造影検査	頸部聴診法
CT	外部観察による機能評価
MRI	パルスオキシメーター
超音波画像診断検査	その他の各種スクリーニング検査（MWST，フードテストなど）
	（超音波画像診断検査）

内への長期残留，ヨード系造影剤の苦味など），被曝時間の問題などがあり，さまざまな配慮が必要となります．

嚥下内視鏡検査[3]【詳細は VE の項を参照】

　嚥下内視鏡検査（videoendoscopic examination of swallowing；VE）は，装置がコンパクトで，在宅やベッドサイドでも利用可能なこともあり，摂食嚥下機能の評価・診断に，近年よく用いられています．鼻咽腔喉頭ファイバーを用いて，鼻咽腔閉鎖機能，声門閉鎖機能，唾液や分泌物の貯留，食物の喉頭残留などを直視下に観察・評価することが可能です．現在は，標準化された手順が示されています．

超音波画像診断検査（US）【詳細は US の項を参照】

　超音波画像診断検査（US）は，被曝の危険性がなく，操作が簡単なことが特徴です．大型の装置からコンパクトな装置まであります．特にコンパクトなものは在宅やベッドサイドへの持ち運びが可能です．この検査法も VE と同様に，日常摂取している食品を検査食としてそのまま用いることが可能です．
　矢状断面では舌尖から舌根にかけての波動運動による食塊の移送運動の評価を，前額断面では舌中央部の陥凹形性の観察により，食塊形成の動きの評価を行います．低年齢の児では下顎が小さいことから，その大きさに合わせてより小さなプローブ（接触子）が必要となります．

24 時間 pH モニター[4]

　誤嚥性肺炎の原因の一つに，胃食道逆流（GER）があります．GER では食道内に胃酸を中心とした胃内容物が逆流するため，食道炎を生じたりします．さらに咽頭部まで逆流して，その一部を誤嚥した場合には，強酸が肺に侵入するため高度の炎症を生じます．
　幼児期までは食道と胃食道吻合部の神経支配が不完全なため，過緊張や体位変換などによって GER はしばしば生じます．そのため，24 時間 pH モニターによって，食道への酸の逆流状況を連続的に観察する検査が行われています．また，GER の評価にエックス線検査が用いられることも多く，上部消化管造影も併せて実施されることが多い検査です．

頸部聴診法[5]【詳細は頸部聴診法の項を参照】

　頸部聴診法（cercical auscuitation）とは，食物を嚥下するときに咽頭部で生じる嚥下音と，その前後の呼吸音を頸部にて聴診する方法です．聴診器という臨床の現場にお

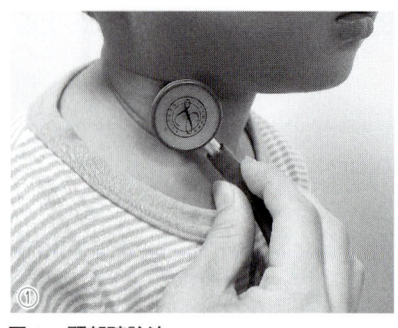

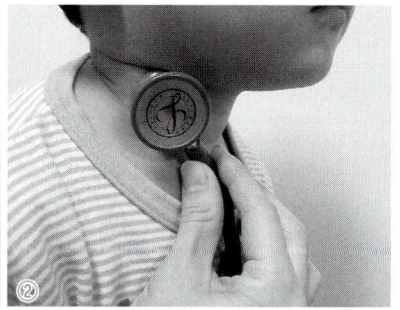

図1 頸部聴診法
モデルは4歳男児．身長104cm　①：新生児用　②：小児用

いて容易に手に入る検査機器を用いて，非侵襲的に誤嚥や喉頭侵入，下咽頭部の分泌物や食物の残留を判定し，摂食嚥下障害のスクリーニングを行います．ベッドサイドや診察室において簡便に実施できるため，摂食嚥下障害の診断の一助として，小児の臨床では外部観察評価とともに用いられています．

検査方法の実際は，まず聴診器を患児の頸部に聴診器をあて，介助者などの介助により食物を摂取してもらい，評価者が嚥下音と呼吸音を聴診します．小児の場合には，頸部の長さがないこと，頸部の安定性に乏しいことから，新生児用または小児用の聴診器が適しています（**図1**）．

パルスオキシメーター

食事は呼吸機能と協調しながら営まれる機能であり，摂食嚥下障害のある小児の場合，何らかのトラブルを生じたときには呼吸動態にまず症状が現れてきます．パルスオキシメーターは，摂食場面での呼吸動態のモニターとして，またその他の検査・訓練を実施するときの呼吸動態のモニターとして用いられます．現在では，比較的安価な機器も販売されており，在宅にてパルスオキシメーターを使用している小児も多くなっています（**図2**）．

摂食場面では，経皮的動脈血酸素飽和度（SpO_2）が90％以下，または安静時（初期値）より1分間で平均が3％低下するときは，摂食を中止する必要があるとされています．長時間の食事では循環動態が悪化したり，疲労がみられることからSpO_2が低下することもしばしば観察されます．適切な食事時間の設定を行うための目安にも利用可能な検査方法ともいえるでしょう．

外部観察による機能評価[6]

摂食嚥下障害があり経口摂取を実施している場合には，実際の摂食場面を観察して摂

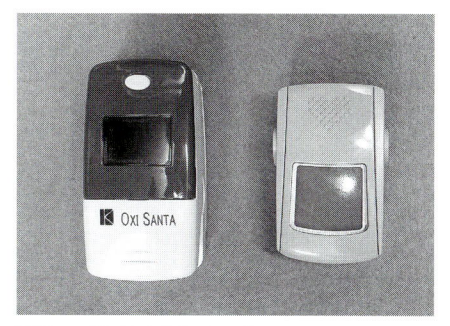

図2　パルスオキシメーター

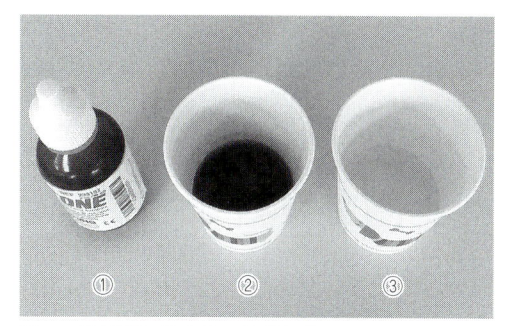

図3　歯垢顕示液を用いた着色水テスト
①：歯垢顕示液　②：歯垢顕示液により着色された検査食
③：着色前の検査食

食嚥下機能を評価することは大変重要です．多くの評価・検査方法は少なからずある程度の侵襲を伴いますが，外部観察による機能評価ではまったく侵襲がないことも小児の機能評価に多く用いられる理由の一つです．

機能評価は患児が安定して食べている日常の状況を評価しなくては意味がありません．診察室や病棟では，日常と違った環境であることから，緊張により普段の状況を反映していないこともあります．保護者にあらかじめ自宅での食事場面をビデオに撮影してきてもらうなど，正確な機能評価を行う工夫が必要です．また，基礎疾患や粗大運動発達の程度によっても，特徴的な症状がみられることがあります[7]．

外部観察による機能評価を実施することによって，嚥下機能，口唇閉鎖機能，舌運動機能，顎運動機能の発達評価を実施することは，小児の摂食機能療法を行ううえで必須の評価項目といえるでしょう．

着色水テスト

気管切開後に気管カニューレが挿入されている場合には，全身状態が安定していれば，気管カニューレを挿入したままで経口摂取を開始することがあります．この場合，唾液や食物などが気管に入っていないか評価することが重要です．経口摂取した食物が気管カニューレから吸引されて検出されることもありますが，より明確に評価できるものが着色水テストです．

着色水テストの一つにblue dye marker法[8]があります．その変法として10%インディゴカーミン溶液の代わりに歯垢顕示液を用いて評価することも可能です（図3）．この方法では，口腔内の歯垢も着色されるため，摂食嚥下機能の評価とともに保護者に対して口腔ケアの指導を行うことができます．

その他の検査法（喉頭挙上の触診，MWST，FTなど）

その他の検査法として，CTやMRIが基礎疾患の精査のために一般的に用いられます．

解剖学的な欠損や疾病部位の特定などのために広く利用されています．

　また，小児に利用可能な検査法として，一般エックス線撮影法（swallowing X-ray examination）[9]があります．VFでは透視を行うために長時間（10～30分）座っていなくてはなりませんが，被曝や撮像の関係から保護者による抱っこも難しいのが実際です．しかし，一般エックス線撮影法では，撮影時の数秒で検査が終了します．ただし，2回の撮影間に生じたエピソードが記録できないこと，VF同様に造影剤の選択に配慮が必要なことを忘れてはいけません．

　また，ここまでに述べていませんが，喉頭挙上の触診，改訂水飲みテスト（modified water swallowing test；MWST）[10]，フードテスト[11]（詳細はフードテストの項を参照）なども比較的多く用いられている方法です．

　以上，検査方法について概説しましたが，摂食嚥下機能は環境にも左右されやすいものであり，検査する時間帯や場所によっては正しい機能の評価・診断が難しいこともしばしば経験します．そのため，単一の，また単回の検査に固執することなく，複数の検査を組み合わせて，正確な評価・診断を導き出すことができるように配慮する必要があります．また，別の日に再検査を行うことが必要となる場合もあります．

　誤嚥が強く疑われる患児を評価，診断するときには，検査時にモニタリング機器や吸引器，酸素が使用できる環境を整えておくことはいうまでもありません．短時間，かつ安全に検査を実施することが小児の現場では大切です．

（石川健太郎／歯科医師）

II-臨床編
Chapter-2

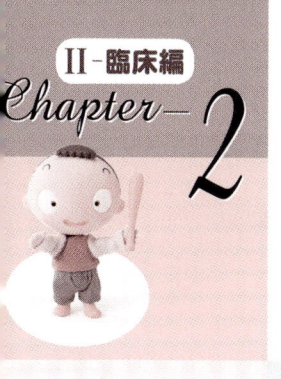

小児の摂食嚥下機能の評価・検査・診断

嚥下造影（VF）の実際

嚥下造影（videofluoroscopic examination of swallowing；VF）は，準備期から食道期までの諸器官（口唇，舌，軟口蓋，舌骨，甲状軟骨，食道など）の動作と食物の流れを観察できる検査方法です．VFは，誤嚥や喉頭侵入の有無を評価するだけでなく，食事姿勢や食形態，一口量などの検討や訓練効果の評価にも用いられます．摂食嚥下リハビリテーションを安全に実施するうえで，大変有用な検査方法の一つです．

嚥下造影（VF）とは

VFは摂食嚥下障害の診断やリハビリテーションを進めていくうえで有用な検査です．誤嚥の有無の確認だけでなく，その防止方法も評価・検討することが可能であり，より安全に食事を進めていくために必要な情報を提供してくれます．特に，不顕性誤嚥（silent aspiration）はVFでしか確認することができません．しかし，被曝の問題や非日常的な環境下（検査室，検査食）での機能評価であることから，小児にとって負担になるという一面もあります．そのため，VFを施行する場合は，医療面接，スクリーニング，診療室での食事評価を確実に行ったうえで，適切な時期に検査目的を明確にして効率よく行うことが求められ，その判断が重要となってきます．

小児の摂食嚥下障害に対するVFとは

小児の場合，成育過程や経口摂取経験など疾患や全身状態によって個人差が大きく，一律の条件，手順で検査を行うことは非常に困難です．そのため子供の年齢や体格，障害の状態に応じて検査の工夫が必要となってきます．特に，精神面でのストレスを避けるために，検査場面に母親など日常介助している人に立ち会ってもらうことや，実際に介助してもらうことが必要となってきます．小児のVFで発生する問題点と解決方法について，表1を参考にして下さい．

準備物

VFを行ううえでは，検査機器，記録機材，検査食，吸引器，モニターが必要です．

表1　小児のVF時における問題点と解決策

問題点	解決策
姿勢保持の困難	VFチェア、座位保持椅子、クッションチェアなどの使用
検査食 （造影剤の味，食形態）	日常摂取している食品を用いる 複数の食形態を準備する
環境変化への対応	好きな音楽を流す 事前に検査室に入って慣らす 日常の介助者にも立ち会ってもらう
拒否（啼泣，過緊張）	検査する食材を好む味から行う 過緊張が緩むまで待つ 日常的な筋緊張があれば，時間帯を調整する

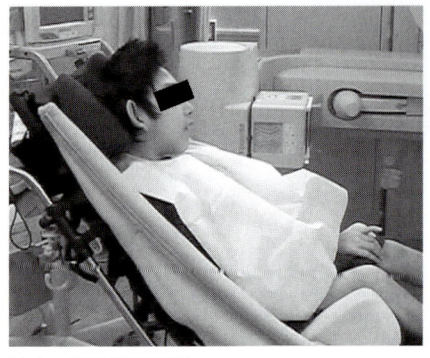

図1　座位保持椅子

　これらは小児の検査に限らず必要な物品であり，詳細は日本摂食嚥下リハビリテーション学会が発表している嚥下造影の標準検査法[1]を参考にしてください．以下に，小児のVFで考慮が必要な内容について示します．

エックス線テレビ装置とVFチェア

　エックス線テレビ装置は成人のものと同じですが，姿勢保持のためのVFチェアは個々に調整が必要な場合もあります．姿勢調整のためには，タオルやクッションなどが必要です．VFチェアと比較して座位保持椅子（図1）を利用すると普段の食事場面（頭部の安定，体幹角度など）を再現しやすい場合があります．ただし，座位保持椅子が大きすぎる場合，エックス線テレビ装置の管球とエックス線蛍光増倍管装置（エックス線受信器）の間に設置困難なこともあるので事前のチェックが必要です．

記録装置

　嚥下運動は1秒以内で行われることが多く，嚥下機能の診断には動画を記録する装置が必要です．小児のVFでは，不随意運動による体動やけいれん発作，その他の影響（途中で泣き出す，開口拒否，誤嚥による検査中止など）により試行回数が限られるケースが多くみられます．記録は，エックス線動画だけでなく，ビデオカメラなどを用いて検査時の様子（動画や音声）が記録できるように工夫が必要です．

検査食

　使用する造影剤は成人のVFと同様に，硫酸バリウム，低浸透圧の非イオン性ヨード剤（イオパミドールなど）を用います．誤嚥の疑いが強く，咳嗽力も弱い場合は，「流動性の高い」「侵襲性の低い，もしくは副作用の少ない，もしくは肺炎発症が低い」非イオン性ヨード剤を用いる場合が多いです．

　食材は，ある程度の基準食〈水分，粘度を調整した水分（トロミ水），ゼリー（咽頭部を重みでスムーズに通過する程度～ベタつき，ザラつきがなく粘膜につきにくい程度の

もの）と普段の食事が必要です．基準食は，摂食嚥下機能の評価・診断だけでなく，複数回の VF によって訓練効果の判定も可能です．小児にとって味の問題は検査をスムーズにすすめていく上で大切であり，日常的に摂取している食形態や味などを使用し拒否が少ない食品を検査食として選択することが必要です．

検査の手順について

VF の説明と同意書の作成

検査の前に患者（または保護者，介護者）に検査の目的，造影剤の副作用を説明する必要があります．特に，「安全に経口摂取するためにどのような工夫が必要か」を調べることを十分に説明し，普段の食事姿勢，食形態を確認しておくことが必要です．

検査時間

小児の生活リズムや食事時間を考慮して，覚醒状態のよい空腹時に検査の時間を設定する必要があります．発作，過度の筋緊張を抑制するための抗てんかん薬は，服用後に眠気を誘発することもあるので，検査時間の調整をしてください．

事前の準備

検査の前には口腔内をチェックし，必要に応じて口腔や咽頭の汚れや貯留物を清掃・吸引します．口腔内を清潔にすることで，摂取する食物の物性を感じとりやすくすることも有益です．また，検査中に誤嚥や咽頭貯留物の除去が自発的にできない場合もあるので，吸引器の準備，口腔内の残留物を吐き出させるための膿盆なども準備が必要です．呼吸状態が不良な場合は，酸素モニターや酸素吸入ができる環境設定も考慮する必要があります．

検査姿勢

姿勢は，日常の摂食姿勢を基準に調整します．小児の場合，頸定不良や不随意運動によって姿勢保持が困難な場合があります．そのため，安定した姿勢の調整や座面・背面の角度調整が可能な椅子（クッション）の準備が必要です．しかし最も重要なのは，検査中に緊張しない環境を準備することであり，必要に応じて保護者にも検査室内に同席してもらうこともあります．このような場合には，保護者への妊娠の確認やエックス線による被曝の防護を確実にする必要があります．

検査手順

通常 VF では，側面像の撮影から評価を行います．まず，はじめに構造物の動作（舌，軟口蓋，舌骨挙上など）を確認し，次に検査食を摂取させます．小児では指示動作による確認が困難な場合が多いため，味覚刺激などで唾液分泌を促し，空嚥下の動きから構

造物の動作の確認を行います．検査食は，検査目的に応じて食形態を選択します．検査後は撮影した動画をみせながら，保護者や介護者（および本人）に，検査結果と今後の治療方針について説明します．摂食嚥下リハビリテーションを効果的に進めていくには，保護者の理解が最も重要ですので，検査後の説明をわかりやすく行うことがとても重要になっていきます．

検査結果から摂食機能療法へ

VF の評価項目および嚥下各期に認められる症状については，図2，表2[2,3)]に示しま

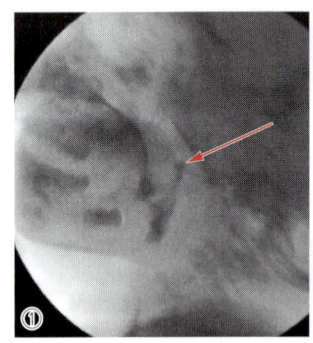

1 歳男児（脳性麻痺）
嚥下時鼻咽腔閉鎖不全（矢印）

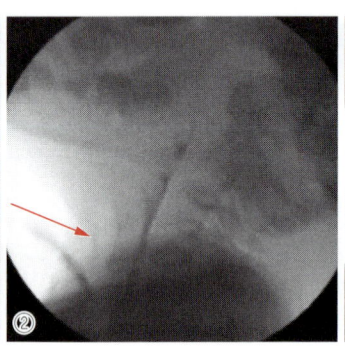

6 歳男児（脳性麻痺）
嚥下時誤嚥（矢印）

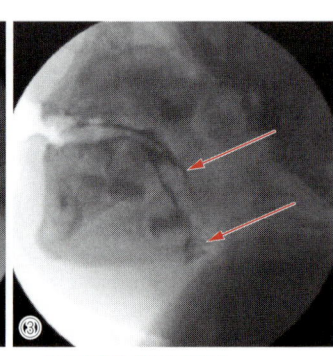

2 歳男児（脳性麻痺）
嚥下後口腔・咽頭残留（矢印）

図2　VF 所見

表2　VF で認められる各期における症状（Arvedson，2002[3)] より一部改変）

口腔期	咽頭期	食道期
口唇閉鎖不全	嚥下反射の遅延	上部食道括約筋の開大不全
口腔内への残留[*1]（図2-③）	喉頭蓋谷への貯留	食塊移送の遅延
舌の機能不全[*2]	梨状陥凹への貯留	胃食道逆流（GER）
むせ	鼻咽腔閉鎖不全[*3]（図2-①）	
舌の後方の動きが弱い	喉頭侵入[*4]	
口腔相通過時間が遅い	喉頭蓋下面の造影剤のコーティング	
	喉頭前庭，声帯上へ	
	誤　嚥[*5]（図2-②）	
	誤嚥に対する反応	
	誤嚥物をクリアできるか	
	咽頭壁の動き	
	嚥下後の残留[*6]（図2-③）	
	喉頭蓋谷への残留	
	梨状陥凹への残留	
	残留物の除去	

[*1] 多くは舌の機能不全（舌による移送不全）による．
[*2] 舌による移送不全や奥舌の挙上不全などを評価する．
[*3] 食物形態によっては食物が鼻漏することがある．
[*4] 声帯より上に検査食がとどまった状態で，喉頭蓋下面から声帯上への検査食の流入をさす．
[*5] 声帯を越えて，検査食が気管へ流入した状態．小児の場合は，後方の気管壁に誤嚥を認めることが多い[2,4)]．誤嚥は，嚥下前・嚥下中・嚥下後のどこに認められるか評価する．
[*6] 交互嚥下や空嚥下で残留物がクリアできるか評価する．

す．検査結果より，食事姿勢，食物形態，一口量，必要な訓練を選択し，今後の治療方針を立案，実施します．保護者（介護者）が摂食嚥下障害の要因と治療内容を理解するまで繰り返し説明が必要な場合もあります．

　また，小児のVFにおける評価方法についての研究報告は成人の報告より少なく，成人の評価方法に準じて行っています．その際，小児と成人の解剖学的な違い，粗大運動発達，精神発達を理解し，原疾患による嚥下障害の特徴を把握しておくことが必要です．

　小児のVFの注意点として，①姿勢，②検査食，③その他の手順として日本摂食嚥下リハビリテーション学会からの報告[1]にもまとめられているので参考にして下さい．

（村田尚道／歯科医師）

Advanced 1　指示嚥下と自由嚥下

嚥下の様式には「指示嚥下」と「自由嚥下」があります．指示嚥下は，口腔内に食物を保持した状態から，「嚥下してください」という指示により意識的に嚥下を行うときにみられます（図1）．

一方，自由嚥下とは，普段の食事時のように，自由に咀嚼・嚥下したときの様式をさします（図2）．自由嚥下を行うと，咀嚼中に食塊が舌根を越えて咽頭に流入する様子（咀嚼中の咽頭流入）がみられます．また，食物の種類や性状により，自由嚥下のプロセスも異なることもわかっています．

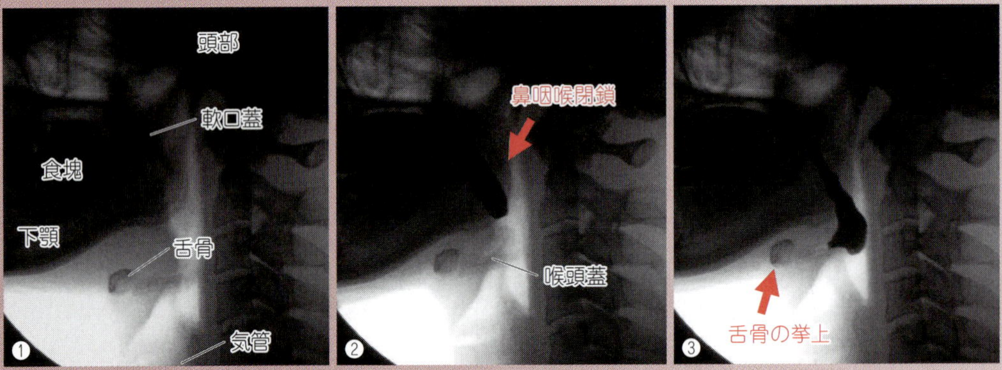

準備期　　　口腔期　　　咽頭期

①準備期（咀嚼し食塊を形成する）．
②食塊が咽頭に移動．舌骨は斜め上方に移動し軟口蓋が閉鎖する．
③食物は咽頭に移動．

図1　指示嚥下（成人／固形食）

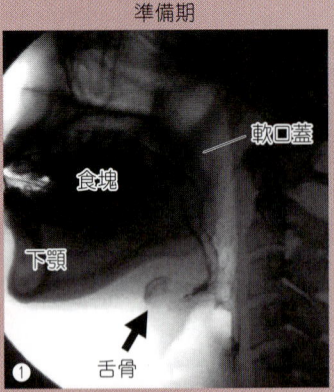

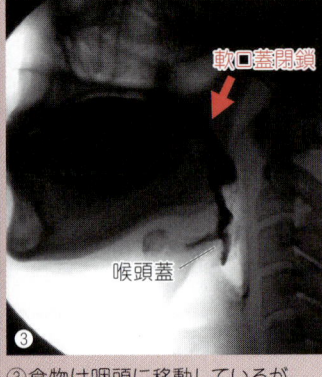

準備期　　　咽頭への食物の流入　　　咽頭への食物の流入

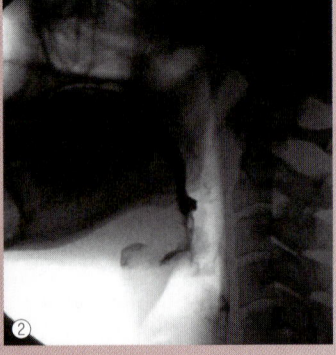

①準備期（咀嚼し食塊を形成する）．
②食塊の一部が咽頭に移動（stage Ⅱ transport）．
③食物は咽頭に移動しているが，食物は口腔内にも残る．軟口蓋は閉鎖している．

図2　自由嚥下（成人／固形食）

Ⅱ　臨床編

図1，2に成人の指示嚥下および自由嚥下の流れを示しました．

（田角　勝／医師）

（写真提供：阿部伸一先生）

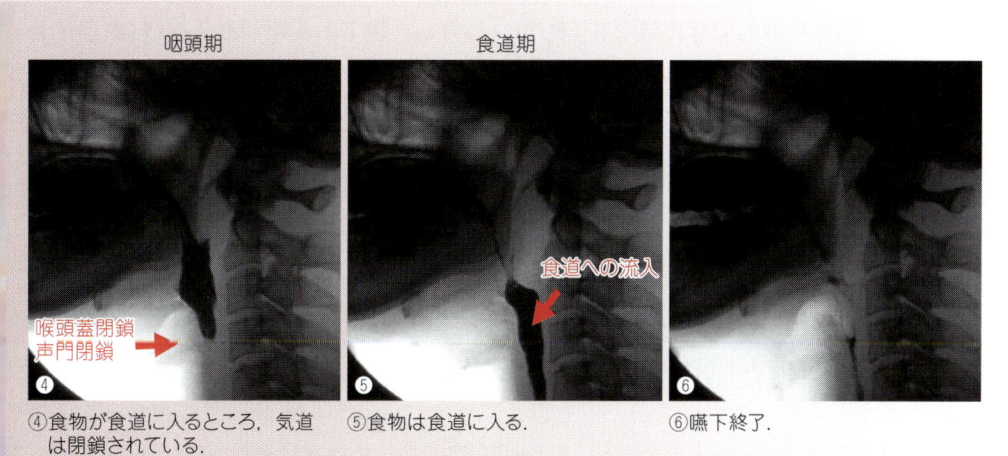

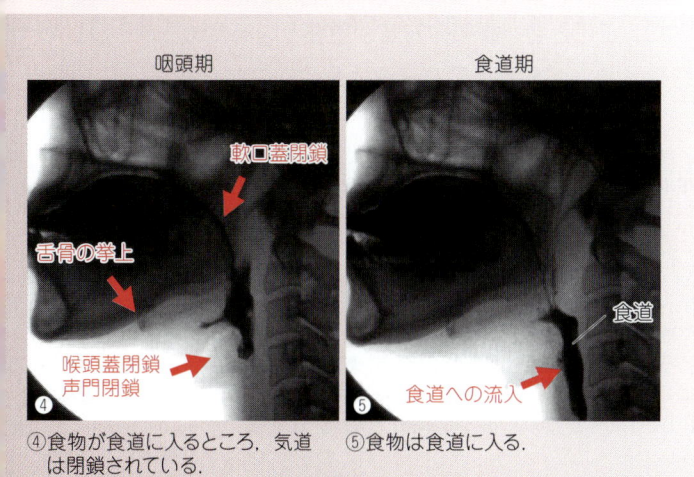

咽頭期　　　　　　食道期

④喉頭蓋閉鎖　声門閉鎖
⑤食道への流入

④食物が食道に入るところ，気道は閉鎖されている．
⑤食物は食道に入る．
⑥嚥下終了．

咽頭期　　　　　　食道期

軟口蓋閉鎖
舌骨の挙上
喉頭蓋閉鎖　声門閉鎖
食道
食道への流入

④食物が食道に入るところ，気道は閉鎖されている．
⑤食物は食道に入る．

Chapter 2―小児の摂食嚥下機能の評価・検査・診断

II-臨床編 Chapter-2

小児の摂食嚥下機能の評価・検査・診断

嚥下内視鏡検査（VE）の活用法

嚥下内視鏡検査（video endoscopic examination of swallowing；VE）は，鼻咽頭喉頭ファイバー（内視鏡）を用いて声門閉鎖機能，唾液や分泌物，食塊などの咽頭残留などを直視下にてみることができる検査法です．嚥下造影（VF）と異なって，①検査室に入らなくてよい，②時間・場所に制限がない，③好みの食品で検査ができる，といった点において，嚥下障害の診断には有効な方法です（表1）．しかし，嚥下の瞬間がみえない（ホワイトアウト），食道期の評価ができないという欠点もあります（表2）．

検査方法

VEに用いられる内視鏡はファイバースコープが一般的で，耳鼻咽喉科用の直径4 mm以下のものが用いられます．現在，最も細いもので直径1.8 mmしかないものもあり（図1），小児にもより苦痛が少ない工夫ができるようになりました．また，先端にCCDカメラを内蔵した電子スコープも普及するようになり，画像精度もあがりましたが，まだ先端部が4 mm近くあるため，乳幼児に使用するのは難しくなっています（図2）．

基本的な方法は，摂食嚥下機能を評価するため座位あるいはリクライニング位（食事の姿勢）をとってもらい，左右鼻孔のうち通りのよいほうより内視鏡を挿入していきます（鼻息鏡を用いると便利です）．このとき，頭部の安定が重要となるため，あらかじめ，ヘッドレスト付きの座位保持椅子や，ベッド上でバスタオルや枕などを利用して，頭部

表1　嚥下造影（VF）と嚥下内視鏡検査（VE）の比較（藤島，2005[1]）

項目	VF	VE
被曝	あり	なし
患者の苦痛	△	△
手軽さ・時間的制約	×	◎
実際の摂食時評価	×	◎
口腔評価	○	×
咽頭・喉頭評価	◎	◎
食道評価	◎	×

表2　VEの特徴

利点	欠点
・被曝がない ・時間と場所の制約がない ・実際の食事場面で評価が可能 ・粘膜や唾液の状態が直視下に評価できる ・食塊の進行方向からの直視下の観察が可能	・嚥下の瞬間がみえない（ホワイトアウト） ・声門下への誤嚥を見落とす危険性がある ・口腔期から咽頭期，食道期への大きな流れが把握できない ・ファイバースコープ挿入による局所粘膜損傷の可能性や痛みなどがある ・ファイバースコープの違和感が嚥下に悪影響を及ぼす可能性がある

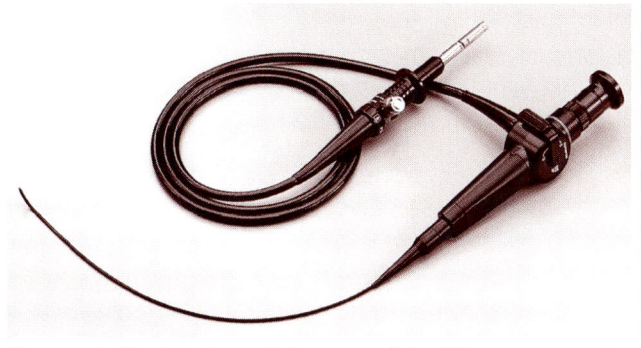

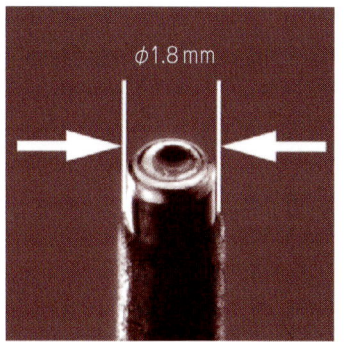

図1 VEに用いられるファイバースコープの一例（ENF Type XP）

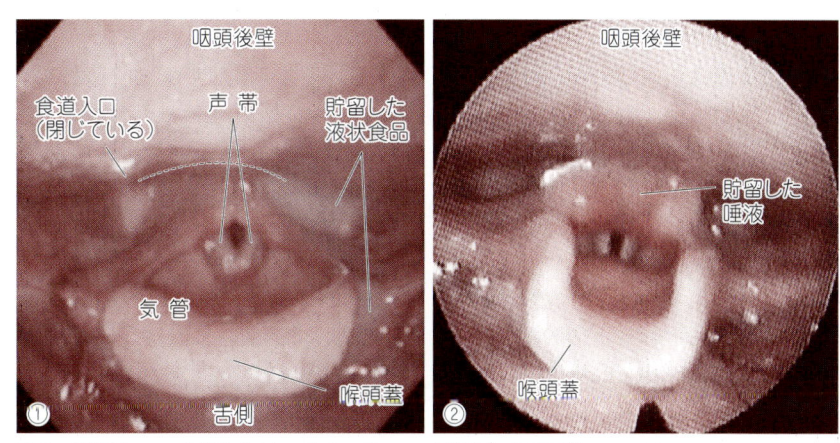

図2 電子スコープ（①）とファイバースコープ（②）による画像
近年，電子スコープ（①）は解像度がよいため，成人ではよく利用されているが，鼻孔の大きさを考慮すると，小児では直径の小さいファイバースコープ（②）の有用性は高い．しかし，画質は電子スコープに劣る．

をぐらぐらさせずに安定させることが重要です．

　最初に，軟口蓋付近では嚥下による鼻咽腔閉鎖機能を確認して，さらに内視鏡を進めて，咽頭・喉頭の形態，色，分泌物，残留物，貯留物を確認します．小児の場合，発語による声帯の動きを確認するのは難しいことが多いのですが，可能ならば「アー」「イー」などを発音してもらい，声門閉鎖機能を確認します．高度の誤嚥が疑われない場合には，介助者に安全な食物から順に小児へ検査食を食べさせてもらい，咽頭残留などがないかを確認します．また，咽頭部の知覚や反射を検査することも重要で[2]，喉頭蓋や梨状陥凹などに空気や水を滴下するなど，さまざまに工夫された方法もあります．

　検査中には，息こらえや血圧の低下が生じる場合もあるため，可能なかぎりパルスオキシメーターを装着し，SpO_2を計測しながら行うとよいでしょう．介助者に適時，口腔内や咽頭部の吸引を行ってもらうことも重要です．検査後はすばやく内視鏡を抜去し，小児のバイタルサインが安定していることを確認したあと，内視鏡の洗浄を行います．

表3　術者への注意事項

- ファイバースコープは折れやすいため，患児につかまれないよう，取り扱いに注意する
- 表面麻酔を多くすると咽頭・喉頭まで表面麻酔が浸透してしまうので，必要最小限量に注意する
- 協力の得られない患児に対しては，場合により頭部の固定など，介助者の手を借りる必要がある
- 合併症として，失神発作，鼻出血・咽頭出血，声帯損傷などもあるので注意する
- 咽頭分泌物が多い患児には，不用意に行うと気管内に挿入してしまうので注意する
- 障害児などには，ファイバーの鼻翼固定・レストをしっかりと行う必要がある
- 太すぎるファイバーは，嚥下運動も阻害するので注意する
- 刺激により嘔吐反射が誘発される可能性もあるので注意する

※その他，詳細については日本摂食・嚥下リハビリテーション学会医療検討委員会「嚥下内視鏡検査の手順2012改訂」参照のこと．

介助者への注意事項

表3に，VE時の検査者への注意事項をまとめました．

最後に，咽頭・喉頭部には特徴的な疾患が多いため，耳鼻咽喉科の専門的な評価を受けてから，摂食嚥下障害の評価・診断を行うのが適切と考えます．

(弘中祥司／歯科医師)

II-臨床編 Chapter-2

小児の摂食嚥下機能の評価・検査・診断

超音波画像診断（US）検査の活用法

超音波画像診断（ultrasonography；US）検査は，超音波を用いて体内の様子を外部から観察できる方法で，母胎内の胎児の様子を観察するときにも用いられています．摂食嚥下機能の検査では多くは超音波探触子（プローブ）を顎下部から当てることによって，おもに安静時，咀嚼時，食塊形成時，食塊移送時の舌の動きの評価に用いられます．US検査によって，舌運動機能不全の診断資料が得られるほか，舌の筋機能訓練における継時的変化からその効果の評価，適した一口量，食物形態の選択・指導などにも用いられます．

超音波画像診断（US）検査の特徴

USはVFのような被曝，検査室等の制限がなく，非侵襲で簡便性に優れた検査法です．さらに摂食嚥下時の舌運動をリアルタイムで観察できますが，舌などは動きが速いため通常は録画した画像上で観察評価します．

検査場所

小型で持ち運びが可能な装置も多くあるため，特別な検査室に入らなくてもベッドサイド，チェアサイド等での検査が可能です．

姿勢

顎下部にプローブを固定すること以外，特に姿勢の制限はありません．プローブにはさまざまな形や大きさがあるので，小児から成人まで，ほぼ日常の食事姿勢での検査が可能です．

食べ物

USで食物自体の動きを観察することはあまりなく，口腔内で処理や移送段階の舌運動を観察評価するため，普段食べている食物を使いその際の舌運動を描出します．食物自体の動きを観察する場合には，水分がhigh echo像として描出されるため，検査食として用いられることが多くあります．

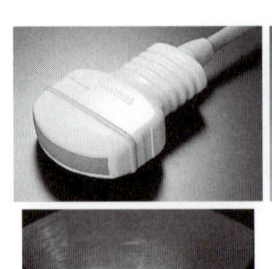

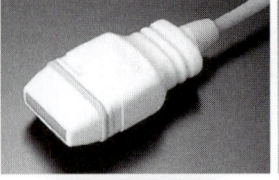

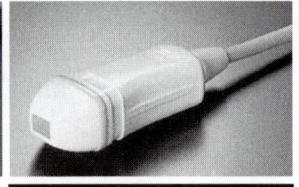

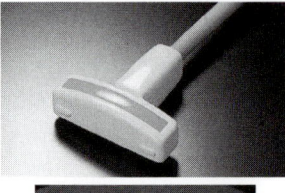

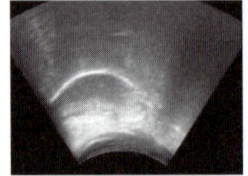

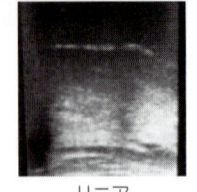

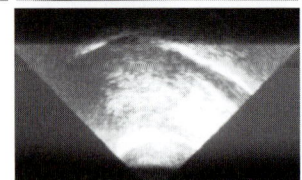

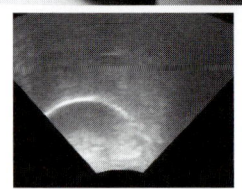

図1 プローブの種類とエコーウィンドの形態
コンベックス　　リニア　　セクタ　　マイクロ
（画像提供：村田尚道先生）

プローブの種類

　プローブの種類は，プローブ内の振動子の動きによって，コンベックス型セクタ電子走査型（コンベックス型），リニア電子走査型（リニア型），位相制御型セクタ電子走査型（セクタ型）等があります（**図1**）．口腔内の舌運動を観察する場合，通常は顎下部からプローブを当てるため，成人ではコンベックス型，小児ではマイクロ（コンベックス）型やリニア型が多く用いられています（**図2**）．

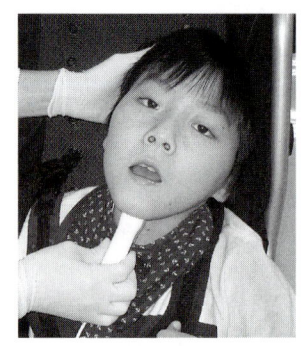

図2　US検査の様子
検査者は頭部が後傾しないように保持し，大きさの適したプローブを顎下部に当てる．

検査方法の種類

　USには**表1**に示す方法があります．口腔内の観察はおもにBモード（brightness mode），Mモード（motion mode）で行います．Bモード画面（**図3**）には舌背面がhigh echo像（白線）として描出されます．骨（口腔領域では下顎骨や舌骨）や空気層は超音波を通しにくいためエコー像を結ばず，黒く抜けた状態で表示されます．

　Bモード画像上では，舌運動の観察評価，断面の計測が可能です．また，嚥下時の舌骨の動きも陰影を用いての観察評価が可能です．

表1　US検査の種類

Bモード （brightness mode）	得られた超音波の反射を明るさ（輝度）に変換して2次元の画面に表示する．摂食嚥下機能評価では頻用される
Mモード （motion mode）	横軸が時間で，縦軸が決められた物体の変位（距離変化）が表示される．Bモード画面に示されるカーソル上の時間的な動きの観察に使用される
Dモード （doppler mode）	運動する物体の速度が計測できる．血流などに使用されているが，食塊移送速度などの評価について研究されている[9]
3D/4D超音波画像 （3D/4D-US）	立体構築可能な超音波診断装置・プローブを用いてBモード画像画像から三次元構築することで立体的な観察や任意断面の計測ができる．胎児や心臓，腫瘍などの形態観察に用いられているが，口腔内への応用として発音時や食塊形成時の舌形態評価について研究されている[6,7]

Ⅱ　臨床編

Mモード画像上では，時間経過とともに舌の任意の部位がどのように動いたか上下運動で表示されます（☞図7参照）．そのためMモード画像上では，運動した距離や時間，速さの計測が可能です．Bモード画像とMモード画像では上下反転しているので，舌が挙上されるとMモード画面では下方に波ができます．

図3 Bモード画像とトレース像（※アミの部分は骨や空気による陰影部）
舌背面で超音波が強く反射するため，舌背面は白線で示される．

舌機能の評価

舌矢状断面の動き[1]

舌の前方（舌尖）から後方（舌根）にかけての動きを観察するときに用います．プローブが大きい場合は顎下部や喉頭運動を妨げないように，顎下部正中を避けやや側方から舌背面正中部が描出されるようにプローブを傾けます[2]．

嚥下時には，舌尖部から舌根部にかけ順次，舌背面が口蓋に押しつけられる動き（蠕動様の動き）が観察されます．またhigh echoを呈するような水分等では，それに伴って後方へと移送される動きが観察されます（図4）．哺乳時には，舌の波状様の動きが連続してリズミカルに観察されます（図5）．

また舌を大きく前方に出し，舌根部へと食物を落とし込む，いわゆる逆嚥下では嚥下時に舌根部を上下させる動きが観察されます（図6）．

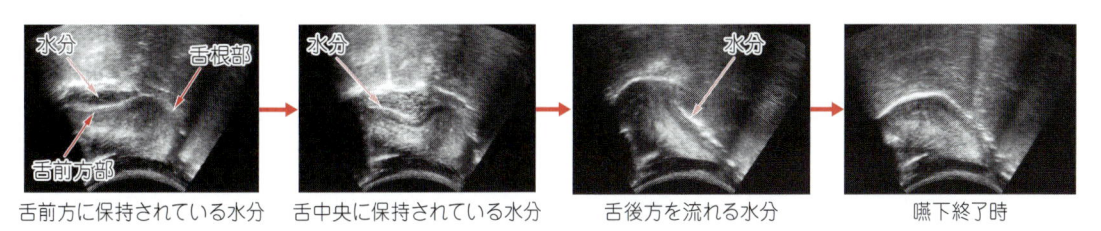

図4 矢状断面画像の嚥下時の舌運動の様子（Bモード）
舌が前方から後方へと順に口蓋にに押しつけられ，水分が後方へと移送される様子が観察される．

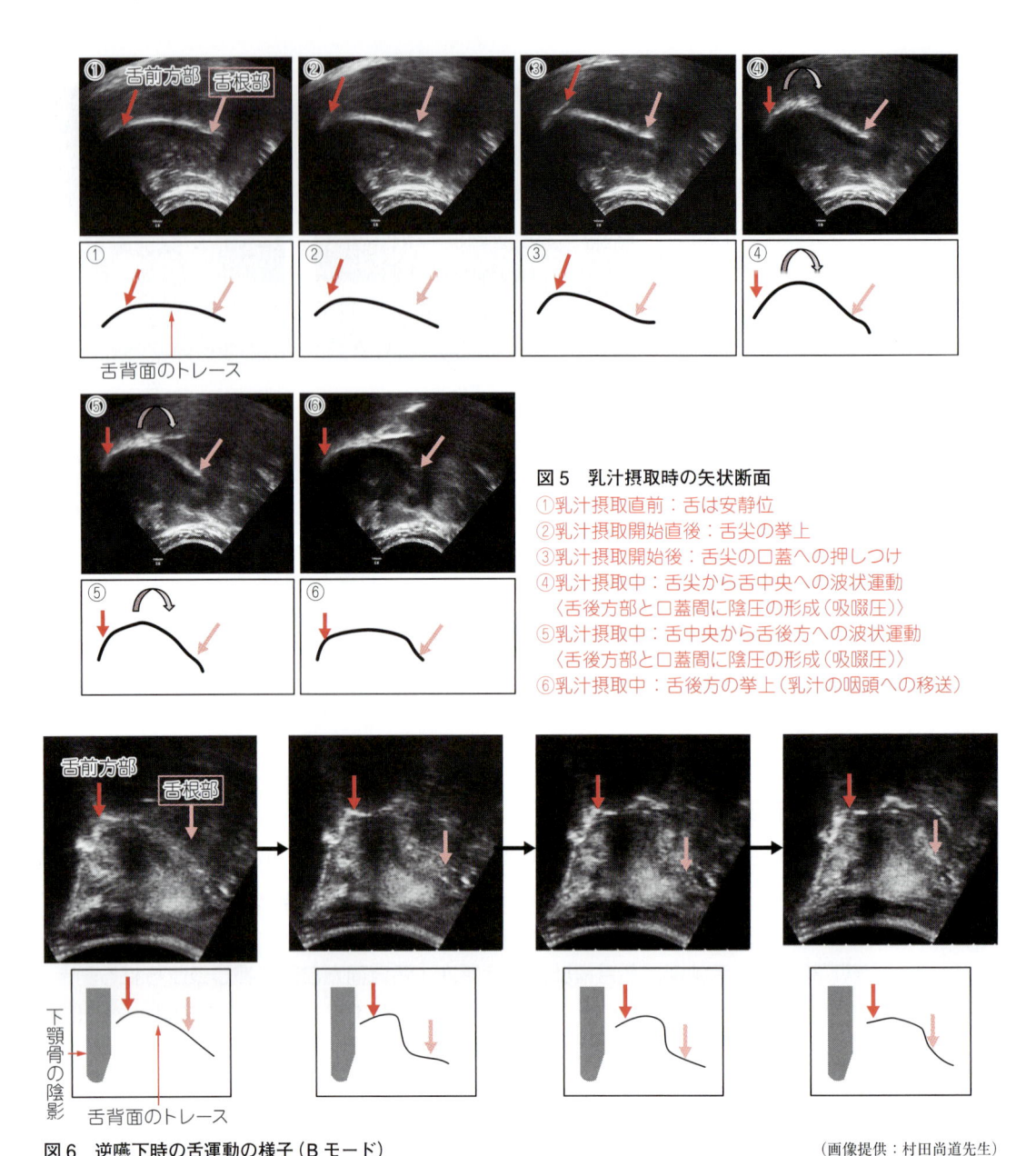

図5　乳汁摂取時の矢状断面
①乳汁摂取直前：舌は安静位
②乳汁摂取開始直後：舌尖の挙上
③乳汁摂取開始後：舌尖の口蓋への押しつけ
④乳汁摂取中：舌尖から舌中央への波状運動
　〈舌後方部と口蓋間に陰圧の形成（吸啜圧）〉
⑤乳汁摂取中：舌中央から舌後方への波状運動
　〈舌後方部と口蓋間に陰圧の形成（吸啜圧）〉
⑥乳汁摂取中：舌後方の挙上（乳汁の咽頭への移送）

図6　逆嚥下時の舌運動の様子（Bモード）　　　　　　　　　　　　　　　　（画像提供：村田尚道先生）
舌の前方部はほとんど動かず，舌根部を大きく下方へ押し下げて，食物を送り込んでいる様子が観察される．

舌前額断面の動き（図7）[3～6]

　舌の左右の動きや陥凹（舌正中部のくぼみ）が観察されます．プローブは，口腔底の空気層の影響を避けるため，成人ではたいてい下顎左右第二小臼歯または第一大臼歯（6歳臼歯）近心を結ぶライン上に当てます．小児の場合は，第二小臼歯に相当しますが，顎が小さくプローブを当てるのが困難な場合は適宜観察可能な位置を探して設定します．

　咀嚼時の前額断画像には，舌が作業側（噛んでいる側）に傾く様子が観察されます．口腔期では，舌の左右側が口蓋と接触し，正中部に陥凹をつくり，咀嚼された食物が舌

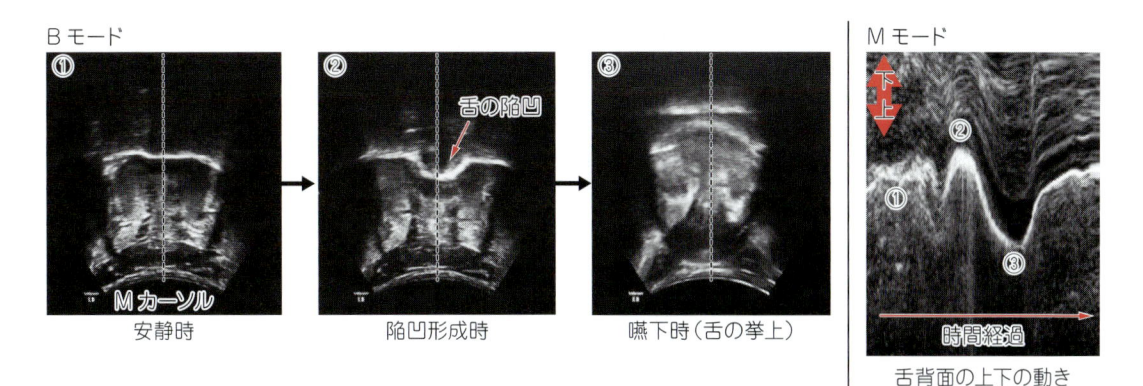

図7 前額断面画像での嚥下時の舌運動の様子
口腔内撮影時にBモード画像を反転させているため、カーソル上の舌が下方に動くと、Mモード上では舌背面の軌跡は山を描くように上方に記される。
嚥下時は、Bモード画像では、舌背面の正中部に陥凹が形成され、食物をまとめる様子が観察される。Mモード画像では、時間経過(①~③)とともに、舌背面の正中部に上下運動が観察される。

背面の正中部に食塊として形成される動きが観察されます。哺乳時には、舌で乳首を口蓋へとリズミカルに押しつける動きが観察されます。舌の動きが悪い場合や、陥凹形成が不十分だと食物が口腔内に散らばり、嚥下後も口腔内に残ります。

その他USの活用法

舌の観察評価においてはBモード画像を3次元立体構築することが可能[7]となったことから、3次元~4次元画像上での評価も行われています。これまでの2次元画像では評価不可能であった断面からの評価や立体的に観察評価する研究が進められています。さらに舌のみならず咽頭や食道をUSを用いて観察評価することも可能[8]となり、摂食・嚥下機能における咽頭期・食道期評価への活用が今後期待されます。

US検査時に必要な工夫

検査時には、プローブと接触する皮膚面に空間ができないよう顎下部に密着させる必要があります。プローブには超音波エコー用のジェルを塗布し皮膚面との間に空気層がないようにします。また喉頭運動等を妨げないために超音波エコー用ジェルパッドを用いてもよいでしょう。またプローブの当てた位置が変わらないように後方・側方から顎介助を行うように頭部と顎を固定するなどの工夫が必要になることもあります。

また小児に用いるプローブは通常、成人に用いるようなコンベックス型では大きすぎるため、小さく顎下部に当てやすい形状のものを適宜選択する必要があります。特に乳児の顎下部にはほとんどスペースがないため、顎下部にプローブを当てるときは、嚥下運動に影響を与えないように注意します。

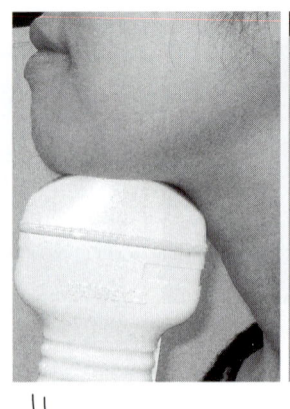

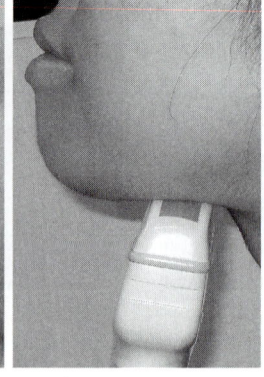

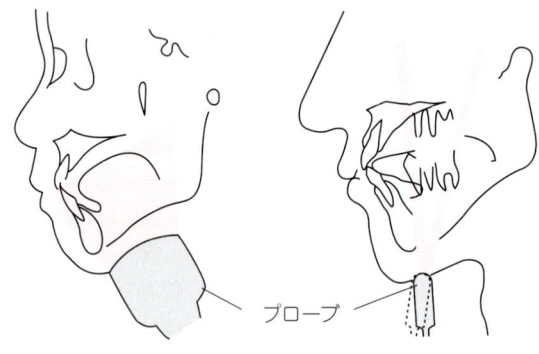

図8 プローブを当てる位置
①オトガイ正中部を基点に，正中矢状面→下顎下縁と側方に移動させ，舌背面正中部を描出する様に矢状断面に対して傾ける．
②舌下部の空気層や嚥下時の顎・前頸部の動きによる陰影を避けるため，プローブを当てる部位や回転によりエコーウインドウを設定する．

　プローブを当てる位置は，観察する断面によって2通りがありますが（**図8**），乳児の前額断面を観察するときは，口腔底前方部の空気層が描写野に入らないように，プローブを当てる角度を後方に傾けるなどの工夫が必要です．

治療時の使用方法

　哺乳不全については，乳首の形態や大きさの変化による，哺乳時の舌運動の違いを評価することで，最適な乳首を選択することが可能です．食物物性や一口量についても，摂食・嚥下時の舌運動を評価することで，最適な食物や量を選択します．
　また，口蓋の形態異常や舌機能の発達が未熟なため舌が口蓋とうまく接触できない場合については，舌接触補助床（PAP）の使用効果についての評価を行います．

（渡邊賢礼／歯科医師）

II-臨床編
Chapter-2 小児の摂食嚥下機能の評価・検査・診断

その他の摂食嚥下機能の検査法 ―フードテスト・頸部聴診法

摂食嚥下機能検査の目的は障害を明らかにすることですが，検査にあたり最も重要なのは観察する目を養うことです．小児の場合は，特に発達的な視点から観察を行うことがポイントとなります．嚥下造影（VF）は摂食嚥下機能検査のゴールド・スタンダードといわれますが，VF適用となる場合も外部観察による評価に基づくことになります．ここでは，外部観察をサポートする検査法として，フードテストと頸部聴診法を紹介します．

フードテスト（食物テスト）

目的

フードテスト（食物テスト，food test；FT）は，口腔をしっかりと観察することで食塊形成や食塊移送の機能をみる検査です．Leopold[1]の摂食嚥下分類における，準備期や口腔期を評価するものです．本テストにより機能不全があれば，関連する器官の訓練法の候補を提示することも可能です．たとえば，嚥下した後，舌の表面や口蓋に食物が残留している場合（図1-①）は押しつぶし機能不全（+）で，おもに舌訓練が適応となります．また，口腔前庭（歯列の外側と頬の間）に食物残留があれば（図1-②）頬の協調不全（+）で，おもに頬訓練が適応となります．嚥下後の口腔内残留状態による評価についてを表1にあげました．

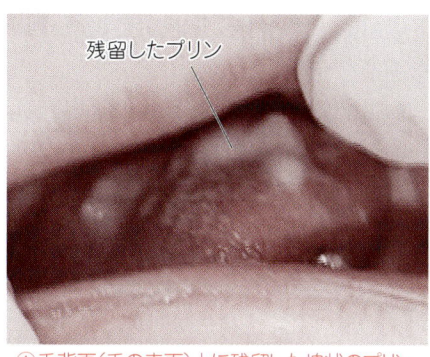

①舌背面（舌の表面）上に残留した塊状のプリン．　②口腔前庭（歯列の外側と頬の間）に残留した塊状のプリン．

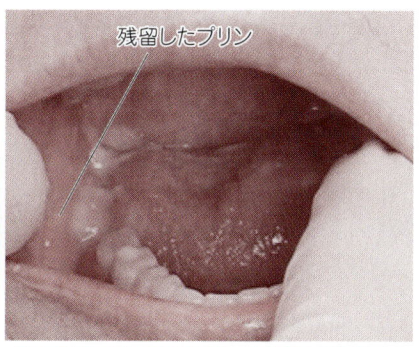

図1　口腔内に残留した食物の例

表1 嚥下後の口腔内残留状態からの機能評価（「テストフード」資料より）

残留箇所	評価
舌背面や口蓋	舌が口蓋へ押しつける力が弱いことによる食塊形成不全が疑われる
口腔前庭（側方）	頬の力が弱く，舌や頬と協調できないことによる食塊形成不全が疑われる
口腔前庭（前方）	口唇や舌の力が弱いことによる食塊形成不全，食塊移送不全が疑われる

口腔内残留があると，高率（70％）に咽頭残留が疑われる．

表2 フードテストの判定基準（ver.1）（藤島，2001[3]）

1. 嚥下なし，むせる and/or 呼吸変化
2. 嚥下あり，呼吸変化
3. 嚥下あり，呼吸良好，むせる and/or 湿性嗄声 and/or 口腔内残留中等度
4. 嚥下あり，呼吸良好，むせない，口腔内残留ほぼなし
5. 4に加え，反復嚥下が30秒間に2回可能

原法[2]は規定のテスト食を用いて，嚥下時の反応ならびに嚥下後の口腔内残留により5段階評価を行う手法ですが，小児では指示に従っての検査が困難な場合が多く，食事場面での観察がより重要となります．

手順と評価

まず原法を説明します（表2）．テスト食には市販プリンのつぶしたものを用意します．

●フードテストの流れ

①ティースプーン1杯（約4g）のプリンを普通に食べてもらいます．

②1回嚥下後，口腔内の残留を確認のうえ，反復嚥下を2回行わせます．

1回嚥下後に残留がある場合，反復嚥下により残留がクリアできれば4点となり，クリアできなければ3点以下となります．

③②とあわせ5段階評価を行います．

3点以下は咽頭期障害の評価も含まれるので，本テストは摂食嚥下機能の総合評価ともいえます．口腔内残留があり，かつ咽頭期も疑わしい場合は3点以下となり，注意を要します．

④評価基準が4点以上なら，最大2試行繰り返します．

⑤最も悪い場合を評点とします．

小児でもこのような5段階評価ができればよいのですが，口蓋裂など器質的な障害はともかく，中枢性発達障害の場合は，口唇閉鎖不全，舌突出，押しつぶし嚥下などの異常パターンを伴い，評価困難な場合がほとんどでしょう．このため，発達的視点に基づいた機能評価[4]が重要で，テスト食を食べている状況をしっかり観察しながら，現在の機能レベルを評価します（表3）．

表3 発達的視点に基づいた口腔諸器官の機能評価ポイント

口唇	舌	顎
口唇閉鎖（−） ↓ 口唇閉鎖（＋） 両側口角が均等に牽引 ↓ 口唇閉鎖（＋） 食物が存在する側の口角が主に牽引	前後が中心 ↓ 前後＋上下 ↓ 前後＋上下＋左右	単純上下 ↓ ↓ 側方運動伴う

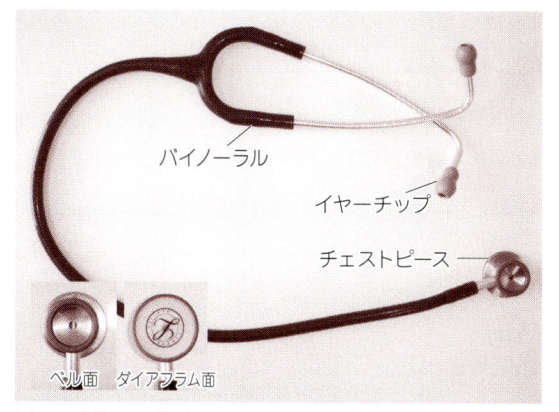

図2 聴診器の構造

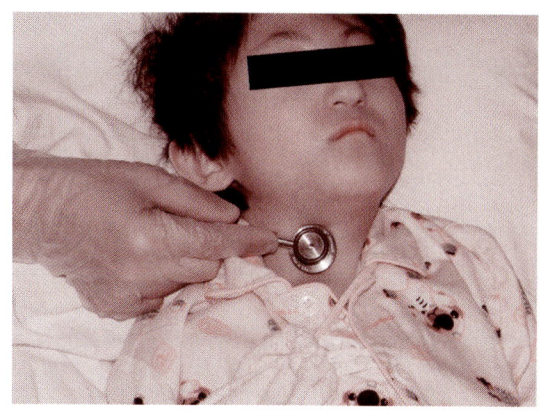

図3 頸部聴診の様子

頸部聴診法

目 的

　頸部聴診法は，前頸部へ聴診器をあて，摂食嚥下に伴う呼吸音，嚥下音を聴診し，外部観察として機能評価を補助する検査です．生体への侵襲がなく，食事場面を通じて必要なときに手軽に聴診できるため，摂食嚥下に伴う上気道（特に咽頭，喉頭，気管）の変化を推察することができ，モニタリングとしてもその意義は大きいと考えられます．

手順と評価

●聴診器の選択

　聴診器の形状を図2に示します．基本的にどのようなタイプでも頸部聴診には差し支えないのですが，心音など低調音を聴くのに適するベル面に比べ，呼吸音などの高調音を聴くのに適したダイアフラム面のほうが頸部聴診には適当です．また，前頸部は比較的チェストピースをあてにくい部位のため，ダイアフラム直径が小さい小児／新生児用聴診器のほうが頸部聴診にはより適しています．

●聴診部位

　基本的に，甲状軟骨側面の皮膚上で最も呼吸音が聴診しやすい部位が適当です（図3）[5]．目的に応じて一定時間チェストピースを保持します．その際，対象者の頸部が後屈し誤嚥しやすくなるので，過度な緊張を与えないよう配慮しながら，日常の頸部角度を心がけます．なお，摂食嚥下に伴う呼吸器のモニタリングを目的として聴診を行う場合は，前頸部のみならず，気管，肺野も聴診することが重要です．

●聴診音と症状の関連について

　聴診は「嚥下音」，「呼吸音」に加え，「咀嚼音」の聞き分けが必要で，これらは微妙に入れ替わりバランスを取っていると考えられています[5]．摂食嚥下障害者の場合，このバランスがさまざまに乱れるため，その聞き分けが重要です．

　一方，頸部聴診法による症状の判定は表4のようにまとめられており，参考になります[6]．

表4 頸部聴診による判定（高橋，2002[6)]をもとに作成）

嚥下音	・長い嚥下音（0.5秒以上） ・短い嚥下音 ・複数回の嚥下音 　➡舌の移送不全，咽頭収縮減弱，喉頭挙上不全，食道入口部弛緩不全の疑い ・嚥下時の泡立ち音（bubbling sound），むせに伴う喀出音 　➡誤嚥
呼吸音	・湿性音（wet sound） ・嗽音（gurgling sound） ・喘鳴・液体振動音 　➡誤嚥，喉頭侵入，下咽頭部の貯留の疑い

●**聴診の実際**

　基本的には，摂食前後の嚥下音と呼吸音の変化を知ることが重要です．摂食に伴い，視覚情報だけでなく，耳から情報を得てイメージを広げる，というのが実際でしょう．頸部聴診法を活用するためには，正常の音をしっかりと把握しておくことが重要です．このため，摂食前から痰や気道分泌物があまりにも多い場合は，呼吸音だけでなく嚥下音の聴診も不可能となるため，痰の吸引が必要となります．摂食前の環境は音響的にも基準となるため，なるべく上気道を清明にしておきます．

　このように，頸部聴診法の臨床的な意義としては，摂食に伴い，聴診でしか認知しえない呼吸音の変化を認識したり，あるいは食物の経口摂取への移行をアプローチする際に行うフードテストと併用することで呼吸音，嚥下音を把握しておけるため大変有用です．前述したように，診断というよりはスクリーニング的な意味あいが強いため，他の外部観察結果とあわせ，必要に応じてVF，VEを適用します．

（石田　瞭／歯科医師）

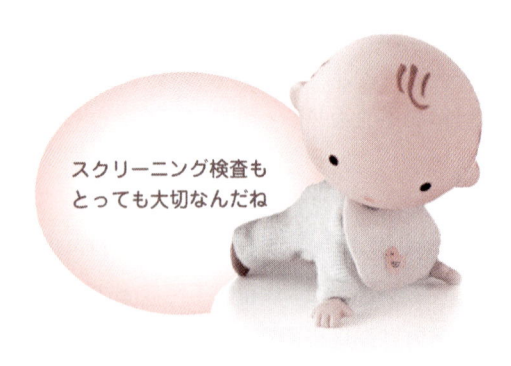

Side Memo 10
反復唾液嚥下テスト・改訂水飲みテスト

スクリーニングテストは安全，簡便，迅速，低コストで行うことができます．また，標準化された方法を用いることで，再現性や情報交換などに役立ち，医師や歯科医師以外のコメディカルやコデンタルスタッフでも行えるため，日常の場面でも検査することが可能です．

誤嚥のスクリーニング検査として代表的なものに，反復唾液嚥下テスト（RSST）と改訂水飲みテスト（MWST）があります．反復唾液嚥下テストは，筋ジストロフィー患者や小児の嚥下機能評価への応用も検討されており，改訂水飲みテストは障害児や気管切開を行っている患者に有効でスクリーニング検査として用いられています．しかし，これらの方法は，成人を対象として開発された方法であり，小児に対する研究結果は少ないため，検査結果を評価する際には考慮が必要となります．

いずれの検査も信頼性が高いものの，結果が陽性だからといって必ず嚥下障害があるというわけではありません．疑わしい場合には，VEやVFを用いて総合的に判断する必要があります．

●反復唾液嚥下テスト（RSST：repetitive saliva swallowing test）

被験者は原則として座位としますが，座位保持が困難な場合には，リクライニング位もしくは日常の摂食姿勢で行います．図1に示すように喉頭隆起と舌骨部分に指腹を添えて，空嚥下を30秒間行い，可能な嚥下回数を計測します．甲状軟骨が指を越えた場合の回数を計測します．喉頭隆起や舌骨が十分に移動しないまま下降してしまう場合には1回とはしません．小児では極めて少ないと考えられますが，口腔乾燥がある場合には，人口唾液や少量の水を舌背に塗布するなど湿潤させてから行います．一定時間に何回行えるかの検査のため，指示が通らない患者や指示が通ったとしても脳性麻痺者のように緊張で動作が行えない，あるいは意思の疎通が困難な認知症や精神遅滞者には用いることができません．

判定基準としては，30秒間に2回以下の場合に誤嚥を疑います．誤嚥検出の感度は0.98で特異度は0.66とされています[3]．

●改訂水飲みテスト（MWST：modified water swallowing test）

水飲みテストは，嚥下しにくい水を検査に用いているため誤嚥の検査に有効といわれています．また，誤嚥の危険性がある場合でも，十分に口腔ケアを行ったうえで施行すれば安全に行うことができます．従来は，30mLの水を嚥下する方法が用いられていましたが，量が多いため重度の嚥下障害患者に対して施行できないことから改訂水飲みテストが用いられています．

方法は，冷水3mLをシリンジで口腔内に挿入

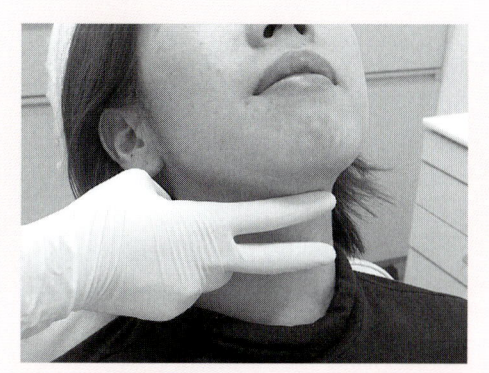

図1　反復唾液嚥下テスト

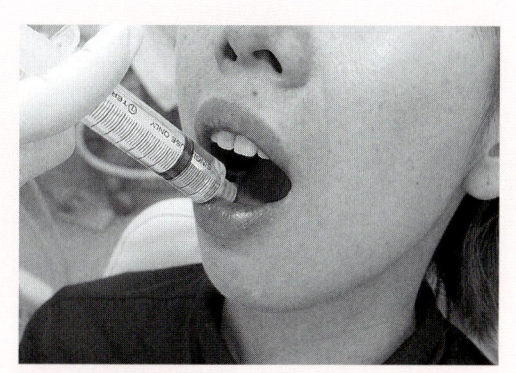

図2　改訂水飲みテスト

し，それを嚥下してもらい嚥下動作の有無およびプロフィールで評価します．最大で2回繰り返し，最も悪い場合の評価で判定します(**表1**)．水を口腔に挿入する際には，口腔底に入れます(**図2**)．舌背面や側方からでは，咽頭流入してしまう危険があるためです．気管切開を行っている患者では，着色水(blue dye test)を用いて，気管への侵入の有無を確認するのもよいと思われます．

誤嚥検出の感度は0.70，特異度は0.88とされています[3]．

表1 （改訂）水飲みテストの評価

1	嚥下なし，むせる and/or 呼吸切迫
2	嚥下あり，呼吸切迫
3	嚥下あり，呼吸良好，むせる and/or 呼吸切迫
4	嚥下あり，呼吸良好，むせない
5	4に加え，反復嚥下が30秒以内に2回可能

4以上で問題なしと判定する．

（野本たかと／歯科医師）

Ⅱ-臨床編
Chapter-2

小児の摂食嚥下機能の評価・検査・診断

誤嚥の診断・評価

摂食嚥下障害をもつ小児にとって，誤嚥の評価は健康管理においてもきわめて大切です．小児の誤嚥は臨床症状や嚥下造影（VF）などで診断されますが，簡単で確実といえるものはありません．臨床では，摂食状況や全身状態をていねいに観察すれば，多くの場合において介助指導したりリハビリテーションの計画を立てることは可能です．さらに，必要に応じてVFなどの検査を加えることにより評価の精度を上げることができ，子どもの安全と健康につながります．

誤嚥の臨床症状

　摂食嚥下障害のある小児にみられる誤嚥は，気道内に食物あるいは唾液，プラーク，胃内容物などの異物が入ったものと考えられ，健康な小児にみられる誤嚥とはまったく状況が異なります．

　下気道にどの程度，どこまで入ったら誤嚥とするか，厳密に定義することは難しい問題です．日常の臨床では，明らかな誤嚥が確認できる場合，あるいは誤嚥性肺炎と推測されるときに誤嚥と考えますが，わずかな異物が気道内に侵入しても気づかれず，症状が軽ければそのまま見過ごされて問題にならないこともあります．

　誤嚥のある小児では，日常生活においても唾液の流出や喘鳴・咳きこみが，しばしばみられます．さらに臨床的に誤嚥を疑う症状としては，食事中にむせる，咳が出る，咽頭喘鳴，流涎，黄色や緑色の汚れた多量の痰，嗄声，呼吸の悪化などがあり，誤嚥性肺炎を繰り返すこともあります．また，小児の摂食嚥下障害では呼吸障害を伴うことも多く，呼吸障害と誤嚥は密接に関係しているといえます．

　臨床所見を補助する診察法として，頸部聴診法（ P.107）があります．頸部の聴診は，臨床的には新生児用あるいは小児用の聴診器で十分対応できますが，誤嚥を診断することは容易ではありません．しかしながら，頸部の喘鳴および嚥下音を聴取することで，呼吸や嚥下を評価する際のスクリーニングとして活用することができます．呼吸音を聴診器で聞くのと同じように，呼吸や嚥下の評価として気軽に利用すべき方法です．

　実際には嚥下音を分析するより，呼吸音を評価することが大切です．

誤嚥と嚥下造影（VF）・嚥下内視鏡検査（VE）

小児における誤嚥の診断の注意点

VFおよびVEなどの詳細については別項（☞P.89, 96）で述べられているので，ここではそれぞれを使用した誤嚥の診断について説明します．

成人と異なり，検査の適応となる小児の多くは，検査者の指示に従って検査を受けることが難しく，さらにその検査状況を嫌がります．体の変形や緊張も，検査を受ける姿勢をとりにくくします．また，VFは放射線被曝を考慮すると，乳幼児では2～3分以内にすべき[1]ですが，その時間内では十分な情報を得ることは容易ではありません．さらに，小児の場合はよい画像を得ることが難しく，このような点からも，まずは臨床所見の評価を十分に行い，そのうえで検査を進めることが大切といえます．

VFの異常所見を評価する際に，小児では，配慮しなければならない数多くの点があります．造影剤あるいは造影剤入りの食物などの味，あるいは緊張のために姿勢がとりにくいことなどから，普段より悪い結果が出ることがあります（worst swallow）．反対に，検査時に限って上手に嚥下できることもあり（best swallow），実際よりよい結果が出るときもあります．検査結果は，検査状況と臨床症状とをあわせて検討し，総合的に判断することが必要となります．

VFによる誤嚥の評価

VFで認められる所見には**表1**のようなものがあり，なかでも誤嚥は最も重要な所見です．しかしながら，小児ではこのようなVF所見は健常児でもみられることがあり，すべてが臨床上の問題になるということではありません．

Logemann[2]は，誤嚥を嚥下前誤嚥，嚥下中誤嚥，嚥下後誤嚥（**表2**）の三つに分類しています．嚥下中の誤嚥（**図1**）であっても咳きこみのタイミングが遅れることもしばしばあり，外見からでは嚥下と誤嚥のタイミングの判断は困難です．さらに，誤嚥があってもむせや咳きこみなどの症状が起こらない不顕性誤嚥（silent aspiration）の場合は，臨床的には判断は難しく誤嚥性肺炎を繰り返します．VFは，このような不顕性誤嚥を把握するのに有用であり，治療方針や摂食嚥下リハビリテーションに活かすことができます．

誤嚥の程度を示すものとして，Rosenbekら[3]は，造影剤が気道のどの程度の深さま

表1　VFで認められる異常所見

口腔期	口腔内残留，送り込み不良，分割嚥下，早期咽頭流入[*1]
咽頭期	鼻咽腔への逆流，喉頭蓋谷・梨状陥凹への貯留・残留，喉頭侵入[*2]，誤嚥

[*1] 早期咽頭流入：嚥下反射が起こる前に食物が咽頭に流れ込む状態
[*2] 喉頭侵入：食物などが喉頭に入るが，声門より上にある状態

表2　誤嚥の分類（Logemann, 1983[2]）

分類
嚥下前誤嚥
嚥下中誤嚥
嚥下後誤嚥

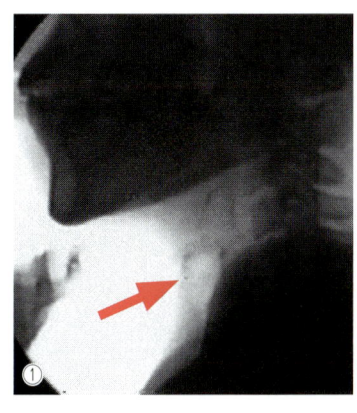

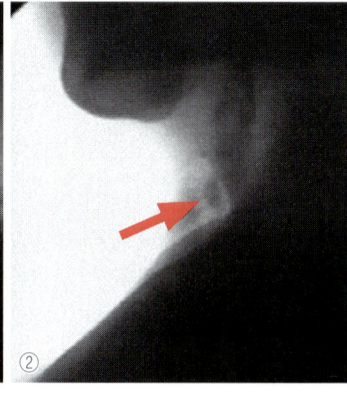

図1 嚥下中の誤嚥（① 13歳，② 18歳）
声門を越えて気管のなかに流入している（➡）．

表3 VFによる喉頭侵入・誤嚥の評価（Rosenbekほか，1996[3]）

カテゴリー	スコア	評価基準（造影剤の気道内への侵入）
喉頭侵入/誤嚥なし	1	気道内に認められない
喉頭侵入あり	2	気道内に認めるが，声門よりも上，残留なし
喉頭侵入あり	3	気道内に認めるが，声門よりも上で，残留がある
喉頭侵入あり	4	声門と接触して存在するが，残留なし
喉頭侵入あり	5	声門と接触して存在し，残留あり
誤嚥あり	6	声門を通過，声門下の残留ははっきりしない
誤嚥あり	7	声門を通過し，患者の反応があるが，残留を認める
誤嚥あり	8	声門を通過し，患者の反応がなく，残留を認める

で入ったかを基準として，8段階の評価基準を作成しています（表3）．通常のスコアは1または2ですが，高齢者では3程度はみられます．誤嚥は，食物などが声門より奥に入った場合（スコア6以上）となります．

喉頭侵入があるものの，咽頭から食道へと嚥下されることがしばしばあります．そのようなとき，VFでは声帯より奥への侵入を画像として明らかにできません．しかし，咳きこみやむせを起こすことがあり，このような場合は少量の誤嚥を意味することもあります．

●誤嚥を疑う臨床症状

咽頭への早期流入は，嚥下反射が起こる前に食物がコントロールされずに咽頭に流れ込む状態（図2）であり，嚥下前の誤嚥につながる危険の高いものです（図3）．また，喉頭蓋谷や梨状陥凹などに食物の貯留や残留（図4，5-①）が起こると，嚥下中や嚥下後の誤嚥につながる危険があります（図6）．しかしながら，喉頭蓋谷や梨状陥凹への一時的な貯留は正常でもしばしばみられ，貯留のみで誤嚥しないことも多く（図5），すぐに異常ともいえません．

喉頭侵入（図6-②，7）は，食物などが喉頭に入りますが，声門より上にある状態です．

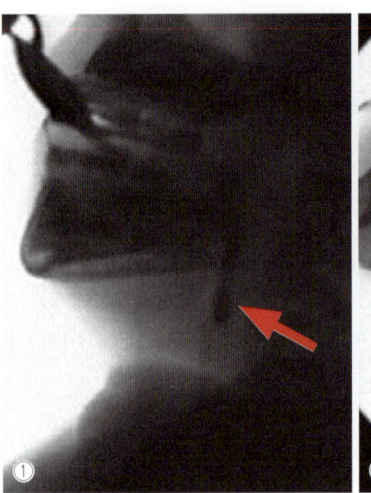

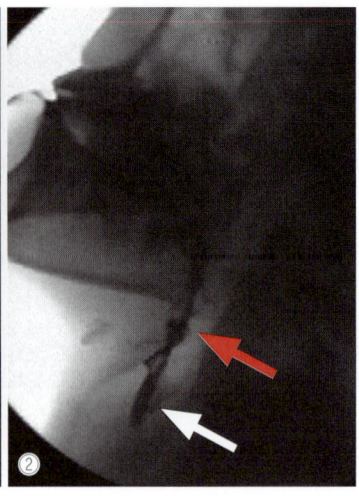

図2　早期咽頭流入
①スプーンでペースト状の食物を口に入れた直後から，造影剤が喉頭蓋谷（⬅）そして梨状陥凹へ流入する．
②造影剤が喉頭蓋谷（⬅）から梨状陥凹（⇦）へと入っていく．

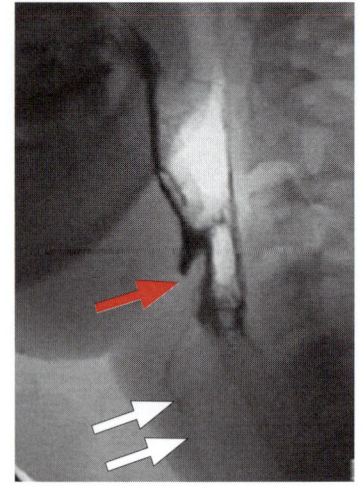

図3　嚥下前の誤嚥（17歳）
食物の先端が早期に咽頭（➡）に流入し，気道に落ちている（⇨）．

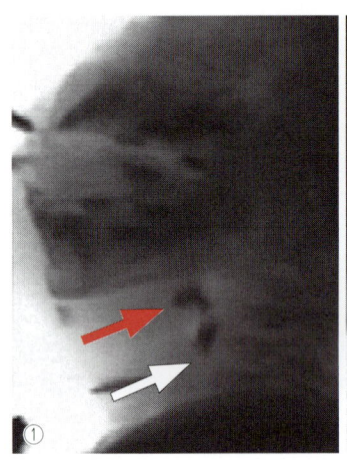

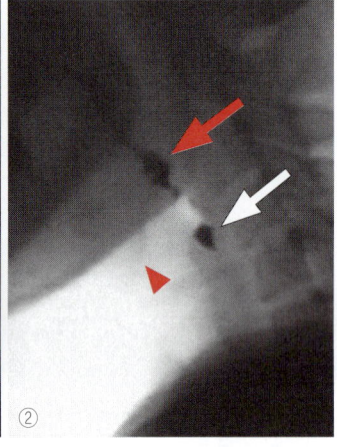

図4　喉頭蓋谷や梨状陥凹への貯留（①5歳，②12歳）
①喉頭蓋谷（➡）と梨状陥凹（⇨）に一度貯留した造影剤が，上手に飲み込まれる．このような2 step motionはしばしばみられる．
②造影剤が喉頭蓋谷から梨状陥凹へと入る．このとき，喉頭蓋は開いた状態（▲）．

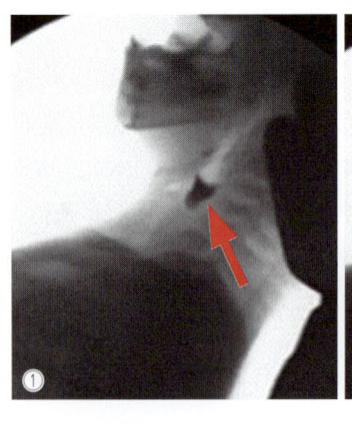

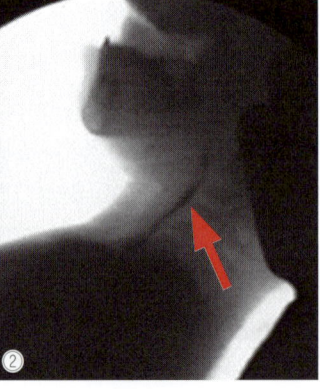

図5　梨状陥凹に貯留し，嚥下する様子（1歳8か月）
梨状陥凹に一度貯留した造影剤が，上手に飲み込まれる．
①啼泣している（声をあげて泣いている）ため呼吸路が開いている（⬅）．
②飲み込むときの様子．このときは呼吸路が閉鎖（⬅）して嚥下し，誤嚥を認めない．

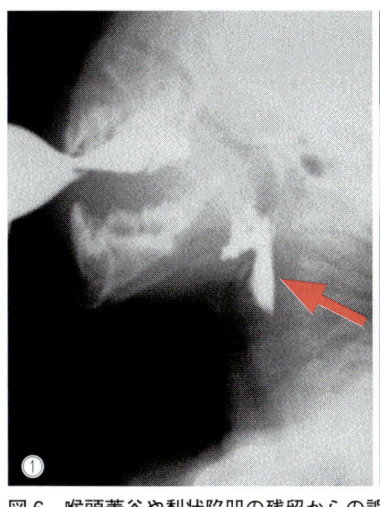

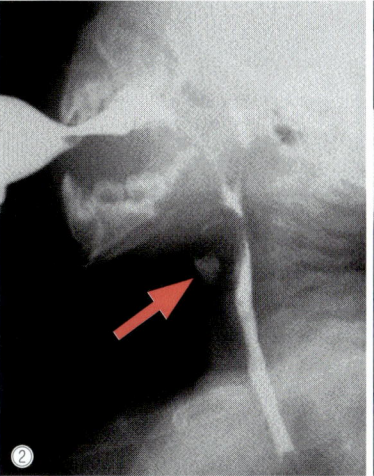

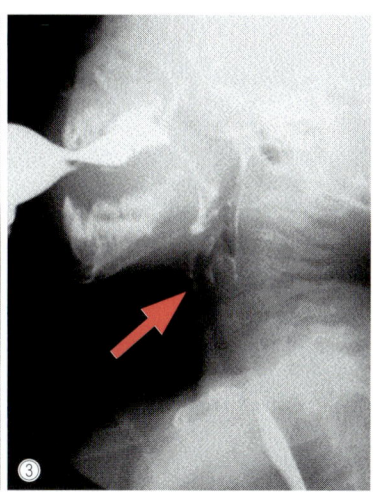

図6 喉頭蓋谷や梨状陥凹の残留からの誤嚥（乳児）
①哺乳中，乳汁の咽頭への貯留（⬅）．
②喉頭部に造影剤がみられ（➡喉頭侵入），一部は嚥下される．
③一部が気管内（➡）に流入する．

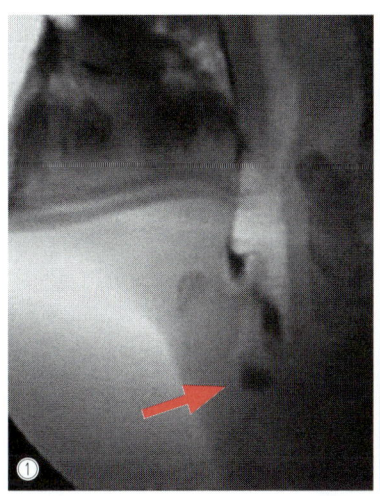

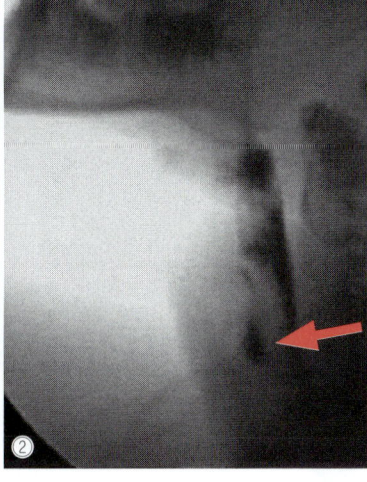

図7 喉頭侵入からの誤嚥（7歳）
①喉頭侵入がみられる（➡）．
②喉頭侵入したものが，嚥下時に喉頭から声門下（⬅）に入っていく．

　喉頭侵入だけでは誤嚥とはいえませんが，喉頭侵入がみられると誤嚥につながる可能性が高い状態といえます．また，誤嚥の評価においては，患者の頭頸部が左右に斜めになると，気道と食道が重なってわかりにくいことがあります．食塊は，食道を通るときのスピードに比べて気管内では速度が遅く，嚥下後も残留がみられることなどから区別します．

　VFにより食塊の移動時間を計測することも可能で，口腔通過時間，咽頭期遅延時間，咽頭通過時間などが測定されますが，小児の臨床での評価は困難です．また，しばしば嚥下反射の遅れともいわれますが，その評価も簡単ではありません．「指示に従って嚥下を行う」というVFができるのは，小児や摂食嚥下障害児では例外的といえます．

●「自由嚥下」と「指示嚥下」(☞ P.94)

　VF 時には，しばしば口腔内に食物をためて，「飲み込んでください」という指示のもとに嚥下する「指示嚥下」が行われます．一方，私たちが普段食事をするときには，意識することなく自由に咀嚼して嚥下をする「自由嚥下」を行っています．「自由嚥下」では，嚥下反射を誘発する前に食物の咽頭への送り込みが起こり，嚥下反射の開始の判断が難しいことがあります．食物がどこまで入ったら嚥下反射が起こるかは，食物の種類や姿勢などで異なります．嚥下反射の開始は，少なくとも自由嚥下と指示嚥下，液体と固体，成人と小児，姿勢などの条件で異なることが知られています．また個人差や，同じ個人においても 1 step motion と 2 step motion（表 4）いずれもみられ[4]，いくつかの嚥下パターンをもつことも知られています．

VE による誤嚥の評価

　小児おいても，鼻咽頭領域での咽頭・喉頭内視鏡検査は，原因検索のためしばしば行われてきました．特に，上気道（鼻咽腔，咽頭，声帯）の狭窄や喘鳴に対する検査としては不可欠のものです．しかしながら VE は，直接気管内の誤嚥物が確認できることがあるものの，検査者の指示のもとに嚥下を行うのが難しい小児では嚥下を直接みる検査法として用いるのは難しいといえます．咽頭・喉頭内視鏡検査は，呼吸による咽頭部，喉頭蓋，声帯や披裂部の動き，分泌物の多さや咽頭部の残留物（図 8, 9），閉塞性病変の有無の検査では非常に有用であり，積極的に行う必要があります．

表 4 嚥下の分類 (Feinberg, 1993[4])

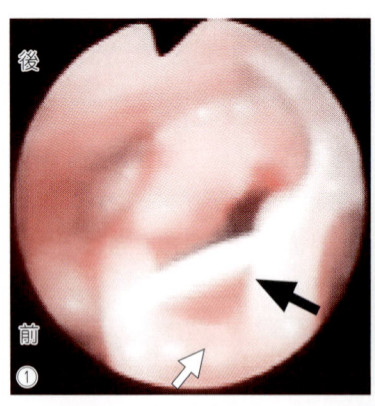

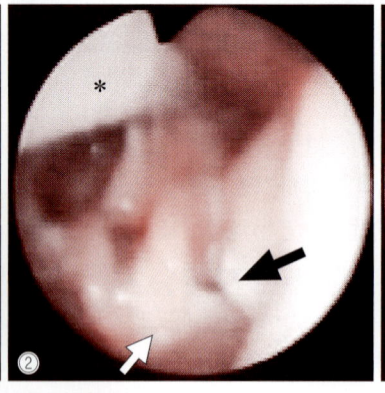

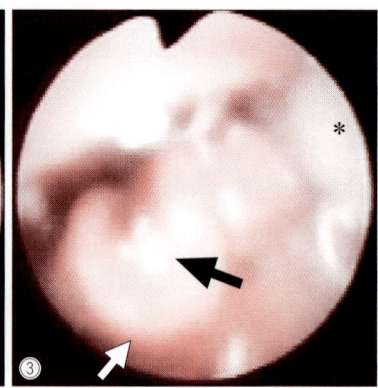

1 step motion	口腔期の舌運動によって食塊の先進部が咽頭に入ると，すぐに嚥下反射が誘発される
2 step motion	大部分の食塊が咽頭に運ばれたあと，嚥下反射が誘発されるまでに休止時間がある

図 8　分泌物の多い喉頭部（4 か月，下咽頭部内視鏡像）　　　　　　　　　　（⇨：喉頭蓋，＊：栄養カテーテル）
①喉頭蓋に粘性のあるミルク様のものが糸を引く（➡）．
②喉頭蓋周囲に粘性のある食物残渣が多くみられる（➡）．
③喉頭蓋周囲に唾液などが泡状にみられ，気管内から分泌物が出るところ（➡）．

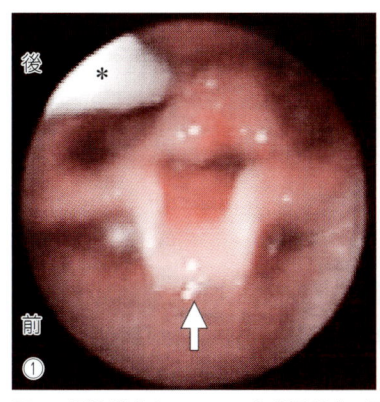

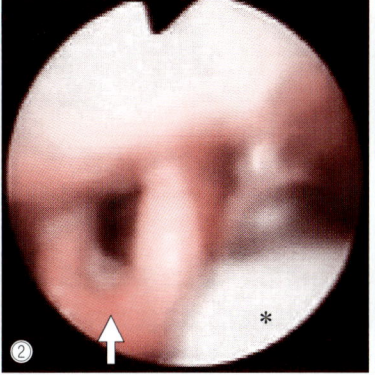

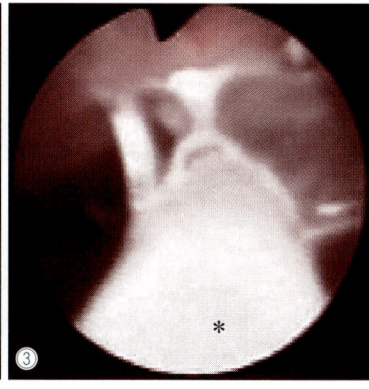

図9 経管栄養カテーテルと胃頭部（下咽頭部内視鏡像）　　　　　　　　　　　　　　　　（⇨：喉頭蓋，＊：カテーテル）
①7か月．食道へカテーテルが入っている様子．
②4か月．喉頭蓋の横にカテーテルが入っている．気管孔に比べて，カテーテルの太さが目立つ．
③カテーテルに粘性のあるミルク状のものが糸を引く．

　筆者は，小児では，検査中に食物を摂取させて誤嚥をみるVEは行っていません．それは，嚥下時には視野がまったくなくなること（ホワイトアウト；図10）や検査自体で誤嚥を起こす可能性があるためです．またVE施行中の嚥下は，日常の嚥下とかけ離れています．検査については，得られる情報と検査のリスクを考えて行う必要があります．

　　　　　　　　　　＊

　超音波検査（US）は舌の動きなどの機能的評価ができるものの，誤嚥の評価はできません．

　誤嚥に対する検査はいろいろありますが，小児の誤嚥評価ということに限れば，臨床症状と診察所見の十分な観察と，有用な症例を選んだVFが現在のところ最もよい評価法と考えられます．

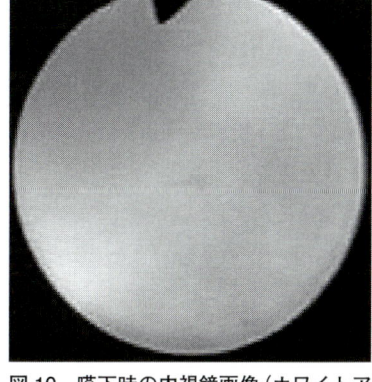

図10 嚥下時の内視鏡画像（ホワイトアウト）
嚥下したときには画面にはなにもみえなくなる．

（田角　勝／医師）

II -臨床編 Chapter-2

小児の摂食嚥下機能の評価・検査・診断

小児の誤嚥性肺炎の診断と対応

誤嚥性肺炎の原因には，食物の誤嚥，唾液やプラークなどの食物以外の誤嚥，胃食道逆流現象による胃内容の誤嚥の3種類があります（図1）．誤嚥に対する人体の防御機構として，喉頭蓋の閉鎖，声門の閉鎖，呼吸停止，咳きこみ，気管の線毛運動，免疫力などがあります．誤嚥性肺炎の原因を明らかにし，その対応をとることと摂食機能評価・対応を行うことにより，誤嚥性肺炎の予防につなげることが重要です．

小児における誤嚥性肺炎の発症

小児では，基礎疾患のない場合には誤嚥性肺炎を発症することはほとんどありません．しかし，摂食嚥下障害が存在する小児の場合は，食物や唾液・プラークなどの誤嚥が考えられ，重症心身障害児やCornelia de Lange症候群，また食道閉鎖術後などのGERを伴いやすい疾患では，胃からの逆流にも注意が必要です．さらに重症児では，咳嗽反射や免疫力の低下に伴って誤嚥が繰り返されることにより，気道粘膜が傷害されて，

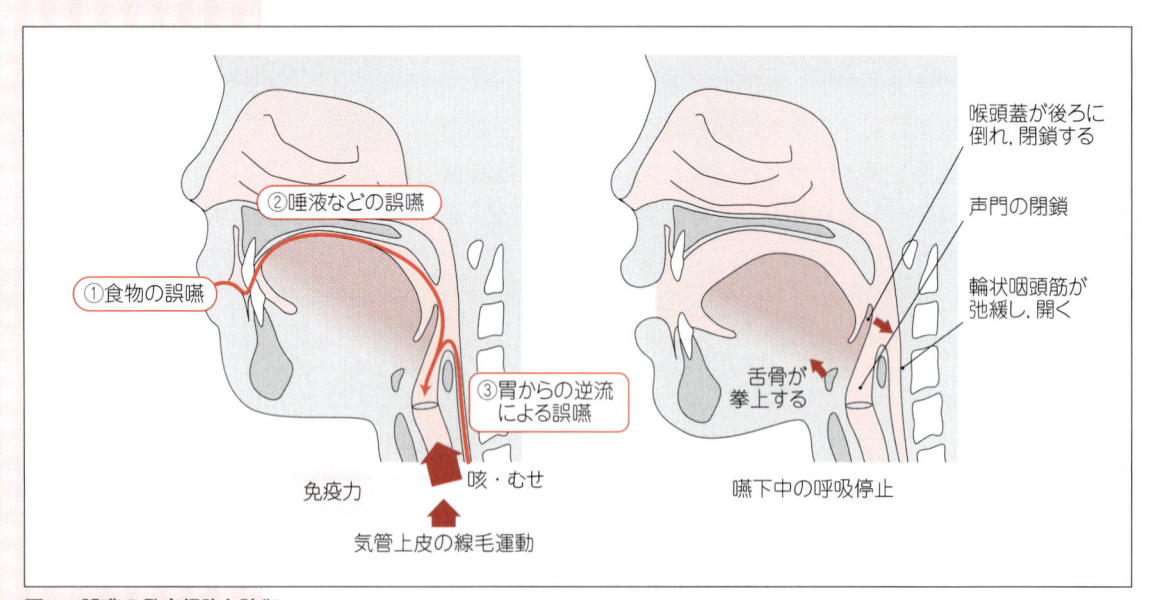

図1 誤嚥の発症経路と防御

118

気管・気管支の線毛運動による痰や異物の排出能力が低下するといった防御機構の低下がみられることが多く、より誤嚥性肺炎を起こしやすくなります。

誤嚥性肺炎の診断

誤嚥を疑う症状

　誤嚥性肺炎は、誤嚥と密接に関係します。すなわち、誤嚥のある場合には、必ず誤嚥性肺炎を疑う、ということです。臨床的には、唾液の流出や喘鳴・咳きこみの多いときには誤嚥の存在が疑われますが、嚥下造影（VF）を行わなければわかりにくいこともあります。

　誤嚥を疑う症状としては、食事中にむせる、咳が出る、咽頭喘鳴、流涎、汚く多量の痰、嗄声（しわがれ声）などがありますが、それらは誤嚥性肺炎の症状として特異的なものではありません。ほかには、繰り返す肺炎、食事中の呼吸の悪化、胃食道逆流現象の存在などがあります。しかし、不顕性誤嚥（silent aspiration）の場合にはこれらの症状が出にくいため、確認するにはVFの施行を考える必要があります。

　誤嚥性肺炎の発症に関与する薬品には（抗痙攣薬、筋弛緩薬、向精神薬）などがあり、このような薬品の使用時には、より注意が必要です。

検査による診断

　誤嚥の診断には、まず胸部エックス線検査（図2-①）が行われますが、異物の誤嚥がエックス線撮影で映るのは10〜15％といわれ、通常では変化は認められません。異物が誤嚥されるとチェックバルブとして働き、気腫状になって肺野に含気の差が起こり、左右側臥位の胸部エックス線撮影では、片側の含気が常に反対側に比べて多いときや、閉塞性無気肺がみられると、誤嚥と診断されます。また、誤嚥性肺炎につながると、肺

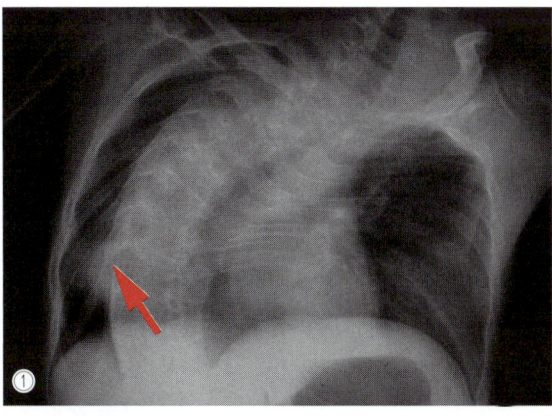

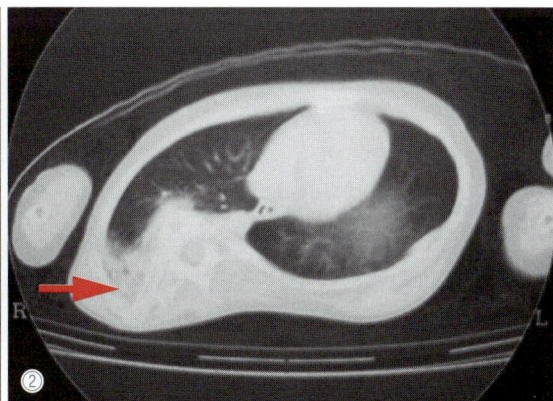

図2　誤嚥性肺炎・無気肺の胸部単純エックス線写真（①）およびCT画像（②）
胸部単純エックス線写真（①）の陰影が中央の縦隔や心陰影にかかると読影しにくいが、CT画像（②）では明らかとなる（➡）．

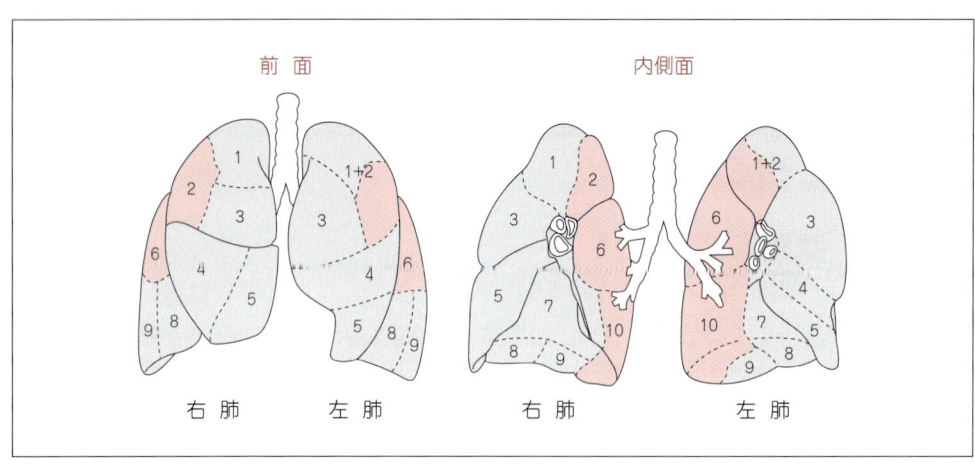

図3 肺の区域図
　　部分（S2，S6，S10）は誤嚥性肺炎の発症頻度が高いところである．

炎としての所見が得られます．

　重症児では，繰り返した肺炎のための陳旧性病変の残存，胸郭の変形，側彎などにより，その判断に難しいことがしばしばあります．摂食嚥下障害のある小児では，仰臥位での生活が多いために病変部位は S2，S6，S10 など背側の区域に浸潤陰影を呈することが多くなります（図3）．

　CT スキャンでは慢性の病変が認められることが多く，仰臥位の下側の，胸部エックス線撮影ではわかりにくい部分も明らかにできます（図2-②）．

原因となる細菌

　小児，重症児では，検査を行うのに適した良質喀痰の採取が困難なため，肺炎の原因菌を喀痰より判断するは困難です．誤嚥性肺炎の起炎菌に関して，小児では必ずしも十分な検討はされていませんが，成人では口腔内嫌気性菌と院内細菌叢由来が多いとされています．

　口腔内の常在菌は嫌気性菌が主で，好気性菌は嫌気性菌の 1/10〜1/100 にすぎないのですが，小児の誤嚥性肺炎は重症児が多く，高齢者に比べ好気性菌が原因であることが多いと考えられます．好気性菌では黄色ブドウ球菌が最も多く，*Klebsiella*，*Enterobacter*，肺炎球菌，緑膿菌がこれに続きます．

　小児においても口腔内嫌気性菌の関与も考えられます．健常者の唾液中には，約 10^8 個/mL の菌が常在しますが，口腔内が不潔であったり歯周病があったりすると，約 10^{11} 個/mL まで増加しているといわれています．成人の誤嚥性肺炎を起こす細菌として，嫌気性菌では *Peptostreptococcus* 属，*Prevotella* 属，*Fusobacterium* 属などの頻度が高く，*Streptococcus milleri* グループが関与することがあるといわれてますが，小児では明ら

かでありません．

予防対策と治療

誤嚥性肺炎の予防のために

　誤嚥性肺炎の対策は誤嚥の予防であり，これは摂食嚥下リハビリテーションの目的の一つでもあります．誤嚥性肺炎を考えるには，まず誤嚥を評価し，適切な栄養や摂食方法（食物形態，姿勢，介助法など）すべてを考慮する必要があります．その結果から，誤嚥の量の許容範囲を考えなければなりませんが，その限度がどこにあるかの判断は難しいものです．

　誤嚥が中等度以上の場合では，経口摂取が困難なことも多く，誤嚥性肺炎が繰り返されるようなときは経管栄養を考慮します．また誤嚥のため，長期にわたって経管栄養になるときは，胃瘻造設や気管食道離断術などの外科的方法を検討する必要があります（☞ P.211, 219）．

　いずれにしても，無理な経口摂取は児の健康状態，食事の楽しみやQOLを悪化させることになるため，症状や状況にあった適切な処置・判断が重要となります．

　高齢者に比べると，小児のほうが口腔内の状況はよいのですが，高齢者と同様，口腔ケアによって口腔内を清潔に保つことが重要になります（☞ P.171）．

　また，誤嚥性肺炎を防ぐには，咳による痰の喀出が大切です．咳が出るからといって鎮咳薬を服用させると痰の喀出を悪化させてしまうことがあるため，注意が必要です．成人では，サブスタンスPが迷走神経知覚枝から分泌されると，気道で咳や毛細血管の透過性の亢進などの反応を引き起こして痰の排出が促進され，誤嚥性肺炎の予防効果があるといわれています．サブスタンスPの分泌は，アンギオテンシン変換酵素（ACE）阻害薬やカプサイシンにより成人では多くなりますが，小児ではデータがありません．また，ドーパミンがサブスタンスPの合成を促進するといわれ，ドーパミン生合成を促進する作用のある塩酸アマンタジンを投与した脳梗塞既往患者では誤嚥性肺炎が少ないことが報告[1]されていますが，これら薬剤の小児期への応用は難しいと考えられます．

抗菌薬による治療

　好気性菌である黄色ブドウ球菌，*Klebsiella*，*Enterobacter*，肺炎球菌，緑膿菌に加えて，嫌気性菌に有効な抗菌薬を考慮します．βラクタマーゼ阻害剤配合ペニシリン系薬，クリンダマイシン，カルバペネム系抗菌薬などが推奨されます．

肺炎の予防接種

　予防接種により防げる可能性のある誤嚥性肺炎がいくつかあります．インフルエンザウイルス性肺炎は，「インフルエンザ予防接種」により重症化を防ぐことができる可能性があります．特に，高齢者においては肺炎による死亡率を減らすとされており，とる

べき対応と考えられます．しかしながら，乳児期や重症心身障害児の一部では，ワクチン接種による抗体産生が悪いともいわれています．肺炎球菌に対する予防接種は，小児に対しても行われています．肺炎球菌は免疫の働きが十分でない乳幼児や高齢者に，さまざまな病気を引き起こします．肺炎球菌によって起こるおもな病気には，肺炎，気管支炎などの呼吸器感染症や副鼻腔炎，中耳炎，髄膜炎，菌血症などがあります．侵襲性肺炎球菌感染症は 5 歳以下の乳幼児と 65 歳以上の高齢者に多く発症することが知られています．肺炎球菌感染症を予防するワクチンとしては，2 歳以上で肺炎球菌疾患にかかるリスクが高い人および高齢者を対象とした 23 価肺炎球菌多糖体ワクチン（ニューモバックス）と，9 歳以下の小児を対象とした 13 価肺炎球菌結合型ワクチン（プレベナー 13）の二つがあります．

23 価肺炎球菌多糖体ワクチンは，1 回の接種で肺炎球菌の 23 種類の型に対して免疫をつけることができます．この 23 種類の型で成人の肺炎球菌による感染症の 80% 以上をカバーできます．しかし，免疫が未熟な乳幼児では，多糖体を有効成分としたこのワクチンでは必要な免疫反応を引き起こすことができません．

なお，初回接種から 5 年以上経過した肺炎球菌による重い疾患にかかる危険性が極めて高い方やワクチンによる抗体濃度が急激に低下する可能性のある方は，再接種の対象者となっています．ただし，5 年以内に再接種をした場合は，注射した部分が硬くなる，痛む，赤くなるなどの症状が強く出ることがあります．

2 歳以下の小児では免疫の働きが未熟なため，肺炎球菌の多糖体に対して抗体をつくることが難しく，多糖体ワクチンを接種しても十分な免疫をつけることができません．そこで小さな子どもにも免疫をつけられるように工夫されたのが 13 価肺炎球菌結合型ワクチンです．小児の侵襲性肺炎球菌感染症を起こす菌の約 80% をカバーできるという報告があります．

Hib（ヒブ）とは，「インフルエンザ菌 b 型」の略称です．Hib が原因で起こる病気のおもなものには髄膜炎，喉頭蓋炎，肺炎，敗血症などがありますが，なかでも割合が高いのが髄膜炎です．Hib による髄膜炎は，5 歳未満の乳幼児がかかりやすく，0〜1 歳までは特にかかりやすいので注意が必要です．Hib による髄膜炎は，治療を受けても約 5% が死亡し，約 25% に発育障害（知能障害など）や聴力障害，てんかんなどの後遺症が残ります．そのためワクチンによる予防が大切です．

（田角　勝／医師）

II-臨床編 Chapter-2

小児の摂食嚥下機能の評価・検査・診断

胃食道逆流症（gastroesophageal reflux disease；GERD）の検査と対策

小児の胃食道逆流症（以下 GERD）は，2009 年に臨床診療ガイドライン[1]が報告されています．ここではその概略をもとに，最新の小児 GERD 診断と治療について述べていきたいと思います．

胃食道逆流症（GERD）とは

小児の胃食道逆流現象（gastroesophageal reflux；GER）は，下部食道括約筋（lower esophageal sphincter；LES）機能の未熟な新生児・乳児の生理的過程で比較的頻繁に起こり，2 歳までに消失します．一方，小児の胃食道逆流症（gastroesophageal reflux disease；GERD）は「胃内容物の食道への逆流により病的症状や合併症をきたすこと」と定義され[2]，摂食嚥下障害，慢性呼吸障害，成長障害，食道炎，無呼吸発作，突発性危急事象（apparent life-threatening event；ALTE）などの原因となります．成人の主症状は胸やけであるのに対し，乳児は哺乳不良・嘔吐・癇癪，幼児は咳・食欲不振，学童は腹痛，青年は心窩部痛と特徴的な症状が年齢により異なります．同様の症状を呈するミルクアレルギー，便秘，感染症，重症心身障害は鑑別疾患ですが併発率も高く，症例に応じて複数の検査法を組み合わせて診断することが重要となります．

検 査

小児 GERD の検査目的は，1）GER の存在証明，2）合併症の検索，3）症状との因果関係の立証，4）治療効率の評価，5）他疾患の除外，です．検査には pH モニタリング，multiple intraluminal impedance（MII），消化管造影，内圧測定，シンチグラフィー，超音波などがあります．合併症の逆流性食道炎検索には，内視鏡と生検を施行します．

pH モニタリング

微小電極を用いて食道内の pH を持続的に記録し，胃酸の逆流頻度と持続時間を解析する方法です．酸による GER の証明と症状との同時性を評価するのに有用です（図 1）．評価項目は pH4.0 未満を逆流のカットオフとした全逆流回数，5 分以上の持続逆流回数，％逆流時間率（reflux index；RI）です．明確な RI の基準値はなく，正常＜ 3％，中間 3 〜 7％，異常＞ 7％を小児 GERD の参考値としています[1]．弱酸やアルカリ逆流

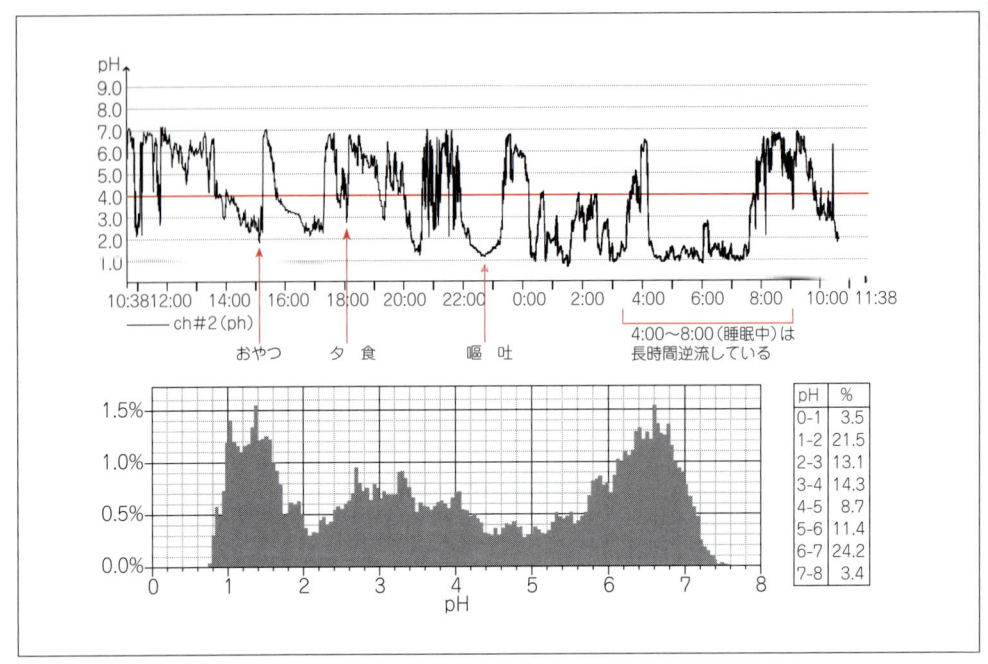

図1　先天性食道閉鎖術後児の2チャンネルpHモニタリング所見
上：経時的食道pHのグラフ；睡眠中や食後の嘔吐時にpHの下降を認める．
下：24時間食道pHの分布；pH4.0未満の時間率は52.4％でGERDと診断した．

の評価に劣り，症状の重症度や合併症の有無と相関がありません．近年では，ワイヤレスカプセルpHセンサー[3]や咽頭エアロゾルpH測定システム[4]が開発され，小児への応用が期待されています．

Multiple intraluminal impedance（MII）

MIIは管腔内の液体・固体・気体の動きを，多チャンネル電極により電流抵抗の変化として数値化する新しい消化管機能測定法です．食道pHモニタと同一カテーテルで測定するMII-pH併用モニタリングは，酸（pH＜4）・弱酸（pH4～7）・弱アルカリ（pH＞7）の逆流とクリアランスを各々検出でき，非酸逆流の評価に有用です（**図2**）．MII-pHモニタリングのプロトコールが作成されました[5]が，結果の解釈については，今後のさらなる研究が望まれます．

上部消化管造影

食道裂孔ヘルニアや胃軸捻転など小児GERDを発症しやすい疾患の診断に有用です（**図3**）．また，嘔吐精査の検査法として，食道狭窄・アカラシア・食道気管瘻・腸回転異常・幽門狭窄・十二指腸狭窄など器質的疾患を鑑別できます．ただし，検査中の逆流の有無に対するGERDの感度・特異度は低く，高頻度に偽陽性を示すため確定診断には適しません[6]．

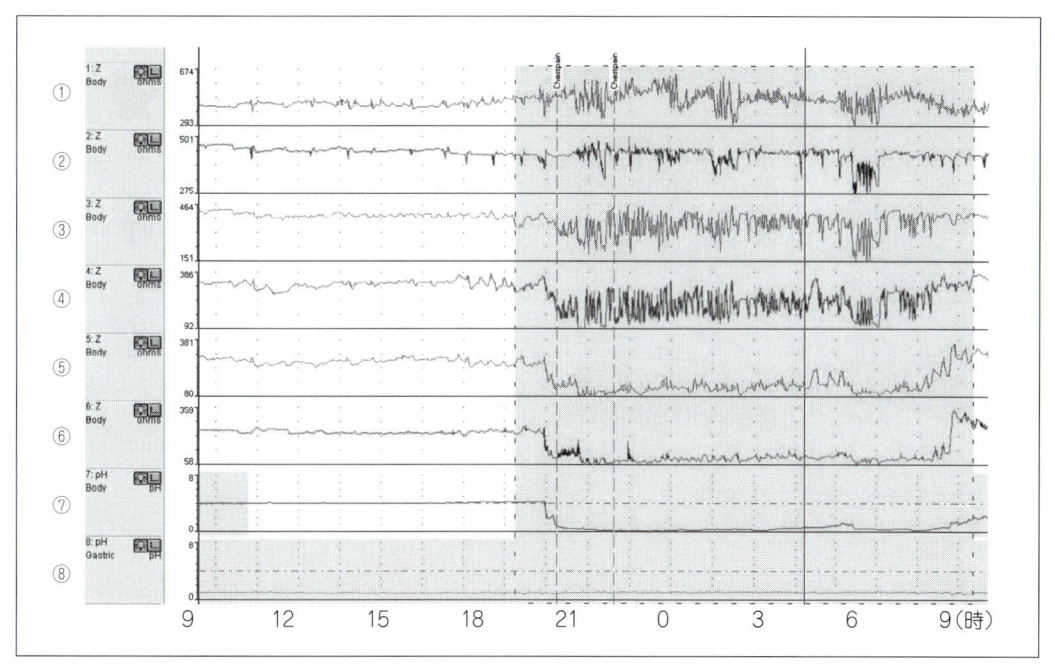

図2　経胃瘻空腸栄養児の MII-pH モニタリング所見
インピーダンス（①-⑥）：嘔吐（網かけ部）に一致した逆流を認め，症状と逆流の一致率（symptom index；SI）は 94％であった．
食道内pH（⑦）：インピーダンスで検出した49回の逆流のうち，45回は酸性逆流で，pH4.0未満の時間率は 17.9％であった．
胃内pH（⑧）：空腸栄養のため胃内pHは常に酸性を示し，変動を認めない．

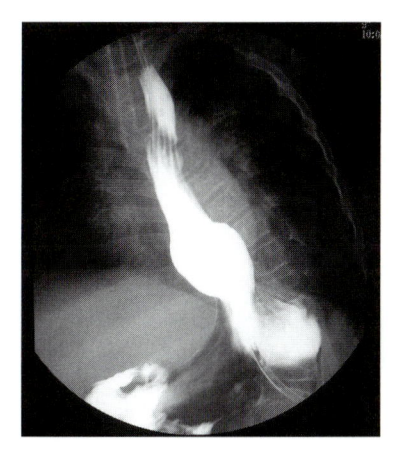

図3　重症心身障害児の上部消化管造影所見
食道裂孔ヘルニアと GER を認める．
（図内：上）造影剤の頸部食道への逆流．
（図内：下）胃の噴門部が縦隔内に存在し，開いている．

食道内圧測定

　胃食道接合部の逆流防止機構は，LES と横隔膜脚により機能しています．食道内圧検査は嚥下時の LES 弛緩と，GERD の原因と考えられている非嚥下時の一過性 LES 弛緩（transient LES relaxation；TLESR）を捉えることができます．アカラシアや食道裂孔ヘルニアの診断に有用で，高解像度内圧測定（high resolution manometry；

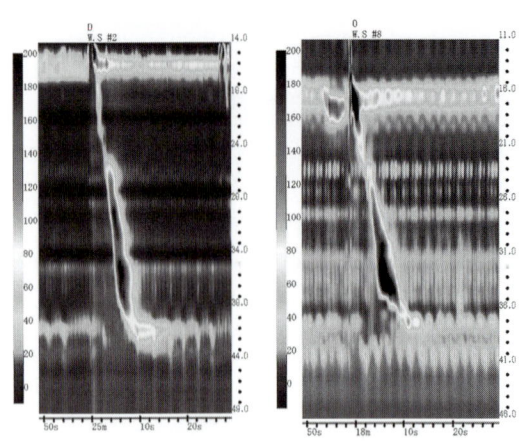

図4 健常成人と食道裂孔ヘルニアの食道内圧分布像（スターメディカル株式会社提供）
左：正常な嚥下では水がUESを通過した直後にLESが弛緩し，蠕動がLESに到着すると収縮する．
右：食道裂孔ヘルニアでは食道接部に二つの高圧帯（LESと横隔膜）を認め，蠕動がLESに到達すると鈍角を生じる．

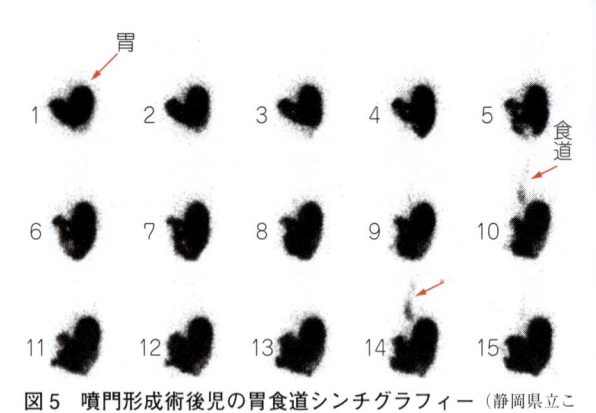

図5 噴門形成術後児の胃食道シンチグラフィー（静岡県立こども病院　矢野正幸先生のご厚意による）
上部食道に達するGERを検査開始後10分と14分に認める．

HRM）による食道内圧分布像（esophageal pressure topography）は視覚的に食道内圧を評価できる方法[7]として開発され，GERの機序解明が期待されています（図4）．

胃食道シンチグラフィー

99mテクネシウムで標識したミルクや食事を摂取させ，核種の分布を経時的に追跡します．食道や肺に核種の集積を捉えるとGERや誤嚥を診断でき，同時に食道と胃の定量的な排泄動態評価にも優れています（図5）．

胃食道超音波

胃内をミルクや食事などで充満させたあと，心窩部操作で食道内への逆流を観察します．腹部食道と胃食道角（His angle）の測定が可能で，小児の正常値は長さ20〜25mm，径10mm，厚さ2.1〜5.7mm，His角70〜100°を目安としています[8]．放射線被曝はなく，肥厚性幽門狭窄症や腸回転異常症の鑑別と食道裂孔ヘルニアを診断できますが，GERDに対する感度が低く，一般的な検査ではありません．

食道内視鏡検査・生検

内視鏡は食道粘膜を直接肉眼で評価し，GERDによる逆流性食道炎を診断する方法です．重症度は成人と同じLos Angeles分類が小児でも一般的で，粘膜傷害の数・長さ・範囲により評価します（図6，表1）[9]．生検は逆流性食道炎に合併するBarrett食道の診断や，好酸球性食道炎との鑑別に行いますが，病理学的所見のない非びらん性胃食道逆流症（non-erosive reflux disease；NERD）もあり注意を要します．

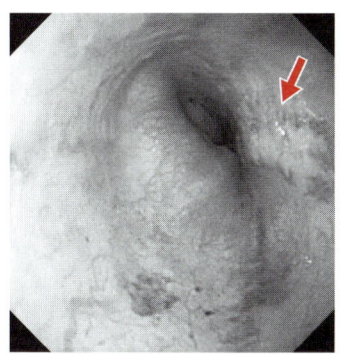

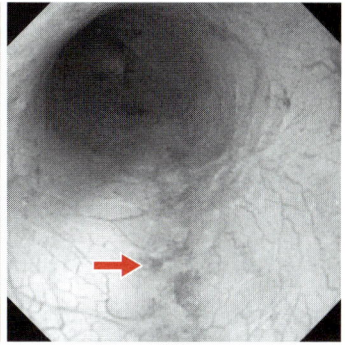

図6 逆流性食道炎の内視鏡所見
吐血精査で施行した 2 歳噴門形成術後の上部消化管内視鏡所見．2 条以上の粘膜襞に連続する 5 mm 以上の粘膜傷害と瘢痕化を認め，改訂 Los Angeles 分類 Grade D の逆流性食道炎と診断した．

表1 逆流性食道炎の内視鏡評価(改訂 Los Angeles 分類[9])

Grade	所見
N(normal)	正常
M(minimal change)	色調変化
A	5mm 未満の限局性粘膜傷害
B	5mm 以上の限局性粘膜傷害
C	75% 未満の連続性粘膜傷害
D	75% 以上の全周性粘膜傷害

その他

気管支吸引液中のペプシンと胆汁酸は，重症心身障害児の GERD による誤嚥を疑うバイオマーカーとして知られています[10]．また，診断的制酸薬投与法は小児でのエビデンスに乏しく，年長児で 4 週間まで許容されていますが乳児・幼児には推奨されていません．

対　策

小児 GERD の対策は症状の緩和と合併症の予防が目的であり，生活指導と薬物療法の内科治療が中心となります．継続的な内科治療にもかかわらず GERD による症状が続く場合や，内科治療からの離脱が困難な場合に外科治療を検討します．また，GERD による ALTE などの重大合併症を発症した場合も，外科治療の適応となります．

生活指導

合併症のない乳児の GER は 1 歳頃までに症状が軽快することを両親へ説明し，授乳・体位・日常生活に関する指導を行います．授乳は少量頻回を奨め，人工乳の場合は特殊ミルクに変更します．増粘ミルクは頻回嘔吐の軽減に効果がある特殊ミルクで，市販のミルク用粉末増粘剤を人工乳に加えて作成します．小児 GERD の約 40％に牛乳タンパクアレルギーを合併しているといわれており，ミルクアレルギーの症状があれば母の牛乳および乳製品の摂取を制限し，人工乳の場合はアレルギー疾患用ミルクに変更します．授乳後はおくび（げっぷ）を励行し，仰臥位での頭挙上または坐位の保持を指導します．乳児期には睡眠時の腹臥位と側臥位は乳児突然死症候群（sudden infant death syndrome；SIDS）のリスクがあり推奨されていません．日常生活では排便コントロールやタバコ環境の除去，肥満児の減量，年長児では刺激物摂取制限も有効です．

表2 小児GERDの治療薬

効果	治療薬	一般名	商品名
酸分泌抑制	H2RAs	シメチジン ファモチジン ラニチジン	タガメット ガスター ザンタック
	PPI	オメプラゾール ランソプラゾール ラベプラゾール	オメプラール タケプロン パリエット
消化管運動促進	制吐薬	メトクロプラミド ドンペリドン	プリンペラン ナウゼリン
	抗菌薬	エリスロマイシン	エリスロシン
	抗痙縮薬	バクロフェン	ギャバロン
その他	制酸薬	乾燥水酸化アルミニウム・水酸化マグネシウム	マーロックス
	粘膜保護薬	スクラルファート	アルサルミン
	漢方薬		六君子湯 半夏瀉心湯

薬物療法

小児GERDのおもな治療薬には，酸分泌抑制薬と消化管運動促進薬があります．前者はヒスタミン-2受容体拮抗薬（histamine-2 receptor antagonists；H2RAs）とプロトンポンプ阻害薬（proton pump inhibitors；PPI）で，後者には鎮吐薬，エリスロシン，コリン作動薬，抗痙縮薬などがあります．H2RAsは1歳未満の乳児にも比較的安全に投与できますが，長期投与で耐性を生じやすくなります．PPIはH2RAsより酸分泌抑制効果が強いのですが，年齢により使用可能な薬剤や容量が異なるため，注意を要します．一方，消化管運動促進薬の小児GERDに対するエビデンスは不十分であり，定型的な投与は避けるべきです．そのほかに，制酸薬，粘膜保護薬，漢方薬などが広く使用されています（表2）．

外科治療

慢性かつ重症なGERD，すなわち発育障害，慢性貧血，瘢痕性食道狭窄，反復性肺炎のように生命を脅かす症状を呈する場合に外科治療を考慮します．また，重症心身障害児，食道疾患（先天性食道閉鎖症，食道裂孔ヘルニア，アカラシア）の術後の患者は内科治療に抵抗することが多く，外科治療の対象です．

手術法は噴門形成術（☞P.211）が一般的で，腹腔鏡下手術が広く普及しています．最近では，ラジオ波を用いた内視鏡治療も低侵襲手術として小児でも試みられています．外科治療の多くを占める重症心身障害児は，術後合併症や再発率が高く，適応の検討や術式の工夫，家族への説明がとくに重要です．

（菅沼理江／医師・土岐　彰／医師）

II-臨床編
Chapter-3

小児の摂食嚥下リハビリテーションの基本

小児における摂食機能療法

摂食嚥下機能は，基本的には学習により獲得される随意的な運動ですが，なんらかの原因によりこの機能をうまく獲得できない場合があります．必要な栄養量が，安全に，おいしく味わいながら摂取できない小児に対し，外部環境を整え，発達を促しながら摂食嚥下機能の改善を行うことが摂食機能療法の目的です．

小児の摂食機能療法の特徴

　小児においては，口腔・咽頭の成長・変化に伴い，口腔機能も発達・変化します．小児における摂食機能療法は，小児の病態を理解したうえでその成長を考慮する発達療法であることを忘れてはなりません．

訓練の開始時期

　金子らは，摂食嚥下機能は生後15か月前後に獲得され，その獲得には最適期があると述べています[1]．このことより，なるべく早期に機能評価を行い，訓練を開始することが理想です．しかし，最適期を過ぎたからといって摂食嚥下機能の発達が望めないというわけではありません．時間がかかりますが，少しずつ摂食嚥下機能を獲得していくことが可能です．

訓練期間

　摂食嚥下機能の発達は個人差が大きく，直線的に機能の向上が認められるわけではありません．そのため，どのくらいの訓練期間でどの程度の発達がみられるとは一概にいうことはできません．表面上は変化が現れず，摂食下機能の発達が停滞しているようにみえる場合もあります．周囲と比較することなく，小児の発達にあわせ，根気強く訓練を継続することが重要です．また，進行性の疾患や筋力の低下がみられる場合においては，現状の機能を維持したり残存機能による代償を試みることも訓練の大切な目的の一つです．

保護者（家族）の重要性

　小児の摂食機能療法は，小児に直接指導するのではなく，保護者（主に母親）に指導

表1 摂食機能獲得段階からみたおもな訓練・指導法 (向井, 2002[2])

	機能不全の主な症状	指導・訓練法
経口摂取準備期	拒食，過食，摂食拒否，触覚過敏，誤嚥，原始反射の残存など	過敏の除去（脱感作），呼吸訓練，姿勢訓練，嚥下促通訓練など
嚥下機能獲得期 （生後5，6か月頃，離乳初期）	むせ，乳児嚥下，逆嚥下（舌突出），流涎など	嚥下促通訓練，摂食姿勢訓練，舌訓練（口外法），顎運動訓練など
捕食機能獲得期 （生後5，6か月頃，離乳初期）	こぼす（口唇からの漏れ），過開口，舌突出，食具（スプーン）かみなど	捕食（顎・口唇）訓練，口唇（口輪筋）訓練など
押しつぶし機能獲得期 （生後7，8か月頃，離乳中期）	丸飲み（軟性食品），舌突出，食塊形成不全（唾液との混和不全）など	捕食（顎・口唇）訓練，舌（舌筋）訓練（上下），頰（頰筋）訓練など
すりつぶし機能獲得期 （生後12〜18か月頃，離乳後期）	丸飲み（硬性食品），口角からの漏れ，処理時の口唇閉鎖不全など	咀嚼訓練，咬断訓練，舌（舌筋）訓練（側方）など
自食準備期	犬食い，押し込み，流し込みなど	摂食姿勢（自食）訓練，手と口の協調運動など
手づかみ食べ機能獲得期	手掌で押し込む，歯で引きちぎる，こぼす，咀嚼不全など	手指からの捕食・咬断訓練，種々の作業療法など
食器（食具）食べ機能獲得期	食具で押し込む，流し込む，こぼす，咀嚼不全など	食器からの捕食訓練，種々の作業療法など

する場合がほとんどです．小児の現在の摂食嚥下機能の発達段階を理解してもらい，日々の食事の場面での介助法，訓練法をわかりやすく伝えます．指導した内容は忘れられたり，自己流に解釈されることも多いので，確認と反復が必要です．また，他の家族とも意識や情報が共有できるように援助し，母親が孤立しないようにすることも大切です．

摂食機能の獲得段階からみた摂食機能療法

　小児の摂食機能療法は発達療法であり，摂食嚥下機能の獲得段階を理解したうえで評価することが大切です．摂食嚥下機能は，一連の継続した動きではありますが，摂食嚥下機能のどの発達に問題があるかを評価しながら，個々にあわせて機能獲得に適した訓練，指導を行っていく必要があります（表1）．

摂食機能療法の実際 (図1)

食環境指導 (☞ P.137)

　安全に，少しでもおいしく楽しく食事をするために，食事の雰囲気に配慮しながら，食環境を整えていきます．

　粗大運動の発達により食事に適した姿勢は異なってきますが，共通していえることは，体幹にねじれや緊張がなく，摂食嚥下機能に関連した筋肉が動きやすいように，頸

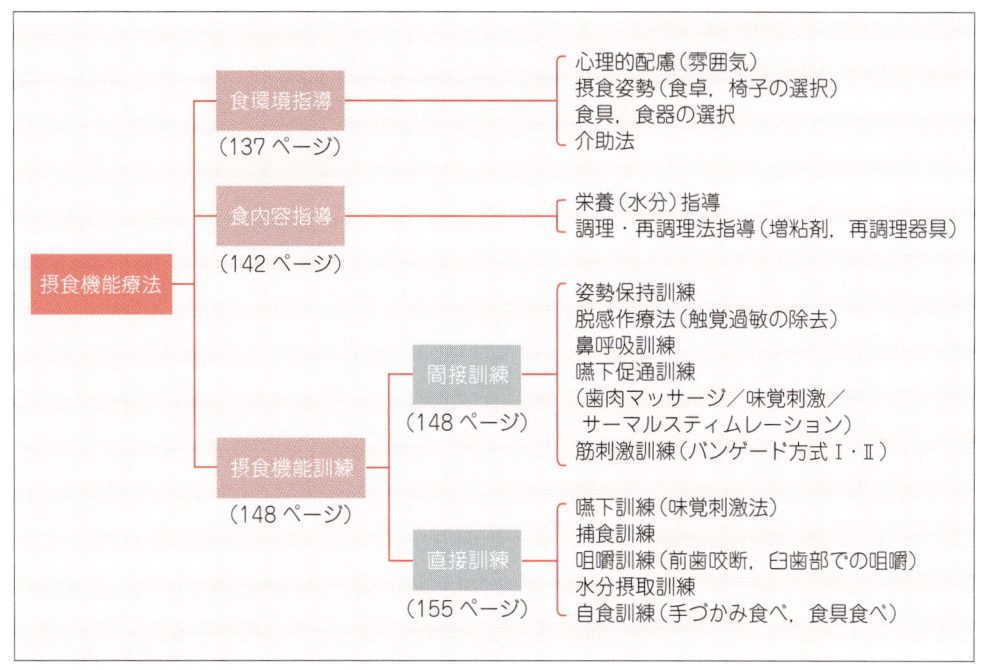

```
                    ┌─ 食環境指導 ──── 心理的配慮（雰囲気）
                    │  （137 ページ）   摂食姿勢（食卓，椅子の選択）
                    │                  食具，食器の選択
                    │                  介助法
                    │
                    ├─ 食内容指導 ──── 栄養（水分）指導
摂食機能療法 ──────┤  （142 ページ）   調理・再調理法指導（増粘剤，再調理器具）
                    │
                    │                 ┌─ 間接訓練 ──── 姿勢保持訓練
                    │                 │  （148 ページ）  脱感作療法（触覚過敏の除去）
                    │                 │                 鼻呼吸訓練
                    │                 │                 嚥下促通訓練
                    │                 │                 （歯肉マッサージ／味覚刺激／
                    └─ 摂食機能訓練 ──┤                   サーマルスティムレーション）
                       （148 ページ） │                 筋刺激訓練（バンゲード方式Ⅰ・Ⅱ）
                                      │
                                      │  直接訓練 ──── 嚥下訓練（味覚刺激法）
                                      │  （155 ページ）  捕食訓練
                                      └─               咀嚼訓練（前歯咬断，臼歯部での咀嚼）
                                                       水分摂取訓練
                                                       自食訓練（手づかみ食べ，食具食べ）
```

図1　摂食機能療法の実際（金子，2003[3]）を改変）

部を軽く前傾させた安定した姿勢をとらせることです．自食を行っている場合には，テーブルや椅子の高さを調整し，上肢を動かしやすくします．

毎日の介助を行う保護者の姿勢も重要です．クッションや座椅子などを利用し，食事介助が少しでも負担を軽くして行える姿勢，介助者が変わっても同じように介助できるような姿勢を考える必要があります．

食具や食器は摂食機能が発揮しやすいものを選択します．介助食べの場合は，小さなスプーンを使用すると，あまり意識しなくとも一口量の調整が可能となります．また，ボール部の平らなスプーンは口唇の未熟な動きをカバーでき，捕食しやすくなります．自食時には，握りやすい食具，すくいやすい食器，すべり止めシートの利用などが効果的です．

食内容指導（☞ P.142）

小児に適した食物形態を用意することで，摂食嚥下機能発達を促し，食事場面における危険を回避することが可能となります．しかし，食形態を変えること（特に，食物形態の段階を落とす場合）によって食事を食べなくなったり，保護者の納得を得られないこともあります．その場合は，とろみをつけたり調理法の工夫で見た目をあまり変えずに食べやすくしたり，少なくとも1品は機能に適した食物形態にし，食べやすさを認識してもらうとよいでしょう．病態にもよりますが，水分量の確保も重要です．摂取量が少ない場合は，増粘剤やゼリー状飲料を利用する対応もあります．

摂食機能訓練
●間接訓練（☞ P.148）
　間接訓練は，食物を用いないで行う基礎訓練です．間接訓練を行うにあたって過敏と拒否を混同しないことが重要です．感覚刺激の体験不足による過敏には過敏除去を行いますが，拒否の場合，触ることで症状を悪化させる場合もあるので注意が必要です．おもに保護者が行うことになるため，簡潔かつ正確に指導内容を伝えることが大切です．また，保護者が少しでも負担を少なくして訓練を継続できるように，訓練の項目は最小限にします．小児の摂食嚥下機能を把握し，最適な訓練を選択し，機能の発達にあわせて訓練内容の変更を行っていきます．訓練のフルメニュー指導は得策ではありません．
　バンゲード法などの筋訓練は，食前に行うのが効果的といわれています．しかし，食前では小児が落ち着かない場合は，食事時間以外に遊び感覚で行うこともあります．

●直接訓練（☞ P.155）
　直接訓練は，経口摂取開始訓練から自食機能獲得訓練まで幅広い訓練が含まれます．食物を用いて行う訓練のため，誤嚥や窒息などの危険がないように十分注意する必要があります．また，口腔ケアの実施や，食事に適した姿勢の保持など食環境の整備も重要です．「訓練のための食事」にならないように配慮しながら，摂食嚥下機能を引き出せる訓練食を取り入れて，段階的に行っていきます．

チームアプローチの重要性（☞ P.309）
　小児，成人にかかわらず，摂食嚥下障害の診断・指導には多くの専門職が協力しあうチームアプローチの重要性が示唆されています．また，小児においては，家庭で日常生活を送りながら長期にわたる対応が必要となるため，通園施設，学校などの療育関係，訪問看護師，保健師，地域医療関係など地域との連携が不可欠で，情報の共有，指導内容の伝達をしっかり行う必要があります．小児をとりまく環境を整えるために，かかわる職種の意識や知識の向上をはかり，必要な技術を習得できるよう，研修会などを開催することも，広い意味での摂食機能療法といえます．

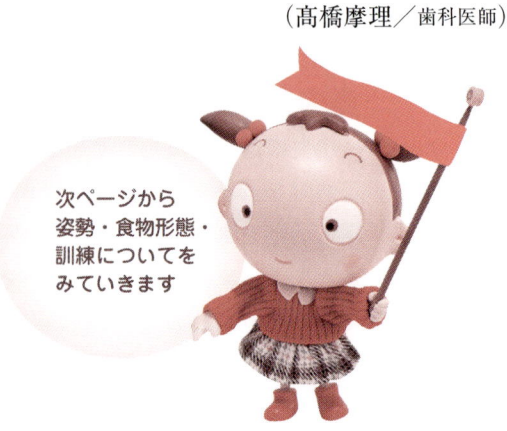

（髙橋摩理／歯科医師）

次ページから姿勢・食物形態・訓練についてをみていきます

II-臨床編
Chapter—3

小児の摂食嚥下リハビリテーションの基本

食事姿勢の基本とリハビリテーション
―脳性麻痺児への対応を中心に―

　摂食嚥下リハビリテーションでは，食環境指導，食内容指導，摂食機能訓練等によって摂食嚥下機能を包括的に改善することが重要です．食事姿勢の指導は食環境指導に含まれ，個々の運動発達に応じた姿勢に整えることが大切です．しかし，脳性麻痺をはじめとする運動や姿勢に障害のある者では安定した食事姿勢をとることが困難で，これによって呼吸や摂食嚥下に関わる諸器官が円滑に機能することが難しくなり，むせや窒息が生じやすくなります．また，不安定な姿勢は介助者にとっても食事介助が困難となります．不適切な姿勢は，嚥下動作が営みにくくなってしまうだけでなく，正常な摂食機能の発達を妨げ，異常パターンを定着させてしまうため注意が必要です．
　ここでは具体的なサポートのポイントを説明しますが，基本は自分では支えることができない部分に何らかの支持をし，上手に動かせるところはより積極的に動かして，安定を得ることを念頭に，個々に適した姿勢を調整していくことです．

姿勢調節への支援

　定型発達児では，新生児期に屈曲姿勢をとることによって，呼吸，視覚，口腔の運動を成熟させます．成長するに従い，重力に抵抗して筋肉が持続的に収縮し，体位を決定することができるようになります．この重力に抵抗する筋肉（抗重力筋）は肩，背中，足などにあり，寝返りや座位などの発達に重要な役割を担います．新生児期からこれらの発達が未熟な者では屈曲運動経験が少なくなり，分離動作の発達が困難となります．すなわち，伸筋と屈筋がバランスを取り合いながら活動することを学ばせるために，早期から屈曲姿勢をとることで，発達を促すことが重要となります．

頭部と頸部

　定型発達児では，頭部の立ち直り反応により正中位での安定による姿勢の調節ができるようになります．しかし，脳性麻痺児では頭部と頸部が過度な緊張により後退する，もしくは低緊張により正中位が保てない状態となります．そのため，体幹の姿勢調節に影響を及ぼし，姿勢保持が困難となります．頸部が後屈していると，過開口を助長し

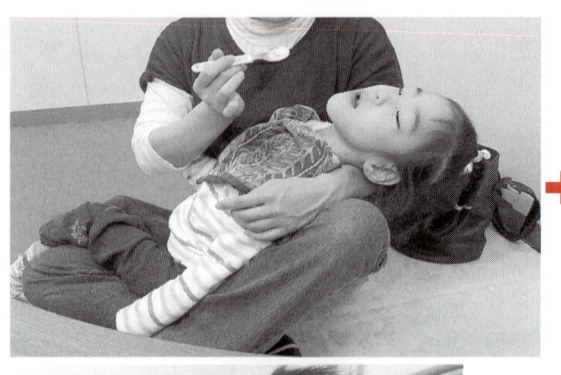

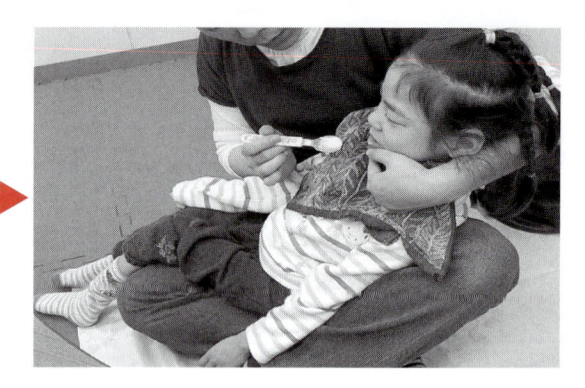

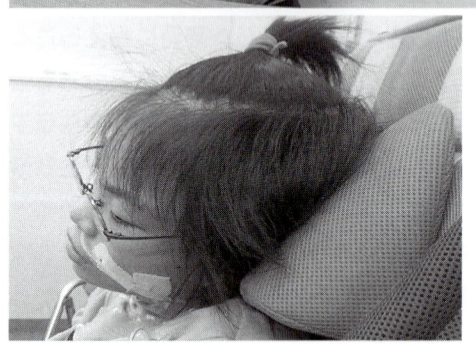

図1 頸部の調整

たり，舌骨上筋群が収縮して舌骨を挙上させることが困難となり，むせや窒息を引き起こす原因となります．さらに，このような状況は疲労を招くことになるため，頸部の位置をヘッドレストやタオル等で頭部・頸部が前屈するように調整を行います．抱っこの姿勢のときは，介助者が上肢や胸を用いて位置をコントロールします（**図1**）．

体幹・骨盤・股関節

　座位の調節はお尻を支持面とし，体幹・頸部・頭部を安定させることによって成り立ちます．脳性麻痺児では骨盤の後方あるいは側方への傾斜や回旋がみられ，下肢が強く伸展する場合は，股関節が大きく開き，お尻を支持面とすることができず，座ることが困難となります．股関節を屈曲させ，骨盤を立てる姿勢を練習することで徐々に学習をさせていきます（**図2**）．

　体幹の支持機能が悪い場合には体幹に角度をつけます．金子らは45度位が望ましいものの，日常において寝た状態が多い場合には，10～15度から開始し数か月かけて30度に，さらに45度へと慣らしていくことが望ましいとしています[1]．抱っこのときは，介助者があぐらをかき，足で骨盤を包み込み，股関節を曲げて座らせることで安定をはかります（図1右上の写真参照）．

下　肢

　座位保持をするうえで重要なことは，足関節が背屈し床面に接していることがあげら

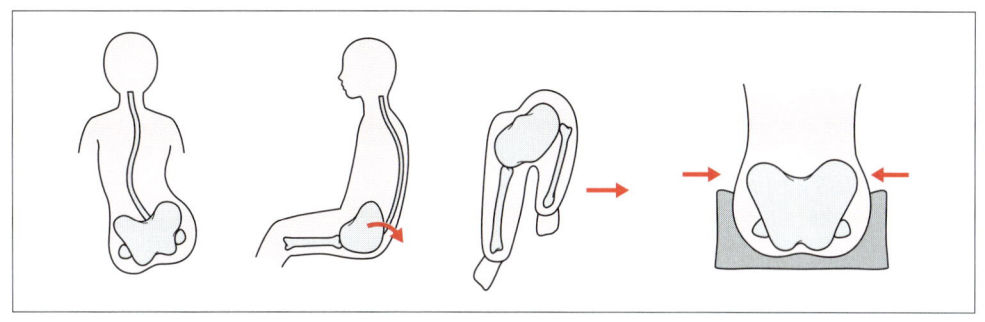

図2　体幹，骨盤，股関節のずれ

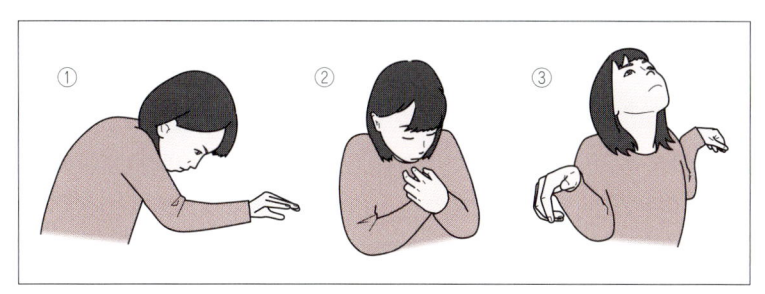

図3　上肢の伸展パターン

れます．しかし，脳性麻痺児では尖足や下肢の内反を認め，座位を困難としている場合があります．この下肢の問題は，全身の協調運動を妨げるきっかけとなることがあるため，改善が必要となります．足部のみにアプローチを行わず，骨盤や体幹も併せて垂直方向へ誘導し，足関節を背屈させるように促します．これにより，垂直座位を学習させます．椅子や抱っこの場合も同様に足関節が屈曲して足底が床面に接するようにクッションやタオルで工夫します．子どもによっては，足底が接することで全身の伸展反応を示すことがあるので，全身の反応を観察しながら行います．

上　肢

　上肢は自食機能を行うのみならず，テーブルがあることによって上肢で体幹を支持することの助けとなります．筋緊張が低下している場合には，肩甲骨と骨盤の両方で安定が得られないため，前方に崩れるようになり（**図3-①**），上肢を動かすことが難しくなります．また，筋緊張が強い場合には，肩関節が内向きになっていたり（**図3-②**），肩が弓なりに外側に向いてしまいます（**図3-③**）．上肢での支持は頭頸部と体幹の伸展を行うことができるため，姿勢保持を行ううえでは有用となります．

椅子の使用

　食事姿勢を調節するうえでの椅子の使用は，子どもにとっては安定した姿勢を得られやすく，介助者や食物がみえるため，摂食嚥下機能を発揮するうえで効果的です．また，

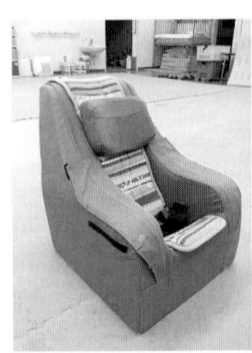

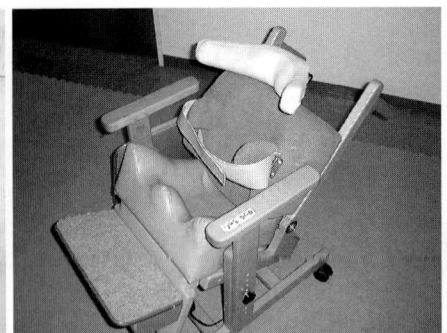

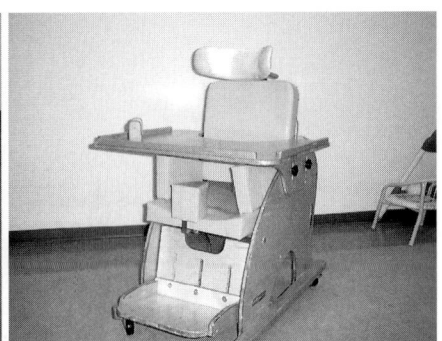

図4　座位保持椅子

介助者にとっても口元がみやすく，子どもの反応がわかりやすいため対応が行いやすくなります．現在，多く使用されている椅子は座位保持椅子やクッションチェアなどであり，個々に合わせて調節を行うことができます．市販のベビーチェアやチャイルドシートを使用する場合は，タオルやクッションを用いて，骨盤，体幹，頸部，頭部の位置を調節していきます（図4）．

（野本たかと／歯科医師）

Ⅱ-臨床編
Chapter—3

小児の摂食嚥下リハビリテーションの基本
自分で食べることを支援する
―食事における上肢の重要性

　介助食べでは上手に食べられても，自分で食べる（自食）場面では，さまざまな問題点が出てくることがあります．自分で食べるためには，口腔機能だけでなく上肢機能，姿勢保持，認知を含めた感覚機能などを十分活用する必要があるからです．そのため，「うまくできない」のはどうしてかということを上肢をはじめとする各機能をみながら評価し，食事の環境（場所，机や椅子の設定，食具や食器の選択）や実際の食事動作への支援などの多角的な検討を行います[1]．

安定した座位をとらせる

　自食に際して上肢を円滑に動かすためには，体幹や頭部が安定していること，左右の平衡が取れた姿勢を保つことが必要です．このような姿勢をうまくとらせ，自食をスムーズに行うために，テーブルや椅子の高さや角度を調整したり，クッションの位置などの設定によって姿勢保持を試みます．骨盤の安定，足底の接地が得られるように足台や座面の高さを調整します[1]．また，骨盤や体幹と椅子の隙間をクッションなどで埋めることも効果的です[1]．介助食べと異なる点は，背板を倒しすぎると自食しにくくなるため，あまりリクライニングしすぎないように注意するということです．これらの点は，前項の「食事姿勢の基本」を参考にしながら，理学・作業療法士など専門職種と連携しながら対応する必要があります．

食事に意欲を向ける

　自食の場面ではより食事に意欲的，自発的な姿勢が必要になります．また，その動作が安全に食べるという目的に適しているか，口腔機能や摂食嚥下機能を阻害することなく食事を進めているかも確認しなければいけません．学校や療育施設など複数の児がいる場では，食事に集中できる環境か，視覚や聴覚に余分な刺激となるものはないかを確かめ，食事へ意識を向ける工夫も重要になります．

　また，食器と食物との色が似ていると食事への注意が向きにくいことがありますので，単色の濃い色の器を使うこともあります[1]．さらに，食器の位置が視野に入りやすいか，テーブルの高さや別の食器の位置が肘の動きを阻害しないかなど，食事を進める

うえでは食環境への配慮が重要となります.

手づかみ食べを通して食具食べの発達を促す

手づかみ食べによる感覚の学習

　食事は「感覚と運動の統合が重要」という摂食嚥下の基本を忘れないようにしましょう. スプーンの握り方やすくい方などに注目しがちですが, 食物の位置, スプーンで触れたときの感覚, スプーンに載った食物の量, 口にスプーンを近づけたときの位置など, 視覚や上肢からの感覚入力が適切に処理されることで, 適切な自食の動作が行われます[1].

　食具を用いた自食の基礎として「手づかみ食べ」がありますが, 手づかみ食べによって手と食物, そして口との位置関係の把握, 手と口の協調運動を学習します. また, 食物の硬さや大きさ, 重さなどの感覚を直接手で触れることで覚えていきます. これらの協調運動や感覚入力は, 食具食べでも必要となる重要な学習内容です. なぜなら, スプーンが近づくと開口する, 口の位置や開口量とスプーンの傾き, 食物の量などを合わせる, 適切な位置で捕食を行うといった動作は, 手づかみ食べで学習した協調運動によって行われるからです. 手づかみ食べでは手指で直接感じていた食物の情報を, スプーン食べではスプーンに食物が触れた感覚から得ることで, すくう動作や運ぶ動作の調節をしていきます.

スプーンの持ち方と操作の発達

　スプーンの持ち方はいくつかあり（**表1**）, 発達に応じて持ち方の段階をあげていきます. ①の手掌回内握りでは, 手首ではなく肩・肘関節の動きでスプーンが動かされます. そのため, 細かい動きは少なく, スプーンが食器に直線的に近づきすくおうとします. この段階ではすくう量の調節やこぼれやすい食物を上手にすくうことが難しいため, 上肢を介助してすくう動きを支援する必要があります. スプーンを持つ位置が徐々に指先に移動しても, 手首がほとんど動かない状態（手指回内握り, 側方つまみ, 静的三指握りを行っているとき）では食器の底にスプーンをあて, 直線的に動かすことですくおうとします. この動きでは十分な量をすくえないため, 反対の手で食べ物を載せたりすることもあります[1]. この段階では, 介助者によるすくう量の調節や, 皿の縁を高くしたものを使用するなどの対応が必要になります. ③の動的三指握りは, スプーンをペングリップで持ち, 手指の動きによってスプーンの傾きやすくう動作を調節します. 細かなスプーン動作ができ始めるため, 食器の形状に合わせてスプーンを動かしてすくう, 食物を食器のなかで寄せ集める[1]といった動きができるようになってきます. これらの発達変化は手指の微細運動発達にも大きく影響を受けるため, 食事場面以外の学習（お絵かきをする, 服を着替える, 小さなものをつまむ）などを促したり, それらの場面での手指・上肢機能の評価をしたりすることも大切です（**図1**）.

表1 スプーンの把握と操作の発達(植村, 2006[1])

	スプーンの把握	動きの特徴	すくい方
①	手掌回内握り	・手とスプーンは一体となって動く ・肩・肘の動きですくう	
②	手指回内握り　側方つまみ　静的三指握り	・指先で把握するが，基本的に手とスプーンは一体 ・前腕の回内・回外（手を返す動き）が加わる ・手首はほとんど動かない	
③	動的三指握り	・手首や指先の動きで，手とスプーンの位置関係を微妙に調節できる	

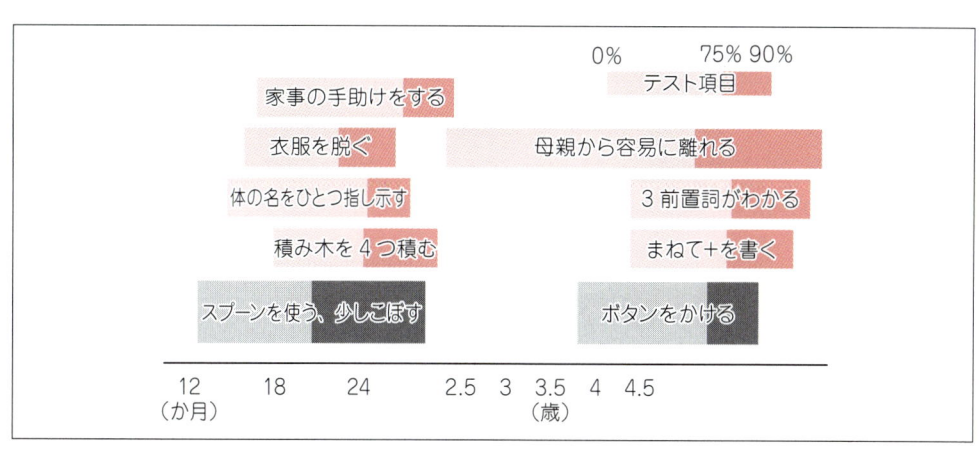

図1　DENVER Ⅱにおける発達時期(日本小児保健協会, 2003[4])

スプーンの選び方

　摂食機能や口の大きさに合わせて食具を選ぶことが重要です（**図2**）．口唇での捕食が不十分な場合，ボール部が浅いスプーンが適しています[1]．スプーンのボール部の幅は，口の幅の約2/3くらいのものを選びます．捕食時の顎のコントロールが不十分で，スプーンを噛みこんでしまう場合は金属製のものよりもシリコン製のスプーンが適している場合もあります[1]が，噛みちぎられることもあるので注意が必要です．

　自食を行う児では，ボール部だけでなくグリップの形状も検討する必要があります．握る力が弱い場合や手指の運動に制限がある場合，グリップを太くしたほうが安定した持ち方ができます．また，手とボール部が近いほうが正確な扱いがしやすいため，手指や手首の動きによる食具動作がまだ未成熟な段階であれば，グリップは長くなりすぎな

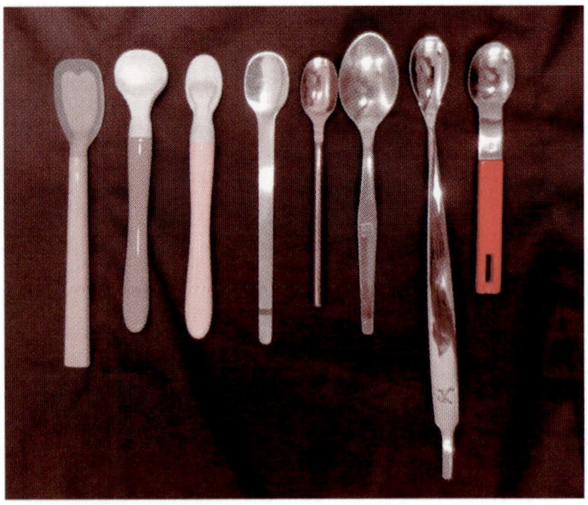

図2 スプーン各種
介助用と自食用，ボール部がシリコン製のものと金属製などのほかに，ボール部を平らにして捕食しやすくしたものなど，多くの種類が市販されている．

いように調整します．グリップの素材や固さ，形状などによって持ちやすさが変わるため，児の手指機能や上肢機能，感覚入力への受容の様子によって適切なものを選びましょう[1]．特に，ネック部分を曲げたスプーンは曲率が適していないとすくう動作や口唇での捕食が難しくなったりするので，グリップやネックの工夫は再評価することが大切です．

障害児の自食指導の実際

評価と対応のポイント

実際に自食動作の支援を行う場合，前述した現状の評価が必要になります．姿勢や粗大運動の評価の後，手指機能は食具の持ち方を評価しますが，その評価項目の一例を示します（図3）．自食動作の中心は利き手ですが，それだけでは上手な自食が難しい場合もあります．特に反対側の手がどのように使われているかによって，姿勢が崩れやすい，食器が動いてうまくすくえないといったことにつながることもあります（図4）．このような場合，上肢機能や姿勢保持への支援も必要ですが，反対側の手をテーブルの上に出させたり，皿を持つように促すことで姿勢やすくい方の改善につながる場合もあります．

食環境の工夫

摂食嚥下機能向上のためには機能訓練が必要ですが，その成果が現れるのにはある程度の期間が必要です．自食支援でも同様ですが，食環境の工夫では効果が即座に現れる場合があります．反対に，いかに上肢や手指機能が向上していても，不適切な食環境によって自食が十分行えないという例もあります．たとえば，テーブルが高すぎて肘が

```
〈自食機能〉              使用食具              食物
押し込み：（－・±・＋）    （食物：                              ）
食具舐め：（－・±・＋）    （食物：                              ）
食物の持ち方（手づかみ）：パーム・フィンガー・ペン（尺）・ペン（橈）
食物の持ち方（食具）：パーム・フィンガー・ペン（尺）・ペン（橈）
すくい失敗（－・±・＋）  ・頸部回旋（－・±・＋）  ・お迎え（－・±・＋）・
こぼし（－・±・＋）・前歯こすりとり（－・±・＋）
口腔内で食具回転（－・±・＋）・逆手で手づかみ（－・±・＋）
非利き手の様子：机の下・机の上・手づかみ・皿のそば・皿を触る・持つ
```

図3　自食の評価項目

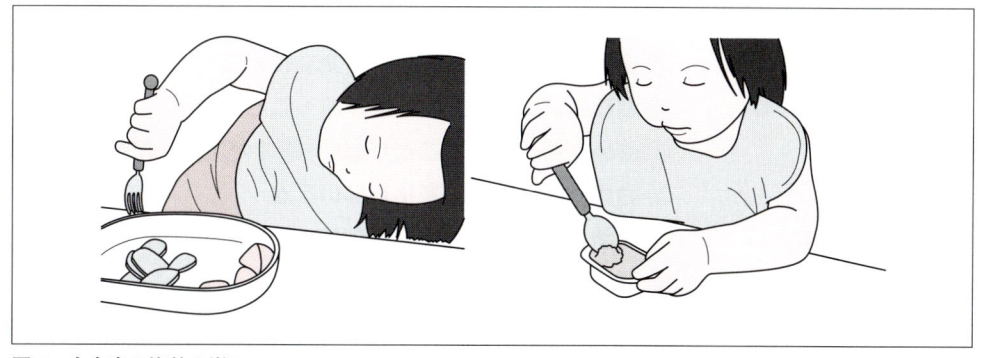

図4　自食事の姿勢の崩れ

テーブル上に置けない，肘を置くべき位置に食器が置いてある，口よりも大きなスプーンを使う，などです．上肢運動や姿勢保持の問題などで食器を自分で持てない場合には，滑り止めシートやマットを用いて食器が動かないようにする，縁が高い食器を使用するなどの対策が考えられます．また，手指の形状や握る力，肘の位置などに合わせて食具のグリップやボール部の角度の調整を行うことで，現在の上肢機能を最大限に使った自食支援を行うことができます．しかし，これらは

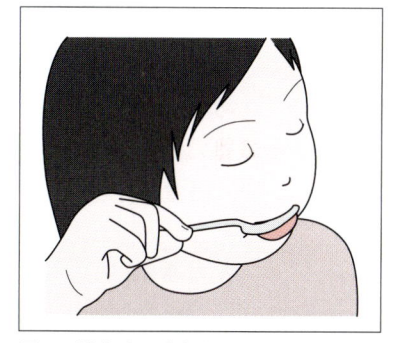

図5　補食時の舌突出

代償的な方法であるため，定期的な再評価を行って上肢機能に合った食環境や器具の調整を行うことが重要です．また，自食の方法によっては捕食などの口腔の働きも影響を受けることがあります．自食を行うと捕食時に舌突出がみられる場合もありますので，自食の場面でも口腔の動きや手との協調運動を忘れずに評価しましょう（**図5**）．

（大岡貴史／歯科医師）

II-臨床編
Chapter-3

小児の摂食嚥下リハビリテーションの基本

機能発達程度に応じた食物形態と調理対応

食物の状態は「形態」とそれに影響を受ける「物性（食物の物理的な性質）」で表現され，これを合わせて「食感」「テクスチャー」といいます．摂食嚥下リハビリテーションでは食物形態と機能の組み合わせを考慮することは必須です．摂食嚥下の支援に向くテクスチャーは，以下のとおりです．
① 凝集性があること＝口腔や咽頭でバラバラになりにくい
② 適当な粘調度があること＝流動性が弱く，適度な粘性があること
③ 咽頭通過に際し，変形性があること
④ 形態は均一であること（液体・固体が混じった状態は不均一）
⑤ 時間経過で形態が変化しないこと
　＝離水しない・緩くならない・硬くならない
⑥ 唾液・温度等によって形態が変化しにくいこと

摂食嚥下機能発達に適した食物形態

多くの施設にみられる食物形態の区分は**表1**のとおりで，いずれも機能にあわせ段階的な設定になっているものの，名称・大きさや粘調度は施設ごとに微妙な差があり，特に小児に特化した根拠のある統一はされていません．

摂食嚥下機能獲得期の小児に適した食事は，原則離乳食です．この食事のテクス

表1　食事区分

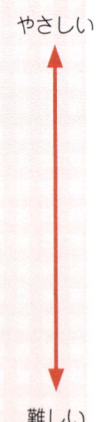

やさしい ↑↓ 難しい

項番	名称例	大きさ	形態	物性
1	リキッド		液体	さらりとしている
2	ミキサー		液体	粘りあり
3	ペースト		半固形	軟らかい
4	ゼリー		半固形	軟らかい
5	マッシュ・押しつぶし・ムース・ソフト食		半固形	軟らかい〜硬い
6	きざみ	小さめ	固形	硬い
7	一口大	一口大	固形	硬い
8	普通食	普通	固形	極めて硬い

チャーは，摂食嚥下機能訓練を行ううえでも無理がありません．

小児における摂食嚥下機能発達段階と，月齢，献立のポイントを**表2**に示します．現在，「嚥下食ピラミッド」や日本摂食嚥下リハビリテーション学会が作成した「日本摂食・嚥下リハビリテーション学会嚥下調整食分類2013」など，さまざまな段階区分・設定が存在します．これらは対象が高齢者や脳卒中患者などで，小児を対象としていませんが，共通項もあり情報として有用です．これらの相違は**図1**のとおりです．

小児の食事や食物は，発達とともに変えていくことを原則とします．またこれら発達期は児によってさまざまであるため，月齢は目安に過ぎません．特に，重症心身障害児

表2　摂食嚥下機能の発達と献立のポイント

摂食嚥下機能発達段階		捕食獲得期	押しつぶし期	すりつぶし期	～自食期へ
発達区分		初期食 生後5～6か月頃	中期食 生後7～8か月	後期食 生後9～11か月	完了期 普通食：生後12～18か月
献立の ポイント	ポイント	水分量	十分に調味水分を含ませた食物	大きさと軟らかさ	一口大の大きさとかじりとる硬さ
	料理名・品数	ポタージュ1～2品	主食＋おかず＋根菜などの野菜＋フルーツ	主食＋固形のおかず＋根菜の薄切り野菜＋フルーツ	主食＋揚げ物などのおかず＋葉物～根菜野菜＋フルーツ

必要な機能と食事例

若干の送り込み機能
　0j＝スライスゼリー
　1j＝プリン・ムース状

若干の食塊保持と送り込み機能
　0t＝中間のトロミ

下顎と舌の運動による食塊形成機能
および食塊保持機能
　2-1＝滑らかなつぶし
　2-2＝不均一のつぶし

舌と口蓋間で押しつぶす機能
　3＝つぶし

上下歯槽堤間で押しつぶす機能
　4＝軟らかい食事

「日本摂食・嚥下リハビリテーション学会
嚥下調整食2013」の段階区分

「嚥下ピラミッド」の対応

　　　　　　　　　　　やさしい
L0　0j　　L3の一部
L1～2　1j　　0t
　　　2-1　　L3
　　　2-2　　L3
　　　　3　　L4
　　　　　　　　　　　厳しい
　　　　4
　　　　　　L4

離乳食の対応

表1の項番　表2の発達段階

4　　　初期食：捕食獲得期
2

3・5

5・6　　中期食：押しつぶし食

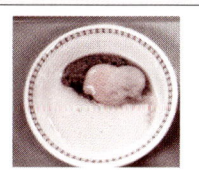

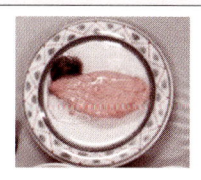

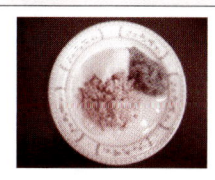

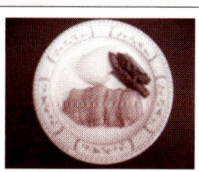

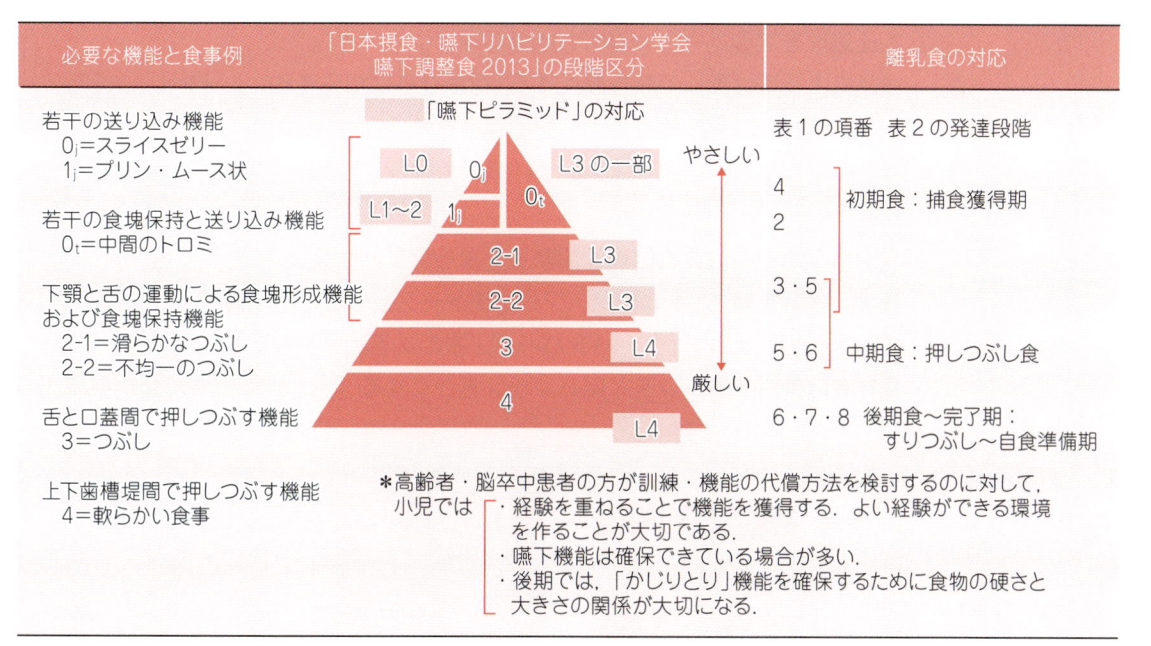

6・7・8　後期食～完了期：
　　　　　すりつぶし～自食準備期

＊高齢者・脳卒中患者の方が訓練・機能の代償方法を検討するのに対して，小児では
　・経験を重ねることで機能を獲得する．よい経験ができる環境を作ることが大切である．
　・嚥下機能は確保できている場合が多い．
　・後期では，「かじりとり」機能を確保するために食物の硬さと大きさの関係が大切になる．

図1　他の段階区分との比較（「日本摂食・嚥下リハビリテーション学会嚥下調整食2013」[6]より作成）

は，呼吸や筋緊張や側彎などの影響等により栄養素の吸収・代謝が不全です．そのコントロールは困難で，摂食嚥下機能の発達や機能獲得順も児ごとに異なるので，個人ごとの対応が大切です．

※現在では「発達期摂食嚥下障害児（者）のための嚥下調整食分類2018」が策定されています．

調理の工夫と料理（機能を引き出す支援のために）

料理の調整
●テクスチャーの調整
　まずは適切な形態の食物を用いますが，向かない食物（表3）も排除するのではなく，機能にあったテクスチャーに加工できないか考えてみましょう．たとえば芋類は熱いうちにマッシュして水分を適度に加えるとよいつなぎとして利用できます（表4）．

●食物を摂食嚥下機能の発達に合わせた形態に加工する調理技術
　調理者は，食品を単純に軟らかくしたりつぶすのではなく，舌・歯茎・歯の発達区分に適した硬さに作り分けるようにしましょう．

①食物を細かくする・つぶすための器具を使い分けます．また，1回に3〜4人分を作って冷凍保存すると効率がよくなります．
②粒のない滑らかな状態に仕上げたい場合は，裏ごしをします．
③加える水分をだし汁・コンソメスープ・ジュース・ホワイトソースなどにすると味・旨みが補えます．味をしっかりつけたい場合は，ミキシング後に行います．

●軟らかくする工夫
・食物を一度加熱して下処理する
・加圧処理をする
・食品によっては蒸して軟らかくする（可能ならば加圧する）
・ミートチョッパーを使って肉の膠原繊維を軟らかくする
・タンパク質を多く含む食品は，軟化剤（＝タンパク質分解酵素）に浸けて下処理をする
・タンパク質の多い食物は塊で加熱してから切り分ける
・適度に水分を残す（オムレツ・フレンチトーストなどは焼き過ぎない）
・つなぎを加える（肉団子・ハンバーグ・衣のある和え物など）
・揚げ衣は薄くする．フライ用パン粉は細かくする

表3　食材の特徴（江頭，2010[4]より改変）

硬い食品	噛みにくい
パサパサした食感の食材	↓
繊維の多い食品	
飲み物などの液体	飲み込みにくい
ばらばらとまとまりの悪い食品	

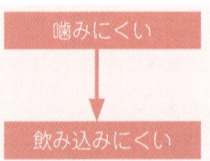

表4　粉砕機の種類

水分を入れたいときは	ミキサー
水分を入れたくないときは	業務用ブレンダー・ロボクープ フードプロセッサー
簡便につぶすときは	ベビークッカー・ハンドミキサー（ただし，粒が残りやすい）

● **繊維を切る**
・繊維を取り除く（皮をむく，葉物野菜は葉先を使う）
・隠し包丁を入れる，そぎ切りにする
・食品によって適度な厚さに処理する（薄くし過ぎない）
・適度な大きさに切る，角を少なくする

● **その他：誤飲などの危険を除去する．**
・グリーンピースは半つぶしにする
・しめじの笠部分は除去する
・胡瓜は薄く切らない

● **付着性・凝集性・変形性・粘調度を調整する**

摂食嚥下機能の発達段階に応じて「均一・不均一」を調整します．ただし，経時的物性変化は好ましくありません．また，再加工時の加水とトロミ剤でのマスキングの結果，ペースト食の味はかなり薄くなり，本来のおいしさが損なわれることがわかり，低Na血症を助長させたり，食べる意欲を低下させる悪循環を生むことが危惧されます（筆者らの調査では煮物で塩分が約70％，和え物で約80％に減少していました）．料理ごとに味の調製も必要になります[8]．

・とろみをつける

「あん」は和洋中のだし汁味のほかに「大根おろし・ゴマ・みたらし」などのバラエティを持たせ薄味ばかりにしません．また，適度な粘りを持つ食物（長芋，オクラ，米，芋など），片栗粉やゼラチン，あるいは市販のゲル化剤・増粘剤等を利用します（図2）．

・適度に水分を残す：オムレツ，フレンチトースト
　・つなぎを加える：卵，豆腐，長芋，生クリームやホワイトソースなど
　・炭水化物を多く含む食品や料理は分解酵素で処理して，ベタつきを抑える

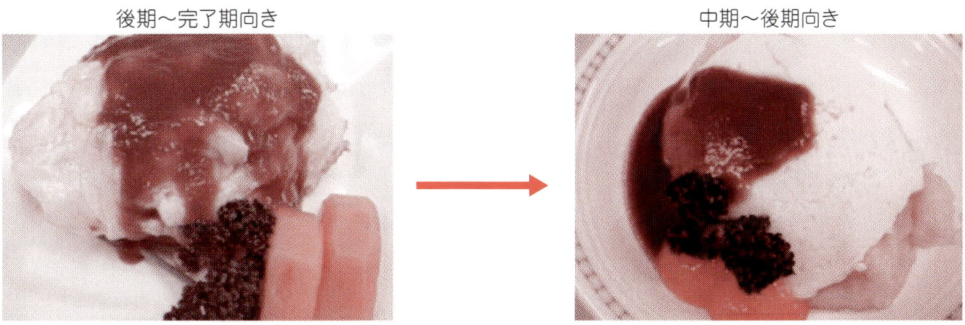

後期～完了期向き　　　　　　　　中期～後期向き

オムライス
・固形化剤で卵をムース状に固め，付着性・凝集性・変形性を調整した．

図2　調理の工夫（固形化剤の利用）

食べる場面で機能を助ける工夫

料理の調整ができたら,「献立」「介助」にも工夫が欲しいところです.

介助者は児の食欲や嗜好・むせの観察・咀嚼と食塊形成の状況観察をすること,形態を移行する際にはST・OTとの連携で対応することが必要です.

●ステップアップの工夫

①すべての料理の形態を一斉に変更しない
- たとえば「初期食」から「中期食」に移行する場合に,いきなり全料理を変更しない,1品だけ中期食にする,葉野菜のみきざむ,芋類はきざまない,サラダはゼリーにするなど,まず料理を1品のみ異なる形態に変更する
- 少し付着性のある料理をつなぎに使う
- 1品の料理について「きざみ1/2 + つぶし1/2」と混ぜて「ハーフ料理」を作る

②つぶし形態のサラダはゼリーとして味・形態を支援する

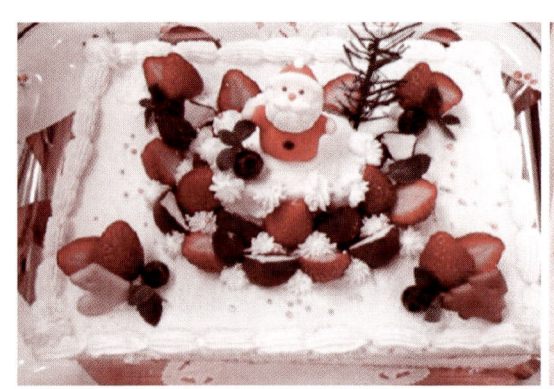

クリスマスケーキ
・水分多めのしっとりしたスポンジと生クリームで移送しやすくした菓子.
苺とクリームが混ざって香りもよく,小児が好む食物である.

クリスマス・プレート
・「ビーフソテー・ブロッコリーツリー・パンプキンボール・リンゴコンポート」小児好みに盛りつけをアレンジすると食べる意欲が引き出せる.

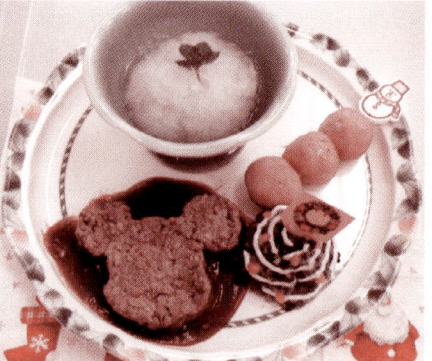

図3 調理の工夫(生クリームの利用・視覚刺激となる盛り付け)

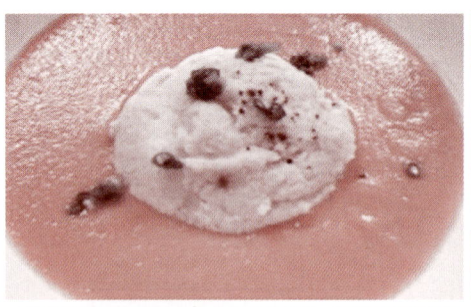

・魚をつぶし軽くクープにかけて生クリームを加えて蒸す＝凝集性・粘調度を調整した.
・人参を蒸して甘みを出し,玉ねぎ・米と煮てポタージュ状にした＝粘稠度を調整した.

・野菜は軽く味を付けてゼラチンで固めて型に入れ冷やし,後からドレッシングと別に固めておいたエビを飾る.
凝集性・付着性を調節した.

図4 魚のクネル・スープ仕立て　　図5 野菜サラダ

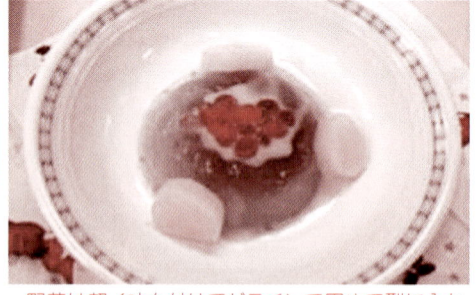

③トロミあんについて
　・きざみ食にはトロミあんをかける，またはあらかじめトロミあんを混ぜる
　・摂食介助者はその日の児の体調をみながらトロミあんを追加使用する
　・トロミあんかけの料理ばかりにしない

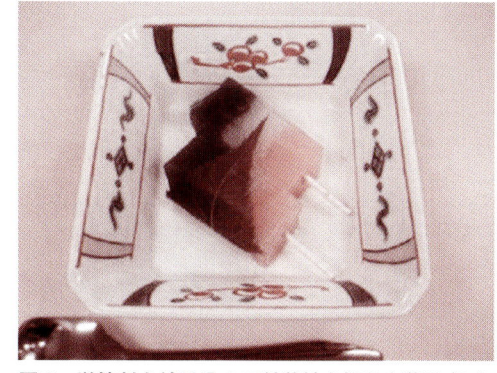

図6　増粘剤を練り込んで付着性を抑えた菓子（3色団子）

④食事の後半疲れがある場合は，少量で高エネルギーとなる食事（＋コンクエコやエプリッチ）を準備して，食事量を減らす
⑤前半訓練食＋後半お楽しみ食扱いとするなど，食事を苦しいものにしない
⑥パサつくおやつにはクリーム・牛乳を添えるなどして，ムース状以外のおやつで気分転換を図る

最後に

　家庭での調理は，育児環境に合った簡便で継続性のあるものでないと実践できません．保護者は，可能な限り家庭食で対応しますが，市販食品（ベビーフード・ユニバーサルデザインフード・冷凍ムース食など）を取り入れながら食事を計画し，頑張り過ぎないで十分です．また食事に求められる要素に，①衛生的で安全であること，②低栄養・脱水を予防できるもの，などがあることを忘れず，さらに食事は味・香りは刺激とならない程度にはっきりしていることに留意しましょう．

　そして児は好きな料理なら少々難があっても上手に食べてくれます．空腹，食べる意欲，心身の安定，満足感が食べる意欲や行為に影響を与えますので，児には可能な限り「食事は美味しい・楽しい」ものと認識してもらうことが大切です．

（村松かおる／栄養士）

II-臨床編
Chapter-3
小児の摂食嚥下リハビリテーションの基本

小児おける間接訓練の実際

間接訓練は食品を口のなかに入れずに摂食嚥下機能の改善をはかる方法です．間接訓練は，実際に食事を始める前に実施するなど，食事場面以外の日常生活の遊びの場面を通して実施することもあります．間接訓練は，できる限り，対象児にとって楽しい関わりであるように場面を工夫していきます．対象児の発達段階によって，感覚運動遊びのなかに組み込む，模倣遊び仕立てにする，ゲーム仕立てにすることなどで，対象児にとっての目的活動となり，対象児自身からの積極的な関わりを得ることが可能となります．

姿勢のコントロール

間接訓練を行う場面では，鼻呼吸の練習，嚥下の促通，口唇閉鎖の練習などを通して唾液を嚥下することがたくさんあります．そのような食事をしない間接訓練の場面でも，対象児が唾液を嚥下しやすいように，姿勢のコントロールを行う必要があります．特に，未定頸であったり，座位が不安定な場合には，座位保持装置を利用して，安定した座位を保つことができるよう工夫していきます（図1）．

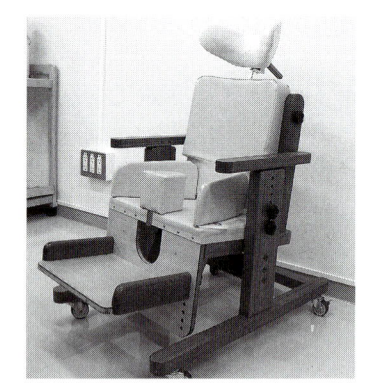

図1　座位保持椅子

感覚調整障害への対応

感覚調整障害と触覚過敏

感覚調整障害は，感覚が過剰に入力されてしまうことによる，いわゆる過敏な状態（過反応）と，必要な感覚が十分入力されず感覚情報を十分に受け取ることができない低反応といわれる状態があります[1]．

感覚調整障害は，触覚だけではなく，前庭覚，固有受容覚，聴覚，視覚等でも観察されることがあります．感覚調整障害のうち，触覚に対する過反応の状態を一般的に触覚過敏と表しています．また，触覚過敏は，自分の体に食品などの異物を取り込むときに触れる顔面や口腔内，危険なものに触れやすい手指，外的から攻撃されると致命傷にな

る脇腹，などに強く認められる傾向があります．触覚過敏の場合は，感覚情報に対して不快な反応が前面に出てしまうことでその刺激がどのようなものなのかの判断が難しくなってしまいます．一方で，触覚の低反応の場合にも，判断に必要な感覚情報が十分得られにくくなってしまいます．感覚調整障害があることは，触覚過敏な状態が対象児の拒否的な反応を強くしてしまうだけではなく，過反応（触覚過敏）・低反応いずれの場合も，食品等から必要な感覚情報を受け取ることを難しくしています．

触覚過敏が関連すると思われる現象

　小児の摂食嚥下リハビリテーションにおいて，対象児はさまざまな課題をもっていますが，そのなかの一つに触覚過敏が背景にあると考えられるものがあります（**表1**）．触覚過敏は，触覚の問題だけではなく，他の感覚モダリティーの調整障害と同時に発生することがあり，特に食事場面では嗅覚や固有受容覚（深部感覚）の調整障害も考えられる症例があります．また，触覚過敏は，脳性麻痺や知的障害，発達障害児では頻繁に観察され，改善の阻害要因となることがあります．感覚調整障害は，対象児の摂食嚥下機能に直接的に影響を及ぼす可能性があるとともに，食行動にも影響が及ぶことがあります．

触覚過敏に対するアプローチ

　一般的に，触覚過敏の状態は，アクティブタッチが得られる自発的な活動を通して改善するとされており[2]，間接訓練に取り入れることにより，改善をはかることができます．不快な反応に対しては，「10回こするまで我慢させる」というような強要は不快反応をより強くするリスクがあります．触覚過敏に対しては，対象児の受け入れられる触

表1　摂食機能上の問題と感覚調整障害

触覚過敏が関連していると考えられる現象（一部は嗅覚の過敏を含む）の例
食具や食品が顔面や口腔内に触れると，筋緊張の亢進，不愉快な反応の出現，咬反射の出現などがある
容易に嘔吐反射が出現する
なめらかな食品は食べられるが，ざらざらしたものは不快で食べられない
べたべたしたものは食べられない
食品が手につくとすぐに拭きたがる
食具食べはよいが手づかみ食べはしない
見ただけで食べたがらない
メーカーが違うと食べない

その他の感覚調整障害
おもちゃをずっと口のなかに入れている
口のなかにどんどん食べ物を入れてしまう
処理後，嚥下可能な状態になっているかどうかの判断が不十分
においがいやで部屋に入れない
口のなかに入れた食べ物を手でこねて遊ぶ

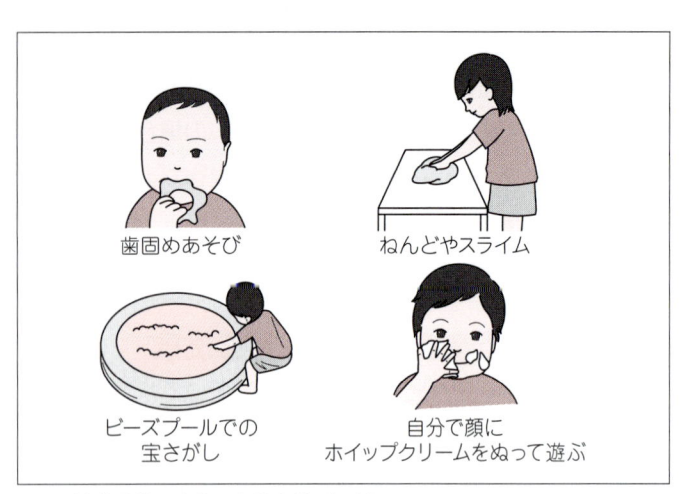

図2 触覚過敏の改善に有効な遊びの例
（歯固めあそび、ねんどやスライム、ビーズプールでの宝さがし、自分で顔にホイップクリームをぬって遊ぶ）

覚刺激の幅を広げることを目的に，対応方法を検討することが必要です（**図2**）．なお，触覚過敏以外への対応は感覚統合療法関連書籍を参考にしてください．

●触覚刺激の質

触覚刺激はライトタッチといわれる軽く触れられる刺激に対しては触覚過敏を引き起こしやすいのですが，圧迫を伴った触覚刺激は比較的不快な反応を抑制することができます．また，こする，頻繁に刺激場所を変えるなど動的な刺激は一か所を圧迫するだけの静的な刺激よりも不快反応が出現しやすい傾向にあります．そのため，触覚過敏のある場所に触れるときは，圧迫しながら動かさないようにすることが有効です．

●遊びのなかで自分から触れる機会をつくる

触覚過敏に対しては，他者から触られる場合は不快な反応が強く出現する場合でも，自分から対象物に触れることで不快な反応を軽減することができます．そのため，顎顔面領域に対しては，自分の指を口のなかに入れる，自分でおもちゃを口に運んで歯固め遊びをする，指に塗ったクリームやチョコレートソースをなめる，自分で顔を拭く等，自分で自分に触れる機会を提供します．また，自分でスプーンや歯ブラシを口に入れるなど，自分で自分に触れるアクティブタッチの場面を設定します．手指に対する触覚過敏に対しては，食事以外の場面で，受け入れられる触覚遊びの範囲を広げていきます．そして少しずつ食事場面で食品に触れるというような直接的な関わりへと段階づけていきます．

●刺激の入力に予測がつくように提示する

触覚刺激以外の感覚刺激でも共通ですが，予測していない刺激に対しては，不快な反応が生じやすくなります．触覚過敏の改善には，受け入れられる触覚刺激を広げていきますが，その際には対象児自身が自分から触れるような設定をするとともに，不意に突然触れてしまうのではなく，触れることが予測できるような場面設定をします．たとえば，対象児に「あ・く・しゅ」とゆっくり声をかけながら対象児から手を握るよう働き

かけます．このことにより，触覚や深部感覚・視覚・聴覚情報が同時に提示され，より感覚入力に対する準備が可能となり，合わせて対象児からの自発的な動作のなかで触覚刺激を受け取ることが可能となります．

●対象児自身の目的活動のなかで触れる

手づかみ食べの際に食品に触れることが不快な対象児の場合は，アスレチックなどのダイナミックな感覚運動遊びのなかで金属のチェーン，ロープ，砂，泥などに触れる場面を提供します．また，ビーズプールのなかに玩具を隠した宝探しゲームのように感覚運動遊びのなかに識別性を必要とする遊びを設定し，対象児自身が宝探しを楽しむような主体的活動として触覚刺激を受容することが有効です．

鼻呼吸の練習[3)4)5)]

鼻呼吸は，安静時に口唇を閉じた状態を保つことや，食物の処理時に鼻腔と口腔を分離するうえで重要な要素です．鼻呼吸が難しい場合は，下顎や口唇閉鎖をコントロールすると呼吸が苦しくなってしまう，下顎や口唇を開けたまま処理を行うことで吸気とともに食品の一部が気道に侵入しむせやすくなる，などのリスク要因となります．

鼻呼吸の練習を開始する前に，鼻腔領域や呼吸器に鼻呼吸の障害となる基礎疾患がないことを確認します．安静時の呼吸状態を確認のうえ，下顎と口唇を閉鎖するようにコントロールして鼻呼吸を促します．その際に，対象児の表情や顔色を観察するとともに，持続時間は，対象児が苦しくならない程度にとどめます．必要に応じてパルスオキシメータを利用して呼吸状態を確認します．

嚥下の促通[3)4)5)6)]

嚥下促通のための練習として，代表的なものとして歯肉マッサージ（ガムラビング）と味覚刺激による嚥下促通があります．

●歯肉マッサージ（ガムラビング）

ガムラビングには，口腔内の感覚機能を高める，唾液の分泌を促す，咬反射の軽減，顎のリズミカルな動きの誘発などの効果が期待されています．ガムラビングは，下顎と口唇を閉鎖した状態に保ったうえで図3のようにゆっくり，リズミカルに歯肉をこすります[4)]．これにより，刺激性の唾液分泌が促され，口腔内に貯留した唾液によって嚥下反射が促通されます．

●味覚刺激による嚥下促通（図4）

キャンディーを下唇の内側に塗ることにより，甘味刺激により唾液の分泌が促され，この唾液により嚥下が促通されます．小児は口腔前庭が狭いため，「ペコちゃんキャンディー」のように，飴の部分が薄く柄がついているものが操作しやすいと思います．また，口腔前庭に接する部分を包丁などで割り細くしたあと，水をわずかにつけて角をと

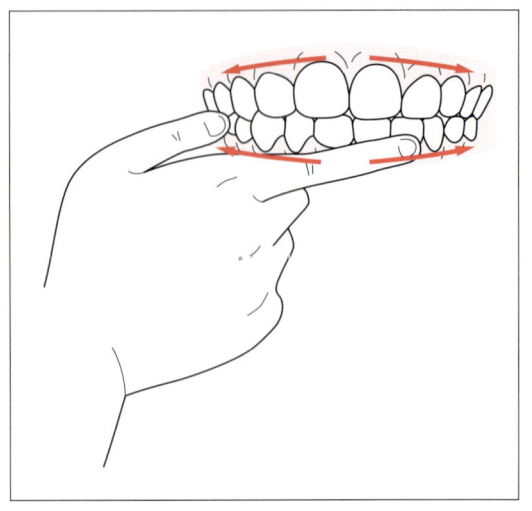

図3 歯肉マッサージ（ガムラビング）の方法（金子, 1987[6]） 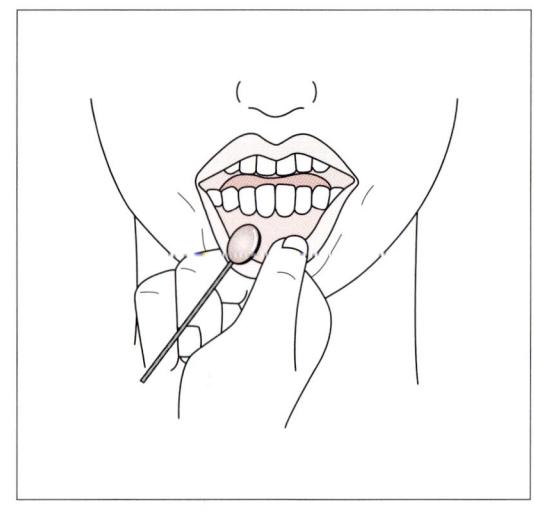　　図4 味覚刺激による嚥下の促通（弘中, 2007[5]）

り，容易に甘みが溶け出すように工夫したものが便利です．この際，分泌してきた唾液が容易に嚥下できるように下顎を閉口位にコントロールします．甘味刺激による嚥下促通法は，対象児にとって快であることが多いため，対象児の快反応も同時に促通することができる間接法であると考えられます．

筋および軟部組織のストレッチ（受動的な可動域の拡大）

　　受動的な刺激法は，バンゲード方式Ⅰ[6]として広く知られています．障害のある子どもたちのなかには，自発運動が乏しいことや自発運動が限定的であり，口唇および頬の柔軟性が低く，捕食・処理・嚥下機能が不十分となる要因になっている場合があります．このような場合には，3次元的にさまざまな方向へ他動的に口唇や頬のストレッチを行うことにより柔軟性を高め，口唇や頬の可動域拡大を目指します．具体的には，以下のような方法で刺激を与えます（①～⑥は図5の番号に対応）．
①口輪筋の走行に沿ったストレッチです．口唇を厚くつまみながらストレッチを行い，口唇の周辺の柔軟性を高めます．
②上唇および下唇の周辺のストレッチで，口唇と歯肉の間に介助者の指を入れ，外側に膨らますようにストレッチを行います．
③口唇がめくれないよう留意しながら，口輪筋に対して垂直方向へ圧縮していきます．
④口唇を歯に向かって軽く押しつけ，介助者はそのままゆっくり指を押し下げます．口輪筋に対して垂直方向のストレッチを行います．
⑤顎を閉じた状態で，介助者が対象児の口のなかに示指を入れ，頬をゆっくり外側に膨らませるようにストレッチを行います．また，外側から介助者がゆっくりと頬部をつかみながら伸張し，頬の柔軟性を高めます．

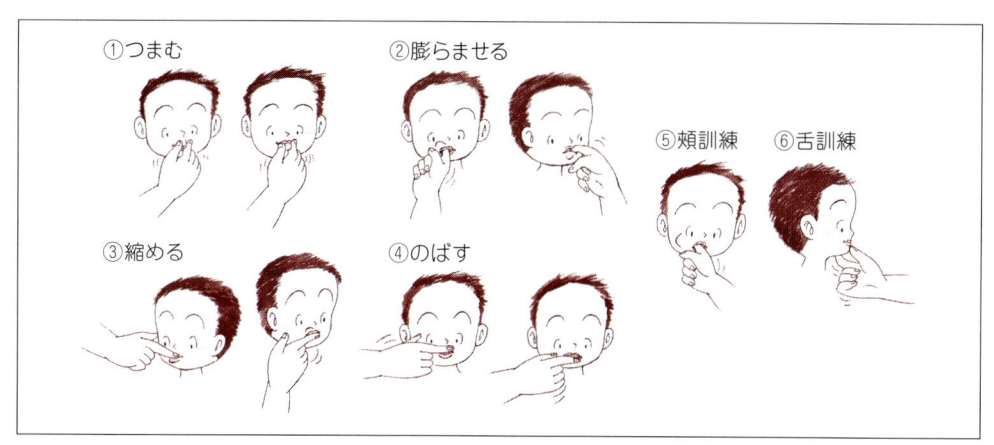

図5　バンゲード方式Ⅰ（大西，2006[4]）（金子，1987[6]）

⑥また，舌の他動的な可動域拡大の方法として，口外法と口内法があります（⑥は口外法）．
　口外法では，介助者が対象児の下顎を臼歯がかみ合った位置で固定しながら，オトガイ部のすぐ後ろ（下顎骨のすぐ後ろ）を垂直方向にゆっくり押し上げます．このことにより，他動的に舌尖部が横口蓋ヒダに押しつけられる方向に押し上げることができます．また，口内法では，スパチュラやシリコンコーティングされたスプーン等を利用して，舌の側面を反対側へゆっくり押し，舌の可動域を拡大します．

自動運動による可動域拡大と機能の改善

　自動運動による機能改善プログラムは，ある程度口腔機能が高く，間接訓練を通してさらに摂食嚥下機能の改善を目指す場合に実施します．間接訓練は，食事場面以外で実施することが可能であるため，より遊びの要素を取り入れながら，進めることが可能です．摂食嚥下機能改善のために，一部の動作だけを対象児に実施してもらうことは難しいことが多いと思われますが，促通したい動作を遊びのなかに組み込むことで実施が容易となります．これらの活動は，口唇の閉鎖機能や分離運動，鼻咽腔閉鎖も遊びのなかの一連の動作として促すことができます．

可動域の拡大

　にらめっこ，あっぷっぷ，あっかんべー，大きな口を開ける，上唇で鼻の穴にふたをする，など，子どもの楽しそうな遊びを通して口唇など顔面の筋群や舌の自動運動を促します．また，自動運動では可動範囲が不十分な場合は，子ども自身の手を使うなどしていろいろな表情をつくって遊びます．
　舌や口唇の可動域拡大では，棒つきキャンディーをなめる，口唇周囲にチョコレートソース，クリーム，ジャムなどを塗ってなめる，など，子どもたちの楽しい活動として

表2　呼気を使った遊び

ティッシュを吹く
短冊を吹く（風鈴などの音を鳴らす）
コップのなかの水やお風呂でのバブリング
口唇を呼気でふるわせて音を出す
ラッパを吹く
巻き笛を吹く
ろうそくを吹き消す
ピンポン球を吹いて遊ぶ（ゴールに入れる，など）
ブクブクうがいをする，ガラガラうがいをする
シャボン玉を吹く
風船を膨らませる

練習の場面を提供します．

吸うことによる機能改善

　ボウル部の大きいスプーンやレンゲを利用して，液体をすすったり，さまざまなタイプのストローや粘性の異なる飲み物を吸うことにより，口唇閉鎖機能の改善や口唇や顎を保ったまま頬部の自動運動を促通します．その際に，口腔内に入ってきた液体を口腔内に保つ必要があることから，軟口蓋と舌を安定した位置で保つことも促します．また，呼吸との液体の取り込みの協調性向上を期待することができます．ストローについては，内径やストローの長さ，摂取する液体の粘性をかえることで，段階づけを行うことができます．

呼気を使った遊び（表2）

　呼気を使った遊びでは，口唇の随意的な運動，鼻咽腔閉鎖，呼吸との協調を促します．細い短冊を吹くというような簡単なものから，風船を膨らますなどの負荷の大きいものまで，段階づけを行いやすい「訓練」法です．また，ゆっくり長く吹くような遊びや，短く強く吹く遊びなど，対象児の目的に合った遊びを選択します．

（神作一実／作業療法士）

II-臨床編 Chapter-3

小児の摂食嚥下リハビリテーションの基本

小児における直接訓練の実際

食物を使って，摂食嚥下の諸機能の獲得・習熟をめざしていくことを「直接訓練」と呼びます．もともと成人の摂食嚥下障害に対し，経口摂取再開に向けてゼリーなどを使って嚥下の練習をするときに使われる用語であり，意思の疎通や協力が容易ではない小児に対しては，訓練という言葉はあまりなじみません．ここでは便宜上「直接訓練」という言葉を使いますが，あくまで上手に安全に味わって食べるために食事やおやつ・水分摂取の場面で学習をしていくステップだと考えてください．食べる学習を進めていくうえで，栄養・水分の補給路が確保されていることは大前提です．現在行われている方法で栄養・水分をとりつつ，可能であれば練習を進めて少しずつステップアップしていくことが大切です．

嚥下の練習

　哺乳（乳児嚥下）や経管栄養から固形食摂取に移行するために嚥下の練習を始める際には，呼吸をはじめとした全身状態をみたうえで固形食の経口摂取が可能かどうかの診断が必要です．嚥下自体は反射なので，練習では獲得できません．ここで述べる嚥下の練習とは，嚥下反射は起こるけれどもそのときの舌・口唇など口腔諸器官の動きが未熟な場合における，より安全な嚥下のための練習という意味です．嚥下反射が起こらなかったり反射の遅延や呼吸との協調不全が顕著な場合は直接訓練の対象ではありません．

姿勢

　安全な嚥下のためには，頭頸部が安定していること，嚥下時の舌骨上筋群の収縮を助けるために頸が前下方を向きリラックスしていることが大切です．嚥下反射の誘発部位まで舌の挙上により食塊を運ぶ機能がない段階では，重力の力を借りて食塊がゆっくり咽頭に運ばれるように，リクライニングした姿勢を取らせます（図1）．
　未定頸だったり体幹が不安定な場合は，座位保持装置などで頭頸部が安定した姿勢をサポートすることが基本です．

食物形態と食具

　食物は唾液と一緒にそのまま飲みこめるような形態，すなわち粒のないなめらかな

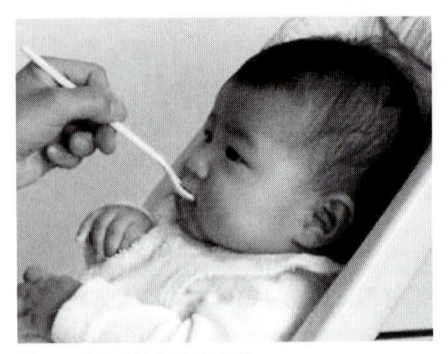

図1　嚥下の練習時の姿勢

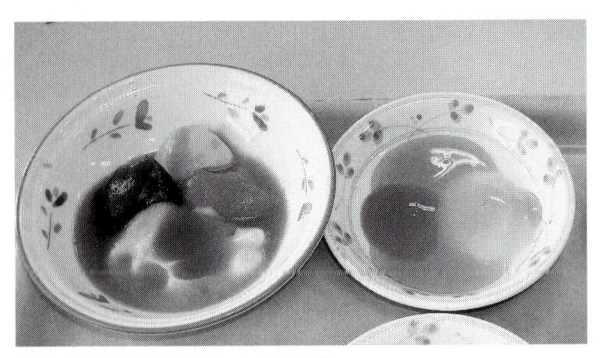

図2　嚥下の練習に適した食物形態
舌触りのなめらかなペースト食．

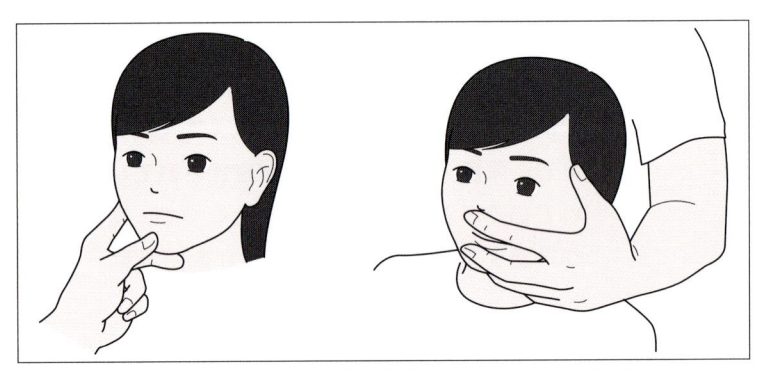

図3　嚥下時の前方からの顎介助（左）と後方からの顎・口唇介助（右）

ペースト状のものが適切です（図2）．とろみをつけたお茶・果汁を練習食として使うこともできます．月齢・年齢によって口腔容積が異なるため，口腔の大きさと嚥下の力に合わせて一口量を調整する必要がありますが，はじめは無理なく少なめに設定するほうが安全です．食具はスプーンを使うのが原則ですが，スプーンが口唇に触れることに抵抗がある場合や視覚障害がある場合は，保護者や本人の指にピューレ状の食物を少量つけてなめさせる方法を取ることで，受け入れがよくなることもあります．

介助法

　嚥下の際に顎・口唇を閉鎖していることは，必要な嚥下圧を生み出すための要件です．自分自身で顎・口唇を閉鎖できない場合や舌を前方に突出して飲みこもうとする場合は，介助者が手で児の下顎をサポートし，嚥下が終わるまで顎と口唇の閉鎖を保ちます．前方介助で頸部が後傾する場合は，後方から介助するほうが安全です（図3）．

捕食の練習

　捕食は食物の大きさ・硬さを感じ取り，それに応じた次の動作を引き出すうえで大切なステップです．この運動は随意運動なので機能を引き出すためにはまず待つことが大

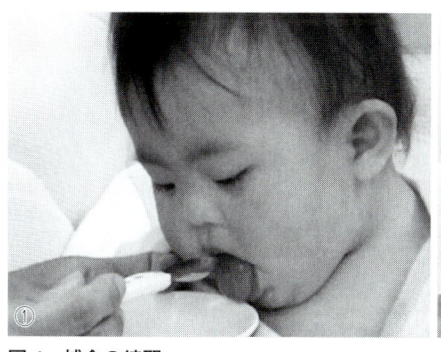

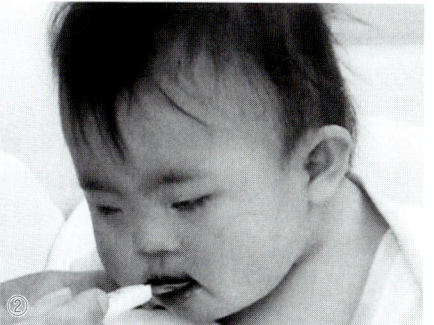

図4 捕食の練習
①スプーンが来ると開口して舌が迎えにくる．
②介助で顎の閉鎖を促し，口唇を閉じたらスプーンをゆっくりまっすぐ抜く．

切となります．介助は「できないところを補う」のが基本なので，顎や上唇の介助が必要かどうかは本人が自ら閉じる力を見極めてから決める余裕が大切です（図4）．

姿勢

　座位保持椅子などのハードが充実してきた現在では，椅子での安全な摂食を目ざすのが第一選択です．頸部の角度に気をつけたうえで，できれば児と向き合いながら前方から介助するのが基本です．舌による食塊移送機能の発達レベルに応じて体幹の角度を調節します．舌の挙上が弱く前後運動で移送している場合や筋緊張が強く過開口になりやすい場合は，少しリクライニングしたほうが緊張も和らぎ，移送を助けることができます．また，捕食では児が食物を視覚認知できる姿勢であることを意識してください．

食物形態と食具

　食物はペースト状のものを使います．成形されていないものを使うことで歯で取る動きを防止できるとともに，不十分な捕食では食物がスプーン上に残るので，理解できる児にはモチベーションにもなるからです．また「好きな食物」を使うことや空腹時に行うことで練習効果が上がります．食事の時間のごく一部に練習要素を盛りこむとしたら，前半の食べたい気持ちが強いときのほうがよいでしょう．ヨーグルトや軟らかいプリンなど，捕食の練習に適した形態のおやつもたくさんあるので，親子双方にとって無理のない時間帯に練習しましょう．食具はスプーンを用いて，口唇を閉鎖して食物を捕りこむことを教えていきます．スプーンにはさまざまな形態がありますので，☞ P.140 などを参考に選択し，児の成長や捕食時の口唇閉鎖力に応じて替えていきます．

介助法

　本人の視覚で捉えられる位置から声かけをしながらスプーンを運びます．
　1) スプーンの前方1/3〜半分程度にペーストを盛り（図5），下唇にのせる．
　2) 本人が随意的に口唇を閉じるのを待ち，ゆっくりまっすぐスプーンを引き抜く．

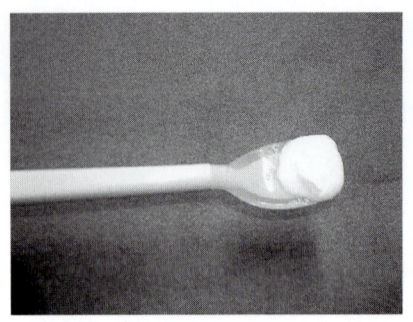

図5　捕食練習時の食物の盛り方

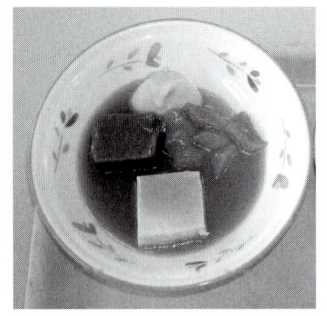

図6　押しつぶしの練習に適した食物形態

3) 待っても閉じてくれないときは，介助で顎の閉鎖を促す．上下唇でスプーンを挟めたら，ゆっくりまっすぐスプーンを抜く．
4) 顎を閉じても，上唇が下りず上下唇でスプーンを挟めないときは介助で上唇をおろし，上下唇でスプーンを挟ませてからゆっくりまっすぐスプーンを抜く．

2)～4) のどのレベルまで介助が必要かは児の動きと力，受け入れ具合に応じて進めていきます．いずれの場合も食事の前半のわずかな時間，あるいは4～5口に1回といった具合に時間を限って行うことが大切です．

押しつぶしの練習

押しつぶしとは，舌尖部を挙上して硬口蓋に押しつけ軟固形食をつぶす動きのことです．開口状態ではできないので，顎の閉鎖を促しながら舌を口蓋に押しつける感覚を教えていきます．

姿勢

押しつぶし機能が十分発揮されるためには下顎の安定が必須であることから，体幹・頸部の姿勢保持が大切なのはもちろんですが，足底を床や足台につける，肘をテーブルにつけるなど四肢のサポートにも留意してください．角度は垂直座位が基本ですが，前方に倒れてしまう場合はわずかにリクライニングして体幹の安定をはかります．

食物形態と食具

舌と口蓋で押しつぶせる硬さの目安は，大人が親指と中指で軽くつぶせる程度と考えてください．粒やざらつき感のない滑らかなムース状のものから始めます（図6）．捕食の動きから連続して教えたほうが効果的なので，食具はスプーンを使います．

介助法

押しつぶしの主たる担い手は舌尖部です．舌の中央より奥に食物を入れると丸呑みや嘔吐反射を誘発しやすいので，口唇で捕食した食物の先端が舌尖部にあることに留意し

てください．押しつぶしの際の舌の動きは上下運動なので，顎も左右対称に開閉運動をします．舌を続けて何度か口蓋に押しつける動きを引き出すためには，顎の開閉を大きくしないほうが有利です．運動範囲が大きい場合は軽く顎介助をすることで，効率的に押しつぶしができます．

咀嚼の練習

　咀嚼とは口腔内に取り込まれた食物を舌の側方運動により臼歯部に運びすりつぶして唾液と混和するという，顎・舌・頬・口唇の高度な協調運動です．捕食や押しつぶしの機能がある程度できていることを確認したうえで進めていくのが基本です．

姿勢
　咀嚼機能を引き出すためには垂直座位が原則です．噛み続けるためには口腔内に食物を保持する必要があるので，まっすぐ安定した座位を取ることで後方へのたれこみや前方へのこぼれを防ぐことができます．

食物形態と食具
　咀嚼練習の初期は，臼歯部で噛むことはできてもまとめることが難しく食物がばらけてしまうことがよくあります．噛みやすくまとまりやすい食材を使ったり，ソースやあんかけなどをつけて食物がばらけないようにする工夫が必要です．
　食具も介助摂食の場合，スプーン，フォーク，お箸など選択肢が広がるので，状況によって使い分けることが可能です．また自食に向けて手づかみできるものは手づかみで食べる練習も少しずつ取り入れていきます．

介助法
●前歯での咬断練習
　押しつぶしの動きから咀嚼にステップアップするためには，「押しつぶしでは処理できない」という感覚入力が重要です．感覚の鋭い前歯を使って噛み取って口腔内に取り込むことで，食物の物性の認識ができるので，臼歯部に運ぶ動きにつながりやすくなります．太さは前歯部より細く，少し長めの軟固形食（臼歯部で軽くつぶせる程度の硬さが適当です）をかじりとる練習を行っていきます（図7）．ただし次のような場合は犬歯部でかじりとらせることで代用します．
　1）開咬（前歯が噛み合っていない状態）や前歯の動揺，欠損がある場合
　2）咬断のあと，口の前方で吸うような動きが出る場合
　3）前歯の過敏等があり，本人の嫌悪感が強い場合

●咀嚼・食塊形成の練習
　咀嚼が未熟なうちは顎全体の動きも大きくなりやすく，それに伴い口唇が開くと食塊

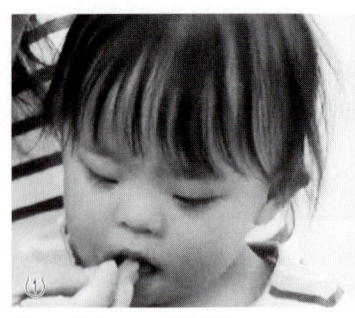

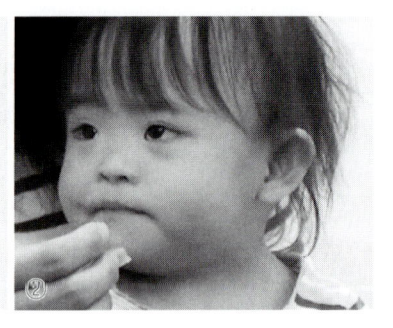

図7　前歯での咬断練習
①介助者が手に持って少量かじりとらせる．
②舌での押しつぶしを試み，つぶせないものは臼歯部に運ぶ動きにつながる．

形成がうまくいかず，噛んだ食物がばらけてしまうことがよくあります．口唇閉鎖下で顎・頬・舌の協調運動ができるとスムーズな食塊形成を助けます．

　顎運動が大きいうちは，顎を介助して小さな動きになるような援助をします．できるようになったら少しずつ介助の時間を短くして自分で適切な顎運動量をコントロールできるように練習します．また，細長い食材を臼歯部に載せて続けて噛む練習方法もあります．舌や頬が食物を支える動きがあるかどうかを確認しながら行います．

●食塊移送の練習

　形成した食塊を咽頭に送るためには，舌尖部を口蓋に押しつける動きが必要です．押しつぶしの動きと似ていますが，食形態が上がるに従い，より大きな舌圧を必要とするため，移送ができないと口に食物をためてしまうことがあります．また代償的に上を向いたり，水分の力を借りて流しこもうとする動きがみられることもあります．一口量やまとまりやすさの工夫をして，移送の力を少しずつつけていくことが大切です．姿勢が上向きになるようだったら後頭部を支えて姿勢を調整します．

　また食物を飲み込んでから水分をとるような注意が必要です．

●麺類を取り込む練習

　咀嚼の練習時期に，麺類をたぐり寄せたりすする練習をすると，口唇をすぼめる力，取り込む量を加減する力がついてきます．介助の際全部口に入れてあげるのではなく，初めは1cm程度口から出した麺類をたぐり寄せることができるかどうかをみます．できたら少しずつ長くして，3〜4cmくらいまで出ている部分を延ばします．麺類が好きな児では効果があがる練習です（**図8**）．

自食の練習

　自分の手指，食具などを使って自ら口に運び，味わうという自食行動は，手指が使える児の場合は摂食嚥下リハビリテーションの最終目標でもあります．まずは手づかみで，手づかみ食べがうまくなったら，食具を使った食具食べに移行します．自食を始めると食物を口に運ぶことに気を取られるため，獲得したはずの捕食機能・咀嚼機能が乱

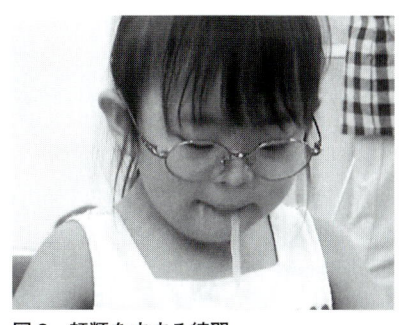

図8　麺類をすする練習
麺類をたぐり寄せたり，すする練習は，口唇閉鎖や量のコントロールの練習になる．

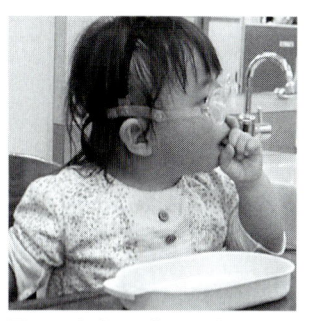

図9　手づかみ食べの練習
手づかみ食べが上手になると指が口腔内に入らず，口の前方でかじりとることができる．

れたり，姿勢がくずれたりすることがよくあります．介助摂食と併用して，口腔機能を確認しながら段階的に自食に移行します．

●手づかみ食べ

手づかみ食べとは自分の手指で食物を直接つかんで口に運ぶ行為で，目と手指と口の協調運動です．手からの感覚入力で，食物の温度，硬さ，大きさなどを感知できるだけでなく，食べる意欲を引き出すためにも大切です．

手づかみ食べの練習のためには，手指で持てるような食物が必要です．口に運んだあとの処理能力も考慮しながら食材を選択することが大切です．

食事のなかでは手づかみ食べに適した食材は限られているので，好きなおやつや果物などを使うと無理なく取り組めるでしょう（図9）．

児の手の大きさに応じた握りやすい太さ，長さであることが大切です．かじりとる部分が手から出ているように持たせると一口量の調整もしやすくなります．

手づかみ食べの発達段階は☞P.53のような視点で姿勢のコントロールと手と口の協調に対する支援をします．また自食では，口に運ぶペースも自分でコントロールする練習が必要です．一口かじりとったら口から離すことを声かけや手の誘導で教え，つめ込みや押し込みを防ぎます．残りを手に持ったままだと続けて入れてしまう場合は，一度お皿に置くことで口の動きに集中させます．

●食具食べ

手づかみ食べで手と口の協調運動がある程度できるようになったら，食具食べも始めます．スプーン，フォークそれぞれの特性を生かし，使い分けていきましょう．

1）スプーン

スプーンでのすくい動作と，それを口に運び捕食する動作の2段階が必要です．

すくい動作は難しいのでまず介助者が行い，口に運ぶところを本人に任せます．上肢の動作が不安定だと口を大きくあけて食物を取り込もうとする動きがしばしばみられます．肘を前方に出しテーブルにつかせて上肢の動きをコントロールすると，頭が動くことなくきれいな捕食につながります（図10）．

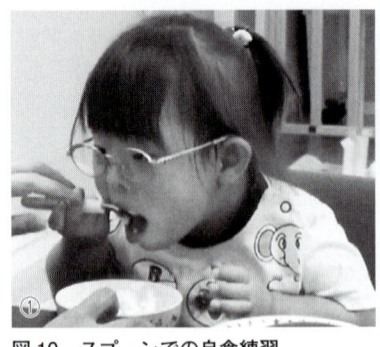

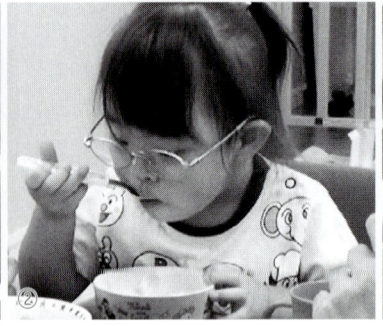

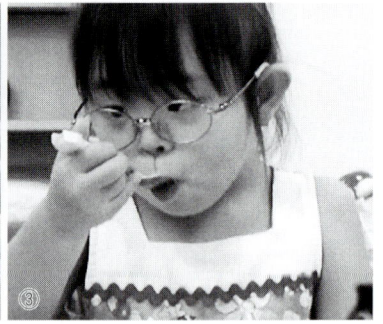

図10　スプーンでの自食練習
①手の動きが不安定だと，開口量も大きく，前かがみになりやすい．
②肘を前に出し，テーブルに着くことで，安定した捕食につながる．
③手指の機能発達に伴い，前方から適量捕りこむことができる．

　慣れてきたらすくい動作から口に運ぶまでを一連の動きとして教えていきます．初めはすくいやすいヨーグルトやプリンなどおやつで練習するとよいでしょう．短時間で疲れない，口での処理が容易であるなどの利点があり食具操作に集中することができます．操作の巧緻性はスプーンの握り方によるところが大きいので，グリップに工夫を加えることで操作の微調整が可能になることもあります（図11）．

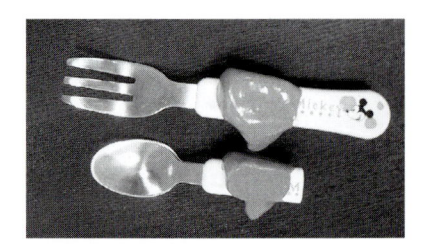

図11　食具のグリップの工夫
動的3指握りを促す形状．それでも握って持つ場合は先をカットして短くする（手前）．

　非利き手が使える場合は食器に手を添えさせると姿勢も安定し視点も定まりお皿も動かないのですくいやすくなります．非利き手に制限があったり，両手の協調が未熟な場合は，滑り止めマットや，深みのあるボール，すくい皿などの工夫で片手ですくい動作ができるように援助しましょう．
　食具食べが未熟なうちは，手づかみ食べや介助食べを併用することで口腔機能および手と口の協調を確認しながら進めていくことが大切です．

2）フォーク

　一口大の食物にフォークをさす動作はスプーンですくう動作よりも簡単で，また口に運ぶ途中でこぼれる心配が少なく姿勢が崩れにくいのがフォークを使う利点です．欠点は口唇を使わなくても歯に引っ掛けてとれるので，フォークばかり使っていると捕食機会が減ってしまうことです．スプーンと併用してそれぞれの長所を生かしましょう．
　食具食べの発達には時間を要するので，手遊び，手と口を使った遊びなどで手指の機能，触覚系・固有受容系の統合の発達を促しながら進めることが大切です．原則的には手づかみ食べがある程度できるようになってから食具食べに移行するほうがうまくいきますが，以下の場合は手づかみ食べをスキップして，食具を用いた自食を進めましょう．
　1）握る力，つまむ力の加減が難しく，食物そのものより工夫された食具のほうが操

作が安定する場合
2）手指に感覚偏奇があり，食物を直接持つことからくる感覚入力が本人にとって苦痛な場合
3）手づかみできるような固形食の摂取ができる口腔機能ではないが，食べる意欲を育てるために自食を進める場合

水分摂取の練習

　水分摂取では固形食以上に顎の安定，体幹・頭頸部の安定を必要とします．水分は流れが速く口腔内でのコントロールが難しいのがその理由です．頭頸部，顎が不安定な場合は後方介助のほうが安全です．

●スプーンからの一口飲み（図12）
　顎，口唇を閉鎖して一口飲む練習をします．スプーンが下唇に載っていること，上唇が降りて水面に触れていることがうまく飲むためのポイントです．上唇が水面に触れたら，上唇をぬらしながらスプーンを傾けて入れます．一口飲みになれたら，スプーンを傾けずにそのまま待ちます．自らすすって飲めるようになればレンゲやコップでの一口飲みに移行します．むせる場合は少しとろみをつけた水分で練習します．

●レンゲやコップを使った一口飲み
　スプーンでの一口飲みができるようになったら，レンゲなど容量の少し大きい食具を使います．口の大きさに合ったカーブの部分を使って1杯を3～4回に分けて飲む練習をします．始めは一口ずつ口を離して飲んでいた児が，離さずに飲む様子がみられたらコップでの一口飲みも併用しましょう．スープはレンゲ，お茶はコップといったように飲み物に合った食具を選んで練習しましょう．

●コップを使った連続飲み
　スプーンと同じ要領でコップの縁を口唇ではさむようにします．上唇が水面に触れる程度に傾けその状態を維持します．本人が取り込む量や顔を離すタイミングをコントロールできるようになると連続して飲むことができるようになります．
　コップを歯で噛んでしまうと安全な連続飲みはできません．歯列の外側にコップをあてて口唇で挟めるような介助が必要です（図13）．
　介助下で水分摂取を続けていきながら子どもが自分でコップの持つ機会を提供します．コップを自分で持って液体摂取をするためにはコップの傾け方のコントロールを担う上肢機能と，液体の流入量をコントロールする口腔機能の協調が必要です．手や口を使った多様な遊びの経験を増やすことが大切です．

●ストロー飲み
　ストローを口唇ではさんで吸うという動作は鼻咽腔閉鎖機能，口唇閉鎖機能などを必要とする高度な協調運動です．スプーンやコップから飲めるようになってから練習するのが基本ですが，水分の主たる供給がストローである場合は，それを維持しつつスプー

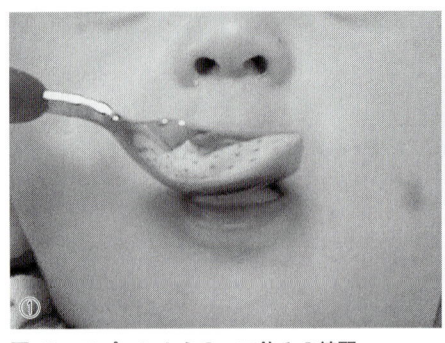

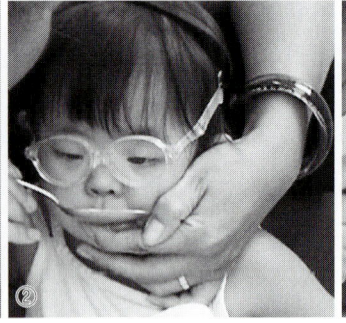

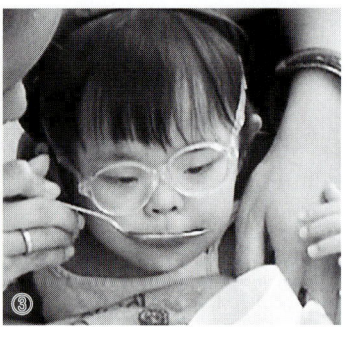

図12 スプーンからの一口飲みの練習
①舌の突出：介助なしでは、舌が出る様子．小さいスプーンや丸みのないスプーンは口唇ではさみにくい．
②顎・口唇閉鎖の介助法：介助により上下の口唇でスプーンの縁を挟ませる．大スプーンはカーブが緩やかで口角にも触れるため飲みやすい．
③自分ですする様子：介助なしでも顎が安定していれば，飲むことができる．

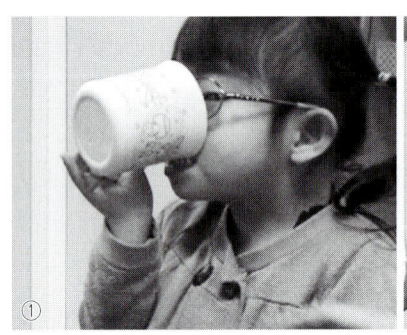

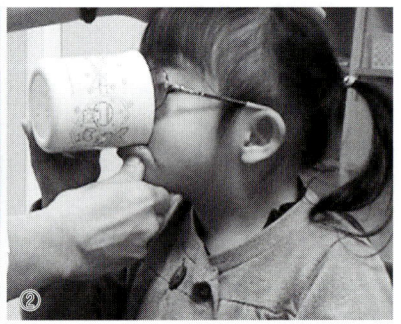

図13 コップからの水分摂取の練習
①コップの縁を歯で噛んで飲むとこぼしたりむせたりしやすい．
②顎を介助して閉鎖を促し，口唇でコップを挟めるようにする．

ンでの練習も併用するとよいでしょう．

　ストローは弾力性のある太めのもの（水槽のエアポンプ用のチューブなど）のほうが口唇での保持がしやすく，また長さは短めのほうが弱い吸引力で取り込むことができます．口唇で保持するのが理想ですが，歯列より内側に入れてしまう場合は，くわえる長さを少しずつ短くできるようにしましょう．粘調度が高いと吸うのが大変なので，とろみが必要なうちはスプーンやコップから飲むほうがうまくいきます．

　直接訓練の指導は，医師・歯科医師らの評価に基づいて行われますが，実際の担い手は保護者や保育者・介護者であることがほとんどです．食事は毎日の営みなので，要求が過大すぎると負担感が強くなったり，本人の意欲が低下し，逆効果になってしまいます．食事は，児にとって成長に必要な栄養を摂るだけでなく，他者との関係を築く楽しい時間であることを念頭に置き，食べやすい環境設定のもとで無理なく進めていくことが機能発達の鍵といえるでしょう．そのためには定期的に再評価をして，児の全身状態や食事量および練習の効果を検証しながら進めていくことが重要です．

（冨田かをり／歯科医師）

II-臨床編
Chapter-3

小児の摂食嚥下リハビリテーションの基本

摂食嚥下リハビリテーションにおけるリスク管理

摂食嚥下障害のある小児に対して摂食嚥下リハビリテーションあるいは食事介助を行う場所は，家庭，病院・診療所，療育施設，学校などさまざまです．安全を保つために，その施設あるいは状況に応じたリスク管理が必要となります．

リスク管理は，「リスクの把握，リスクの分析，リスクへの対応，対応の評価」という一連の問題解決プロセスで行われます（図1）．エラーは起こりうることを前提として，そのエラーが事故につながらないように管理することが必要となります．摂食嚥下障害のリスク管理では，基礎疾患と摂食嚥下障害の両面からの注意が必要です．

健康管理

摂食嚥下障害のある児をみるには，健康の管理と観察が重要です．脈拍，体温，呼吸，血圧などのバイタルサインに加えて，意識，顔色，喘鳴，痰・咳・鼻汁，表情，皮膚，筋緊張などを把握します．これは，常に全項目のチェックをしなければいけないということではなく，摂食嚥下障害の診察のなかで，年齢や基礎疾患に応じた全身状態を把握する必要があるということです．特に，普段の様子と違うことを感じ取れることは重要であり，リスク管理につながります．

医療設備

摂食嚥下障害をみるには誤嚥に対する緊急処置（救急カート，アンビューバック，蘇生セット，吸引器，酸素，パルスオキシメーターなど）をとれる体制であることが望まれます．もしそういったことが困難で安全確保ができない場合は，摂食嚥下障害に対するリハビリテーションの実施内容を制限する必要があります．つまり，重症児を扱うということに対して，それだけの認識をもっていなければならないということです．

リスクの把握 → リスクの分析 → リスクへの対応 → 対応の評価

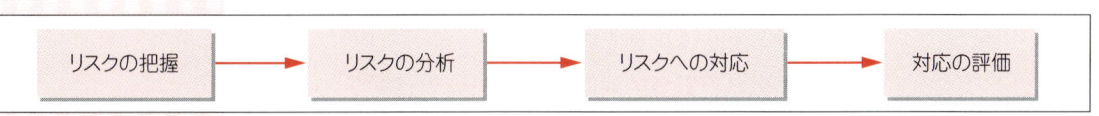

図1　リスクマネジメントのプロセス

感染予防

　摂食嚥下障害に対する指導は，食事というきわめて日常的な行為に関わるものであるだけに，感染症の予防には特に注意を払う必要があります．もともと重症児には，呼吸器感染症や日和見感染が多く，その感染ルートとしては，接触感染，飛沫感染，空気感染，物質媒介型感染，昆虫媒介型感染があります．摂食嚥下障害において，最も問題となるのは，接触感染によるメキシレチン耐性黄色ブドウ球菌（MRSA）や緑膿菌などの感染です．これらを防ぐためには，手洗いや手袋の使用を怠らないようにすることが大切です．また，インフルエンザや感冒などは咳やくしゃみにより感染し（飛沫感染），物質媒介型感染は汚染された食物，水，血液，器具などを介して感染します．

　感染予防の基本はいうまでもなく感染経路を絶つことであり，手洗い，うがい，殺菌などが非常に重要になります．標準予防策は，病原体の伝播を防ぐためのこのような基本的な感染対策です．摂食嚥下障害の指導においては，湿性生体物質（血液，唾液など）との接触が多く，防護用具（手袋，マスク，ゴーグル，ガウンなど）を使用して，病原体の伝播を防いで感染のリスクを減らすことが大切です．これは患児を守ることでもあり，同時に介助者や指導者を守ることでもあります．手指を介した二次感染の感染経路を絶つためには手洗いが重要で，手洗いを習慣づけることが，感染予防の基本となります（図2）．手洗いは液性石けんを使用し，石けん液を継ぎ足さないように注意します．またタオルはペーパータオル，ジェットタオルなどを用います．

状況に応じたリスク管理と対応

誤嚥のリスク管理

　摂食嚥下リハビリテーションは経口摂取できるようになることが大きな目的の一つではありますが，摂食嚥下障害児に経口摂取を進める場合には，常に誤嚥や窒息の可能性があることを念頭に置く必要があります．

　経口摂取中や経管栄養注入中，嘔吐後などに急に顔色不良，努力性呼吸，呼吸状態の悪化などが出現する場合は，窒息や多量の誤嚥を疑います．このようなときは，吸気性の呼吸困難を起こしていると思われ緊急の対応が必要です．まず口腔内を確認し，除去で

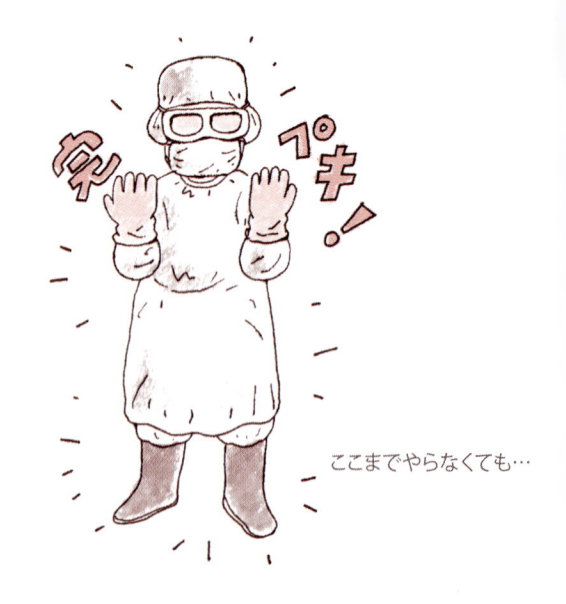

ここまでやらなくても…

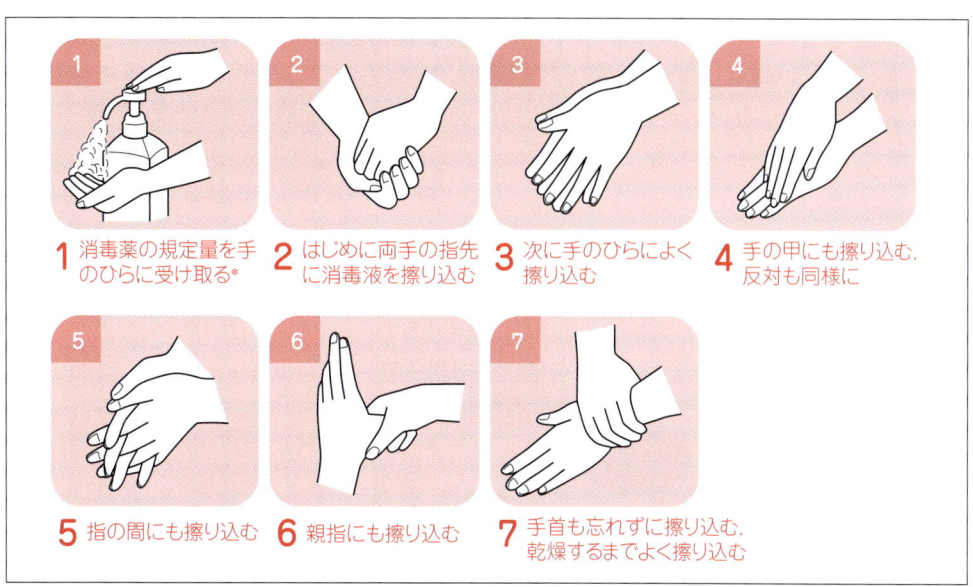

図2 衛生的手洗い手順（速乾性手指消毒薬を用いる場合）

1 消毒薬の規定量を手のひらに受け取る*
2 はじめに両手の指先に消毒液を擦り込む
3 次に手のひらによく擦り込む
4 手の甲にも擦り込む．反対も同様に
5 指の間にも擦り込む
6 親指にも擦り込む
7 手首も忘れずに擦り込む．乾燥するまでよく擦り込む

*規定量の目安は15秒以内に乾燥しない程度の量．

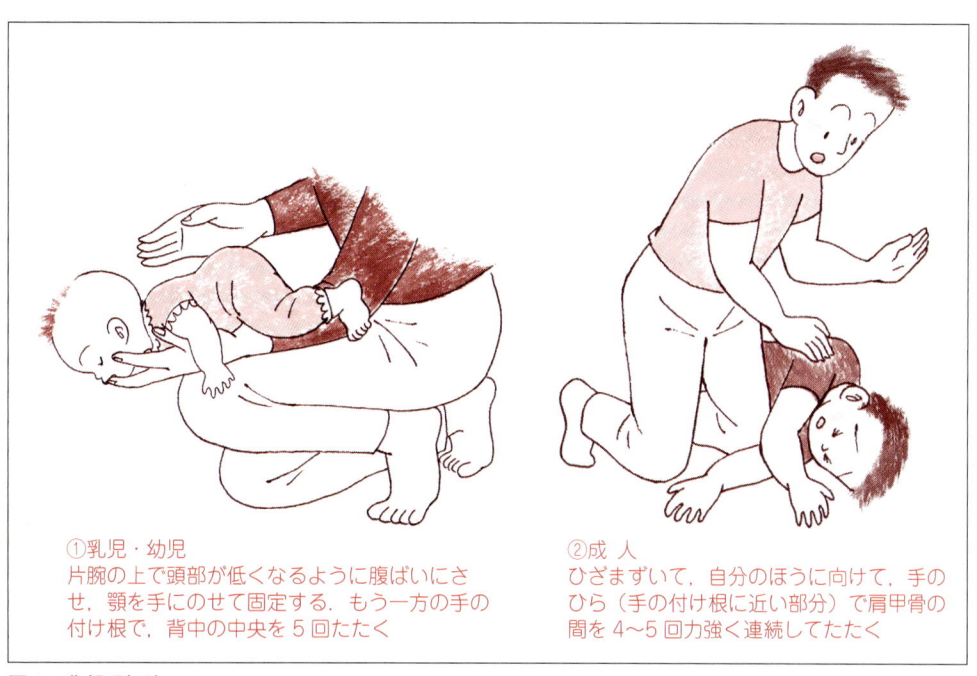

図3 背部叩打法

①乳児・幼児
片腕の上で頭部が低くなるように腹ばいにさせ，顎を手にのせて固定する．もう一方の手の付け根で，背中の中央を5回たたく

②成人
ひざまずいて，自分のほうに向けて，手のひら（手の付け根に近い部分）で肩甲骨の間を4〜5回力強く連続してたたく

きる異物を取り除きます．小児の場合は，背部叩打法（**図3**）を行います．吸引器で吸引できるものは通常の吸引器で吸引し，大きかったり吸引が難しいものには太いカテーテルや吸引力の強い吸引器を用意します．咳きこみが主症状の少量の誤嚥では，気道分泌物の吸引や呼吸理学療法（☞ P.74）あるいは酸素投与を行います．

167

Chapter 3—小児の摂食嚥下リハビリテーションの基本

医療施設で窒息を起こす場合と，家庭など医療施設以外で起こすのとでは，可能な対処は異なりますが，ここでは家庭での対応のフローチャートを示しました（**図4**）．なお，腹部圧迫法（ハイムリック法）は，意識のない人や乳幼児では行いません．また，気管挿管の道具がそろっていても常に使える条件であるとは限りません．必要時には口から口，

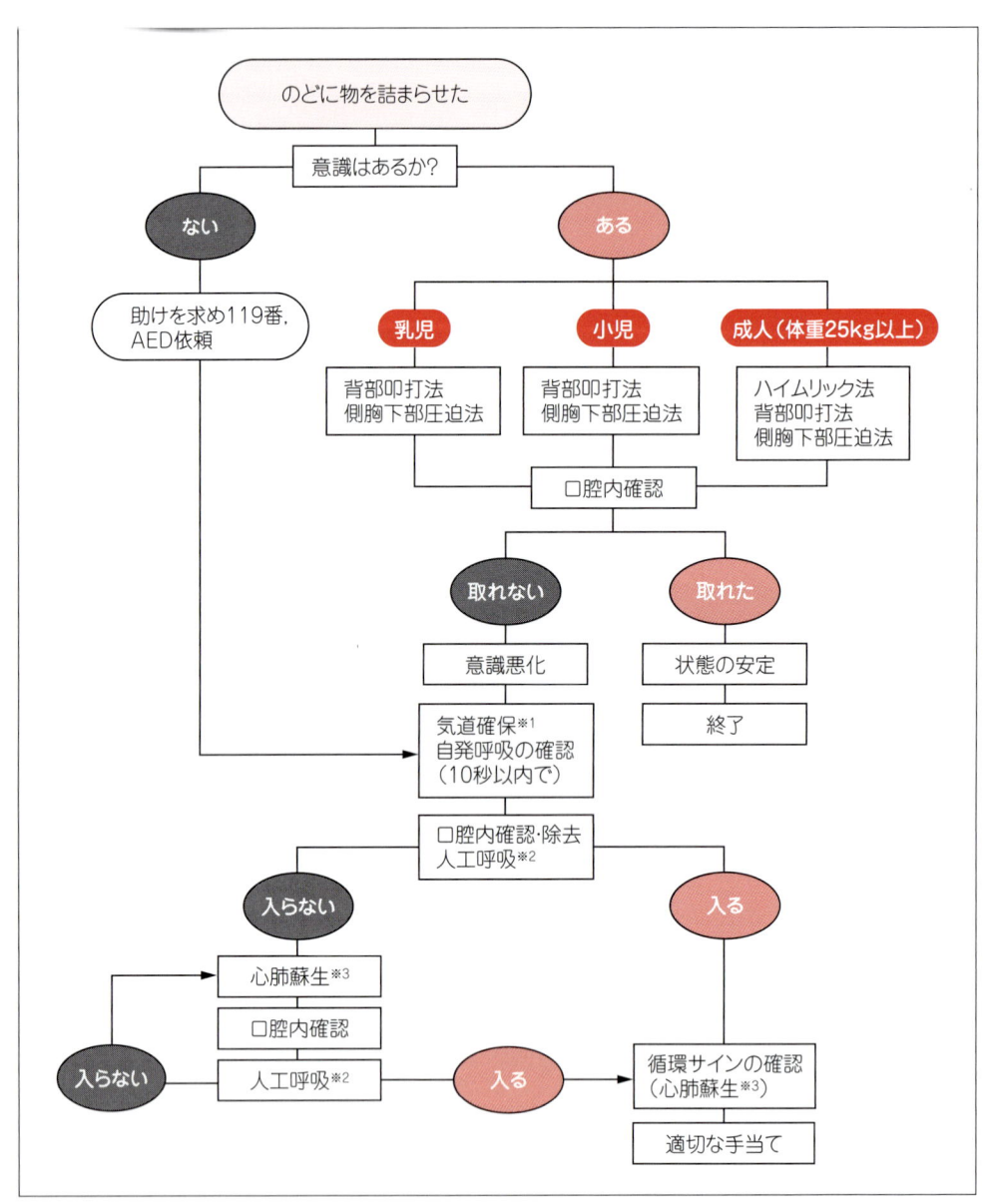

図4　救命手当のフローチャート（喉にものを詰まらせている人がいたら）
※1：頭部後屈あご先挙上法．
※2：1秒かけて2回吹き込む．
※3：胸骨圧迫（強く〈胸の厚さの1/3程度〉，速く〈少なくとも100回/分〉，絶え間なく）．
　　 胸骨圧迫：人工呼吸＝30：2．
（田角 勝：トータルケアで理解する子供の摂食嚥下リハビリテーション，139P，診断と治療社，2013）

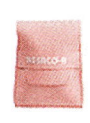

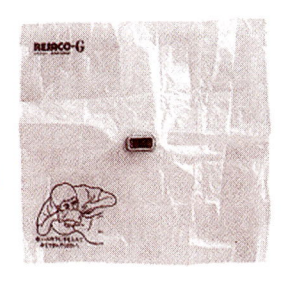

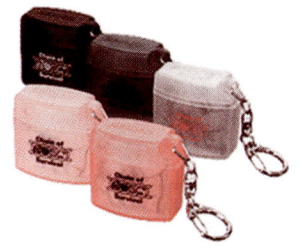

図5 一方向弁つきの人工呼吸用マスク（感染防止用）

あるいは鼻へ吹き込む方法で人工呼吸できるよう，一方向弁付きの人工呼吸用マスク（図5）を常備しておくとよいでしょう．

呼吸のリスク管理

呼吸は姿勢と密接な関係があります．姿勢によって気道の閉塞が起こることもあるので，呼吸に適した，なるべく呼吸路が開くような姿勢をとるようにします（☞ P.74）．

栄養のリスク管理

経管栄養だからといって常に同じ経腸栄養剤を注入していると，長期的には栄養のバランスを崩すことがあります．栄養状態が悪いと，貧血，骨折，褥瘡，易感染などを起こすため，栄養法の種類と選択には気を使うことが大切です．さまざまなものが入るからこそ栄養のバランスがとれるのです．

重症心身障害児では，骨粗しょう症のため，体位変換でも骨折が起こってしまうことがあります．また，栄養不良であると褥瘡もできやすくなります．そのため栄養状態の改善と体位交換を行い，局所の循環不良を起こさないようにすることが重要です．

経管栄養の場合のリスク管理

筋緊張の強い児や重症心身障害児では，栄養カテーテルの挿入は必ずしも容易ではありません．栄養カテーテルが食道でUターンすることもあり，また，側彎が強いときには，胃の位置がずれることも多くみられるため，表1のような注意が必要です．十二指腸カテーテルからは胃を介さないで注入されるので，注入速度が速くなりすぎないようにします．速すぎるとダンピング症候群が起こります．ダンピング症候群とは，炭水化物などの浸透圧の高い食物が小腸に落下し，血管拡張物質が分泌されることにより，血圧低下が起こり，発汗，顔面紅潮，冷汗，動悸，下痢，悪心などを起こす「早期ダンピング症候群」と，炭水化物の小腸への急激な流入により，血糖が上昇しインスリンが急激に分泌され，低血糖を起こし，脱力感，疲労，動悸，発汗，めまいなどを起こす「後期ダンピング症候群」とがあります．

胃瘻の場合，胃瘻カテーテルやボタンの脱落や胃瘻周辺からの出血，栄養剤の漏れに注意します．胃瘻カテーテルやボタンが脱落した場合には，瘻孔は早ければ5時間ほ

表1　経管栄養法における注意点

1. カテーテル挿入時の胃内留置の確認における注意
    - 空気の流入音を聞き取りにくいことがある
    - 気管に入っても，咳やむせの反応の悪いことがある
2. 注入前の吸引で胃内容物が多くひけるとき
    - 胃・十二指腸などの通過障害，体調不良
3. 注入前の吸引で血性内容物（コーヒー残渣様）がひける
    - 食道・胃からの出血が考えられ，注入を中止する
4. 注入中に注入物が入っていかない
    - カテーテルの閉塞を考え，体位やカテーテルの位置の変化で閉塞がなくなるかをみる．再開通が困難なときは入れかえる
5. 注入中に呼吸状態の悪化，嘔吐，嘔気
    - 注入を中断し原因への対応
6. 下痢や嘔吐がみられるとき
    - 注入量，注入速度，注入内容を検討する
7. 注入後のカテーテル
    - カテーテル内を清潔な水で流しておく
8. カテーテル抜去時の注意
    - カテーテルの口側のキャップを閉鎖して抜去する

どで閉鎖するため，新品の吸引カテーテルなどを挿入して一時的に対応し，専門医（小児外科医）に依頼します．特に，細いカテーテルを用いている場合には，瘻孔が小さくすぐに閉じてしまうため，迅速な処置が必要となります．

　胃瘻周辺からの出血は，不良肉芽からの出血が多く，胃内から少量の出血している場合は胃十二指腸潰瘍や食道炎を起こしていると考えられます．胃瘻周辺からの出血に関しては，組織修復を待ち，胃内からの出血に関しては胃十二指腸潰瘍や，食道炎などの原因に対する治療が必要です（☞ P.297）．

（田角　勝／医師）

II-臨床編
Chapter—4

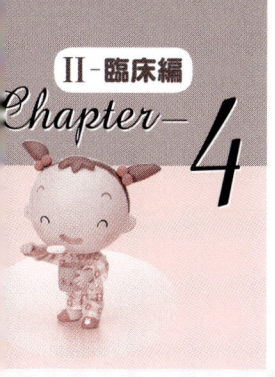

小児の口腔ケア

口腔ケアの重要性
〜障害児の口腔領域の発育に応じた口腔ケア〜

口腔ケアの必要性は多くの文献で解説されています[1]．ここでは，障害児（者）における発達期口腔ケアについて「形態維持と発育・機能維持と発達」「清潔保持と疾病予防（局所，全身）」「コミュニケーションと生活習慣」「障害と口腔ケア」の視点から考えていきたいと思います（図1）．発達期口腔ケアは単なる口腔清掃としての意義だけではなく，器質的・機能的口腔ケアを踏まえた広義の口腔ケアを意味しています[2]．

形態発育・機能発達と口腔ケアの重要性

乳幼児期は形態発育・機能発達ともに著しく，半年〜1年程度の短い期間で，相互に影響しあいながら大きな変化を遂げます．形態も機能もダイナミックに発育変化する[3]この時期の口腔ケアは，口腔の形態と機能を維持するための基本的生活習慣を身につけることのほかに，過敏を早期に発見し脱感作すること，心理的拒否を予防し定着させないことなどの面から重要な意義を持っています．摂食機能発達を促しながら，清潔で健康な口腔で楽しんで食事をし，使った口腔を清掃する習慣を身につけることで，障害児（者）のQOL向上に大きく貢献することになります．

形態発育と機能発達の関連
悪循環の予防〜形態発育と機能発達を阻害する要因

形態と機能の悪循環は，乳幼児期から始まります．図2, 3はともに30代成人の口腔内ですが，幼児期からの口腔ケア不良による悪循環がうかがえます．

図3は健全歯0本に至った崩壊した口腔内です．歯牙鋭縁による外傷性アフタが絶えず，疼痛から摂食状況が悪化したため，生後初めて歯科に来院したということです．ブラッシングを行おうとすると前歯部に歯ブラシが入っただけで嘔吐反射が生じ，また唾液が貯留するとさらに嘔吐反射が生じました．幼少時から歯科受診不可能と判断され状態が悪化した図3は，歯をすべて覆い尽くすような歯石がみてとれます．口腔周囲に触れると頭を振り続けて拒否するため口腔ケア困難となり，20年以上ブラッシングができなかったといいます．これらは，乳幼児期における過敏の早期発見と，適切な対応の必要性を痛感させられるケースでしょう．

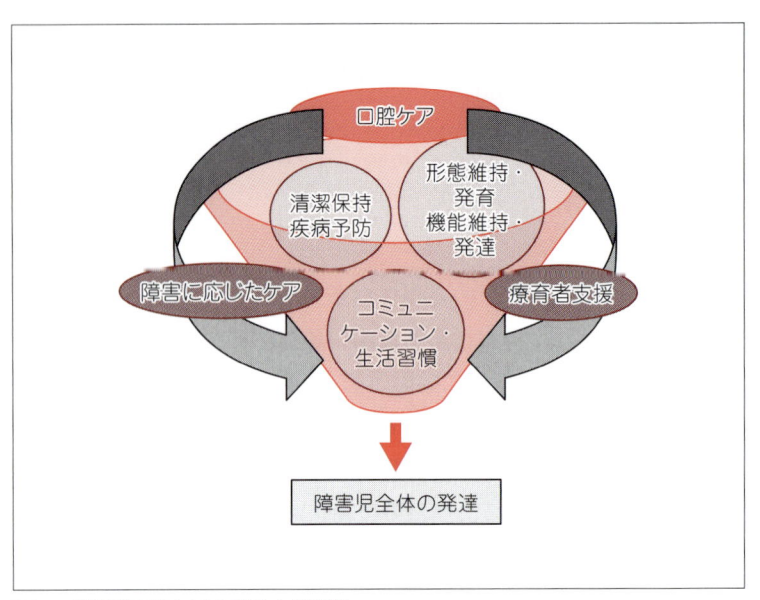

図1　発達期口腔ケアの目的と重要性

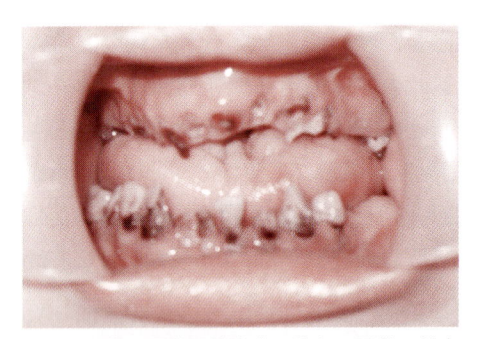

図2　30代　嘔吐反射強く口腔ケア困難．健全歯なし．歯牙鋭縁による多発性アフタのため来院

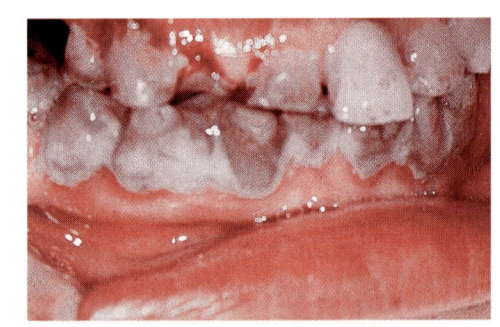

図3　過敏・心理的拒否のため20年以上口腔ケアが行われなかった．歯牙は歯石で形態不明，口臭強度

過敏の早期発見とその対処

　過敏を有する障害児には，口腔ケア＝脱感作と考えて対応します．

　口腔周囲（特に上唇と上唇小帯付近）には過敏が残存しやすく，それが結果的に口腔ケアや離乳食開始を困難にする要因となります．健常児では当たり前に行われる抱っこや声かけ，信頼関係の構築が（入院などにより）なされないケース，障害受容が行われないケースでは，さらに感覚入力の体験が不足します．「泣くことが少なく放っておいても大丈夫だった」と形容される自閉傾向の障害児でも，外部からの感覚入力が不足している場合があります．

口腔周囲の奇形を有する障害児への対処

特に注意が必要なのは、口唇口蓋裂や食道軟化症など口腔周囲や咽頭部に手術侵襲が度々加えられるような疾患を有するケースです。外部からの刺激は手術侵襲が中心となり、低刺激で優しく触れられる機会や指しゃぶりや玩具なめの体験が制限されます。また、入院生活で親子の触れ合う機会が減少することなどが重なり、口腔周囲への物の接触に対する拒否反応が強くなっていることなどが推察され[4]、過敏から心理的拒否へと移行しやすいと考えられます。

指しゃぶり、玩具なめなどの必要正と重要性

4～5歳を過ぎての指しゃぶり、玩具なめは歯科的、心理学的に問題とされる場合がありますが、健常児の発達にとっては重要な意味をもちます。特に乳幼児期には制限する行動ではありません。このような行動の出現時期も、障害により遅延する場合を考えて、暦齢でなく発達年齢による対応を心がけます。

形態発育段階に応じた口腔ケア

●哺乳期～無歯顎における口腔ケア

無歯顎においては、清掃用具を用いるようなケアの必要性はありません。しかしながら、今後予想される「口腔ケアを困難にするような状態（過敏、心理的拒否、など）」を発見し、予防する大切な時期です。形態と機能の悪循環（図4）を招くことは、口腔のみならず、障害児全体の成長・発達にとって大きなマイナスです。

●離乳期～前歯萌出期における口腔ケア離乳期～乳臼歯萌出期における口腔ケア

前歯萌出期では、一般的にはガーゼなどを使用して清拭する程度で本格的なブラッシングは不要といわれます。過敏が残存しているケースでは、引き続き脱感作が必要となります。また、指しゃぶりや玩具なめなどの経験が不足しがちな障害児では、それらを

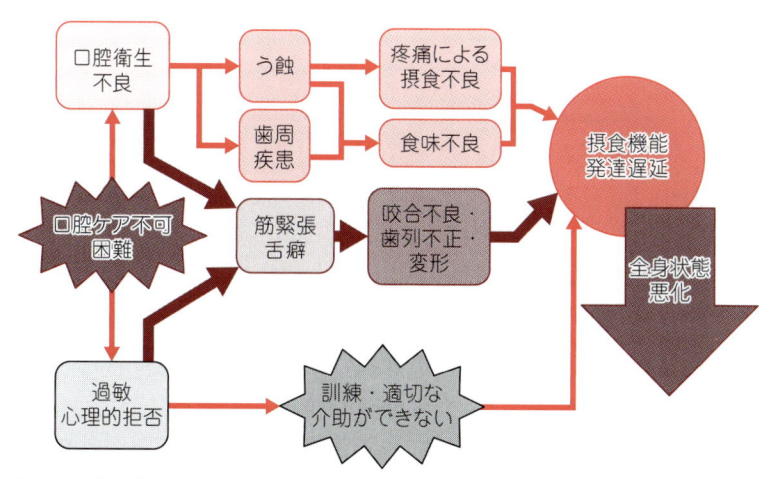

図4 形態と機能の悪循環

積極的に行わせることが機能を高める口腔ケアとなります．
　低出生体重児などで，離乳食が進まないことを理由に甘味食品の早期・多量摂取がみられるケース，生活習慣が整わず，夜間の母乳（哺乳瓶使用）摂取が継続しているケースは，う蝕の早期多発が懸念されます．予防的介入が有効であり，保健師・療育職との連携が望ましくなります．
　乳臼歯が萌出する時期には，通常であれば離乳食が進んできており，歯ブラシを用いて本格的な口腔ケアが必要になります．

●乳歯列完成期〜前歯交換期・6歳臼歯萌出期，交換期における口腔ケア・永久歯列以降の口腔ケア

　脱落間近で動揺が大きくなると，疼痛への過敏性が増し，口腔ケアに対する拒否がみられるケースがあります．物理的にも易出血性となり，萌出途上による咬合面の高低差が生じ，一様に磨きにくくなります．重度心身障害児は，特に脱落間近になった乳歯を早期に発見することが大切です．
　前歯交換期・6歳臼歯萌出期には，①中程度から軽度障害児では暦齢で判断して仕上げみがきを終了してしまう，②前歯交換だけに注意が注がれ，6歳臼歯萌出を見逃す保護者がみられる，③指しゃぶりなどの悪習癖の継続や口唇閉鎖不全と歯列不正の関係性が理解されていない，などの問題がみられます．

清潔保持と疾病予防の視点からみた口腔ケアの重要性

　日常の口腔ケアを続けることにより，局所の健康状態を把握し，疾患の早期発見や予防につなげることができます．また，定期的・専門的口腔ケアにより，日常の口腔ケアでは不可能な部位のケアを可能にし，疾患の早期発見にもつながります．歯科治療のウォーミングアップとしての大きな役割もあります．
　口腔内の清潔保持は，局所的には味覚の構築，清潔な口腔粘膜で外部感覚刺激を正常に受け止める，口腔疾患を予防するという役割があります．また，全身的には唾液の誤嚥などによる誤嚥性肺炎の危険性を低下させ，全身状態の悪化を予防する意味で重要です．

コミュニケーションと生活習慣からみた口腔ケアの重要性

　「口腔ケアは単なる歯みがき」と捉えず，コミュニケーションをはかり生活習慣を身につける重要なステップと位置づけたいものです．「口腔ケアは人と歯と粘膜とが対話するコミュニケーション」と考えることにより，信頼関係の構築がなされ，外部環境を受け入れていくきっかけを提供する時間となります．仕上げみがきを行うことにより触れ合う機会が得られること，外部環境を受け入れるという意味での信頼関係が築けること，視覚指示，聴覚指示を通して相互のコミュニケーション能力を向上させることなど

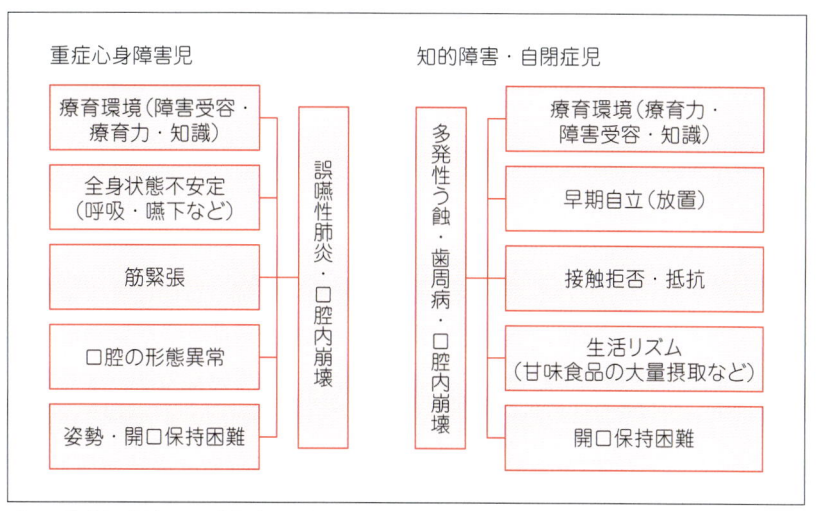

重症心身障害児		知的障害・自閉症児
療育環境（障害受容・療育力・知識）		療育環境（療育力・障害受容・知識）
全身状態不安定（呼吸・嚥下など）	誤嚥性肺炎・口腔内崩壊	早期自立（放置）
筋緊張		接触拒否・抵抗
口腔の形態異常		生活リズム（甘味食品の大量摂取など）
姿勢・開口保持困難		開口保持困難

（知的障害・自閉症児側のまとめ：多発性う蝕・歯周病・口腔内崩壊）

図5　障害児（者）の口腔状態を悪化させる要因

に大きな役割を果たすのです．

障害と口腔ケア

　障害児（者）の口腔状態は，さまざまな理由から悪化しやすいのですが，何よりも予防を基本に考えることが必要です．肢体不自由と知的障害を合併する重度重複障害児では，生活のほとんどを周囲の環境に委ねているため，療育環境の療育力に口腔ケアの良否がかかってきます．知的障害が主体の障害児では，軽度であればあるほど生活自立という目標のもとに早期から仕上げ磨きが行われなくなることがしばしばみられますが，自力での清掃効果は得にくいといえます．また，自由に間食することが可能なため，結果的にう蝕が多発するケースもみられます（図5）．

　障害児（者）は歯科治療困難に陥るケースが多いことから，専門家による予防と早期発見を目的とした定期的な口腔ケアの必要性は，障害程度にかかわらず高いといえます．「口腔ケアは単なる歯みがき」ととらえてしまうと，障害児（者）に対して歯科的にも教育的にも貢献する部分が限定されます．歯科医療従事者として重要な役割は，ケアする相手の障害，年齢，発達段階，療育力，それらを総合的に考慮して早期対応をはかるとともに，療育者に対して継続的に情報発信を行うことです．

（千木良あき子／歯科医師）

II-臨床編 Chapter-4

小児の口腔ケア

発達に応じた口腔ケア

　小児の口腔は，無歯顎から乳歯列，さらに永久歯列へと形態的な成長を遂げると同時に，機能的にも吸啜機能から咀嚼機能へ，乳児嚥下から成人嚥下へと著しく発達・変化していく時期です．そして，その形態と機能は互いに調和しながら成長・発育していきますが，摂食嚥下機能に障害のある小児の場合，形態的な成長と機能的な発達過程が同調することは少なく，また，疾患の程度や全身状態などにより口腔内はさまざまな問題を呈していきます．そのため，摂食嚥下機能の発達を促す「機能的ケア」とともに，個々に応じた歯や舌・粘膜に対する「器質的ケア」を行い，健やかな成長・発育を支援することが重要となります．口腔ケアを行う際は，口腔内を十分に観察（表1）し，状態に合わせた方法とケア用品を選択し実施します．

経口摂取準備期・嚥下機能獲得期

　この時期に認められるのは過敏や原始反射の残存です．中枢神経系が未成熟であったり経管栄養の小児の場合，口腔周囲を使う経験が少なく，生理的過敏が残存していたり，原始反射の一つである咬反射が残存していたりするため，ケアを嫌がったり，歯ブラシを噛んでしまい，なかなかうまくみがくことができない場合があります．また，食物を経口摂取していない経管栄養の場合でも，色素や歯石の沈着を認めるケース（図1）があり，日頃の口腔ケアが重要となります．

触覚過敏が残存している場合

　触覚過敏が残存している場合は，適切な刺激で過敏を除去（脱感作）することが大切です．過敏の除去の方法としては，①生活リズムを整え，その規則性を確立し，生理的成熟を促す，②術者との信頼関係を築き，学習効果を高めるような環境を整える，③適切な刺激を徐々に加えていき，過敏が全身に認められる場合は，洗顔・入浴・遊びなど日常生活場面を通していろいろな感覚（味覚・嗅覚・視覚・触覚・聴覚）に慣れさせていく，などがあげられます．

　口腔内の過敏に対しては，まず指による触覚刺激により過敏の除去を行います．方法としては，①始める前に，これから何を行うのか，どこから始めるかを事前に声かけし，心の準備をさせてから始める，②人差し指を口腔内へゆっくりと挿入し，指の腹を歯肉

表1 口腔内の観察のポイント（芳賀，1996[4]）を一部改変）

対　象	内　容
口唇の状態	色，乾燥状態，亀裂や炎症の有無，血餅の付着の有無（口腔内出血と関連）
開口の状態	口の開け方，開く大きさ，開口の維持と不随意運動の有無，咬反射の有無
口呼吸の有無	鼻閉と口呼吸の有無，口唇亀裂や前歯歯肉炎の有無
歯肉の状態	色，腫れや出血，膿の排出の有無，歯肉の退縮の有無
歯の状態	生え方，歯並び，噛みあわせ，歯の動揺，乳歯の生え換わりによる動揺，う蝕の状態
舌の状態	色，乾燥状態，表面の溝や模様，舌苔の有無
口腔粘膜の状態	色，乾燥状態，口内炎の有無，出血や炎症，損傷の状態
扁桃腺の状態	扁桃腺炎の有無，咽頭壁の状態
唾液の状態	量，粘稠度の状態，喀痰の有無
不潔域の確認	食物残渣や不潔物，プラークの量・付着部位の確認
臭気の有無	口の臭気の内容・強さ，口腔ケア後の臭気の有無

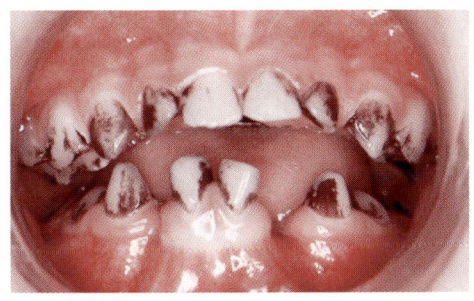

・色素沈着のケース
口腔周囲や口腔内に触覚過敏が残存し，歯みがきは困難で全体に色素沈着がみられた．過敏を除去後，口腔ケアが行えるようになると，色素沈着は改善された．

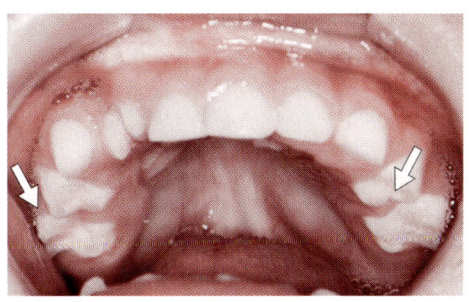

・歯石沈着のケース
1日2回の母親によるブラッシング習慣が確立していたが，みがきにくい臼歯部には歯石沈着がみられた．歯石除去後，適切な口腔ケアを行うことで歯石沈着は改善された．

図1　経鼻経管栄養の小児に認められた色素および歯石沈着

にあて，指は動かさずに口唇や頬の緊張が緩和するまで歯肉に一定圧を加える．指当ての間も，やさしい声かけや数を数えることを心がける．指あての順序は，痛みを感じる痛点が少ない臼歯部から始め，最後に前歯を行う（**図2**），③各部位が終了するたびに十分ほめる（そのつど，タイミングよくほめることは意欲を育む意味で大変重要である），④指あての感覚に慣れてきたら，軟らかめの歯ブラシを使い，歯ブラシあて，そして実際のブラッシングへと，徐々に刺激の強いものにステップアップしていく．また，触覚過敏が残存している時期に痛みを伴うケアが続くと心理的拒否につながるため注意が必要である，などがあげられます．なお，口腔ケア実施時の基本的な留意点を表2（☞ *P.180*）にまとめています．

咬反射が残存している場合

咬反射が残存している場合，不意な噛みしめにより，歯および口腔粘膜の損傷やケア

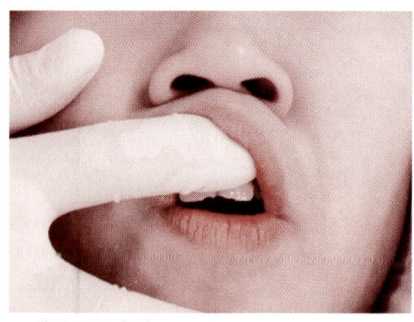

・指あての方法
人差し指を口腔内にゆっくり挿入し，指の腹を歯肉に一定圧を加える．はじめは抵抗が強いので数を数えながら行う．

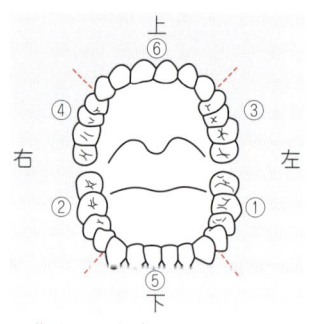

・指あての順序
①②下の臼歯→③④上の臼歯→⑤下の前歯→⑥上の前歯，と痛点が少ない臼歯から始める．

図2　触覚過敏の除去（脱感作）の方法と順序

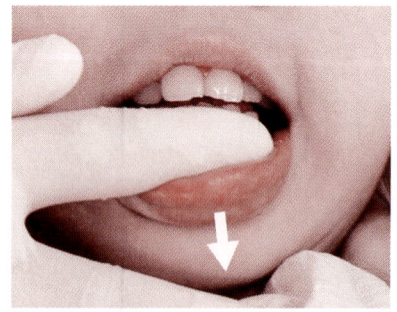

図3　開口誘導
人差し指の腹を下口唇の内側にあて，空気を吐き終え，息を吸うタイミングに合わせて「お口あけて！」と声かけし，顎を下方に引き下げる．開口保持具を用いる場合は，開口と当時に挿入する．
指は噛まれないように口腔内には絶対に入れない．

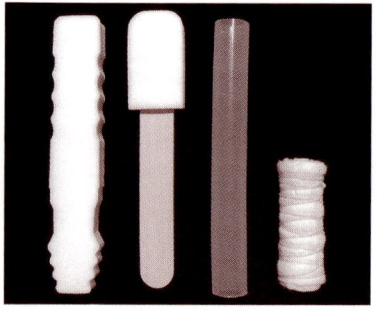

図4　各種開口保持具
左から，
①オーラルバイト・ワイド
② Disposable Bite Block
③エラック・バイトチューブ
④ガーゼ・ブロック（手製）
※割り箸にガーゼを巻き，凧糸で固定．

用品を破損する危険性があるため，十分な注意が必要です．咬反射への対応としては，①開口が困難な場合は，歯ブラシを見せ「歯みがきだよ！」と開口を促したり，呼吸のリズムを観察し息を吸うタイミングに合わせて開口を誘導するとよい（**図3**）．②噛みしめによりケアしにくい場合は，各種開口保持具（**図4**）を用いる．開口保持具は，歯の破折を防止するため，前歯でなく臼歯で噛ませ（**図5**），噛ませる場所に交換期の乳歯など，動揺している歯がないかを事前に確認し，歯の脱落や誤飲・誤嚥がないよう注意する．また保持具の挿入時には，舌や口唇・頬粘膜のまき込みや損傷がないよう十分注意する．③唾液や水分が咽頭に貯留すると，嚥下の度に口を閉じてしまうため（咬反射と間違えやすい），上体を起こし流入しにくい姿勢で行うとよい，などがあげられます．

経管栄養の場合

経管栄養の場合，直接口から食物を食べていないので口腔ケアは必要ないと思われが

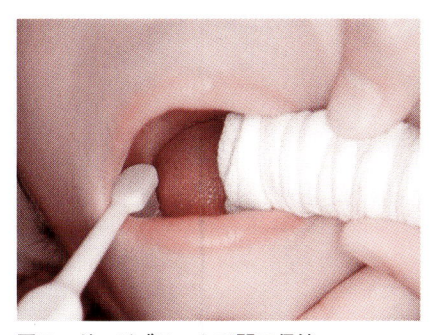

図5 ガーゼブロックで開口保持
前歯で噛ませると歯の破損につながる可能性があるため，臼歯でしっかり噛ませる．

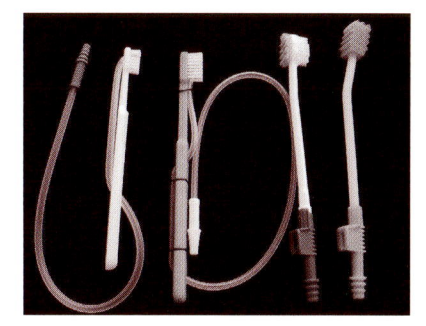

図6 吸引チューブ付清掃用具
歯ブラシやスポンジブラシに付いたコネクターの部分を，手持ちの吸引器のチューブに接続して使用する．小児用の小さい歯ブラシもある（左）．

ちですが，歯が萌出している場合，口腔内には300～400種の細菌が数千億個以上も生息しているといわれています．特に経口摂取していない人では，口腔の活動性が低下するため唾液の分泌量は減少し，汚れを洗い流す自浄作用が働きにくく，結果として細菌が繁殖しやすい環境になってしまいます．また，全身的な抵抗力が低下している重度心身障害児の場合，繁殖した細菌を含む唾液の誤嚥による肺炎（誤嚥性肺炎）や，歯周ポケットや根尖病巣などの慢性病巣による敗血症や感染性心内膜炎（心疾患のある場合）といった重篤な感染症を引き起こす可能性があるため，全身疾患を予防する意味でも口腔ケアは非常に重要です．

　経管栄養の場合の対応は，①意識（覚醒）レベルが低下していると誤嚥しやすいためケアは必ず覚醒した時間に行う，②摂食嚥下障害がある場合，誤嚥を防止するため，安定した姿勢を確保する．摂食時の姿勢を参考に，可能であれば30～45°の半座位に，難しい場合は頸部をやや前屈させる．麻痺がある場合は，健側を下にした側臥位をとらせるか，顔を横に向ける，③口腔内にあわせた歯ブラシを選択し，臼歯からゆっくりみがき始める．水または微温水をコップに入れて歯ブラシをゆすぎ，むせを防止するため歯ブラシの水はよくきって使用する．吸引機がある場合は，吸引チューブ付清掃用具（図6）を使うのもよい，などがあげられます．

捕食機能獲得期・押しつぶし，すりつぶし機能獲得期

　離乳初期から後期にあたるこの時期は，舌を口蓋に押しあてる力が弱かったり，舌や口唇・頬・顎の動きや協調性が悪く自浄作用が得られにくいため，舌苔（図7）やプラーク（歯垢）・歯石の沈着（図8）が認められたり，頬の内側や舌背部，口蓋に食物残渣が停滞しやすくなります（図9）．また，食物形態も軟食傾向で，口腔内は常にベタベタと不潔になりやすく，う蝕や歯肉炎の原因となってしまいます．表2の「口腔のケア実施時の基本的な留意点」とともに，以下のようなことに留意しケアを実施します．

179
Chapter 4 —小児の口腔ケア

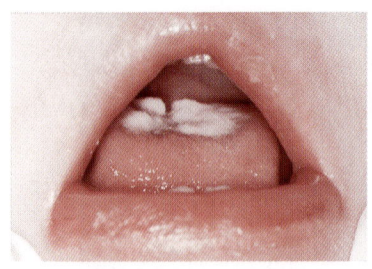

図7 舌苔
口唇や舌の動きが弱いため，舌背部に舌苔が付着している．口腔機能低下だけではなく，全身状態が低下することでも付着量は増加する．舌苔は，白色であることが多いが，褐色や黒色を呈する場合もある．

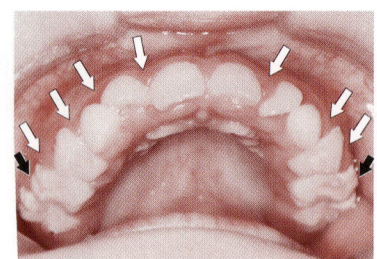

図8 歯石沈着と歯肉炎
臼歯ですりつぶす力が弱いため，自浄作用が得られにくく，全顎的にプラークが付着し歯肉炎がみられる．臼歯部には，歯を覆うように歯石沈着もみられる（➡歯石 ⇨歯肉炎）．

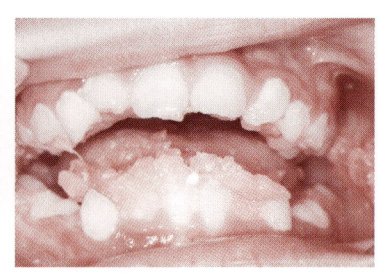

図9 食物残渣の停滞
舌による送り込みがうまくできず，食物が口腔内全体に広がって停滞してしまっている．う蝕や歯肉炎になりやすい口腔環境となっている．

表2 口腔ケア実施時の基本的な留意点
① 眠いとき，体調の悪いとき，空腹時は避け，できるだけ覚醒している時間に行う．
② う蝕，歯肉炎，口内炎，動揺歯があると痛みを伴い拒否につながる可能性があるため，十分に観察してから行う．
③ ケアを行う際は，事前に必ず声をかけ心の準備をさせる．
④ 痛みのない，やさしく，ていねいなケアと対応を心がける．
⑤ 我慢する目安になるよう10を数えたり，歌を唄ったり工夫する．
⑥ 爽快感や達成感（ほめられる）を体験させ意欲を育てる．

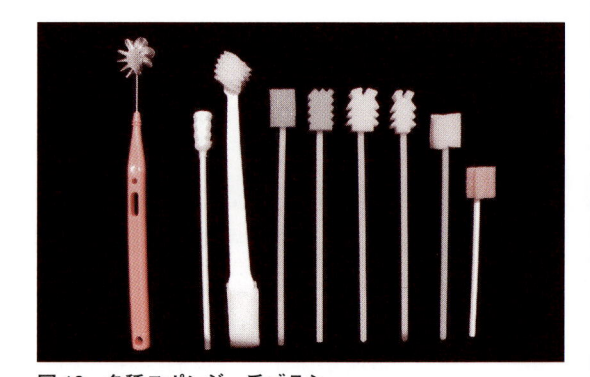

図10 各種スポンジ・舌ブラシ
さまざまな形状や大きさのものが販売されている．口腔内の大きさに合わせて選択するとよい．

舌苔（図7）

　舌苔は，舌上の糸状乳頭に剥離細胞や粘液，食物残渣や細菌などが付着して生じる苔状のものです．口腔機能だけでなく全身状態が低下すると増加し，口臭を産生します．舌苔を除去するには，スポンジブラシや舌ブラシ（図10）を使い，機械的に舌を清掃する必要があります．清掃方法（図11）は，まずスポンジに水または薬液を浸しよく絞り，軽く濡れた状態にします．スポンジの横腹で奥から前方部に向かって清拭します．口腔内や舌が乾燥している場合は，保湿剤含有洗口液や保湿剤を含ませて塗布し，保湿を心がけます．また，舌苔内の細菌には，機械的清掃のほかに化学的清掃が有効で，オキシドール溶液（10倍程度に希釈）や2％重曹水などを併用すると効果的です．

歯石沈着（図8）

　小児に多く認められるのが，歯石沈着です．経口摂取が可能な場合でも，臼歯ですりつぶす力が弱く，自浄作用が得られにくいため，臼歯部，特に咬合面（上下の歯が噛み合わさる部位）にも歯石が沈着していることが特徴です．歯石は，プラークに唾液中のカルシウムなどが沈着し石灰化したもので，その表面は粗造でプラークが付着しやす

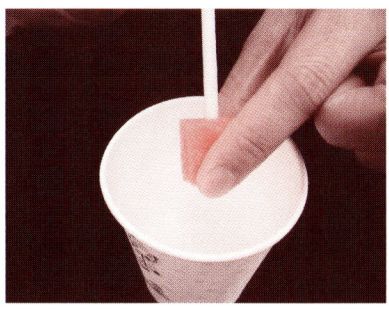

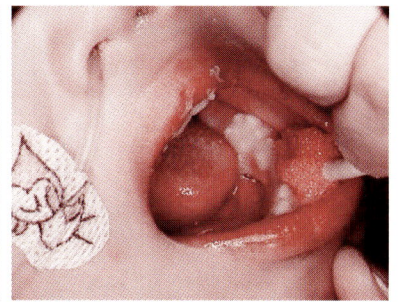

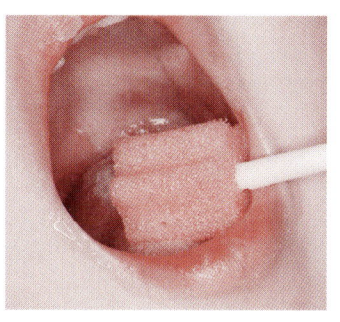

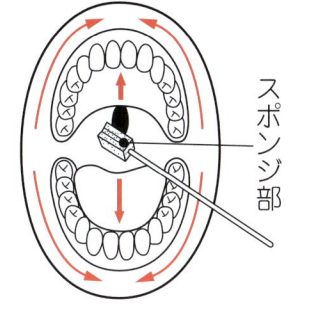

図11　舌苔や食物残渣のケア方法
①スポンジ部が外れないか確認．
②水または薬液につけ，水分が咽頭に流入しないようにしっかり絞る．
③はじめに口腔内を湿潤させてからケアを開始する．
④食物残渣がたまりやすい頬の内側や舌・口蓋の汚れを奥から前方に向けて清拭する．
　その際，スポンジ部を回転させ汚れを絡ませながら除去するとよい．
⑤汚れは，すすぐか拭き取ってから次の部位の清拭をする．
⑥舌は奥から前方に向けて清拭する．
　奥舌に触れると嘔吐反射を誘発するため，舌の先端部から馴染ませてから行うとよい．

く，歯肉炎や歯周炎の原因となります．一度沈着した歯石は歯ブラシでは取れないため，かかりつけ歯科医院で除去してもらう必要があります．予防法としては，毛足が短めの歯ブラシを選択し，少量の歯みがき剤を歯ブラシの刷毛部にすり込み，沈着しやすい部位を中心にみがくと効果的です（図12）．開口が保持できず咬合面をうまくみがけない場合は，開口保持具（図4参照）を併用するとよいでしょう．

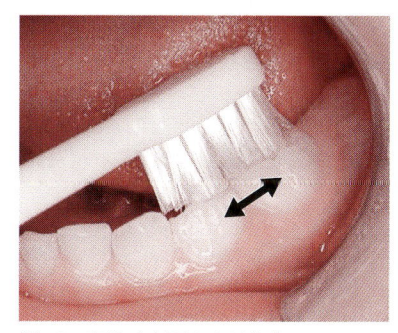

図12　臼歯咬合面のみがき方
臼歯部は開口量が少なくみがきにくいので毛足の短いブラシを選ぶ．
研磨剤を含む歯みがき剤を少量毛先に擦り込み使用すると歯石沈着が予防できる．

食物残渣の停滞（図9）

　口唇・舌・頬粘膜や顎の動きが悪く，食塊をうまく形成して飲み込むことができないと，頬の内側や舌背部，口蓋粘膜などに食物が広がってしまい，長時間そのまま停滞しているケースがあります．また，この時期の食形態は，離乳中期～後期の軟食傾向にあるため，食物が歯面に付着しやすく，ケアせずに放置しているとう蝕や歯肉炎に罹患しやすくなり，食べるうえでの器質的環境（口腔内環境）が損なわれてしまいがちです．

　このような小児の場合は，自分でうがいすることも困難なことが多いため，まずは，ガーゼや口腔ケアティッシュ，スポンジブラシなどを用いて口腔内の食物残渣を取り除いてから歯みがきするのがよいでしょう（図11参照）．清拭後は，子どもの口腔内に適した歯ブラシを選択し，プラークの残りやすい咬合面や歯と歯の間，歯と歯肉の境目に注意してみがきます（図13）．痰などの分泌物や食物残渣が口蓋粘膜にも付着している場合は，スポンジブラシなどを利用し清拭します．

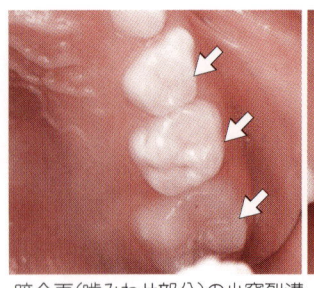

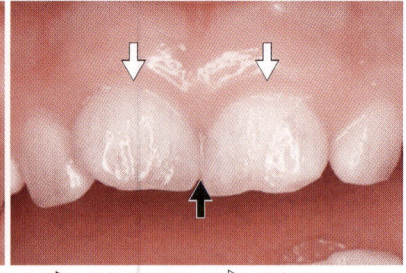

咬合面(噛みわせ部分)の小窩裂溝　➡ 歯と歯の間　⇨ 歯と歯肉の境目

図13　プラークが残りやすくう蝕になりやすいところ

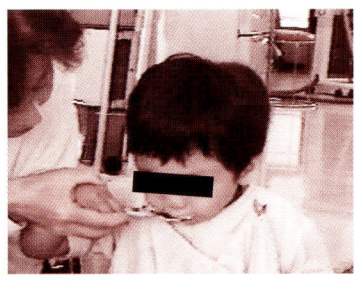

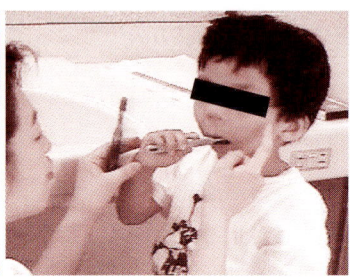

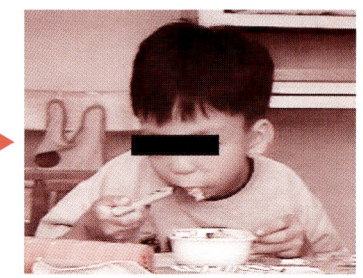

自食訓練と平行し，手添えや摸倣を通してセルフケアの支援を開始．運動機能(目と手・手と口の協調性や手指の巧緻性など)や認知機能を高めていく．　多くの経験を通して各機能が発達し，食具を使った自食へとつながっていく．

図14　自食訓練と平行したセルフケアの支援

自食準備期・手づかみ食べ機能獲得期・食器食べ機能獲得期

　　押し込み食べや食具の不適切な使用など，自食が遅れる理由の一つには，上肢や手指の運動機能の遅れがあげられます．これらの運動機能を発達させるためにも，自食練習が始まったら，食後に歯ブラシを持たせ，子ども自身がみがく習慣(セルフケア)を確立するための支援を開始します．

セルフケアの習慣化と支援

　　はじめは歯をみがくことを目的にするのではなく，歯ブラシを噛んだり，しゃぶったりしながらいろいろな刺激に慣れさせ，口腔感覚を養うと同時に，「どのようなときに，何を使って歯をみがくのか」など，歯みがきの基礎を教えていくことが大切です．そして，徐々に手添えや摸倣を通して歯みがきの実際を体験させ，いろいろな部位をみがくことで，目と手・手と口の協調性や手指の巧緻性を高めていきます(図14)．また，歯みがきと同様にうがいの練習も始めていきます．水を含み，ぶくぶくうがいする一連の動作は，口唇・頰の力や協調性を高め，口腔機能を向上させます．さらに，歯みがき時の保護者や介助者との楽しい関わりは，子どもたちの自信や意欲を引き出します．

　　このように，器質的な口腔の健康と摂食嚥下機能は互いに関連しあいます．発達に応じた口腔ケアは，歯と口腔の健康を守り，摂食嚥下機能の発達を促進し，ひいては全身の健康ならびにその子どものQOL(生命・生活・人生)の向上につながります．　　(石井里加子／歯科衛生士)

Advanced 2　口腔の症状別にみた口腔ケア

●歯肉が腫れている（歯肉炎）（図1）

歯肉炎は，プラーク（歯垢）のなかの歯周病原細菌によって生じ，歯肉の発赤・腫脹，出血，疼痛が認められ，触れると敏感に反応する症状から，しばしば触覚過敏と間違えることがあります．歯肉の炎症が強くなると，痛みにより口腔ケアや食事に影響がでます．さらに進行すると，歯槽骨（歯を支えている骨）の吸収や歯根膜（歯と歯槽骨の間にあるクッションの役割がある繊維）の破壊を伴う歯周炎となり，歯がグラグラと動揺しはじめ，ますます食べることが困難になります．障害のある小児の場合，抗てんかん薬やカルシウム拮抗薬などによる歯肉増殖症や歯周病に罹患しやすい疾患（Down症候群やPapillon-Lefévre症候群など）があるため，低年齢からの予防が大変重要です．歯肉炎の主原因はプラークであり，ブラッシングをはじめとした機械的清掃により改善が期待できます．しかし，歯石沈着があったりプラークが硬く落としにくい場合は，歯科医院で除去してもらう必要があります．

口腔ケアは，①はじめは，軟らかい歯ブラシを用いて「歯と歯肉の境目」や「歯と歯の間」をねらってやさしくみがく（図2），②歯ブラシは，細菌が拡散しないようにこまめに水で洗いながらみがく．しみる場合は微温水を用いるとよい，③歯肉の炎症が軽減したら，歯ブラシを「ふつう」の硬さに変え清掃効率をあげていく，に留意し実施します．

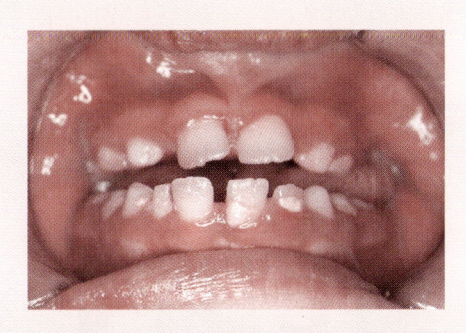

図1　Down症児の歯肉炎
保護者によるブラッシングの拒否が長く続き，プラークや歯石の沈着，歯肉の発赤・腫脹，歯の動揺がみられた．ホームケアは指あてから開始し，プロフェッショナルケアによりプラークと歯石を除去し歯肉炎の改善を図った．

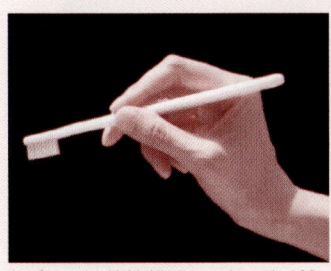

歯ブラシは執筆状にもつと，力が入り過ぎずやさしくみがける．

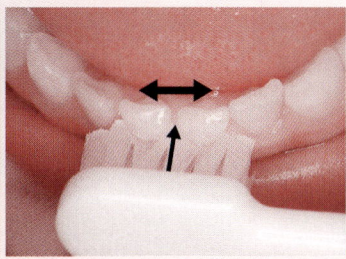

歯と歯肉の境目に毛先をあて，軽く細かく動かすことで歯と歯の間にも毛先が到達し，しっかりみがける．

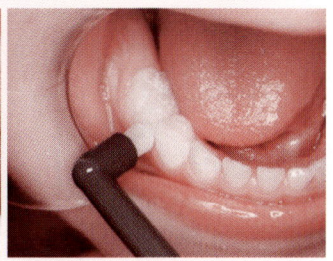

みがきにくい臼歯や歯の裏面は，ワンタフトブラシを用いるとよい．

図2　みがき方のポイント

●口が渇く（口腔乾燥）（図3）

口腔の乾燥は、おもに唾液の分泌量の低下や水分の過蒸発により起こります．前者は、口腔機能低下による刺激唾液の分泌低下、薬物の副作用、発熱や脱水・全身疾患に関連したもの、ストレスなどがあげられます．副作用として口腔乾燥症を引き起こす薬は大変多く、鎮痛薬、抗うつ薬、抗圧薬、抗痙攣薬、中枢性筋弛緩薬、抗精神病薬、気管支拡張薬、抗ヒスタミン薬などがあげられます．水分の過蒸発には、慢性鼻炎、経鼻経管栄養など鼻呼吸困難による口呼吸や、オープンバイト、口唇閉鎖不全などによる開口が原因にあげられます．唾液には、抗菌作用、粘膜保護作用、汚れを洗い流す自浄作用、酸を中和させるph緩衝作用、歯の再石灰化のほか、口を円滑に運動させ食塊を形成したり、味を楽しんだり、嚥下・消化を助けたりなど、食べるうえで重要な働きを担っています．また、唾液が減少するとう蝕や歯周病、口臭、カンジダ症などにも罹患しやすくなるため、適切な口腔ケアが重要となります．

食前の口腔ケア

①唾液腺のマッサージを行い、唾液の分泌を促します．ガムラビングや口唇・舌・咀嚼訓練なども口腔周囲筋を刺激し唾液の分泌を促すことができます．②スポンジブラシで口腔内を清拭し、舌や粘膜を潤します．むせや誤嚥のある場合は、水分を絞って咽頭に流入しないよう注意しましょう．

保湿

①脱水による水分不足の場合は、積極的に水分補給を行います．②うがいができる場合はうがいを心がけ、加湿および過蒸発を防ぐために保湿剤を用いて保湿を行います（図4）．小児では薄く少量を塗布します．③部屋の加湿やマスクの着用も有効です．

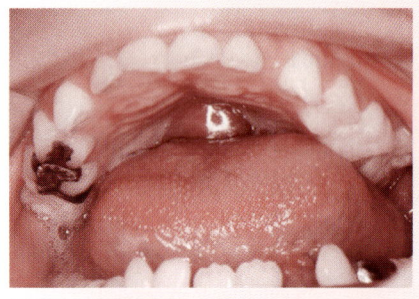

図3 口腔乾燥
口呼吸により乾燥が強く、粘性の高い唾液のみが泡状に停留している．そのため、自浄作用が得られにくく、食物残渣やプラークがたまり、う蝕になりやすい口腔環境になっている．

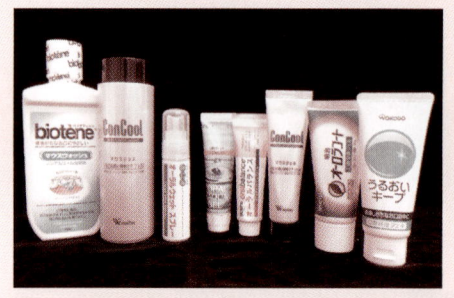

図4 各種保湿剤
保湿には保湿成分を含有した液状のものを使用し、蒸散防止にはジェル状のものが有効である．ジェル状の保湿剤は、時間が経過すると固着する可能性があるため、乾燥が著しい場合は確実にケアする必要がある．
※牛乳および卵由来成分やパラベンを含む製品があるため、アレルギーのある小児では十分に注意する．また、キシリトール配合のものは軟便になる場合があるため、量に注意する．

● **歯が溶ける（酸蝕症）**（図5）

近年，酸により歯が溶けてしまう酸蝕症が増加しつつあります．酸蝕症は，酸に侵襲した部分の歯質が溶け薄くなり，進行すると知覚過敏を生じたり，露髄（歯の神経が露出）してしまうことがあります．酸蝕を引き起こす病因には，胃食道逆流症や嘔吐，反芻など，胃液（胃酸）が関連した内因性のものと，柑橘類，酢，清涼飲料，酸性の薬剤（ビタミンC，鉄剤など）による酸性飲食物が関連した外因性のものがあります．小児が好んで飲む炭酸飲料やスポーツ飲料，果汁飲料などはphが低く（酸性度が高い），長い時間をかけて飲む（口のなかにためて飲む，ちびちび飲む）とさらに酸蝕の危険が増加します．特に，乳歯や萌出直後の永久歯は耐酸性が低く罹患しやすいため，日常的な口腔ケアと対応が重要です．酸蝕症が疑われる場合は，次のような点に留意しケアにあたるようにします．①胃食道逆流が認められる場合は，胃酸の逆流を防ぐため，食後1〜2時間程度は座位姿勢を保持し腹圧をかけない，②逆流や嘔吐直後，酸性飲食物を摂取した直後は，酸により歯質が溶けやすいため，まずは水でうがいをし，吐物や酸を取り除く．難しい場合は水に浸したガーゼや口腔ケアティッシュで拭掃する，③次に軟らかい歯ブラシを用いて力を入れずにブラッシングする．この際，研磨剤を含む歯磨剤の使用は避ける，④フッ化物製品等を用いる（図6），⑤就寝前に酸性飲食物の摂取を控える．

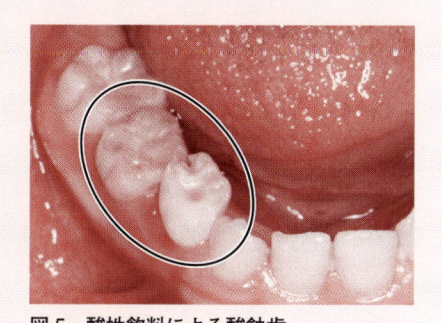

図5　酸性飲料による酸蝕歯
低年齢（乳歯列期の頃）時に酸性飲料を多飲する習慣があり，乳歯が酸蝕している．現在は改善されているため，永久歯への影響は認められない．

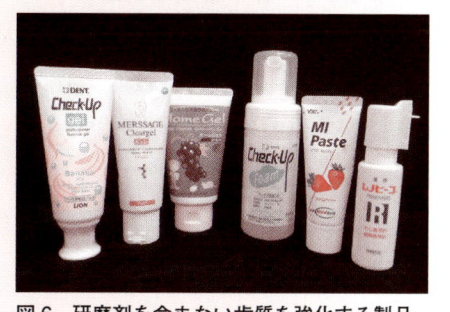

図6　研磨剤を含まない歯質を強化する製品
左から1〜3：フッ素入りジェル
4：フッ素入りフォーム
5：ミネラルとCPP-ACP（リカルデント）配合ペースト
6：低濃度フッ素スプレー
※牛乳由来成分やパラベンを含む製品があるため，アレルギーのある小児では十分に注意する．また，キシリトール配合のものは軟便になる場合があるため，量に注意する．

（石井里加子／歯科衛生士）

II-臨床編 Chapter-5

小児の摂食嚥下機能における栄養の考え方

小児の摂食嚥下障害とNST

小児の摂食嚥下障害に対しては，多くの職種の連携が必要です．たとえば，医師，歯科医師，看護師，薬剤師，栄養士，歯科衛生士，臨床検査技師，理学療法士（PT），作業療法士（OT），言語聴覚士（ST），リハビリテーション部門，ソーシャルワーカー，事務部門など，すべての医療・介護スタッフが携わります．そのなかでNST（nutrition support team）の役割は，各職種が職種の枠を超えて栄養状態を評価し，適切な栄養療法を提言・指導することで，ポイントとなるのが栄養評価と栄養療法の選択です．ここでは，摂食嚥下障害児の在宅療法を含めた指導で最も基本となる，栄養状態評価法ならびに推奨栄養量の導き方を紹介します．

体重・身長による評価

乳幼児期は，平成12年乳幼児身体発育調査報告書に基づく各年齢層の身長，体重をもとに評価します．10パーセンタイル未満，90パーセンタイル以上が問題であり，特に10パーセンタイル未満は低栄養と考えられます（**図1**）．

学童思春期は，平成17年度学校保健統計調査に基づき評価します．［平均値±標準偏差］を基準とし，［平均値－標準偏差］以下の場合は栄養に問題があると考えています（**表1**）．

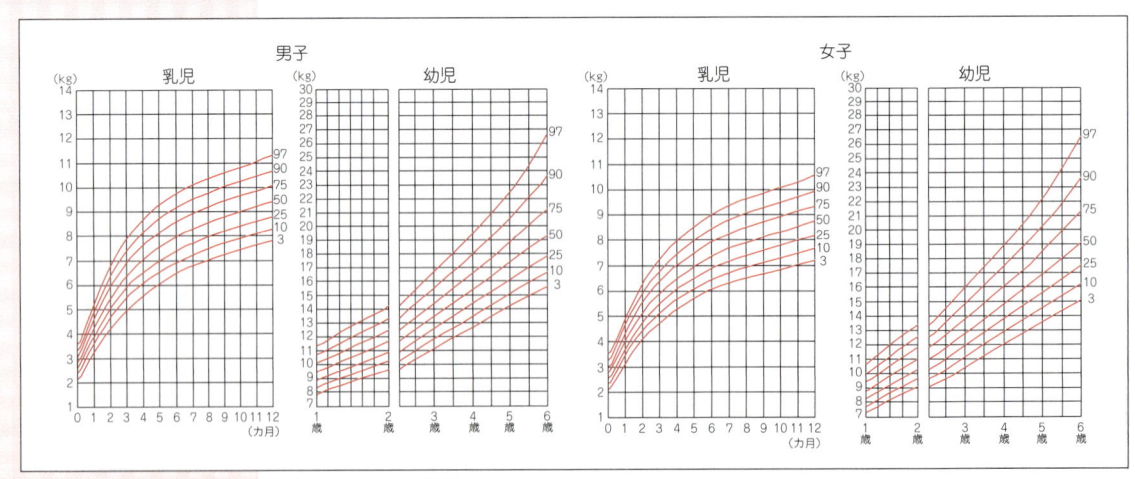

図1 乳幼児（男子）体重発育パーセンタイル曲線（平成12年乳幼児身体発育調査報告書より）

表1　年齢別身長・体重の平均値および標準偏差（平成17年度学校保健統計調査）

性別	年齢（歳）	身長（cm）平均値	身長（cm）標準偏差	体重（kg）平均値	体重（kg）標準偏差	性別	年齢（歳）	身長（cm）平均値	身長（cm）標準偏差	体重（kg）平均値	体重（kg）標準偏差
男	5	110.7	4.72	19.1	2.75	女	5	109.9	4.68	18.7	2.64
	6	116.6	4.92	21.6	3.55		6	115.8	4.90	21.1	3.42
	7	122.5	5.16	24.3	4.34		7	121.7	5.22	23.6	4.03
	8	128.2	5.48	27.4	5.44		8	127.5	5.50	26.8	5.03
	9	133.6	5.66	30.9	6.56		9	133.5	6.20	30.2	6.14
	10	139.0	6.12	34.7	7.65		10	140.1	6.78	34.4	7.34
	11	145.1	7.14	39.1	9.16		11	146.9	6.69	39.5	8.21
	12	152.5	8.07	44.9	10.34		12	152.0	5.94	44.4	8.70
	13	159.9	7.72	50.1	10.58		13	155.2	5.42	48.0	8.29
	14	165.4	6.75	55.3	10.62		14	156.8	5.27	50.8	8.09
	15	168.4	5.89	60.3	11.35		15	157.3	5.31	52.4	8.50
	16	170.0	5.81	62.2	11.01		16	157.8	5.31	53.3	8.13
	17	170.8	5.81	63.8	11.08		17	158.0	5.28	53.7	8.45

健常時体重との比較

［％健常時体重＝現在の体重／健常時体重×100］で表し，栄養障害の程度を95％以上を正常，85〜95％を軽度，75〜85％を中等度，75％以下を高度として評価します．

体重減少率

［体重減少率（％）＝（健常時体重－現在の体重）／健常時体重×100］で表し，栄養障害の程度を，5％程度を軽度，5〜10％を中等度，10％以上を高度として評価します．また，減少期間が短期間であれば急性栄養障害，長期間であれば慢性栄養障害と考えます．

Waterlow 分類

成長期の小児栄養障害の分類としてWaterlow分類があり，同年齢層の標準身長に対する患児の身長比（身長・年齢比，Height for Age，％H/A）が慢性低栄養（stunting，成長発育障害）を反映し，同じ身長の児の標準身長に対する体重比（体重・身長比，Weight for Height，％W/H）が比較的短期間における低栄養状態（wasting，るい痩）を反映していることを示しています．このことから，患児のこれらの値が2次元図（横軸が慢性栄養障害：stuntingを表す％H/A，縦軸が急性栄養障害：wastingを表す％W/H）のどこにプロットされるかによって栄養障害の程度を評価します（図2, 3）．なお，幼児の身長・体重曲線は図4を参考にします．

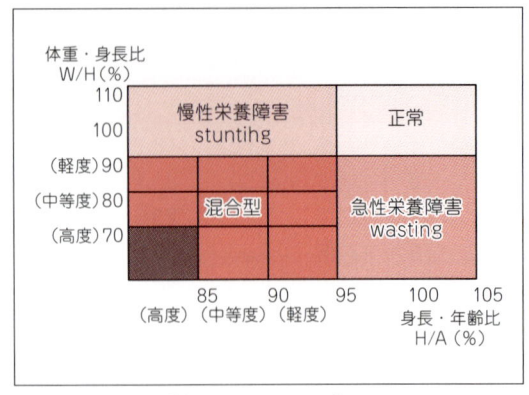

図2 Waterlow 分類（Waterlow, 1972[5]）より改変）

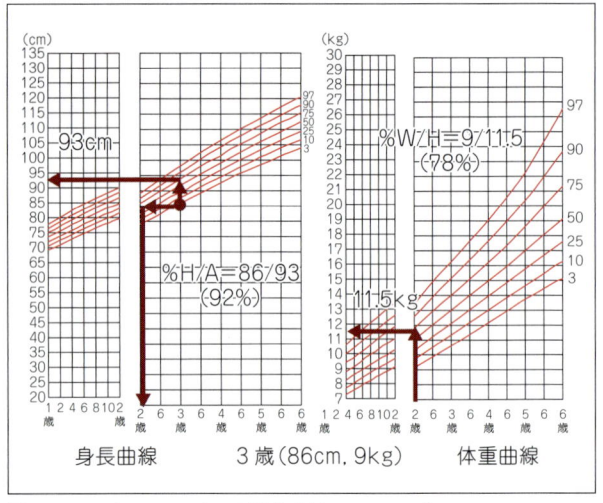

図3 %H/A・%W/H の測定方法（土岐, 2012[6]）改変）

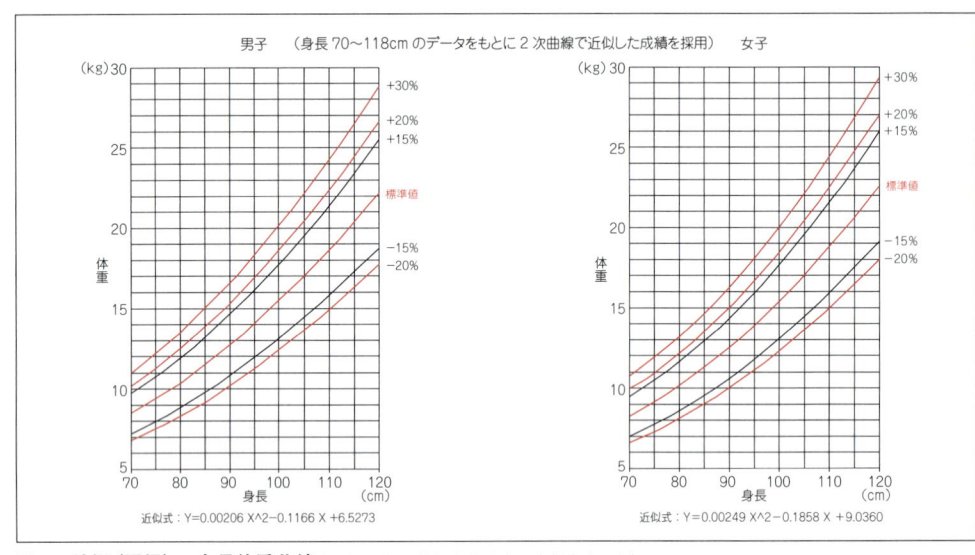

図4 幼児（男児）の身長体重曲線（平成12年乳幼児身体発育調査報告書より）

小児における身体計測基準値

　日本人の身体計測基準値 Japanese Anthropometric Reference Data（JARD）2001 は簡便で非侵襲的な栄養評価法として広く臨床で利用されていますが，その対象は18〜85歳です．そこで，小児を対象に上腕周囲長，上腕三頭筋部皮下脂肪厚，上腕筋囲長，上腕筋面積，膝高の基準値を作成し，小児用身長・体重予測式を構築したものが報告されています．この基準値と比較することで栄養評価が可能です．本章では上腕筋面積の基準値を示します（図5）．詳細は原著を参照ください．

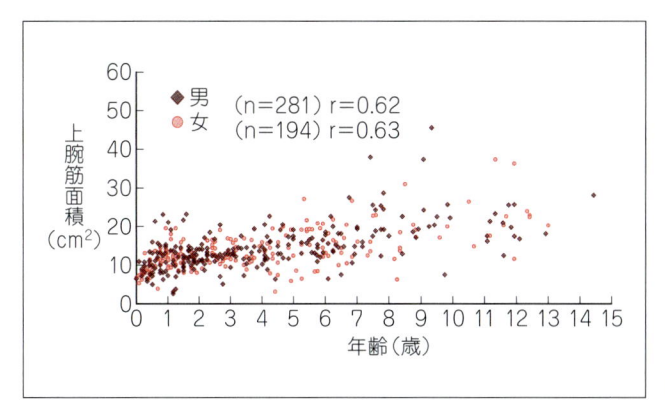

図5　上腕筋面積(菅沼, 2011[7]より改変)

生化学検査による評価

血清アルブミン値の検査

　血清アルブミンは，血清タンパク質の大部分を占めているため，タンパク質の栄養評価として用います．またこの値は，栄養と関係のある免疫能と強い相関があります．半減期が17〜23日と長いため，慢性疾患や術後の安定期での栄養評価に用いられますが，急性栄養障害の評価には向いていません．生後4〜5か月には成人とほぼ同じレベルになり，正常値も成人と同じと考えられます．

RTPの検査

　RTP（rapid turnover protein）は，トランスサイレチン（プレアルブミン），トランスフェリン，レチノール結合タンパクのことで，血清アルブミン値と同様にタンパク質の栄養評価として用います．半減期が短いため，アルブミンより鋭敏に反応します．そのため，術後早期などの短期間に代謝が著しく変動する急性期の栄養変化をみるのに適しています．特に，血清トランスサイレチン値は，血清CRPと逆相関し，急性代謝ストレスが改善した後のエネルギー摂取量と関係しており，回復期エネルギー供給量の評価に適しています．

　半減期は，血清トランスサイレチンが1.9日，血清トランスフェリンが7〜10日，血清レチノール結合タンパクが0.4〜0.7日です．

総リンパ球数の検査

　総リンパ球数は，栄養状態と免疫能とは強い相関があります．リンパ球はその免疫能に強く関わっています．したがって，総リンパ球数は栄養状態を表す指標として用いられます．小児期は個人差が大きく，成人と同様に論じることはできませんが，一般に1,000〜1,500/mm^{3}以下を栄養障害と判断しています．成人では，総リンパ球数の値

により，1,800以上を正常，1,500〜1,800を軽度，900〜1,500を中等度，900以下を高度栄養障害と評価しています．なお，感染がある場合は，栄養状態以外の因子に左右されるため注意が必要です．

その他，多くの指標がありますが，在宅療法を行う場合を考え，できるかぎり簡便で，多様性のある検査を紹介しました．

経腸栄養の基本的考え方

摂食嚥下障害での在宅栄養は，そのほとんどが経鼻胃管，経鼻空腸チューブ，胃瘻あるいは経胃瘻的空腸チューブ（PEJ）などの経管栄養法を用いた栄養管理になると考えられます．そこでここでは，三大栄養素の推奨投与量の決め方について解説します．

経腸栄養の投与基準は，「日本人の栄養所要量－食事摂取基準」をもとに検討されています．従来の栄養所要量は，栄養不足を解消し，健康の維持，疾病の予防を目的として決定されていましたが，第六次改訂より，栄養過多，生活習慣病の予防目的に変更されました．これをもとにまとめられた「日本人の食事摂取基準」2005年版では「生活習慣病の一次予防のために現在の日本人が当面の目標とすべき摂取量」として目標量が設定されました（**表2**）[1]（現在，2010年版がでておりますので，最新の値をご参照下さい．なお，各栄養素の基準推奨量については本書P.196に2010年の値を掲載しています）．年齢別，性別に総エネルギー必要量（推定エネルギー必要量），タンパク質必要量（タンパク質食事摂取基準），脂質必要量（脂質食事摂取基準），炭水化物必要量があげられますが，小児では体の大きさの割に必要とするエネルギー量，基礎代謝量が大きく，エネルギー蓄積量も必要となり，タンパク質や脂質も相対的に多く必要となります．

総エネルギー必要量（推定エネルギー必要量）

小児の総エネルギー必要量は，生体内の代謝の維持と成長に必要とされるエネルギー量です．この値は，年齢とともに変化し，男女によっても異なります．また，成人では手術などの侵襲が加わると代謝が亢進し，エネルギー必要量が増加しますが，新生児ではほとんど増加せず，むしろ増加させることで，過剰投与となる危険性があります．

タンパク質必要量（タンパク質食事摂取基準）

一般に，6か月までの乳児に必要なタンパク質量は，正常に発育した乳児が摂取していた母乳のタンパク質含有量から算出されています．小児のタンパク質必要量も，エネルギー必要量と同様に年齢とともに変化し，未熟なほど体重あたりの必要量は増加します．タンパク質必要量は，低出生体重児で3〜4g/kg/日，満期産児で2〜3g/kg/日，1〜10歳の健康児で1.0〜1.2g/kg/日と，年齢が増加するに従って減少してきます．さらに，摂取したタンパク質が効率よく利用されるためには，十分なエネルギー量が必要です．

表2 日本人の食事摂取基準値(2005年版)

性別	男										
年齢	基準身長(cm)	基準体重(kg)	基礎代謝量(kcal/day)	エネルギー蓄積量(kcal/day)	推定エネルギー必要量(kcal/day)			タンパク質食事摂取基準		脂質食事摂取基準	
					身体活動レベル			推奨量(g/day)	目安量(g/day)	目安量(%エネルギー)	目標量(%エネルギー)
					Ⅰ	Ⅱ	Ⅲ				
0〜5(月)	62.2	6.6	—	115	—	600(母乳) 650(人工乳)	—	—	10(母乳) 15(人工乳)	50	—
6〜11(月)	71.5	8.8	—	20	—	700	—	—	15(母乳) 20(人工乳)	40	—
1〜2(歳)	85.0	11.9	730	20	—	1,050	—	20	—	—	20以上30未満
3〜5(歳)	103.5	16.7	920	10	—	1,400	—	25	—	—	同上
6〜7(歳)	119.6	23.0	1,020	15	—	1,650	—	35	—	—	同上
8〜9(歳)	130.7	28.0	1,140	20	—	1,950	2,200	40	—	—	同上
10〜11(歳)	141.2	35.5	1,330	40	—	2,300	2,550	50	—	—	同上
12〜14(歳)	160.0	50.0	1,550	20	2,350	2,650	2,950	60	—	—	同上
15〜17(歳)	170.0	58.3	1,570	10	2,350	2,750	3,150	65	—	—	同上

性別	女										
0〜5(月)	61.0	6.1	—	115	—	550(母乳) 600(人工乳)	—	—	10(母乳) 15(人工乳)	50	—
6〜11(月)	69.9	8.2	—	20	—	650	—	—	15(母乳) 20(人工乳)	40	—
1〜2(歳)	84.7	11.0	660	15	—	950	—	20	—	—	20以上30未満
3〜5(歳)	102.5	16.0	840	10	—	1,250	—	25	—	—	同上
6〜7(歳)	118.0	21.6	910	20	—	1,450	—	30	—	—	同上
8〜9(歳)	130.0	27.2	1,040	30	—	1,800	2,000	40	—	—	同上
10〜11(歳)	144.0	35.7	1,240	30	—	2,150	2,400	50	—	—	同上
12〜14(歳)	154.8	45.6	1,350	20	2,050	2,300	2,600	55	—	—	同上
15〜17(歳)	157.2	50.0	1,270	10	1,900	2,200	2,550	50	—	—	同上

脂質必要量(脂質食事摂取基準)

　脂質必要量は,炭水化物,タンパク質の摂取量を考慮して決める必要があるため,総エネルギー必要量に対する比率(エネルギー比率)で示されます.小児の脂質必要量は議論の多いところですが,母乳栄養児は総エネルギーの45〜50%を脂質からとっており,このことから市販のミルク組成も脂質のエネルギー比率を45〜50%にしています.また,リノール酸,アラキドン酸,リノレン酸は必須脂肪酸とよばれ,これらが欠乏すると必須脂肪酸欠乏症(身体,脳の発育障害)をきたします.この欠乏症をきたさないための必須脂肪酸必要量は,総エネルギーの3%以上といわれています.

炭水化物必要量

炭水化物必要量は，タンパク質必要量と脂質エネルギー比率および総エネルギー必要量から算出します．炭水化物1gは4kcal，タンパク質1gは4kcal，脂質1gは9kcalとして計算します．

表2の値は，健康な状態を保つための基準となる経口摂取量であり，栄養療法を必要とする病態下ではあくまでも目安で，状況に応じて調整する必要があります．また，重症心身障害児では，基礎代謝量が健常児の85%といわれており，この値を修正する必要があります．

この表をもとに目安となる，あるいは推奨される栄養必要量が求められます．実際に摂取（注入）されている量を測定し，それぞれの必要量と比較することで，栄養の過不足分を知ることができ，患児により適した栄養療法を提供することが可能となります．また，その療法の是非は，前半で述べた評価法で常に検討する必要があります．

表3 推定エネルギー必要量

年齢（歳）	エネルギー（kcal/kg）
0～1	90～120
1～7	75～90
7～12	60～75
12～17	30～60
18～	25～30

NST（栄養サポートチーム）の考え方

小児では，代謝の維持とともに発育を考慮した栄養管理が必要です．そのため，栄養状態を把握することは非常に重要で，特に摂食嚥下障害に対しては，長期にわたりきめ細かな栄養管理が要求されます．

この栄養管理を行うために，NSTの概念が必要となります．NSTは「栄養サポート」というキーワードのもとに，多くの職種から成るチーム医療を行うことを意味します．「栄養サポート」の内容には，栄養の質，量，投与方法などが含まれ，摂食・嚥下リハビリテーションもこのなかの重要なポジションの一つです．また，NSTのめざす栄養投与ルートのゴールは「経口摂取」です．特に，摂食嚥下障害に対し，できるかぎり生理的な栄養摂取ができるように努力することが重要です．したがって，摂食嚥下リハビリテーションは，患児のよりよい栄養状態をつくるために，NSTのチーム医療においても中心的役割を果たすと考えます．

（土岐　彰／医師）

Side Memo 11

子どもの成長の評価—パーセンタイル曲線とSD曲線

　子どもの成長を考えるうえで，身長体重増加曲線は欠かせません．そこで使用されるものにはパーセンタイル曲線とSD曲線（SDスコア）があり，それぞれの目的にあわせて使用されます．

　パーセンタイル曲線は，母子手帳に書かれている身長体重増加曲線です．同じ年齢の子どもの身長あるいは体重を少ない順に並べたときに，ある子が低いほうから何パーセントのところにいるかをみたものです．たとえば10パーセンタイルは，100人の子どもが背の低い順に並んだときに，前から10番目の子になります．

　SD曲線は，平均からのばらつきの大きさを示す標準偏差（SD）を用い，平均体重あるいは平均身長からの隔たりを示したものです．同じ年齢の子どもの平均値と比べて，ある子がどのくらい違うかを示したものが，SDスコア〈SDスコア＝（身長の実測値－平均身長）／標準偏差〉になります．低身長を評価するときには，このSDスコアがよく用いられます．－2SD以下の人は全体の2.3%となります．

（田角　勝／医師）

① パーセンタイル曲線　　② SD曲線〈幼児〉

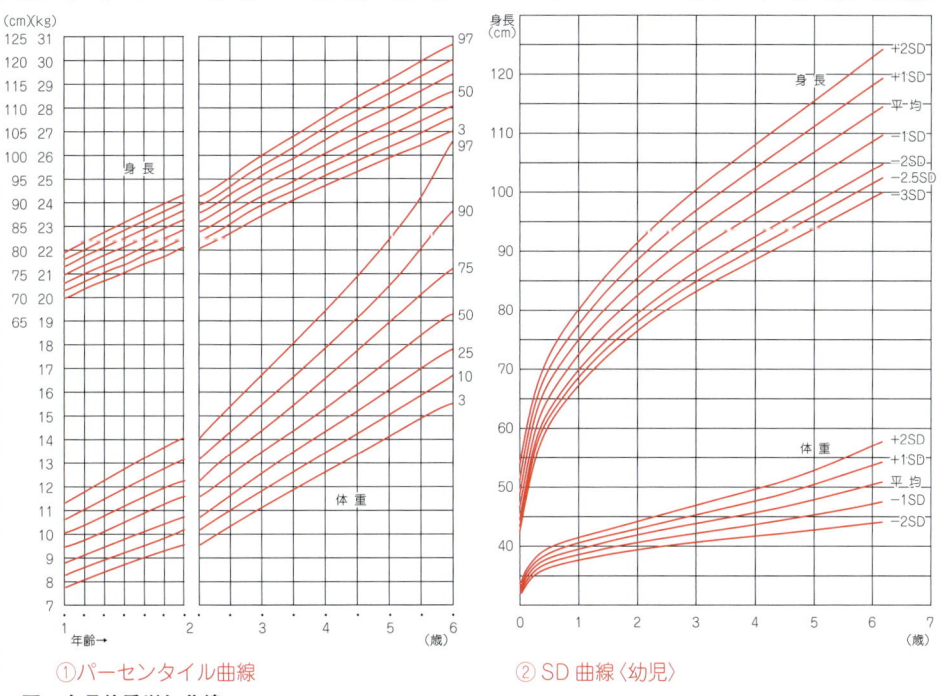

図　身長体重増加曲線

II-臨床編
Chapter-5

小児の摂食嚥下機能における栄養の考え方

栄養評価とその対応

栄養は，小児の成長において非常に大切です．栄養必要量を推定し，いろいろな栄養素をバランスよく含んだ食事を摂取するように気をつけます．また，栄養バランスが悪いために，特定の栄養素が不足する場合に出現する症状についても知っておく必要があります．

栄養必要量の推定

　脳性麻痺や重症心身障害児における栄養必要量の推定は重要です．しかしながら，その基礎代謝量とエネルギー消費量の算出は，必ずしも容易ではありません．なかには，少ないエネルギー量で生命を維持できる児もいます．年齢，あるいは身長・体重から推定した障害児の基礎代謝量では誤差が非常に大きく，最終的には個々の症例での評価が必要になります．エネルギー消費量は，活動量，筋緊張や呼吸障害の程度などにより大きく変わりますが，脳性麻痺ではそのタイプでエネルギー消費量の違いがあり，多少の目安にはなります．高度の筋緊張（易刺激性）・不随意運動（アテトーゼ），高い移動能力，努力性呼吸・咳きこみなどを伴う場合は，エネルギー消費量が多く，筋肉質で皮下脂肪が少ない子どもとなります．反対に，筋緊張や動きが少なく，気管切開・人工呼吸器を装着しているような児ではエネルギー消費量が少なくなります．

　栄養必要量を推定するための確立された方法はありませんが，身長・体重から推定される基礎代謝量をもとに，活動量を考慮して基礎代謝量の1.5倍前後から開始し，そのうえで個々の症例において調節します．しかし重症児では，身長・体重から推定される基礎代謝量程度で十分なこともあり，身長・体重の定期的計測を行い，その変化をもとに栄養必要量を検討することが大切です．そのほか，皮下脂肪の測定も栄養状態の指標となります．また，栄養必要量と同時に，水分出納，栄養バランスのチェックも重要です．

水分出納の評価

　水分は出納（バランス）として考える必要があり，水分摂取量，尿量，体重，皮膚のツルゴール（張り），浮腫をチェックします（表1）．また，計算上の水分バランスに加えて，環境温，体温，呼吸状態の変化に伴う不感蒸泄量の変動を考慮する必要がありま

表1 水分出納の指標

- 水分摂取量
- 尿量
- 体重
- 皮膚のツルゴール（張り）
- 浮腫

表2 エネルギー消費量と水分必要量 (五十嵐, 2004[1])

年齢	体重(kg)	エネルギー消費量 kcal/日	kcal/kg/日	水分必要量 mL/100kcal	mL/kg
4か月	5	500	100	100	100
2歳	15	1,250	83	100	83
10歳	30	1,700	57	100	57
成人	60	2,300	38	100	38

す．体重は正確にはかれれば重要な指標になりますが，腹腔内など体内のサードスペースに水分が溜まるような場合は指標にはなりません．血液検査では体の水分バランスを示すものとしてヘマトクリット（Ht），尿素窒素（BUN），血液・尿浸透圧などがありますが，他の要素で変動するので，単独での評価はできません．

乳幼児や小児の特徴

　生体内の水分含量は，成人が体重の50〜60％であるのに対し，新生児では70〜80％と比率が大きくなります．また，エネルギー1kcalを産生するには1mLの水分が必要なため，水分必要量はエネルギー産生（消費）量の影響を受けます．小児では体重1kgあたりのエネルギー必要量が多いため，体重あたりの水分必要量も多くなります（表2）．すなわちエネルギー消費量の少ない児では，必要水分量も少なくなります．また，乳幼児は体重に対する体表面積が大きく皮膚温も高いので，不感蒸泄量が多く，水分および電解質の変動が大きくなります．乳幼児および小児を管理するにあたっては，成人より水分必要量の許容範囲が小さいため，注意を要します．水分不足状態は，嘔吐や下痢による水分・電解質の喪失や経口摂取量が不足すると起こります．その状況が続くと脱水状態になり，皮膚の緊張度の低下，皮膚・粘膜の乾燥，尿量の減少などがみられ，元気がなくなります．このような脱水状態に陥った場合は，輸液など非経口的な水分補給が必要となります．輸液をするときには，水分および電解質の欠乏量，喪失量，必要維持量を考慮し，量，組成，補正速度を算出します．

　水分の出納に直接かかわる腎不全や心不全などの疾患に関しては，詳細は他書にゆずりますが，このような疾患があると体に水分が溜まり，尿量が減少し浮腫がみられます．また，栄養状態が悪く，低タンパク血症になることでも浮腫がみられます．

微量元素などの栄養バランスのチェック

　鉄やカルシウム，ビタミン等の不足にも注意が必要となります（表3）．なお，各栄養素の摂取基準推奨量は年齢により異なるため留意します．

　特に，経管栄養が中心となっているときや食事に偏りがある場合には，通常不足する

ことのないビタミンや微量元素などが不足する場合があります．同じ経腸栄養剤を長期に使用する場合には，その栄養剤において不足しがちな栄養素および不足したときの症状を知っておく必要があります（**表4**）．栄養素の不足が考えられた場合は，血清濃度を

表3 食事摂取基準推奨量〔日本人の食事摂取基準（2010年版）より一部抜粋〕

	0～5（月）	6～11（月）	1～2（歳）	3～5（歳）	8～9（歳）	18～29歳
ビタミン B₁（mg/日）	0.1*	0.3*	0.5	0.7	1.1/1.0	1.4/1.1
ビタミン B₂（mg/日）	0.3*	0.4*	0.6/0.5	0.8	1.2/1.1	1.6/1.2
ナイアシン（mgNE/日）*¹	2*	3*	6/5	8/7	11/10	15/12
ビタミン B₆（mg/日）	0.2*	0.3*	0.5	0.6	0.9	1.4/1.2
葉酸（μg/日）	40*	60*	90	110	160	240
ビタミン B₁₂（μg/日）	0.2*	0.5*	0.9	1.1	1.6	2.4
ビオチン（μg/日）	4*	10*	20*	25*	35*	45*
パントテン酸（mg/日）	4*	5*	4/3*	5/4*	6/5*	6/5*
ビタミン C（mg/日）	40*	40*	40	45	70	100
ビタミン A（μgRE/日）*²	250*	350*	250	300	450/400	750/600
ビタミン E（mg/日）	3*	3*	5/4*	6*	8/7*	9/8*
ビタミン D（μg/日）	2.5*	4*	3*	3*	4*	5*
ビタミン K（μg/日）	4*	7*	25*	30*	45*	75/60*
マグネシウム（mg/日）	21*	32*	70	100	170/160	340/270
カルシウム（mg/日）	200(300)*	250(400)*	450/400*	600/550*	700/800*	900/700*
リン（mg/日）	130*	280*	650/600*	800*	1100/1000*	1050/900*
クロム（μg/日）暫定値	—	—	—	—	—	40/30
モリブデン（μg/日）暫定値	—	—	—	—	—	25/20
マンガン（mg/日）	0.001*	1.2*	1.5*	1.7*	2.5*	4.0/3.5*
鉄（mg/日）	0.4(7.7)*	6.0/5.5	5.5/5.0	5.0	9.0/8.5	7.5/10.5
銅（mg/日）	0.3*	0.3*	0.3	0.4/0.3	0.5	0.8/0.7
亜鉛（μg/日）	2(3)*	3*	6	6	7/6	9/7
セレン（μg/日）	16*	19*	9/8	10	15	30/25
ヨウ素（μg/日）	130*	170*	60	70	100	150
ナトリウム（mg/日）[食塩相当量g/日]	100 [0.25]	600 [1.5]	目標量 [4未満]	目標量 [5未満]	目標量 [7未満]	目標量 [10未満（8未満）]
カリウム（mg/日）	400*	800*	800*	800*	1200*	2000/1600*

＊は目安量．男女差がある場合は男／女．（ ）は人工乳栄養児
*¹NE＝ナイアシン当量．*²RE＝レチノール当量

表4 経管栄養時に注意のいるおもな微量元素やビタミンの不足による栄養障害

栄養障害	症状	含有食品・薬品	注意点
銅欠乏	貧血，白血球（好中球）減少，免疫能低下・易感染性，骨変化，赤毛，脱毛，筋力低下，末梢神経障害	ココア，きなこ，オレンジジュース，ゴマ，豆類，みそ汁，硫酸銅	亜鉛欠乏で硫酸亜鉛を過剰投与すると銅欠乏になることがあるので，補充時には両方含む食品が望ましいフォローアップミルクで欠乏
亜鉛欠乏	免疫能低下・易感染性，腸性肢端皮膚炎（口唇周囲，会陰部の皮疹），下痢，褥瘡の悪化，成長障害，口内炎，脱毛，味覚障害，舌炎，正球性正色素性貧血	ココア，きなこ，豆類，ゴマ，みそ汁，カキエキス，レバー，硫酸亜鉛，プロマック顆粒（ポラプレジンク：亜鉛を配合した胃潰瘍治療薬1g中約34mg，保険適応外）	
セレン欠乏	筋肉痛，心筋症，爪床部の白色変化，大球性貧血	亜セレン酸ナトリウム	エンシュアリキッド，ラコール，エレンタール，エレンタールP，牛乳アレルゲン除去ミルク，先天性代謝異常症用ミルクで欠乏する
マンガン欠乏	骨の発育低下，運動失調	肉類，豆類，酵母，キウイフルーツ，干ししいたけ	
ビタミンK欠乏	出血傾向	ケイツーシロップ	骨粗しょう症の治療としても用いられる．消化管機能・肝機能低下，胆道系障害，抗生物質の連用時に注意が必要
ビオチン欠乏	皮膚炎，脱毛，毛髪の色素喪失	ビオチン	エレンタール，MA-1，牛乳アレルゲン除去ミルクで欠乏
長鎖脂肪酸欠乏	具体的な症状は不明であるが，抗血栓作用，血清脂質低下作用，抗アレルギー，抗炎症作用がある	肝油	n-3系長鎖不飽和脂肪酸であるEPA，DHAが，経腸栄養剤にはほとんど入っていないため，食事摂取が経腸栄養剤からのみであると欠乏する
食物繊維欠乏	腸管機能低下，便秘，糞便減少，小腸絨毛萎縮	ファイバードリンク	
ヨウ素	甲状腺機能低下症，甲状腺腫	海藻類	エンシュアリキッド，ラコールで欠乏
カルニチン	筋緊張低下，嘔吐，心筋症，横紋筋融解症，低ケトン性低血糖，高CK症	l-カルニチン	エンシュアリキッド，ラコール，エレンタール，エレンタールP，牛乳アレルゲン除去ミルク，先天性代謝異常症用ミルクで欠乏する

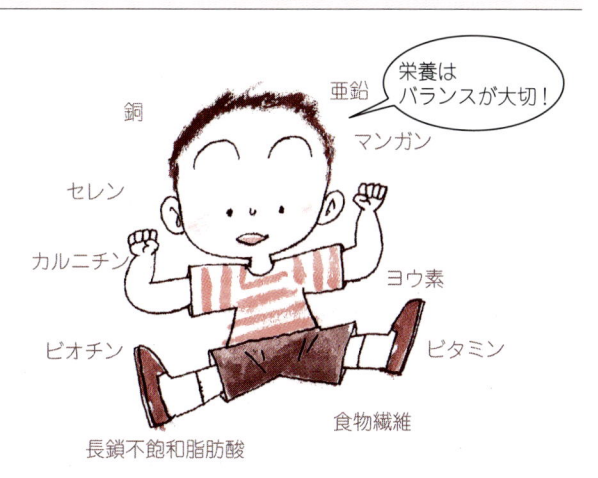

表5 テゾン（アップル味）のミネラルとビタミン組成（100mLあたり）

ミネラル組成		ビタミン組成	
ナトリウム（mg）	0〜50	ビタミンB_1（mg）	0.37
カリウム（mg）※	35.4	ビタミンB_2（mg）	0.40
塩素（mg）※	8	ビタミンB_6（mg）	0.53
カルシウム（mg）※	3.3	ビタミンB_{12}（μg）	0.80
マグネシウム（mg）※	1.4	ナイアシン（mg）	5.33
リン（mg）※	4.2	パントテン酸（mg）	1.67
鉄（mg）	1.0	葉酸（μg）	67
銅（mg）	0.6	ビタミンC（mg）	20〜60
亜鉛（mg）	4.0	ビタミンA（IU）	−
マンガン（mg）	1.3	ビタミンD（IU）	−
セレン（μg）	20	ビタミンE（IU）	−
クロム（μg）	10		

※メーカー分析値

測定・評価し，補充を行います．

　現在ではさまざまな栄養補助食品が市販されており，不足しがちな栄養素を補給することができますが，経管栄養を行っている場合でも栄養カテーテルから適切な食品を入れることにより，一種類の経腸栄養剤の連用による摂取成分の偏りを補うことができます．たとえば，ココア30gにはおよそ鉄4mg，銅1mg，亜鉛2mgが含有されることから，経腸栄養剤にココアを加えるのも一つの方法です．また，微量元素やミネラルを補給できるような飲料（表5）も市販されているため，必要に応じて利用するのも有効ですが，小児ではとりすぎにも注意が必要です．

（田角　勝／医師）

II-臨床編
Chapter-5

小児の摂食嚥下機能における栄養の考え方

経管栄養法と経腸栄養剤
―その特徴や注意点とは

口から食べられなくて栄養が不足する場合には，非経口的に栄養を補う必要があります．その方法として，栄養を血管から投与する経静脈栄養と胃や腸を介する経腸栄養がありますが（図1），消化管に問題がなければ後者が選択されます．経管栄養法は，経口摂取に比べ確実に栄養が入るという利点があります．しかしながら，栄養カテーテルが鼻腔から胃まで通過することで，呼吸路の狭窄や損傷，細菌叢の変化などをきたすことがあります．また，経腸栄養剤には栄養がバランスよく入っていますが，長期にわたって同じ成分のものを使用し続けると，特定の栄養素の欠乏を引き起こす可能性があります．これらの利点や問題点をよく理解したうえで経管栄養法を活用することが大切です．

経管栄養法とは

おもな経管栄養法を**表1**に示しました．その利点や問題点を理解したうえで，方法を選択することが大切です（**表2**）．

経管栄養法には，持続的経管栄養法と間欠的経管栄養法があり，おのおのに特徴があります．間欠的経管栄養法である口腔ネラトン法[1]（図3-②参照）は，注入時以外には管を抜くために外観がよく，分泌物の増加などといった経管栄養法の問題を防ぐことができます．しかしながら，咽頭反射が強いと管の挿入が難しい側面があり，症例を選ぶ必要があります．

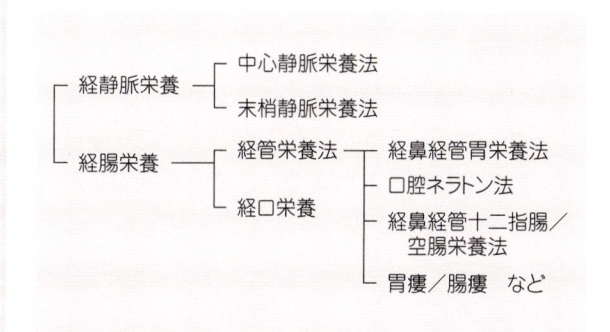

```
           ┌─ 中心静脈栄養法
  経静脈栄養 ┤
           └─ 末梢静脈栄養法

           ┌─ 経管栄養法 ┬─ 経鼻経管胃栄養法
  経腸栄養  ┤            ├─ 口腔ネラトン法
           │            ├─ 経鼻経管十二指腸／
           │            │  空腸栄養法
           └─ 経口栄養   └─ 胃瘻／腸瘻　など
```

図1　栄養摂取法の概観

表1 代表的な経管栄養法

経管栄養法	方法・特徴	利点・問題点
経鼻経管胃栄養法 （持続的経管栄養法） （図3-①）	・鼻腔より胃内にカテーテルを挿入し固定する ・簡便である ・低出生体重児では呼吸への影響を考え、経口的に挿入することが多い	・太いカテーテルは、刺激性が強い ・固定がやや不安定で、抜けやすい ・固定時の鼻翼の強い圧迫は壊死を起こす ・カテーテルの挿入が難しいことがある
口腔ネラトン法 （間欠的経管胃栄養法） （図3-②）	・食事のたびにネラトンチューブを挿入し、栄養を入れる ・成人や年長児では胃まで入れずに、食道まで入れて注入する方法もある	・咽頭反射が強いと毎回の挿入が負担になる ・口もとがすっきりし、鼻咽頭の細菌叢の改善によい
経鼻経管十二指腸栄養法／空腸栄養法	・胃食道逆流があり、姿勢や薬物で効果のない場合には、幽門あるいはTreitz靱帯を越えたところへ挿入し固定する	・挿入が難しい ・食物が胃を通らずに、直接急速に小腸に栄養が入るので、ゆっくりと注入する必要がある
胃瘻／腸瘻 （図3-①）	・経口摂取が長期にわたって困難な場合や胃食道逆流症などの場合に胃瘻や腸瘻を造設し、注入を行う ・胃食道逆流があるときは、同時に逆流防止術を行うことがある	・口もとがすっきりする ・カテーテルがないので鼻咽頭細菌叢の改善がみられ、その結果、喘鳴や誤嚥が減ることがある ・癒着性イレウスや瘻乳部の管理が必要になる ・腸瘻ではゆっくりと注入する必要がある

表2 小児期の持続的経鼻経管栄養法のおもな問題点

① 食欲と関係ない注入
② 摂食嚥下行動を必要としないための摂食嚥下機能の低下
③ カテーテル挿入時の鼻咽腔内の損傷
④ 鼻腔内の狭小化による呼吸路の狭窄
⑤ 鼻咽腔刺激による分泌物の増加、細菌の繁殖（MRSAや緑膿菌）
⑥ 周囲からの口唇・口腔への感覚刺激の減少
⑦ 唾液の減少
⑧ 食道・胃への刺激による胃食道逆流の増加
⑨ 寝かせることが多くなるための生活空間の狭まり
⑩ 味覚・触覚などの感覚刺激の減少
⑪ カテーテルによる喉頭蓋の損傷

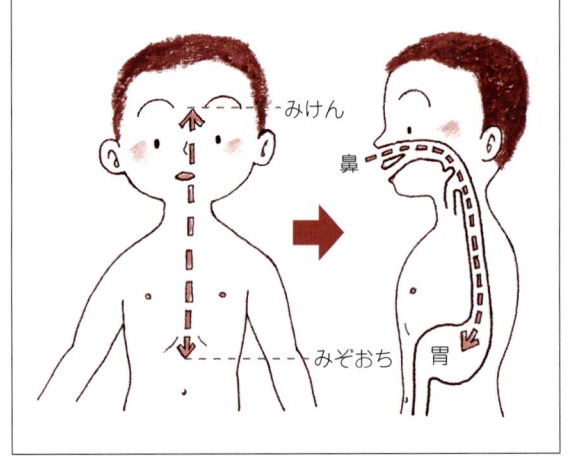

図2 経鼻経管胃栄養カテーテルの長さの目安

経鼻経管胃栄養法

　広く用いられている経鼻経管胃栄養法は、カテーテルを鼻から胃まで挿入し、テープで固定、留置します．カテーテルは1〜2週間ごとに交換します．挿入するカテーテルの長さの目安は、眉間からみぞおちまでとしています（図2）．挿入時にカテーテルが口腔内に入ることや、食道内でUターンすることがあるため、挿入後は、胃に入っていることを必ず確認します．

　挿入時あるいは注入時に、カテーテルが胃に入っているかどうかは、カテーテルに注射器を装着し陰圧をかけて、透明や半透明の液（胃液など）が出てくることで確認します．

図中のラベル：
- 胃瘻
- 空腸瘻
- 経鼻経管胃栄養
- ①それぞれ，カテーテルは鼻から入っている．
- ②口腔ネラトン法．カテーテルは口から入っている．

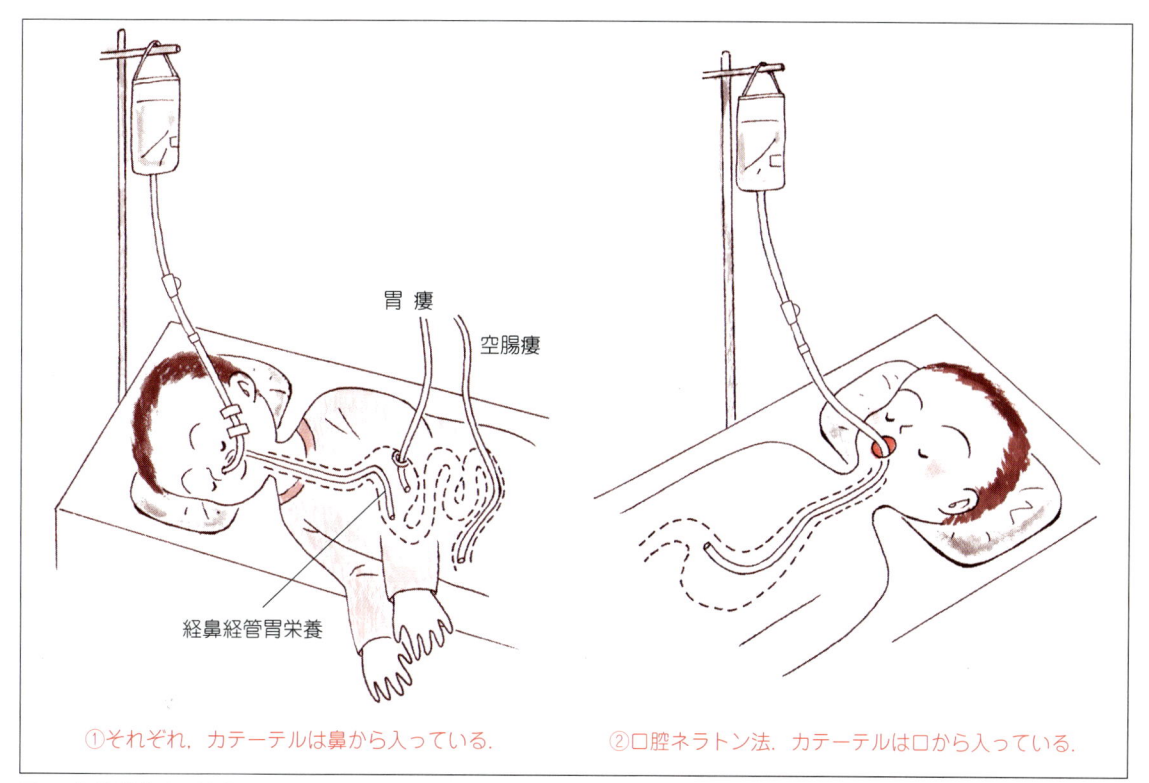

図3　経管栄養法の模式図

　吸引時にコーヒー残渣様のものが引けるときは，胃あるいは食道から出血している可能性があります．また，前回注入した物が出てくるときは，十分に消化されていない可能性が考えられます．吸引時に何も出てこないときは，注射器に5～10mLの空気を入れて一気に押し込み，心窩部で空気の入る音を聞きます．喘鳴や側彎が強いときなどには，空気の入る音が聞き取りにくいこともあるので注意します．一度で聞き取れないときは繰り返します．気管への誤挿入は生命を危険にさらすため，正しく胃に入っていることが確認できないときは注入してはいけません．

●どんなものを注入するか

　経管栄養法では，病院から処方される経腸栄養剤以外を注入してはいけない，あるいは水分はスポーツドリンクやソリタ顆粒がよい，と考えるような誤解があるようです．実際は，カテーテルを通過できる程度の流動性のあるものであれば，基本的には注入可能です．どの経腸栄養剤を用いるにしても，長期にわたって同じ均質のものを入れるのでは，栄養に偏りが生じてしまうため，バランスよくいろいろなものを注入する必要があります．しかし，薬剤のなかにはカテーテルを詰まらせやすいものもあるので注意します．また，注入物の温度は，室温でも，温めてもよいので，児の状態やそのときどきにあわせた工夫をします．

●注入時の姿勢

　注入時の姿勢は，座位がとれれば座位で行いますが，座位がとれないときは体の変形や筋緊張に合わせて，安定する体位をとります．胃食道逆流現象を考えると，上半身を少し挙上した右側臥位，あるいは腹臥位がよいでしょう．側彎が強いときなどは個別に検討する必要がありますが，基本的には注入物が胃から十二指腸に流れやすい姿勢を考えます．

●注入速度

　経管栄養法では，注入速度に注意が必要です．一般には30～60分くらいで入るように速度を調節しますが，病態によっては，より長い時間をかけたほうがよいときがあるため，主治医と相談します．注入の途中で，咳きこんだり，嘔吐，チアノーゼなどにより呼吸状態に変化があるときにはすぐに中断します．注入後は，カテーテル内に水を通しておきます．

　また，十二指腸カテーテルあるいは腸瘻からの注入では，注入物が胃を経由せずに急速に小腸に入るため，主治医の指示どおり，ゆっくりと注入する必要があります．気温の高い部屋では，内容物が腐ることがあるため注意します．また，長期にわたり経管栄養法が行われる場合には，子どものQOLを考えて，胃瘻造設などの適応も考えます．

胃瘻からの経管栄養

　胃瘻は，胃瘻ボタン（ボタン型）を使う場合とカテーテル（チューブ型）を用いる場合とがあります（☞P.211）．胃瘻ボタンからの注入では，コネクター部にカテーテルをつなぐだけで，カテーテルの位置の確認は不要です．胃瘻ボタンあるいはカテーテルが抜けてしまった場合は，穴が小さい場合には放置するとふさがってしまうため，応急処置として新しいカテーテルを穴に挿入します．挿入が難しい場合は，細めのものでもかまいません．誤挿入には十分な注意が必要です．

経腸栄養剤とは（表3，表4）

　経腸栄養剤は，経管栄養法あるいは経口摂取により栄養補給のために用いられるもので，天然濃厚流動食と人工濃厚流動食とに分けられます．天然濃厚流動食は，自然の食品の水分量を減らして，単位あたりのエネルギーを多くしてあるものです．人工濃厚流動食には，成分栄養剤，消化態栄養剤，半消化態栄養剤があり，その特徴により使い分けられ，いずれも栄養が確実に入るという利点があります．

　経腸栄養剤は高栄養食品であるため，導入時には，この流動食に慣れる必要があります．いきなりすべてを経腸栄養剤にせずに，濃度が薄めのものを使用したり，一部だけを経腸栄養剤に変更するようにします．

表3 経腸栄養剤（人工濃厚流動食）の特徴

	区分	商品例	消化	消化液分泌・残渣	脂肪量	消化吸収能	適した病態・疾患	備考
成分栄養剤	医薬品	エレンタール、エレンタールP	不要	少ない	少ない	低下時	消化管術後、クローン病、潰瘍性大腸炎、タンパクアレルギー、術前術後の栄養管理	全成分が化学的に明らかなもので構成されている
消化態栄養剤	医薬品	ツインライン	一部要	中	中			配合成分は消化を必要とせず、吸収速度が速い
半消化態栄養剤	医薬品	ラコール、エンシュア・リキッドなど	一部要	多い	多い	正常時	摂食・嚥下障害、食欲不振、神経性食欲不振症、意識障害、中枢神経疾患、口腔、咽頭、食道疾患	広く商品化されている。液状のものが多く、味のよいものが多い
	食品	エフツーアルファ、リソースジュニア、アイソカルジュニア、テルミールなど						

表4 おもな経腸栄養剤の成分（100kcalあたりの含有量）

商品例	成分 タンパク質	糖質	脂質	g・mL/100kcal	欠乏栄養素
エンシュア・リキッド（液状）	3.52	13.72	3.52	100mL	カルニチン、セレン、ヨウ素
ラコール（液状）	4.38	15.62	2.23	100mL	カルニチン、ヨウ素
エレンタール（液状）	4.4	21.1	0.17	26.7g	カルニチン、セレン
エレンタールP（粉末）	3.1	19.9	0.9	25.6g	

摂食嚥下障害に適した経腸栄養剤とは

　摂食嚥下障害では消化管障害を伴わない場合が多いので、半消化態栄養剤が選択されることが多くなります．特に、成長期である小児は、高タンパクのもので消化機能にあわせて浸透圧の高くないものが選ばれます．

　この半消化態栄養剤には、医薬品と食品があります．食物繊維の有無や脂質の種類などの違いはあります．食品添加法により、食品には銅、亜鉛、マンガン、ビタミンK、ビオチンなど天然由来以外の栄養素は添加されていません．しかしながら、添加することの可能な医薬品にもそれらの含有量が少ないものもあり、食品や医薬品として特に1日のエネルギー摂取量の少ない場合では、亜鉛や銅などの欠乏症に注意が必要です（☞P.194）．

経腸栄養剤の摂取にあたっての留意点

　経腸栄養剤は，基本的には1,000〜1,800 kcal/日，程度摂取できることを前提につくられています．その児のエネルギー必要量が少なく，経腸栄養剤の摂取量を少なく調整した場合には，ビタミンや微量元素などすべての栄養素が同時に減ることになります．このような場合には，不足分を他の食品で補填することを考慮しなければなりません．

　経腸栄養剤は経口摂取することも可能です．たとえば，エンシェア・リキッドにはバニラ味，ストロベリー味，コーヒー味があり，ラコールにはミルク味，コーヒー味，バナナ味などがあり，各種フレーバーもあります．また，摂食・嚥下障害のある児が経口摂取する場合には，しばしばとろみをつけますが，濃厚流動食を固形化する商品（リフラノンなど）もあります．胃食道逆流症（GERD）の場合には，流動食のK-4Sを注入後に，流動食中のカルシウムと反応し，胃のなかで粘度がつくペクチン液（REF-P1）を用いる方法もあり，流動食の胃からの逆流，胃ろう使用時の瘻孔からの漏れなどを軽減できます．このように，さまざまな特徴ある食品が開発されているため，児に適した食品を選ぶ必要があります．

〔田角　勝／医師〕

Advanced 3　小児における服薬の難しさ・困りごと

　小児における服薬は，障害や基礎疾患の有無にかかわらず，たとえ健常児であったとしても，保護者や介助者にとっては大きな問題です．特に重症心身障害児の場合，服薬に加えて摂食嚥下障害も考慮した製剤が求められており，対応はさらに難しくなります．近年では障害者の高齢化も進んでいることから，常用薬剤数も増加傾向となっています．重症心身障害児施設入所者を対象とした常用薬剤の調査[1]によると，一人平均常用薬剤数は4.8種，最も多い者で13種服用しているという報告もあります．

　日々，重症心身障害児に薬剤を飲ませている保護者にアンケートを行い，服薬方法および実際にどのような点に困り，問題と感じているか調査した結果[2]を以下にまとめました．

　対象とした障害児の嚥下障害の程度は，押しつぶし機能不全が41％で最も多く，すりつぶし機能不全26％，捕食機能不全18％であることから，経口からの服薬は可能であるけれども，剤形，服薬方法は十分な注意が必要な群であると考えられます．

　「服薬において，何らかの問題を感じている」と回答した保護者は90％を超えており，なかでも量の多さや確実な服用ができないことに不満を抱えていました．また，姿勢の保持や顎介助などの介助が必須である場合が多いため，服用させる以前の問題も目立ちました．重症心身障害児においては，基礎疾患の治療のため，複数の薬剤を長期に服用していかなければならないケースが多く，生命維持に関わるため，確実な服薬が求められます．そのため，薬剤そのものの「のみやすさ」といった改良に加え，保護者への服薬指導，さらには服薬のための環境整備が重要な課題といえるでしょう．

　また，重症心身障害児あるいは摂食嚥下障害のある児に対する服薬への対応についての指導は，薬剤師に加え，摂食嚥下リハビリテーションの担当者も含めて行うことが必要です．

　これらの一つの手段として，次ページからは，経管栄養の小児に対する投薬方法がまとめられており，薬効をなるべく低下させないような開封・粉砕の方法について述べられています．また服薬補助としてのゼリーの研究や口腔内崩壊錠[3]の開発など，他にもさまざまなアプローチがありますが，摂食嚥下障害を考慮した対応は十分とはいえません．それぞれの利点や足りない点をふまえたうえで，小児のQOLや保護者，介助者の希望にも配慮しつつ，効果のある手段を検討していくことが大切でしょう．

（内海明美／歯科医師）

Chapter-5 II-臨床編

小児の摂食嚥下機能における栄養の考え方

経管栄養における薬剤投与の工夫

経管栄養の患者さんの場合，薬もチューブを使って投与することになります．錠剤のままではチューブから注入できないため，液剤や散剤を使いますが，問題を生じることがあります．また，あたり前のように錠剤をつぶしたり，カプセルを開封して粉末状にしていますが，薬の特性を知らずに「薬の加工」をするのは大変危険です．ここでは薬を加工するときに起こる問題点を示し，加工しなくても安全に経管投与できる方法を紹介します．

薬の加工による問題点

　錠剤やカプセル剤はそのままの形で服用することを前提として，成分の有効性や安全性が保証されています．錠剤のまま服用することで薬の効果を発揮し，病気の治療に有用となります．錠剤つぶしやカプセル開封といった薬の加工は，これまで問題視されてきませんでしたが，①光や湿度によって薬の安定性が損なわれる，②吸収される量が少なくなる，③粉砕する機器や分包機に薬品が残り，投与量が減る，④原薬の苦みが出る，⑤配合変化が起こる，⑥調剤業務が煩雑になって調剤過誤の危険性が高まる，など多くの問題が生じます．この結果，薬の効果が弱くなったり，薬が有害となって副作用を起こしやすい状態になったりすることもあります．

加工すると危険な錠剤の例

　近年，薬の製造技術が発達し，1日1回飲めば1日中効果が持続するような徐放性製剤が増えています．薬の効果を持続させるためのシステムはさまざまであり，たとえば，飲んだ薬の形がすぐに壊れないで，そのままの形を何時間も保ちながら，成分がなかから少しずつ出てくるように作られているものなどがあります（**図1**）[1]．このような仕組みになっている薬でもみた目は普通の錠剤と変わりがありませんから，間違ってつぶしてしまうと，1日かけて飲む量の薬を一気に服用したことになり，薬が効きすぎたり副作用が出たりします．

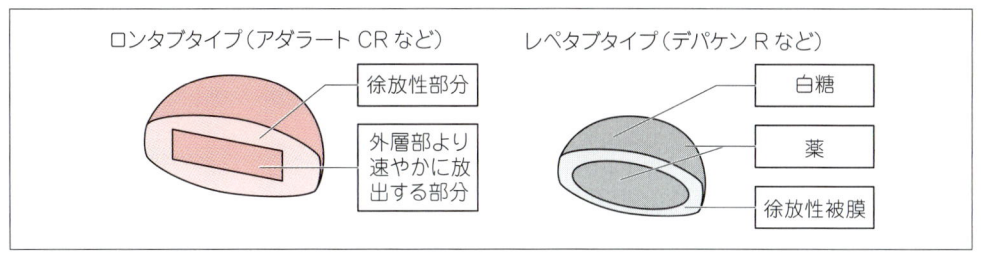

図1　徐放性製剤のシステムの例

経管投薬時に生じる問題点

　経管栄養チューブから薬を入れるために散剤を使ったり，なければ錠剤をつぶしたり，カプセル剤を開封して粉状にした薬を水に入れ，それを注入器に吸い取り，チューブに注入しています．しかし，薬が水と混ざらない，薬が注入器に吸い取れない，注入器内に薬が残るなどさまざまな問題が起こっていました．その結果，投与量が減ってしまう，注入した薬が原因でチューブを詰まらせてしまう，といった問題が起こりました．

錠剤をつぶさない経管投薬方法−簡易懸濁法

　簡易懸濁法とは，経管投与するために錠剤をつぶしたりカプセル剤を開封したりせず，そのまま約55℃の温湯に入れて最長10分間放置して薬を水に崩壊させて懸濁液をつくる方法です．その懸濁液を撹拌して経管投与します．たとえば，チューブを閉塞させやすい重質酸化マグネシウム（カマ）細粒と同じ成分のマグミット錠を，錠剤のまま温湯に入れます．数秒後には図2のようになり，チューブを詰まらせることなく安心して経管投与できます．10分間放置しても崩壊しない錠剤の場合には，薬の安全に問題がなければ，錠剤を包装の上から軽く叩いて薬のコーティングに亀裂を入れてから温湯に入れます．そうすると錠剤の中に入っている崩壊剤が水を吸ってふくらみ，錠剤が壊れて懸濁液になります．コーティングを破壊する機器も発売されています．錠剤のまま温湯に入れる錠剤か，コーティングを破壊する錠剤かなど情報は1薬品ずつ実験し[2]，その結果は表1のように内服薬経管投与ハンドブック[3]にまとめられています．

　錠剤を錠剤のまま飲む場合には安全性が確認されていますが，その錠剤をつぶしてしまうとその安全性は保障

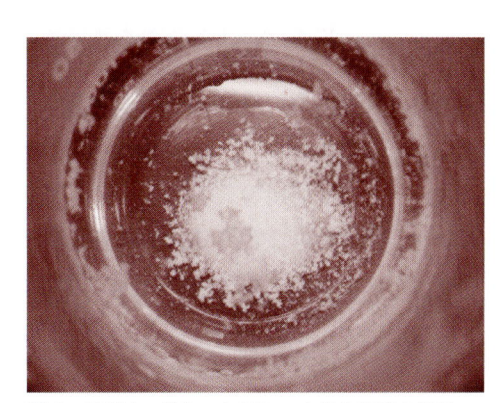

図2　錠剤（マグミット330 mg）投入直後の様子

表1 簡易懸濁法において投与可能な，小児でよく用いられる薬品の例（倉田，2006[2]）

一般名	商品名・会社名	含有量・剤皮	性状・製剤の特徴	簡易懸濁法 適否	最小通過サイズ	水（55℃） 5分	10分	破壊→水 5分	10分	粉砕法 粉砕・開封	理由
フェニトイン	アレビアチン（大日本）	100 mg（裸錠）		適1[*]	8 Fr.	○				可	
カルバマゼピン	デグレトール（ノバルティス）	200 mg（裸錠）		適1	8 Fr.	○				可	
チアプリド塩酸塩	グラマリール（アステラス）	100mg/g（細粒）	白色〜微帯黄白色の細粒	不適		悪					
ニコチン酸トコフェロール	ユベラニコチネート（エーザイ）	100 mg（硬カプセル）	白色の粒および粉末	適1	8 Fr.	○				脱カプセル可	
クロナゼパム	リボトリール（日本ロシュ）	0.5 mg（裸錠）		適1	8 Fr.	△	○			可	

たとえばアレビアチン錠であれば，約55℃の温湯に入れれば5分以内に崩壊・懸濁し，8フレンチ（Fr.）のチューブを通過することがわかる[2]．（*適1：10分以内に崩壊・懸濁し，8フレンチのチューブを通過する）

表2 簡易懸濁法のメリット

1. 調剤時の問題点の解決
2. 投与時の問題，経管栄養チューブ閉塞の回避
3. 配合変化の危険性の減少
   粉砕法：粉砕して混合したあとの投与日数期間，配合変化の危険性がある
   簡易懸濁法：投与前水に入れる10分間のみ
4. 投与可能な薬品の増加
   粉砕法で投与できない細胞毒性を有する薬品が投与可能となった．
5. 投与時に薬の再確認ができる ⇒ リスクの回避
6. 中止・変更の対応が容易 ⇒ 経済的ロスの削減
7. 細いチューブを安心して使用できる ⇒ QOLの向上

れません．安全性が保障されない「錠剤つぶし・カプセル開封」と異なり，簡易懸濁法は錠剤を使うため，錠剤つぶしよりも安全で確実な経管投薬方法です．そのほか，たくさんのメリットがあります（表2）．

●水温を55℃にする理由

55℃の水温はカプセルを溶かすためで，厳密に55℃にする必要はありません．約55℃のお湯はポットの湯：水を2：1で入れると簡単につくれます．

●簡易懸濁法による経管投薬方法

簡易懸濁法によって経管投薬する際は，図3のような方法で行います．従来の方法を少し変更すれば簡易懸濁法になります．粉状の薬の代わりに錠剤やカプセル剤をそのまま入れ，水の代わりに約55℃のお湯を用い，少し置いてから経管投与します．こちらのURL（http://www10.showa-u.ac.jp/~biopharm/kurata/，http://med.taiho.co.jp/kendaku/）より，動画でみることもできます．

①粉状の薬を使う代わりに，錠剤やカプセル剤をそのまま使用します．

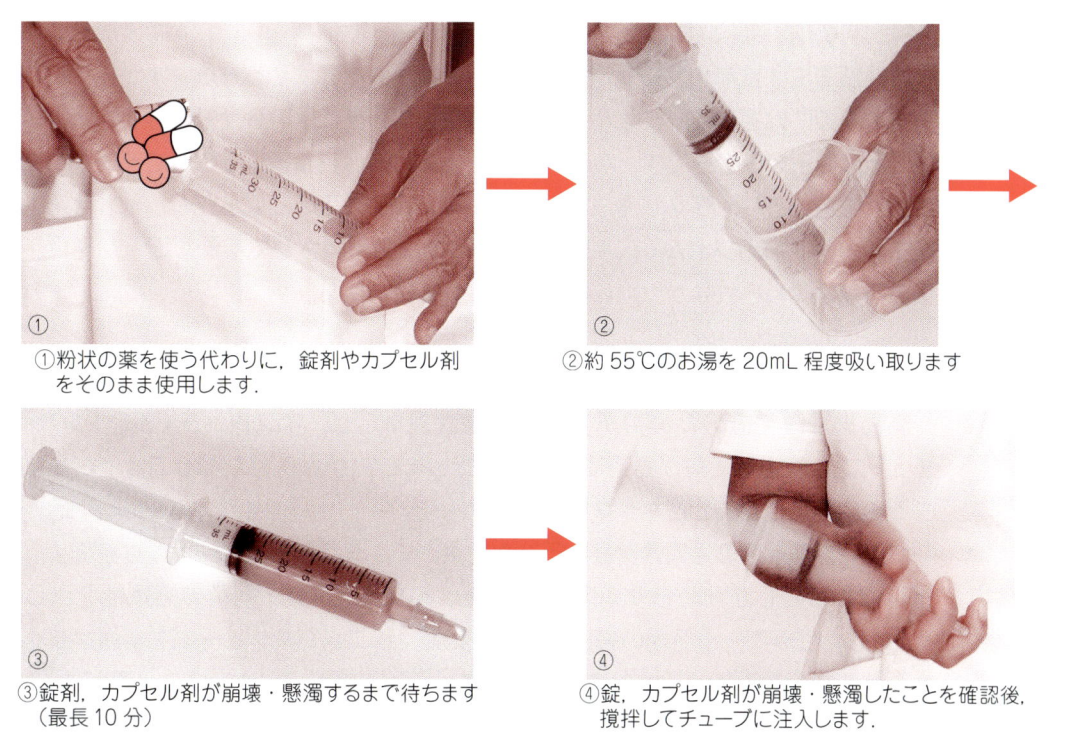

②約55℃のお湯を20mL程度吸い取ります

③錠剤，カプセル剤が崩壊・懸濁するまで待ちます（最長10分）

④錠，カプセル剤が崩壊・懸濁したことを確認後，撹拌してチューブに注入します．

図3　簡易懸濁法の実際

小児における簡易懸濁法の有効性
●経管栄養の場合

　小児では投与量調節のために散剤，顆粒剤，シロップ剤が優先して用いられますが，これらは錠剤に比べて取り扱いに手間がかかります．さらに散剤，顆粒剤でも水に混ざらないため経管投与に適さないもの，チューブに詰まりやすいものも多くあります．シロップ剤であれば冷蔵庫から出して，1回の服用量を計量しなくてはなりません．計量を間違うと過量投与になってしまうこともあります．正しく計量していても，計量ロスにより最後の1回量が不足してしまうことはよくあります．もしも，経管投与で1回の投与量が1錠あるいは半錠分であれば，シロップ剤や散剤を用いるよりも錠剤を用いて簡易懸濁法を利用したほうが，介護者の投薬時の手間が省けます．

●経口摂取の場合

　また経口服用時においても，小児に適する剤形として水剤やシロップ剤がありますが，苦味があったり，好みの味ではないために，服用を嫌がることがあります[4]．このような場合，味，においがマスクされている口腔内崩壊錠を用い，簡易懸濁法によって崩壊懸濁させ，そこに好きな味の飲み物や食品を加えて投与することができます．ただし，薬のなかには食品と相互作用を起こすものがあるので注意が必要です．

　簡易懸濁法は病院内に限られた方法ではなく，簡易懸濁法に適する薬品が処方されていれば，介護者に指導することで在宅でも実施することができる方法です．

投与量の調整に関して

　簡易懸濁法は錠剤やカプセル剤をそのまま崩壊・懸濁させる方法ですから，投与量を調整するのには適していません．崩壊・懸濁したときに水のなかで成分が均一になっているとは限らないからです．今後，小児でよく用いられる薬品を中心にデータを集積していくことにより，簡易懸濁法による投与量の調節が可能になるかもしれません．実際にエトポシドのカプセル（ラステット S25）を簡易懸濁させて半量を取った結果，成分量の誤差は認められなかったことが報告されています[5]．

簡易懸濁法で経管投与する場合の注意点

　簡易懸濁法実施のためのチューブ通過性試験では，8 フレンチ（外径 2.7 mm）のチューブを使用して薬が通過するかを確認しましたが，小児の場合には，さらに細いチューブを使用することも少なくありません．

　ボタン型の胃瘻の通過性実験を行った結果，チューブとの接合部はかなり細く，硬い材質であるにもかかわらず，ほぼ 8 フレンチのチューブと同様の通過性を示しました[2]．したがって，小児用の細いチューブでも，8 フレンチチューブを通過するものであれば閉塞の危険性は低いと考えられますが，最初は十分に注意する必要があります．特に，細粒剤・顆粒剤は，苦味をなくすなどの目的から細粒・顆粒の周囲にコーティング加工がされているものもあります．このように加工された粉末はチューブに詰まる可能性が高くなります．もし，薬を水に入れたときの情報がなければ，実際に水に入れて投薬に問題がないか確認してみる必要があります．

小児の経管栄養に対する視点

　具合の悪い乳幼児や小児に薬を飲ませるのは大変です（P.194）．とりわけ，経口投与できない場合の苦労はいうに及びません．しかし，薬を飲んでもらうために，錠剤をつぶしたり，カプセルを開封することは，味に対する注意は基より，大変危険なことであるため専門的知識をもって十分に検討してから判断する必要があります．経管投薬に際し，経管栄養チューブが詰まるなどの問題があるならば，医師や薬剤師に相談し，チューブに詰まりにくい薬品に変更してもらうこともできます．

〈倉田なおみ／薬剤師〉

II-臨床編
Chapter 6
小児の摂食嚥下障害と外科的対応

胃瘻・腸瘻，胃食道逆流症に対する手術と管理

> 小児の摂食嚥下障害や胃食道逆流症（GERD）に対して，内科的治療が無効な場合には，逆流防止術，胃瘻，腸瘻造設術などの手術療法が考慮されます．ここでは，その適応や方法，胃瘻や腸瘻の管理などについて解説します．

GERDに対する手術（外科的治療）

　胃の内容物が食道内に逆流することを胃食道逆流現象（gastroesophageal reflex；GER）といいます．GERは小児，特に新生児や乳児ではよくみられる生理的なものであり，それ自体は病的なものではありませんが，正常範囲を超えるGERにより何らかの症状や合併症を伴う場合は，胃食道逆流症（GER disease；GERD）として治療の対象になります．

　症状としては，嘔吐，食道炎などの消化器症状だけではなく，反復性喘鳴や誤嚥性肺炎などの呼吸器疾患や胸痛，徐脈，不機嫌などの症状を合併することがあります．このような症状がある場合，上部消化管造影検査，24時間pHモニタリングなどで診断され，GERの診断がつけば，まずは体位療法，食事療法，制酸剤投与などの内科療法が行われますが，内科的治療でコントロールが困難な場合には手術療法が考慮されます．

手術適応

　内科治療にもかかわらずGERDによる症状が続いている場合や，内科治療から離脱が困難な場合に外科治療が検討されます．特に，成長障害，慢性貧血，瘢痕性食道狭窄，反復性肺炎のような重篤な症状がある場合や，内科的治療に抵抗する重症心身障害児などが外科的治療の対象となります．

手術方法

　一般に，逆流防止手術としてNissen噴門形成術やその変法を行いますが，術式による成績に差はほとんどみられません（図1）．手術の要点は，①腹部食道の剝離，延長，②食道裂孔の縫縮，③胃底部を用いた食道の巻きつけ（ラッピングカフの作成）です．従来開腹による手術が行われてきましたが，最近では小児においても腹腔鏡下手術も広く行われるようになりました（図2）．

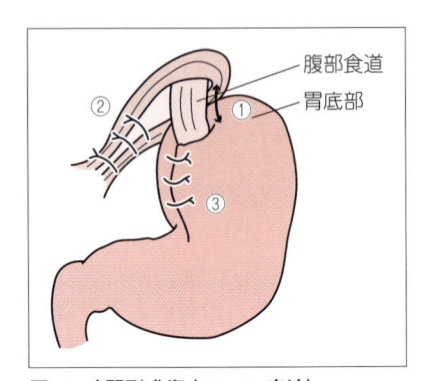

図1 噴門形成術（Nissen 変法）
①腹部食道の剥離・延長，②食道裂孔の縫縮，③胃底部による食道のラッピング（His 角*を鋭角に保持する）

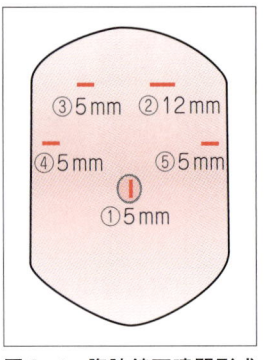

図2-1 腹腔鏡下噴門形成術ポート配置
①カメラポート
②ワーキングポート
③ワーキングポート
④肝臓圧排器具用ポート
⑤助手用把持鉗子用ポート

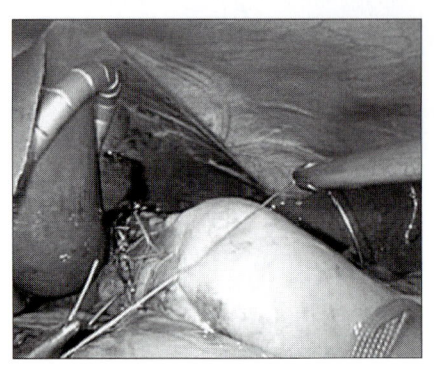

図2-2 腹腔鏡下噴門形成術

合併症

　外科的治療の対象の多くを占める重症心身障害児は，術後合併症の発生率や再発率が高く，適応の検討や術式の工夫，家族への十分な説明が特に重要です．合併症として，①空気嚥下（お腹が張る），②腸閉塞，③ダンピング症候群などがあげられ，再発の原因としては，①カフの脱落，②胸腔内への胃の脱出（ヘルニア）などが報告されています．

胃瘻造設法

　胃瘻とは，胃とお腹の壁（腹壁）と皮膚との間に作成した瘻孔（穴）のことで，「お腹にできた口」と考えればよいでしょう．

　通常，食物は口から入って食道を通り，胃に入ります．口から物が食べられない状態では，まずチューブ（カテーテル）を鼻，あるいは口から胃まで挿入して，そこから栄養剤や薬などを注入します．しかし，長期間チューブを留置した場合，固定のためのテープで顔の皮膚が荒れたり，チューブが抜けてしまった場合に再挿入が困難であったりと，管理が困難となります．また，見た目も悪く，管が入っていることによる本人の違和感もあります．このような場合，「お腹の口」である胃瘻をつくることにより，見た目もよく，本人の違和感も軽減でき，また管理が行いやすくなります．造設方法には，開腹や腹腔鏡，内視鏡による方法があります．

開腹または腹腔鏡による方法（Stamm-Senn 法）

　開腹あるいは腹腔鏡下に，胃前壁に巾着縫合を2重におき，胃壁に小切開を加え，

---

*His 角：腹部食道と胃底部とでつくられる角度．ここが鈍角だと胃食道逆流が生じやすくなる．

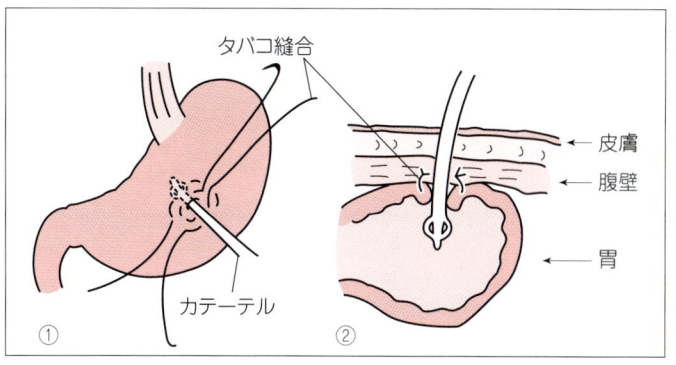

図3　胃瘻造設（Stamm-Senn法）
①胃に小切開をおき，タバコ縫合を行い，カテーテル（チューブ）を挿入．
②胃と腹壁とを固定する．

マレコットカテーテルあるいはバルーンカテーテルを挿入し，巾着縫合糸を結紮します．その後，その周囲の胃壁を腹壁に2～4針固定します（**図3**）．直視下で処置を行うため，確実で脱落などの合併症が少ないという利点がありますが，全身麻酔が必要なこと，体に傷が残ることが欠点です．

内視鏡による方法

　経皮内視鏡的胃瘻造設術（percutaneus endoscopic gastrostomy；PEG）キットを用いて行います．腹壁から穿刺挿入したガイドワイヤーをいったん口から出し，これに胃瘻チューブを連結して腹壁外から引き出し固定するpull法，ガイドワイヤーに沿って胃瘻チューブを押し込むpush法，胃壁固定を先に行うintroducer法などがあります．成人では局所麻酔下で行うことができ，傷も残らないため現在では一般的に行われています．一方，小児でPEGを行う場合，全身麻酔が必要となります．また，小児専用のPEGキットがないことや，重症心身障害児で体の変形が強い場合は挿入が困難なこと，脱落などによる合併症も多いため注意が必要です．

胃瘻による栄養管理

　胃-皮膚瘻孔が完成された時期（胃瘻チューブ挿入2～4週間後）にボタン型胃瘻に交換します．

胃瘻ボタンの種類

　シリコンあるいはポリウレタン製で，胃内の形状からバンパー型とバルーン型の2種類に分けられます（**図4**）．バンパー型は，柔らかく刺激が少ないとされますが，交換にはオプチュレーターという専用の器具が必要です．バルーン型は交換は容易ですが，耐久性，皮膚に接する部分が硬いことが欠点です．

表1 胃瘻タイプ別の特徴（PEGドクターズネットワークHP[7]を一部改変）

		長 所	短 所
胃の内側（胃内）の形状	バルーン型	バルーン（風船）内の水を抜いて出し入れするので交換が容易	バルーンが破裂することがあり，短期間で交換になることがある
	バンパー型	カテーテルが抜けにくく，交換までの期間が長い	交換時に痛みや圧迫感を感じる．専用器具が必要
お腹から外側（体外）の形状	ボタン型	目立たず動作のじゃまにならず，自己抜去がほとんどない．栄養剤が通過する距離が短いので，カテーテルの汚染が少ない．逆流防止弁がついている	指先でボタンを開閉しづらい場合がある．接続部が破損することがある
	チューブ型	投与時に栄養チューブとの接続が容易である	チューブが露出しているため自己抜去しやすい．チューブ内側の汚染が起きやすい

胃瘻は抜けないように，胃内（バルーン型あるいはバンパー型）と体外（ボタン型あるいはチューブ型）で固定している．

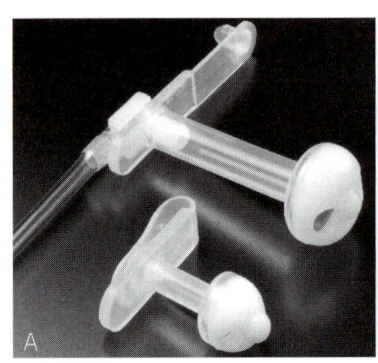

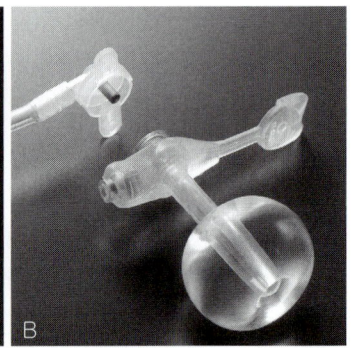

図4 胃瘻ボタン
A：バンパー型　B：バルーン型

（BARD 経腸栄養カテーテルパンフレット[5]より引用）

胃瘻の合併症

合併症には，体外に出ているチューブ，ボタンに関連したものと，注入する栄養剤に関連したものがあります．

チューブ（カテーテル），ボタンに関連したもの：

チューブの脱落，破損，迷入，閉塞，瘻周囲の皮膚炎，潰瘍形成，肉芽形成などがあります．

チューブの脱落に関しては，排泄時や遊んでいるときに抜けることが多く，チューブ固定が重要です．破損，迷入に関しては，定期的なチューブ・ボタンの交換，挿入部位の注意深い観察により早期発見，予防が可能です．チューブの閉塞に対しては，お湯やお酢などによる洗い流しや，チューブの揉みしぼりで予防可能です．皮膚炎，潰瘍に対しては，瘻孔周囲の清潔を保つことと，適切な皮膚保護剤の使用で対処します．創部が治癒すれば，瘻孔周囲の消毒は不要で，入浴時に石鹸とお湯で皮膚を洗います．

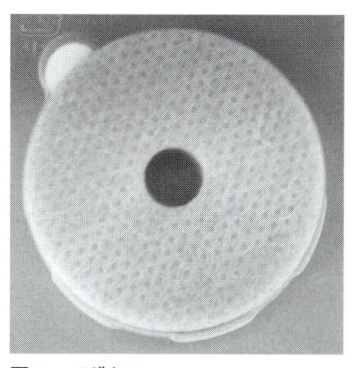

図5 ペグケア
アルケア社製

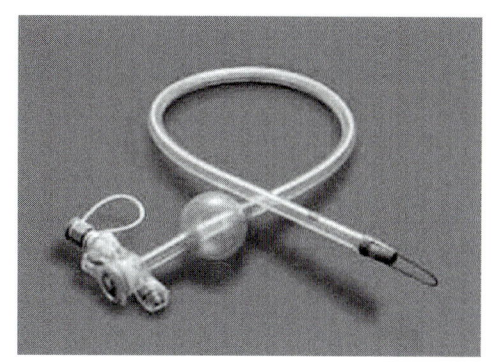

図6 GBジェジュナルボタン
ファイコン インターベック社製

保護剤として，カラヤガム系（KG）など粘着力の強いものが使用されます．最近では，胃瘻ケア用に発売されたペグケア（アルケア社）などもあります（**図5**）．肉芽形成はその多くがチューブ，ボタンの可動に起因するため，固定に注意する必要があります．

栄養剤の投与に関連したもの：嘔吐，下痢，便秘など消化器症状が出現します．嘔吐・下痢に対しては，体位の工夫（上半身挙上，右側臥位），栄養の注入量，注入速度，濃度の変更などで対処します．症状が続く場合は，チューブ先端の位置を単純エックス線，造影検査で確認することも重要です．便秘に対しては，水分量の増加，食物繊維（野菜ジュースなど）の注入などを行いますが，特に重症心身障害児などでは腸蠕動の低下をきたすことが多いので，下剤や浣腸などの処置が必要なこともあります．

チューブ腸瘻による栄養管理

GERDに対して，体の変形が強く手術が困難であったり，全身状態が悪いなどの理由で逆流防止手術が行えないような場合は，経管栄養路としてチューブ腸瘻の適応となります．チューブ腸瘻には，経鼻チューブ空腸瘻，経胃チューブ空腸瘻，開腹チューブ空腸瘻があります．経鼻チューブ空腸瘻は，透視下に経鼻的に空腸までチューブを挿入するもので，比較的簡単に挿入できるため，GERDの保存的管理時にも利用されます．経胃チューブ空腸瘻は，胃瘻を通して空腸にチューブを留置する方法（PEJ）で，専用の胃空腸チューブもあり，経鼻よりも小児のストレスは少ないと思われます（**図6**）．チューブ腸瘻の管理は，チューブの閉塞や迷入，腸閉塞や腸重積などの合併症，下痢による吸収障害に注意する必要があり，注入量，注入速度，濃度の調節が特に重要です．

*

手術適応や方法，それぞれの器具の選択，管理の仕方は小児によってそれぞれ異なるため，個々に最適な方法を選択することが重要です．

（鈴木孝明／医師・土岐　彰／医師）

II-臨床編 Chapter-6

小児の摂食嚥下障害と外科的対応

嚥下障害に対する外科的手術と対応

摂食嚥下障害には，通過障害によるものと，運動障害によるものとがあります．通過障害は，食道狭窄症など器質的疾患の占める割合が多く，外科的治療が有効で根治性の高いものです．一方運動障害は，神経・筋疾患に伴うことが多く，重症心身障害児で問題となります．このように，何らかの原因で喉頭の運動が障害されると気道の保護が困難となり，誤嚥を起こし，誤嚥性肺炎を繰り返すことになります．逆流した胃内容物で起こる誤嚥に対しては胃瘻造設・胃食道逆流防止術が有効ですが，唾液などの分泌物・経口摂取物も誤嚥性肺炎の原因となるため，これだけでは十分な予防はできません．ここでは，運動障害に伴う嚥下障害に対する外科的処置と対応について解説します．

小児の嚥下障害と外科手術

嚥下障害の評価には，下咽頭食道造影・咽喉頭ファイバースコピーなどの種々の検査が有用ですが，外科手術の適応をそれらの所見だけで決めることはできません．検査所見で誤嚥が認められても，経口摂取を続け肺炎をほとんど起こさず経過することもあります．また，成人では，誤嚥の臨床的評価法として Mann Assessment of Swallowing Ability (MASA) の数値化した評価法がありますが，発達途上の小児では客観的に数値化された評価に基づき手術を決定するのは難しいと考えられています[1]．むしろ個々の症例で，誤嚥が量的・質的に許容範囲を超えているかどうかが重要です．許容範囲とは，臨床的な誤嚥性肺炎の頻度・重症度はもちろん，介護者・療育者などの小児を取りまく育児環境も含まれ，それらを考慮し外科手術の適応を決定します．患児や介護者の QOL を高めるためにも，手術に積極的に取り組んでいく傾向にあります．

気管切開

目的

気管切開の目的は，嚥下障害の改善というよりも，呼吸障害を改善し，管理を容易にすることにあります．特に小児では気管壁が弱く，カフなし気管カニューレを用いるため，気管切開は，気道の確保，分泌物・貯溜物の除去，呼吸不全時の呼吸管理，死腔容積の

図1　気管切開

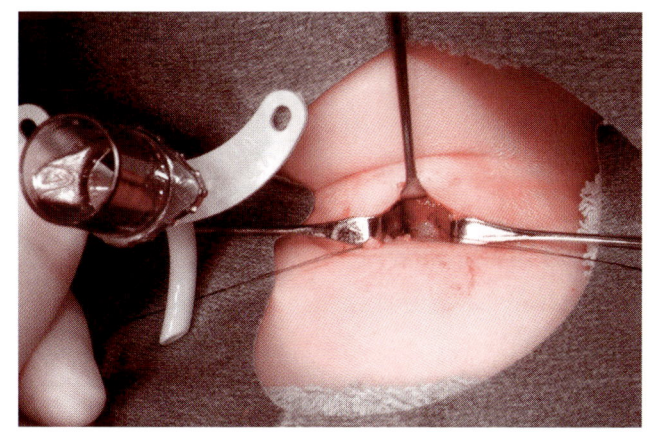

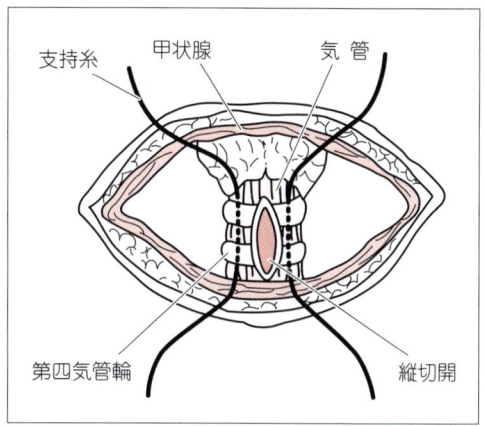

図2　気管切開術（縦切開と支持糸）

減少による換気の改善がおもな目的になります．
　一方，気管切開の短所は，発音障害，嗅覚低下，気道加湿機能低下，力むことが困難で排便しにくい，などがあります．したがって，この適応は，長所・短所をしっかり説明し，嚥下障害の根本的治療ではないことを十分に理解したうえで決定すべきです．高度の嚥下障害がある場合は，この時点で後述の誤嚥防止手術を検討する必要があります．

術　式

　皮膚を横切開し，甲状腺狭部を上方に圧排し，気管前面に達する下気管切開術が標準術式です．輪状軟骨・第一気管輪を損傷すると，難治性の喉頭・気管狭窄をきたし，下方切開では頸部大血管や肺尖部損傷の危険があるため，気管開窓には十分な注意が必要で，通常第三〜四気管輪で開窓します．
　基本的に頸部の皮膚切開は気管切開を行う気管の真上を切開します．小児では，気管壁が露出されたら左右に支持糸をかけ，気管正中部を縦切開します（図1，2）．この支持糸は術後も温存し，皮膚にテープで固定しておきます．カニューレが事故抜管されたとき，支持糸を左右に牽引することで容易に気管孔の確認が可能となります．初回カニューレ交換時にこの支持糸は除去します．

合併症

　手術に伴う早期合併症は，出血，皮下気腫，気胸，縦隔気腫があり，晩期合併症には，カニューレ先端の刺激による気管の糜爛，潰瘍，肉芽形成，瘢痕狭窄があります．これらは，食道気管瘻，気管腕頭動脈瘻などの重篤な合併症の原因となります．特に気管腕頭動脈瘻は発症してしまえば救命率が50％以下であるため予防が最も重要です．定期的に胸部エックス線撮影を行い，カニューレ先端の位置を確認します．特に，側面像から気管前後壁とカニューレの位置関係を確認し，カニューレの彎曲調整やガーゼによるカ

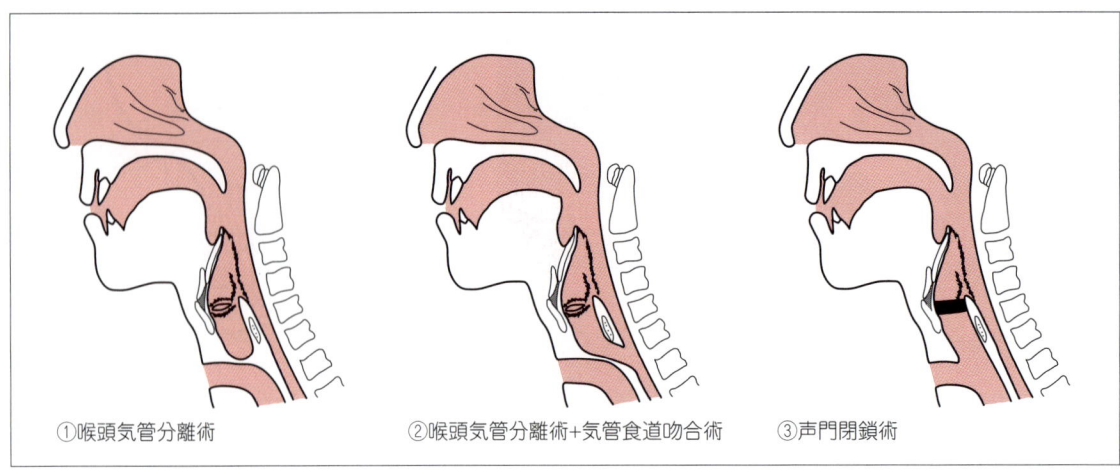

①喉頭気管分離術　　②喉頭気管分離術+気管食道吻合術　　③声門閉鎖術

図3　喉頭気管分離術

ニューレの深さの調節を行います．また，現在では3DCT画像により，気管と隣接臓器の位置関係を明確に把握することができ非常に有効です．

管理について

①気管内吸引：カニューレ内腔に付着した分泌物は，閉塞の原因となるため，頻回に気管内吸引を行う必要があります．気管内吸引は，在宅療法移行後も必要ですが，医療行為にあたるため，教職員が学校で行うことができず問題となっています．

②カニューレ交換：初回カニューレ交換は，術後2週間目に行い，気管孔が安定していれば支持糸を抜去します．以後，2週間ごとに交換します．

③切開創のケア：感染がなければ消毒の必要はありませんが，周囲の皮膚は清拭し，清潔に保つよう心がけます．Yガーゼも必ずしも必要ではありませんが，小児においては，各々にあった長さのカニューレがない場合の深さの調節に有効です．また，カニューレと皮膚が直接触れるのを防ぐ効果があります．

④気道の加湿：人工呼吸器を必要としない場合は，人工鼻を使用し，気道の加湿に努めます．

嚥下機能改善手術

輪状咽頭筋切断術・喉頭挙上術などがあり，喉頭を温存しつつ嚥下機能の改善を目的としていますが，重症児では，術後のリハビリの難しさから実際に行われることはほとんどありません．

誤嚥防止術

術式

　気道を消化管から分離する目的の術式には，喉頭摘出手術，喉頭気管分離術（＋気管食道吻合術），声門閉鎖術などがあります．喉頭摘出手術は，再建の可能性がまったくなくなり，他の手術と比較して侵襲が大きいため選択されることはほとんどありません．

　喉頭気管分離術（**図3-①**）は喉頭を温存でき，機能回復後に理論的には再建可能であることから，家族の心理的負担も少なく，最も多く選択される術式となっています．喉頭側気管断端を食道に端側吻合する気管食道吻合術を同時に行うと，喉頭に流れ込んだ唾液が吻合部を介して食道に流れ，より生理的です（**図3-②**）．

　声門閉鎖術は，以前は怒責により離開することが問題でしたが，甲状軟骨鉗除と輪状軟骨鉗除を併用した声門閉鎖術が発表され，堅固な閉鎖が可能となり注目の術式です[2]．成人では気管切開に引き続き，局所麻酔を行うことが前提の術式です．小児においては全身麻酔下で行いますが，低侵襲で確実性が高い術式といえます（**図3-③**）．

適応

　高度な誤嚥の存在が確認され，重度の誤嚥性肺炎の既往があり，発声によるコミュニケーションを放棄する意思があることが条件になります．Cookらによれば，術後に発声ができなくなったことに対し，約50％の家族がわだかまりを感じているとの報告もあり，術前に家族と慎重に検討する必要があります[2]．

　また，声門閉鎖術は，甲状軟骨と輪状軟骨を鉗除するため，喉頭機能回復の見込みがある症例は適応とはなりません．

効果

①気道吸引回数：5〜6回／日程度で，多くは，術前の1／10ほどに減少しますが，嚥下不能な症例では，口腔内の吸引回数は減少しません．
②誤嚥性肺炎発症回数：著しい改善が期待でき，まったく肺炎を発症しない症例も少なくありません．
③経口摂取：術後の経口摂取の可否に関しては原疾患によるところが大きく，手術により劇的に改善することはありませんが，誤嚥の心配なく経口摂取を行えるという長所があります．

合併症

　術後早期の合併症として，縫合不全，皮下血腫，創部感染がありますが，ほとんどが保存的治療で軽快します．一方，管理中に問題となる晩期合併症は，気管皮膚瘻です．これは，咽頭側気管断端と気管瘻12時方向の皮膚肺側気管断端吻合部に生じ，堀口ら

によれば，本術式の本質的な問題と考えられています[3]．また，声門閉鎖術では，声帯可動部が残存すると声帯縫合部が離開する可能性があげられます[5]．

管理について

　気管切開術管理に準じますが，特に喉頭気管分離術後は創部の絶対的安静が不可欠です．2日間程度は鎮静のもとで管理することが望まれます．

　長期的には，小児では気管軟骨が脆弱で気管孔が狭窄しやすく，それを予防するため気管孔形成を行ったとしても気管カニューレを留置し管理します．気管カニューレ留置に伴う晩期合併症の危険は常にあり，長期にわたる定期的な診察が重要です．

*

　手術により呼吸に対する負担が軽減すると，行動範囲が広がり，積極的にリハビリテーションが行え，精神発達・情緒発達に好影響を与えることが期待されます．

（鈴木淳一／医師・土岐　彰／医師）

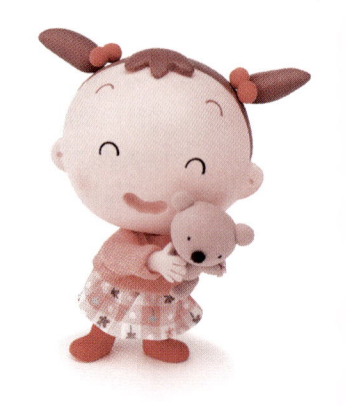

II-臨床編
Chapter-7

小児の摂食嚥下障害と看護の基本

小児の摂食嚥下リハビリテーションにおける看護の役割

ここでは小児の摂食嚥下リハビリテーションにおける看護師の専門性や役割について述べたいと思います．看護師は，ベットサイドに一番近い医療職の立場で，子どもの成長・発達，健康状態，さらに生活の全体をみながら安全に楽しい食事を提供します．また，摂食嚥下リハビリテーションチームのコーディネーターとしての役割も担います．

「食べる」ことと子どもの成長・発達

　私たちにとって「食べる」という行為は，単に栄養を摂取して生命を維持し，生理的欲求を満たすというだけのものではありません．空腹や欲求が満たされたときには満足感や幸福感を，家族団らんや友人との会食はくつろぎをもたらします．社会的な交流や交渉の場では人間関係作りに役割を発揮しますし，人が集まる祝い事や儀式には欠かせないものです．このように暮らしのなかで「食べる」ことは，生理的，心理的，社会的，文化的に重要な意味を持っています．

　特に小児期は，摂食機能や自食行動の獲得とともに，母子関係の確立や健康的な食習慣の習得，食行動における社会的な役割の学習など，食習慣の基盤を形成する重要な時期です．「食べる」ことを通して学ぶさまざまな経験は，心の発達や人格の形成にも大きな影響を与えます．

　内閣府は，「子どもたちが豊かな人間性をはぐくみ，生きる力を身につけていくためには，何よりも「食」が重要である」（食育基本法[1]）と位置づけ，2005年から「食育」に取り組んできました．食育は，さまざまな経験を通じて「食」に関する知識と「食」を選択する力を習得し，健全な食生活を実践することができる人を育てることを目指しています．

二の次になりがちな「楽しく食べる」

　食事の援助を担う看護師は，このような小児にとっての「食べる」ことの意味を十分理解し，ケアに生かす必要があります．

　しかし，障害のある子の場合，医療は安全やリスク管理に，リハビリテーションでは機能獲得や自食行動の訓練・評価に熱心になるあまり，「楽しく食べる」ことは二の次

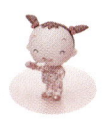

になりがちです．また，専門職に指導を受けた母親もその評価を気にして，「上手に」「基準量が食べられる」ことを目標に，疲れ果てていることも少なくありません．

身体の不自由や治療，訓練など子どもにとって辛いことの多い生活のなかで，せめて食事はリハビリテーションや訓練といった印象を与えずに，美味しく，楽しく，元気の源となるよう届けたいものです．

安全で楽しい食事の提供

とはいえ，摂食嚥下障害のある子どもへの食事介助は，誤嚥や窒息などにつながる危険もあり，安全に食事ができるよう食前，食中，食後の観察（**表1**）は欠かせません．また，リスク管理も重要となります（Ⅱ・3章リスク管理参照）．

摂食嚥下リハビリテーションの基礎知識や姿勢保持，摂食嚥下訓練，口腔ケア，栄養評価などの具体的な方法は，単なる知識の寄せ集めではなく，個別性の高い子どもに安全で適切に応用できる技術として自己研鑽する必要があります．

保育士や介護職とともに

表1　食事の援助における観察ポイント

・覚醒状態
・食欲，摂取量，嗜好
・口唇・口角（頬），舌，顎の協調運動
・嚥下（喘鳴，むせ，嘔吐，痰，回数，速度，1回処理量など）
・口腔内の食物処理（咀嚼，食塊形成，送り込み，口腔内貯留など）
・食事の時間
・呼吸状態，SpO$_2$
・てんかん発作の有無，状態
・姿勢の保持，緊張の有無
・表情（顔色），疲労の有無

また，保育士や介護職員に食事介助を託す場合には，摂食嚥下の基礎を押さえわかりやすく具体的にその方法を指導する必要があります．さらに指導した方法が正しく安全に提供されているか，繰り返し確認し，職員が安心して介助できるよう見守ることが大切です．必要に応じて他の専門職と連携をとり，いつでも相談に答えられる体制をつくっておきます．介護職員の職場異動が激しくケアの継続が困難という現状もありますが，介助者がかわっても同じケアが提供できるよう配慮しなければなりません．今後，非医療職による経管栄養の注入の機会も増えることから，看護職にはこれらの役割が一層求められます．

保育士や介護職員は，子どもにとって一番身近な専門職であり，子どもの特徴や生活全般をよく知っています．医療職に不足する生活や療育の視点から「楽しい食事」への意見を積極的に提供してもらいケアに生かしたいものです．

リハビリテーションや訓練は，生活リズムのなかで無理なく

どんなリハビリテーションもそうですが，専門職から受けた指導が，毎日の生活のなかで無理なく，楽しく，根気よく，継続されることが成功の秘訣です．訓練室で受けたリハビリを，生活のなかで特別に時間を割いて行うのは，負担なばかりか長続きしません．

1日の多くを「食べる」ことの訓練に費やすことのないよう，運動機能訓練や治療，保育，休息などとバランスを取る必要があります．生活のなかに摂食嚥下リハビリテーションを上手に取り入れる工夫も必要です．たとえば，摂食機能訓練に必要な指導を食事時間の前後や口周囲の問題に限定せず，遊びながら口周囲の過敏の脱感作をしたり，顔面・口腔の感覚運動をしたり，呼吸訓練のときに鼻呼吸の練習や姿勢保持ができれば，子どもにとっても楽しみながら行えるので一石二鳥です．運動，摂食，呼吸，生活行動，知育，それぞれがばらばらの特別な訓練ではなく，1日の生活のなかで無理なく実施できるよう多職種が知恵を出し合う必要があります．

チームへの情報提供

　看護師が日々，生活行動（食事）の援助や全身の健康管理などを行いながら得た情報は，その子の摂食嚥下状態の評価やケアの方法を検討するための重要な判断材料としてチームに情報提供する必要があります．

　また，保育士や介護職員から得た情報を，医療的な視点で考える必要もあるでしょう．しかし，身近で看ているからこそ分かる微細な情報も大切にし，専門的な評価に生かすことが大切です．

看護は多職種チームにおけるコーディネーターの役割を

多職種チームの連携は容易ではない

　それぞれの専門性を生かしながら，共有した目標に向かって協働し，成果を上げることのできるチーム医療のメリットは大きいといえます．しかし，チームで患者にかかわりチーム全体で責任を負うという考え方は，ともすると誰も責任をとらない「集団無責任体制」になりがちだとの指摘もあります．

　また，1人の患者に多職種が関わるときには各専門職の溝を埋め，調整役を担う人（職種）が必要です．しかし，業務量の多さや人手不足などから，誰も（どの職種も）が責任の譲り合いをしているような状況があります．連携の必要性を誰もが認識していながら，容易ではないのが現実です．

医療と生活の視点から全体を調整する

　専門分化が進めば進むほど一段と全体をみる目が要求されます．日々，子どもの健康と生活行動の全体を把握し，多職種との関わりも多い看護師は，チームの全体をみて判断し調整する役割にもっともふさわしい立場にいると思います．医療と生活の両方の視点から，子どもや家族にとって最もよい提案が可能なのではないでしょうか．

　しかし，多職種が集まって行うカンファレンスの場において，看護師の受け身な参加の姿勢が気になることがあります．情報収集や出された結果を受け取るだけの参加に

なってはいないでしょうか．チームカンファレンスは，チームの共通の目標を確認し，行った訓練やケアの評価を行い，意思統一を図るには欠かせない場です．一人の子どものケアについて多くの側面から討議するには，忌憚のない意見を対等に述べ合うことが大切で，看護師も積極的に情報を提供する必要があります．また，多職種が一堂に集まるカンファレンスは相互理解の場でもあり，調整役として人間関係づくりに積極的なかかわりが望まれます．

　看護師は，コーディネーターとしての役割意識を持ち，責任と誇りを持ってその役割を果たしていきたいものです．

家族もチームに参加を

　最近では，治療やリハビリテーション計画に患者の意見を反映させようとの考えから，患者や家族もチームの話し合いに参加することが奨励されるようになりました．

　家族は，たとえ障害のために制限があっても同じ食べ物を食べさせたい，口から食べて味わう楽しみを育みたいとの思いから，摂食嚥下リハビリテーションへの期待を強くもっています．また，病院や施設では問題がなかったケースも，在宅に移行してから食事介助に支障をきたす場合もあります（☞ P.345）．多職種や多機関が関わって支援する場合には，家族の負担に配慮した対応も必要とされます．

　このような家族の意向を反映し，問題状況に対応するためにも，今後は家族もチームに参加できるような体制づくりが求められます．

（田中千鶴子／看護師）

II-臨床編 Chapter-7

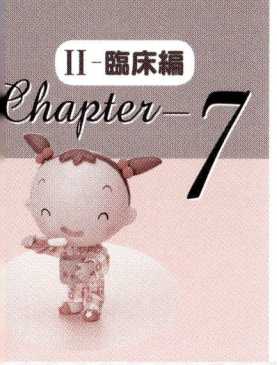

小児の摂食嚥下障害と看護の基本

生活の場（在宅）における摂食嚥下障害児と家族への支援 ― 訪問看護の役割

在宅では，「楽しく食べる」ことを大切に支援したいものです．また，食生活の中心は家庭であり，育児や家事のすべてを担う家族の負担にも配慮する必要があります．日常生活を通して健康を支える訪問看護師は，専門職からの指導が生活の負担にならないようコーディネーターとしての役割を果たし，無理なく，楽しく，リハビリテーションが継続できるよう見守る必要があります．

在宅だからこそ

　特に在宅では，食生活の中心が家庭であり，地域とのかかわりも多いことから，「楽しく食べる」ことを大切に支援したいものです．また，食事以外の介護のすべてを担う家族の負担にも配慮する必要があります．当然のことですが日常生活は，「食べる」ことだけではありません．日常生活を通して健康を支える訪問看護師は，専門職からの指導が生活の負担にならず，無理なく，楽しく，継続できるよう見守る必要があります．

家庭の生活リズムのなかで無理なく

　食事は1日の生活リズムを整えるのに重要な役割を果たします．しかし，長期にわたり継続するためには，生活に則した無理のない方法を工夫する必要があります．

　たとえば，1回の食事摂取に1時間以上も要しては，子どもも介助者も疲れ果ててしまいます．母親は長年，首を支えて食事介助する生活が続き，手首が腱鞘炎になってしまいました．食事どころか日々の介護も家事も困難になっていました．

　また，1回の経管栄養の注入に1時間半ほど要し，次の注入との間隔が1時間しかないというようなケースもありました．これでは子どもの成長発達に必要な遊びや活動，外出などにも影響し，潤いのない生活になってしまいます．少量ずつ常に胃に食物がある状態は，満腹と空腹を繰り返し欲求を満たす自律神経の働きも緩慢になってしまいます．お腹いっぱい食べて休息し，活動して空腹になり，おいしく食べて満足することは，人間として大切な欲求であり成長発達の基本です．これはたとえ経管栄養であっても同じことです．あるケースは，4時間ごとの注入指示であったため，夜間も4時間ごとに母親が起きて準備・注入・片付けをしていました．しかし，夜間は睡眠・休息の時間と考え，注入時間を6時間，8時間と徐々に延ばす工夫も親子の休息にとって必要

です．

　食事（注入）時間と間隔は，むせや嘔吐，下痢などの評価をしつつ，できるだけ子どもの活動と休息のバランスを考慮し，また家族の生活リズムに近づける工夫が必要です．

家族と同じものが食べられるという喜び

　たとえ疾患や障害のために制限があっても，家族と同じ食卓で同じものを食べさせたい，口から食べて味わう楽しみを奪いたくないと思うのが親心です．

　経腸栄養剤や治療ミルクは，タンパク質，糖質，脂質，微量元素も調整された完全食に近いもので，注入はこれだけでよいといわれてきました．しかし，近年，カルニチン，セレン，ビオチン，ヨウ素などの欠乏症が報告[3]されるようになりました．子どもによってはアレルギー症状や嘔吐，下痢などを繰り返す場合もあります．毎食，毎回，何年間も自分の食事はこれだけかと思うと，楽しみも生きがいも半減します．

　これらの問題を改善するために，最近では家族の食事をミキサーにかけて併用したり，市販の栄養補助食品を利用するなどの工夫がされています．

　難治性下痢が1年以上続き，2歳で体重は8 kg，オムツかぶれやアトピーがあり，昼夜逆転して機嫌が悪いことが多く，痙攣のコントロールも難しかったお子さんがいました．医師に相談し，栄養剤を変更したことで，3日目から下痢が止まりオムツかぶれやアトピーが改善し，数か月後には体重増加とともに全身状態が安定し，生活リズムが整って痙攣もコントロールできました．新しい栄養剤では逆に便秘傾向になりましたが，野菜スープや果汁，味噌汁などの注入でコントロールがうまくいきました．

　また，やはり慢性の難治性下痢症があり経管栄養から胃瘻に移行，栄養剤の変更や調整，さまざまな治療でも功を奏さなかった10歳のケースでは，家族の食事の一部をミキサーにかけて栄養剤と併用し胃瘻から注入しました．経管栄養から胃瘻になったことで一時は落ち込んでいた家族も，家族と同じ食事を味わうことができ，全身状態が改善して活動範囲が広がったことで前向きに子どもとの生活が楽しめるようになりました．

　在宅では，工夫しながら家族と同じものが食べられるという喜びを少しでも感じることができるようにしていきたいものです．

正しいことがよいとは限らない──子どもと家族から学ぶ個別性

　食べ物の好き嫌いや栄養剤の選択もそうですが，疾病や障害のある子は一人ひとり微妙な違いがあり個別の対応が大変難しくもあります．

　一般的に食事を摂取するときの姿勢は，椅子に座るか抱きかかえた座位がよいと指導されますが，成長とともに体の変形が強くなったりすることで，座位で食事介助をすると何度もむせてしまうような子がいます．「摂食指導では『食事は座って』といわれますが，側臥位で食べさせるとむせることもなく，呼吸も楽で表情もよいのでこうしています」と介助の方法を変えている母親がいました．

　摂食前の口周囲の脱感作，口唇の刺激などもよく指導される一般的な方法ですが，こ

の刺激が大変嫌いでその後に訪れる食事も嫌になってしまったケースがありました．たまたま預かることになった介助者が食事前のマッサージをしないときにはよく食べることからそのことがわかりました．

このような例は，専門職にとって指導がいつの間にか「自己流」になってしまう困ったケースとして扱われるかもしれません．しかし，一般的な「よい」方法がどのケースにも通用するとは限りません．個別の対応は，その子の反応をその家庭の生活のなかでじっくり教えてもらおうという姿勢が大切です．介護だけではなく家事やきょうだいの育児など，生活を支えている介護者の限界もあるでしょう．そのことをよく知っている家族から私たち専門職が学び，可能な方法を一緒に検討することが大切です．

普通の生活感覚を大切に

訪問看護では，生活のなかで食事を美味しく，楽しくするためにさまざまな工夫をしている家族に出会います．夏の暑い日に冷たいジュース，寒い冬に50度程度の温かいスープなどを注入している家族がいました．もちろん下痢をしないかなどの観察は必要ですが，いつも決まって刺激の少ない注入物ではなく，食道から胃に入っていく冷たいジュースの感覚，お腹のなかから体が温まるといった感覚を味わうことも子どもの成長

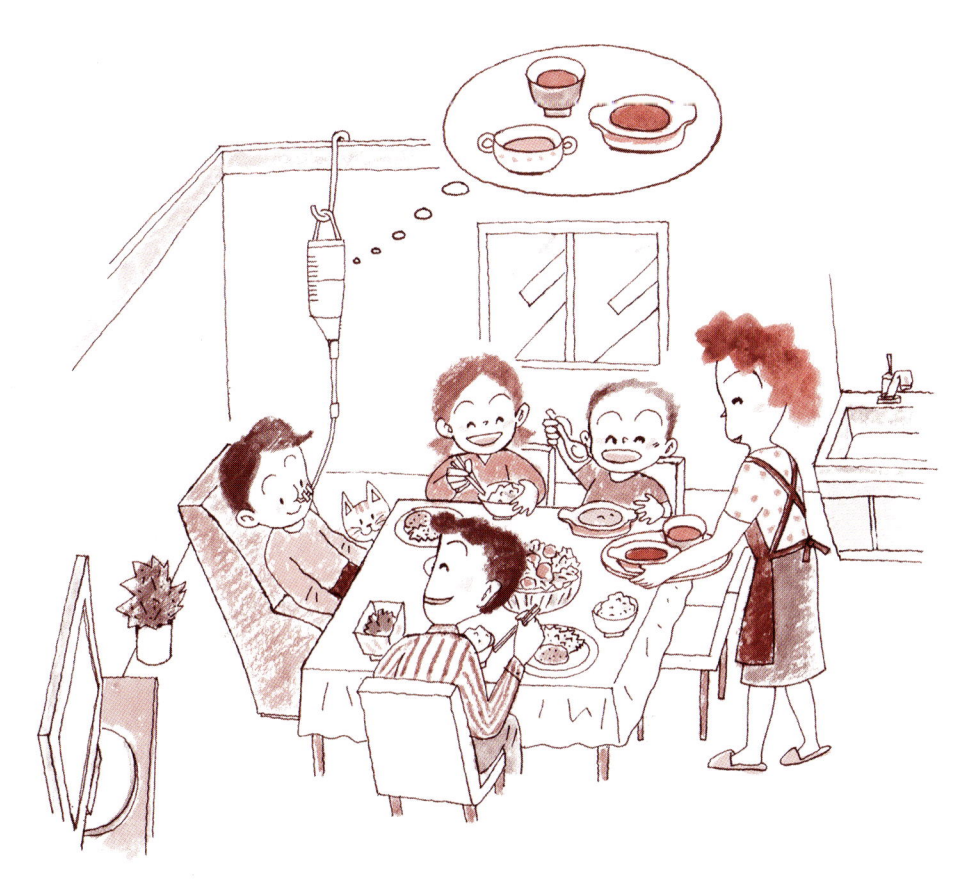

や発達に大切な刺激ではないかと思ったことがあります．

　看護師は，ベッド上での栄養剤の注入に慣れてしまっていますが，注入であっても家族そろって一緒の食卓を囲み，皆が顔を合わせることを習慣にしている家庭もありました．

　在宅ではこのような「普通の生活感覚」が大切になってくるのです．

訪問看護の役割

　近年，経管栄養のまま病院を退院する子どもが増えています．しかし，早期から専門職による摂食嚥下リハビリテーションが開始され，それを訪問看護師が継続することで経口摂取が可能になる例は少なくありません．

　また，病院や施設では問題がなくても，在宅に移行してから介護負担や孤独感から母親が不安定になり，育児に支障をきたす場合もあります．専門職の説明や指導が十分理解できないまま過ごしている，指導が生活の負担になる，家族の生活リズムに合わないということも少なくありません．

　このように在宅では，いろいろな問題を抱えて家族は生活していますが，外来や入院ではわからなかった理由が，訪問してみるとその生活習慣や環境からはっきりわかることがあります．

　生活のなかで「楽しく食べる」ことを目標に，多職種や多機関が関わる支援が，家族の負担にならないようコーディネートする役割が看護職には求められます（☞ P.345）．

（田中千鶴子／看護師）

Ⅲ 症例提示編

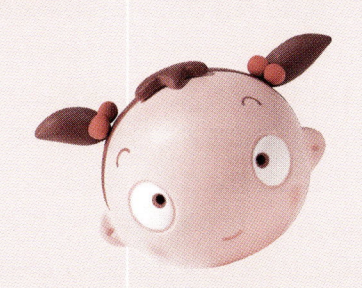

脳性麻痺，神経・筋疾患，各種症候群など
摂食嚥下障害の基礎疾患ならびに症状別の
対応のポイントがあげられています．
小児を中心に据え，基礎疾患を意識した
地域や施設における
摂食嚥下リハビリテーションの展開が望まれます．

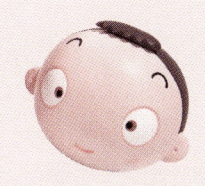

Case Study 症例提示

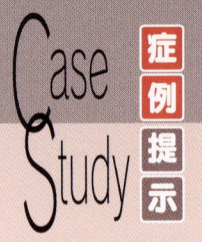

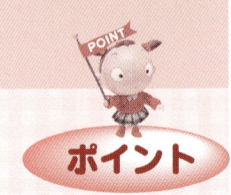

1. 新生児からの摂食嚥下リハビリテーション

①低出生体重児・早産児の吸啜機能促進法

ポイント

1. 胎児自身が感覚刺激を感じられるような体位をとらせる
2. 吸啜機能促進法を利用して哺乳量の増加を促す
3. 吸啜-嚥下-呼吸の調和が完成するまでには哺乳時の配慮が重要である

胎児は，自分の指を使って口に感覚を与え，その刺激に対して吸啜・嚥下を繰り返しています．普段から，児の体位をとらせるときも，児の指が口にあたり，自然に口周辺の感覚刺激となるようにしましょう．これまでにも，早産児の哺乳行動を促進するために，頬や顎をサポートする方法，音，振動，そして視覚を刺激する方法などいろいろなアプローチがなされています．

症例

初診時年齢：在胎28週2日（女児）
現症：出生時体重1,100gの極低出生体重児．
人工呼吸器に2週間装着されていたが，呼吸器から離脱したあとは無呼吸発作も軽度で酸素投与も必要としていない．

図1　ダンサーハンドポジション
母親の左手で児の頭を支え，右手の親指と人差し指の間で児の顎をはさむように固定する．親指，人差し指で軽く圧力をかけ，児の弱い吸啜力を補う．

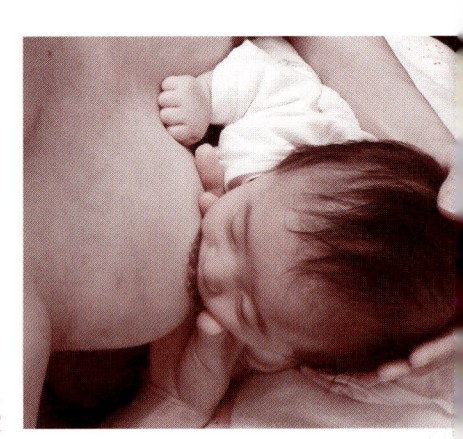

摂食機能促進対策

　　安定した哺乳行動は，延髄で吸啜リズムが形成されることが大切です．哺乳行動の発達過程で，気管挿管や口鼻腔吸引，固定用チューブの巻き替えなどの処置を粗暴に行うことは，不快な刺激を口腔周囲に与えることになります．最終的に，児は口腔周囲や顔面に触れられることを嫌がるようになり，探索反射を減弱させることにもつながります[1]．この結果，吸啜リズムが形成されなくなってしまいます．このように早産児が重症の呼吸器疾患〈呼吸窮迫症候群（RDS）など〉に罹患すると非栄養的吸啜の発達にマイナスとなります[2]．やさしく口腔周囲を撫でること，母親による綿棒での母乳の口腔内

塗布，そしてカンガルー・マザー・ケアに引き続く経口哺乳は吸啜リズムの中枢（central pattern generation；CPG）の成熟を促すと期待されます．経口哺乳開始前から，指で口のまわりやなかのマッサージ（**表1**）を1日1回経管栄養の前に15分，10日間行います．このマッサージにより哺乳量が増えたという報告もあります[3]．もちろん，未熟な児（特に慢性肺疾患など呼吸器疾患を経口哺乳開始時点でも有している場合）に求められるのは，安全に哺乳することであって，たくさん飲めることではありません．

吸啜・嚥下・呼吸の調和が確立するのは修正35週前後になりますが[4]，直接授乳では，修正30.6週で5mL以上の経口摂取ができ，修正31週には連続して嚥下が可能となる児もいます[5]．さらに週数が進むにつれて，持続して吸啜できる時間が長くなります．すなわち，直接授乳に関しては，吸啜・嚥下・呼吸が完全に調和するのを待たなくてもよいのです．経口哺乳の開始は，発達過程と合併疾患を考慮したうえで決定されますが，直接授乳はビン哺乳よりも早く始めることが可能です．このため，症例のように人工呼吸器から離脱できていれば，カンガルー・マザー・ケアから直接授乳ができるようにサポートするようにしましょう．

介入と治療計画

この症例では，呼吸も安定しているようなので，カンガルー・マザー・ケアを始めました．これを行うことで，母親の乳汁分泌は増加します．カンガルー・マザー・ケアを行っている間に児は探索反射を示し，母親は射乳反射を起こします．児にとっても，経管栄養で口を通り抜けていた母乳を，口で味・においともに確認することができます．

児の呼吸状態が安定せず，上記のような介入ができない場合もあるでしょう．経口哺乳を開始できるようになったとき，うまく吸いついてくれないときの対処方法の1例を記します．下顎が過度に開いてしまう場合，抱き方を見直すとともに児の下顎を母親の手で支えて（図1のダンサーハンドポジションも有効）もらいましょう．逆に，口を固く閉じてしまう児では，覚醒のステートを見直して，しっかりと覚醒する前に授乳してみましょう．児の緊張も強い場合には児をバスタオルなどでしっかりとくるんで胎児姿勢をとりながら授乳してみるとよいでしょう．

口腔周囲へのマッサージ

清潔な手袋をして，人差し指を第1関節まで入れます．腹側で口蓋をやさしくなでると吸啜を始めます．吸啜を始めたら，指を伸展させて吸わせます．このとき，舌が指を包み込むようになっているかを確認しましょう．平坦なままであれば，効果的な吸啜ができません．人差し指でそのまま舌を圧迫して包み込むような形になるかを確認します．うまく包み込むようになれば，声を出してほめてあげましょう．過度に舌が前に突出する場合も舌を人差し指の背で軽く下方に圧迫して，前に出さないように声をかけてください．

表1　吸啜機能促進法

構造	刺激ステップ	目的	頻度	時間
頬	1. 人差し指を鼻根部におく 2. 組織を圧迫，指を耳に向けて移動 そしてCを描くように口角の方向へ 3. 反対側にも行う	頬の動きや強度を高め，口唇の閉鎖機能を高める	各頬に4回	2分
上口唇	1. 上口唇の角に人差し指を置く 2. 組織を圧迫 3. 口唇から離れるように円を描きながら口角から中心部そして反対の口角へ 4. 反対方向へ	口唇の動きと閉鎖機能を高める	4回	1分
下口唇	1. 下口唇の角に人差し指をおく 2. 組織を圧迫 3. 口唇から離れるように円を描きながら口角から中心部そして反対の口角へ 4. 反対方向へ	口唇の動きと閉鎖機能を高める	4回	1分
上下口唇カール	1. 人差し指を上口唇の中央におく 2. 圧をかけながら中央線に向けて下向きに伸展する 3. 下口唇にも同様に圧をかけながら中央線に向けて上向きに伸展	口唇の強度を高め，動きの幅を広げ，閉鎖機能を高める	上下口唇2回ずつ	1分
上歯肉	1. 歯肉の中央に指をおき，しっかりと圧をかけながらゆっくり口の奥に動かす 2. 口の中央に戻る 3. 反対側も同様に行う	舌の可動範囲を広め，嚥下を促進し，吸啜を改善する	2回	1分
下歯肉	1. 歯肉の中央に指をおき，しっかりと圧をかけながら口の奥に動かす 2. 口の中央に戻る 3. 反対側も同様に行う	舌の可動範囲を広め，嚥下を促進し，吸啜を改善する	2回	1分
頬の内側	1. 口角の内側に指をおく 2. 組織を圧迫しながら臼歯のレベルまで後方に移動する．そして口角に戻る 3. 反対側も同様に	頬の可動域を広め，口唇の閉鎖機能を高める	両側2回ずつ	2分
舌の外縁	1. 臼歯のレベルで指を舌の辺縁と下の歯肉の間におく 2. 指を中央に向かって動かし舌を反対側に押す 3. 即座に指を頬側に戻し，舌を伸展させる	舌の可動域と強さを高める	両側2回ずつ	1分
舌の中央線	1. 人差し指を口の中央におく 2. 硬口蓋に3秒間持続して圧をかける 3. 指を下方に移動し，舌の中央線上へ 4. しっかりと圧迫して舌を下方に圧迫 5. すぐに指を移動し，硬口蓋での口の中央に接触	舌の可動域と強さを高め，嚥下を促進し，吸啜を改善する	4回	1分
吸啜を誘発	1. 指を口蓋の中央線の真ん中におき，やさしく口蓋をストロークし，吸啜を誘発する	吸啜を改善し，軟口蓋を活性化する	―	1分
おしゃぶり	1. 口におしゃぶりをおく	吸啜を改善し，軟口蓋を活性化する	―	3分

(Fucile ほか，2002[1])

吸啜リズムを発達させる新たな戦略

　カンザス大学のBarlow教授のグループはNtrainer™システムを開発し，早産児の哺乳行動の発達を促しています[2]．このシステムでは人工乳首が膨張縮小を一定のリズムで繰り返すことにより，児の舌，口唇，顎に適切な刺激を与えます．これによって，吸啜リズムが形成されるということです．Ntrainer™を用いた検討結果によると，コントロール群に比べて，経口摂取の獲得までの日数が短縮，体重増加が改善するなどの利点を認めています[6]．人工呼吸換気を長期間必要とするなど経口哺乳がなかなか導入できなかった児で，呼吸器離脱後に哺乳障害を認める場合には今後期待される方法です．

経過と評価方法

　経口哺乳を開始したら，児側の要素としては効果的に圧出・吸啜できるか，そして嚥下できているかを注意してみていきます．直接授乳においては，母乳分泌の状態，射乳反射が有効に起こるか，母親の乳頭乳輪の状態が加わります．**表2**のPIBBSスコアを参考にしながら，児の哺乳状態を評価するとよいでしょう．

　基礎知識編「哺乳運動と発達」でも説明したように，児の口腔内は哺乳に適した特徴を備えています．早産児では脂肪床が少ないため乳頭の固定がうまくいきにくいかもしれません．母親の親指と人差し指で児の下顎を固定し，親指と人差し指で児の下顎（ほほ）を圧迫することで少ない脂肪床の代わりをします（ダンサーハンドポジション）．児がうまく吸えないと母親もがっかりしてしまいます．児の空腹のサインに合わせて授乳のタイミングを決めていけるとよいでしょう．

解説

　早産児のケア（特に口腔周囲のケア）は愛護的に行うことは吸啜リズムの適切な発達にもつながります．このため，人工呼吸器から離脱した

表2　早産児の直接授乳行動スコア（PIBBSスコア）

項目	成熟のステップ	スコア
探索反射	なし	0
	いくらか示す	1
	明らかに示す	2
乳輪への吸着	なし，口が乳頭に触わるだけ	0
	乳頭の一部	1
	乳頭全体だが，乳輪はなし	2
	乳頭と乳輪	3
吸着と乳房への固定	母親が感じる吸着なし	0
	5分未満の吸着	1
	6～10分の吸着	2
	11～15分の吸着	3
吸啜	吸啜なし	0
	なめる，味わうが吸啜なし	1
	単一の吸啜，ときに2～9回連続	2
	短い連続した吸啜，ときに10回以上続けて吸啜	3
	長時間連続して吸啜	4
最も長く連続した吸啜回数	1～5	1
	6～10	2
	11～15	3
	16～20	4
	21～25	5
	26～	6
嚥下	認めない	1
	ときどき認める	2
	繰り返して認める	3

ら，できるだけすぐにカンガルー・マザー・ケアから搾乳後の母親の乳頭への非栄養的吸啜そして直接授乳へと進めるよう支援します．これが早産児の哺乳行動の発達にもっともプラスに作用すると考えられます．呼吸状態が安定しない時期また慢性肺疾患を合併した児では，経口哺乳は児のペースで行うようにしましょう．呼吸を保たなければならない児に多量の乳汁が口腔内に流れ込むと負担が大きくなります．直接乳房から哺乳することが最適ですが，哺乳びんで与える場合もできるだけ水圧がかからないように水平に近い状態で哺乳びんを保持しましょう(図2)．

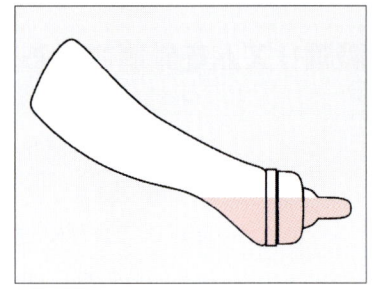

図2　水圧をかけない哺乳方法の一例
このような特殊な哺乳びんを用いることもある．

（水野克己／医師）

Advanced 4　低出生体重児の栄養

●低出生体重児の栄養の目標

「何を目標に低出生体重児の栄養管理を行うのがよいのか？」という命題は，新生児医療が導入されてより長く議論されてきました．しかし，低出生体重児の予後に関するデータが集積されるにつれ，一定の方向性がみえてきつつあります．結論からいいますと，「早産低出生体重児は，子宮内にいる胎児と同様の発育をすることが望ましい」ということです．

NICU入院中の栄養と発達

1980年代前半に行われたLucasら[1]の一連の研究で，NICU入院中の栄養摂取が長期にわたり低出生体重児の神経学的予後に影響することが明らかになっています．また，早産児の成長が胎児に比べて劣っている場合（extrauterine growth restriction：EUGR），同様に発達予後が悪いことも明らかになりました．図1は1980年代に出生した極低出生体重児の，NICU入院中の体重の推移を胎児の発育と重ね合わせたものです[2]．出生時の発育状態が適正な状態であっても，出生後の成長は予定日（40週）あたりでみると胎児発育を下まわっていることがわかります．

NICU退院後の成長

極低出生体重児の小児期の成長を追跡し明らかになったことは，NICU退院後3歳あたりまでは急速に成長していくのですが，それ以後は未熟性に応じて標準値を下まわったまま推移し，10歳以後になっても多数の児が平均に満たない体重のままであるということです（図2）[2]．つまり，できるだけ早い時期に標準的な成長に追いつかないと，その後の成長はあまり期待できないことがわかります．

胎児発育をめざす

先に示したような経緯で，現在は胎児発育を目標として栄養管理を行う方向性がみえてきました．しかし，実際には未熟性の強い児（おもに在胎28週未満の超早産児）では，現状の栄養管理では限界があります．

●EUGRを回避するための新しい栄養管理（early aggressive nutrition）

EUGRに関連する主要な要因は，未熟性のために十分な栄養摂取量を与えることができず，結果として，生後数週間の栄養摂取量が胎児必要量に比べて極端に少ないことによります[3]．しかし，最近の研究で，出生後早期から積極的に栄養を投与しても，比較的安全に実施できることがわかってきました[4]．そのため，出生直後から静脈栄養と母乳による授乳を行い，早期から胎児必要量を与えるearly aggressive nutritionが次第に広まりつつあります．現段階では，この栄養管理戦略が成長や発達予後にどのような効果をもたらすのか不明です．

母乳強化栄養

early aggressive nutritionは出生後1～2週間の栄養管理の一環として行われるものですが，生後3～4週あたりの安定期に入っても，引き続き十分な栄養を供給することが必要です．低出生体重児にとっても母乳栄養は重要な役割を果たします．しかし，十分な栄養素の備蓄がないまま出生した低出生体重児（特に極低出生体重児）には，母乳単独では急速な成長に伴う栄養不足が問題となり，未熟児クル病（カルシウムやリンの不足）や成長遅延（タンパク質不足）などの栄養障害を合併してしまいます．そこで，母乳栄養の利点を活かしながら，不足する栄養素を補う方法として，母乳強化パウダーが開発され，現在多くの施設で利用されています[2]．

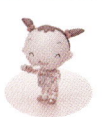

●低出生体重児と
　メタボリック（代謝）症候群

メタボリック症候群

　メタボリック症候群とは肥満や高血圧，耐糖能異常，脂質代謝異常などの複数の異常をもつ状態で，心筋梗塞や脳卒中へと進展していくリスクのかたまりのことです．欧米や発展途上国における疫学調査や動物実験によって，主に子宮内で胎児栄養障害があり，その結果，低体重児として出生した児では，将来メタボリック症候群へと進展するリスクが高いことがわかってきました．さらに，最近では成人期に心血管系の異常を示すような例では，小児期の急速な成長がみられることも明らかにされています．

胎児プログラミング仮説

　子宮内発育の不良な児がどのような機序でメタボリック症候群へと進展するのかについては，十分にわかっているわけではありませんが，現在，胎児プログラミング仮説（Barker 仮説ともいわれる）が有力視されています．感受期（なんらかの障害により不可逆的な形態的・機能的変化が生じる時期）に胎児が低栄養状態にさらされると，胎児は生存のために代謝・内分泌機能の不可逆的変化（プログラミング）を起こし，適応しようとします．この状態は栄養の供給が不足する場合には有効に働くのですが，出生後十分な栄養が供給されると反対に適応できず，その結果メタボリック症候群が発生しやすくなるという考え方です．子宮内発育が極端に不良である場合には，腎臓のネフロン数の減少や，膵臓のランゲルハンス島のβ細胞（インスリンを分泌する）の減少，摂食中枢の異常などもみられることが知られています．

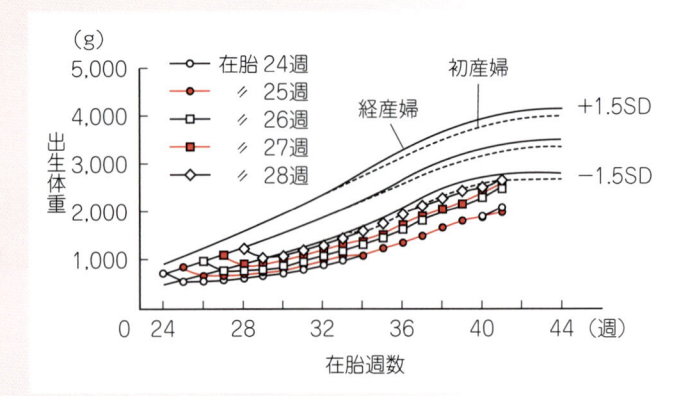

図1　在胎週別極低出生体重児の成長（体重の推移）（男児）

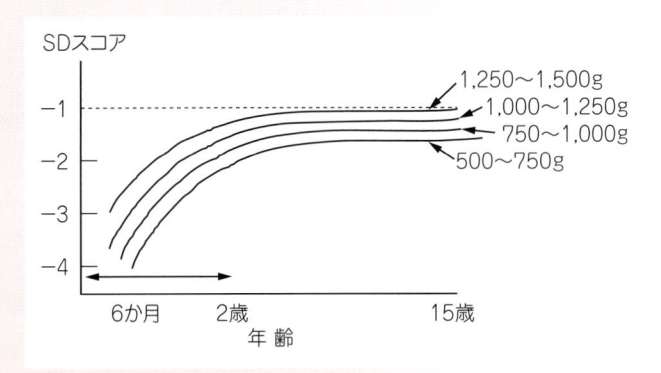

図2　極低出生体重児の小児期の成長パターン（体重の推移）
（板橋ほか，2003[2]）

（板橋家頭夫／医師）

Case Study 症例提示

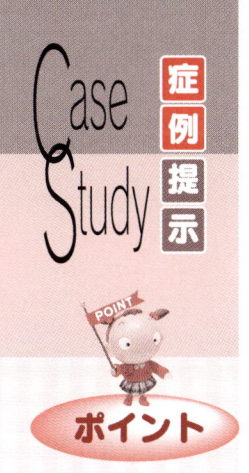

1. 新生児からの摂食嚥下リハビリテーション
②哺乳障害児への訓練・指導

ポイント

❶ 哺乳障害の原因には脳性麻痺，緊張の強い場合，緊張の弱い場合，口蓋裂など口腔形態に異常がある場合があり，それぞれアプローチの異なる

❷ 原因は異なっても，母乳育児の重要性を支援者がよく理解しておくことが大切である

❸ 時間はかかっても安全に哺乳できるように支援すること，少しでも哺乳できたことを母親と共感することが重要である

症例 1

哺乳障害のある児

初診時年齢：在胎 38 週 4 日，出生体重 3,200 g の男児．

基礎疾患：出生後哺乳障害が続くため，NICU（新生児集中治療室）に入院．頭部超音波検査では水頭症（図1）を認めた．経口哺乳を開始して 1 週間後，2 週間後に圧出圧と吸啜圧のパターン評価を行った．1回目，2回目ともに圧出圧は弱いながらも認められ，吸啜圧が不規則に出現するパターンであり，10 mL くらいは哺乳可能であった．

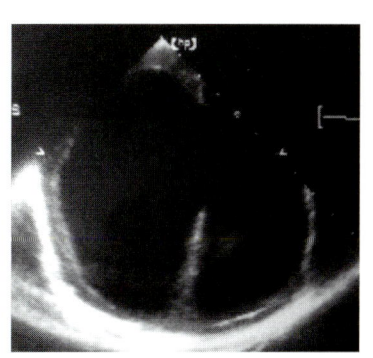

図1 水頭症の超音波写真

対策

圧出圧はあるので，嚥下と呼吸の調和がとれていれば，圧迫する力を使って，ゆっくりとでも哺乳は可能です．具体的には，ピジョン社製 P 型乳首やメデラ社製ハーバーマン乳首といった口蓋裂用乳首を用いると，圧迫する力で哺乳しやすくなります．これは通常の乳首よりも効率的に圧迫が乳首内に伝わるためです[1]．

一般的な対処方法

静かで少し暗い，心地よい環境で授乳します．まず母親が，心地よいと感じる抱き方をみつけられるよう支援します．事前にダンサーハンドポジション（第 3，4，5 指で乳房を保持し，第 1，2 指間に児の顎を固定する方法，☞ P.230）を知ってもらいましょう．また，母乳ではなく哺乳びんから授乳する場合には，できるだけ水圧を掛けないよう

にします（☞ P.234）．児を45度くらい起こして，静かに覚醒している状態で与えます．もし吸う力が弱いのなら，喉のあたりを軽く圧迫しながら与えるのもよいでしょう．人工乳首を口唇でしっかり密閉するように支えます．

解説

　哺乳障害は，新生児医療施設ではしばしば遭遇します．脳性麻痺児の母親は新生児期にしばしば哺乳困難を訴えており，哺乳障害が児の神経学的異常の最初の徴候であることも経験します．神経学的評価においても，吸啜行動は重要な因子の一つです．非栄養的吸啜（non-nutritive sucking）を小指で評価すると，正期産児であれば1回の連続した吸啜（バースト）に8回以上の吸啜行動がみられます．このときのリズムは急速で，バーストは5～6秒間続き，強い陰圧を感じます[2]．Palmerらも顎と舌の動きで口運動パターンを細かく分類していますが，熟練しないと一定の評価が困難です．

　ここで吸啜圧と圧出圧のパターン分類（**図2**，**表1**）から評価する方法を紹介します．圧出圧だけの段階（Class1）から，不規則な吸啜圧の出現（Class2），圧出圧と吸啜圧の調和（Class3），圧の絶対値の増加（Class4）という四つの過程を経て，哺乳行動は成熟します．もし正期産児が，持続して未熟な哺乳パターン（たとえばClass1，2）を示す場合は，その発達段階で吸啜行動の発達が停止していると考えられます．つまり神経学的発達が未熟な段階で停止した，もしくは胎児期に何らかのダメージを受け，障害が起こり，回復したけれども正常発達までは到達しなかった可能性があります[3]．

　表2に，新生児期の哺乳パターン分類と修正18か月時点の運動発達との関係を示し

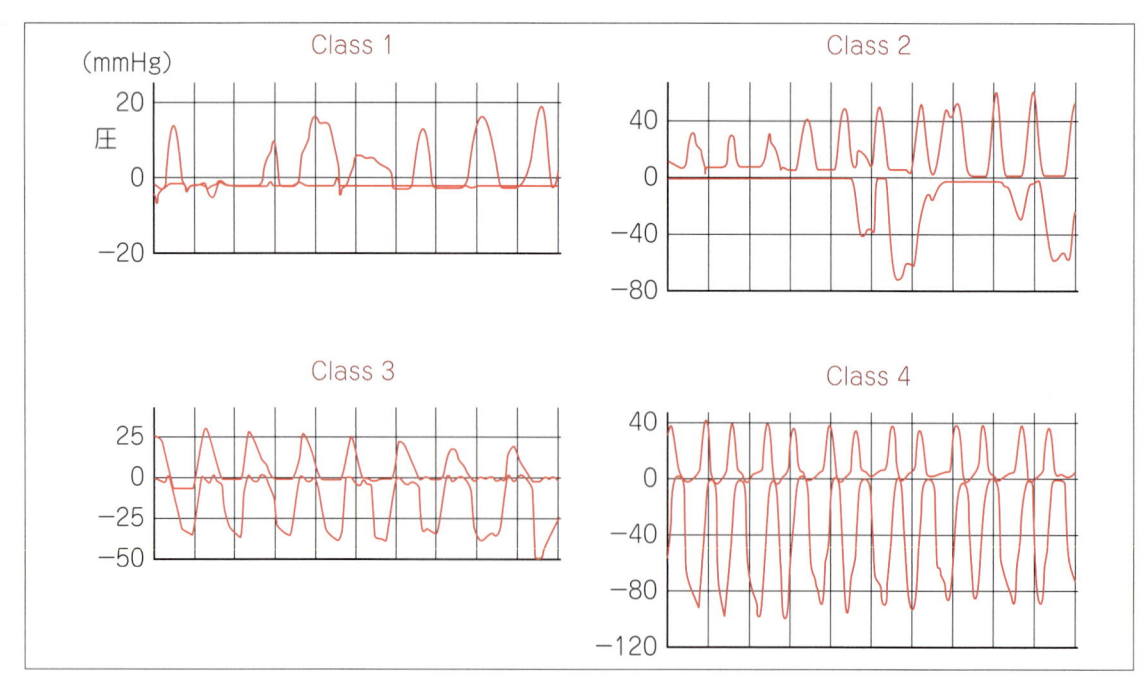

図2 吸啜圧と圧出圧のパターン分類（Mizuno, Ueda, 2005[4]）

表1 哺乳行動パターン分類

Class 1	全く吸啜圧を認めない．圧出圧のみで哺乳している状態
Class 2	吸啜と圧出が不規則に出現し，かつ圧も低値[*1]である．
Class 3	吸啜と圧出は調和が取れている．しかし，圧は低値[*1]である
Class 4	吸啜と圧出は調和が取れ，かつ圧も正常値である（正常パターン）

[*1] 圧値の定義は同じ修正週数の児の平均値－SD以下の場合とした．

表2 経口哺乳開始後1週間および2週間の哺乳パターンと18か月時の神経発達の関係（計65人の評価）

		哺乳パターン（経口哺乳開始後1週間および2週間時)					
		Class1-1[*1]	Class2-2	Class2-3[*2]	Class2-4	Class3-3	Class3-4
18か月時の神経発達	重度の障害	10	5	0	0	0	0
	中等度の障害	1	6	1	0	1	0
	軽度の遅れ	0	1	3	0	6	1
	正常発達	0	0	2	4	1	23

[*1] Class1-1は1週後，2週後ともにClass1であることを示す．この場合，11人中10人は18か月時に重度の障害を，残りの1人も中等度の障害をもっていた．
[*2] Class2-3は1週後はClass2だったが，2週後にはClass3になっていることを示す．この場合，6人中5人は軽度の遅れまたは正常発達に至っている．
下線は，2週後のほうが1週後よりも哺乳パターンがよくなっている場合を示す．

ます．この結果より，出生早期に哺乳障害があっても，圧出圧と吸啜圧の調和がとれていれば，哺乳障害は時間とともに改善してくることが期待でき，神経学的予後に関してもさほど心配しなくてよいでしょう．

症例2　筋緊張の強い児

在胎30週1,488gで出生した女児．ショック状態で出生しており，生後2週にPVL（脳室周囲白質軟化症）と診断されている．体の緊張が強く，頸部を後ろに反らすことがしばしばみられる．

対策

　授乳の前に優しく口唇をマッサージしましょう．児を座位で向かいあうように保持するよう母親をサポートします．そして，児の体幹をやや前屈させるようにします．前屈することで，顔もやや下方を向きますので，乳汁が咽頭後部まで流れ込むのを最小限に防げます．これにより，むせることが減ります．児の頭を固定するときも直接ではなく，タオルなどを使って保持します．直接手のひらで圧迫して固定しようとすると，それに対抗しようとしてかえってのけぞることがあります．ニップルシールド（図3）を使って，児の舌が口蓋から離れるようにするのも有効かもしれません．また，授乳の前に乳首を氷で冷やして，先端を硬くしておいてもよいでしょう．

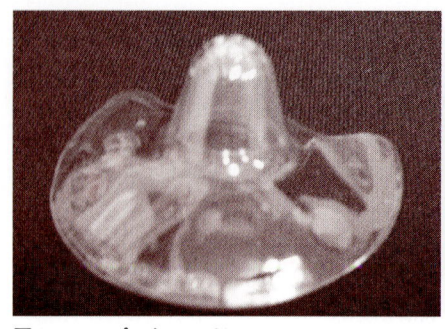

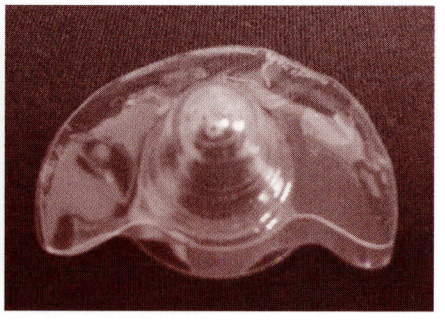

図3 ニップルシールド
乳頭の異常（陥没・扁平など）で吸着ができない場合，児の口と乳頭の大きさが適合しない場合，哺乳びんに慣れ直接授乳を受けつけない場合などに使用する．乳頭の傷だけでは使用しない．非常に薄いタイプを用いることで，吸啜刺激を乳輪に受けることができる．射乳反射を抑制せず乳汁産生量も低下しないため，早産児の体重増加が報告されているが，効果が認められているのは非常に薄いシリコン製のみである．感染リスクなどもあり，母乳育児支援に精通した医療従事者のもと定期的フォローが必要となる．

症例3　筋緊張の弱い児（フロッピーインファント）

在胎41週，2,300gで出生の男児．出生時より筋緊張が弱く，染色体検査により，Down症候群と診断．直接授乳は1回2～3mLがやっとである．

対策

　筋緊張の低い場合は吸啜も弱く，吸啜と嚥下の協調が苦手で，覚醒レベルが低いことが多くみられます．少し授乳をしたら眠ってしまうこともよくあります．児を覚醒させるため，少し薄着にしたり，オムツを替えたり，立て抱きにします．

　実際の授乳時は，緊張の強い場合と同様に，座位で母親の胸と向かいあうようにします．児の頭部をしっかりと固定し，児が身体の保持よりも哺乳に集中できるようにします．唇を優しく叩いて口を開けるのを待ちます．授乳中の刺激には2種類あり，ダンサーハンドポジションを利用し，第1，2指で頬を圧迫刺激する方法と，喉の部分を指で圧迫して舌運動を刺激する方法があります．児が乳房を含んでいる状態で優しく乳房を圧迫します．それにより，児は分泌される母乳を嚥下できます．それらがうまくいかないときは，ニップルシールドで吸啜が続くように刺激します．ニップルシールドの硬い感触が児の口腔運動を刺激します．直接乳房から吸えない場合には，カップやスプーンを用いる方法もあります．この場合も，できるだけ搾乳した母乳を与えます．また，母乳分泌を維持できるよう熟練したスタッフが支援する必要があります．

解説

　哺乳障害を有する児は感染症にかかりやすく，母乳育児のメリットが期待されます．しかし，実際には経口哺乳が可能であっても，びん哺乳が主体であることが多く，必然的に母乳育児は早期に断念されることが多いのも現実です．いかに母親と児の状態を把握し，その親子にあった授乳支援をできるかがその後の母乳育児成功の鍵となります．　　　　　（水野克己／医師）

Case Study 症例提示

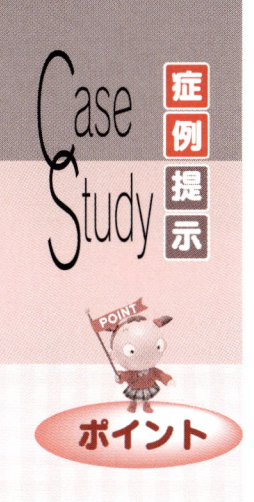

2. 脳性麻痺を中心とした重症心身障害児の摂食嚥下障害

ポイント

重症心身障害児は，特定の疾患のある小児を示すものではなく，身体精神機能的な基準により分類されています．よく用いられる基準に大島の分類があり，区分1～4が重症心身障害児に相当します．その背景となる原疾患は，脳性麻痺，神経・筋疾患など多岐にわたっています．合併症としては，呼吸障害，消化管通過障害，胸郭の変形や側彎，筋緊張の亢進，不随意運動，痙攣，栄養障害などがみられます[1]．したがって，これらの病態と対応させた摂食嚥下障害のアプローチには多職種によるチームアプローチが不可欠です．

摂食嚥下障害に対しては，摂食嚥下機能の各発達段階にみられる特徴的症状に対するおもな訓練・指導法を理解しておくことが重要です[2]（☞p.130）．また，摂食時の口腔諸器官（おもに口唇と舌および顎）の動きから適切な訓練法を導くことができます[3]（表1）．

摂食機能療法の実際は，個々の病態，粗大運動レベル，特徴的な口の動きとその機能不全症状から重症度別の7タイプ[4]に分類することで取り組みやすくなります（表2）．また，摂食機能の発達段階に合わせた食形態5段階分類[5]を参考にします（表3）．

表1 口唇閉鎖と舌運動の評価と対応する訓練（大塚，2010[3]を一部改変）

	動きの特徴	嚥下時	捕食時	処理時
口唇閉鎖の評価	上唇が上方へ反り返っている 口唇が全く動かない	おもな口唇に対する訓練内容：直接訓練において捕食時の顎の閉鎖の介助を行う．さらに下唇および顎閉鎖の介助によって上下口唇が触れやすくさせ，口唇閉鎖を促す．処理時に口唇と顎の協調性を高めるために顎と下唇の押し上げおよび上唇の介助が必要．ただし，上唇に過敏がなければ必要に応じ上唇の介助によって口唇の閉鎖を行う．間接訓練は，口唇訓練を行う．		
	閉じる動きがある なんとか口唇で挟みとれる（時々閉じられる）	おもな口唇に対する訓練内容：直接訓練により，嚥下時の口唇閉鎖を促すためにできるかぎり顎および下唇の介助をして口唇の降りる動きを促す．捕食時にスプーンを噛んだり，介助時に下唇に合図せず，空間にスプーンを運んだり，上唇に擦りつけたりしないこと．処理時においても顎と下唇の押し上げ介助で，上唇の参加を促す程度の介助をつづける．		
	しっかりとれる（いつも閉じられる）	特に口唇に関する訓練は行わない．		
舌運動の評価	常に舌が口唇の外に出る 時に，舌が口唇の外に出る	おもな舌に対する訓練内容：直接訓練において，顎および下唇の介助により摂食時に舌を正しく口腔内に収められるように誘導する．常に舌が口唇の外に出る場合は，間接訓練としては，舌訓練（口外法）を行う．また，押しつぶし処理時に舌が外に出る場合は舌訓練（口外法），咀嚼時では舌訓練（口内法）を行う．さらに，頬粘膜と歯列の間の溝に食物が残留する場合は，頬訓練を追加する．		
	歯列外側から口唇（口腔前庭）のところにある	おもな舌に対する訓練内容：上記の直接訓練のみ行う．		
	歯列の内側にある	特に口唇に関する訓練は行わない．		

表2 摂食・嚥下障害の重症度別7タイプ(大塚, 2013[3])を一部改変)

	摂食機能障害の特徴※
タイプ1 嚥下獲得期障害 (胃瘻・経管との併用)	鼻腔チューブまたは胃瘻からの栄養と経口からの栄養摂取を併用しているが、嚥下時のむせ・咳込みがある(年に数回肺炎を起こすことがある).
タイプ2 嚥下獲得期障害	経口のみから摂食している. 固形食ではむせないが水分にむせる. または,この逆の場合.
タイプ3 捕食獲得期障害	捕り込むときに口唇閉鎖ができない(筋緊張のため上手く口を閉じられない). または, 舌が出てくる. スプーンを噛むこともある.
タイプ4 触感過敏・心因性障害	摂食拒否, 触覚過敏, 緊張のために口を開けられないなどある.
タイプ5 押しつぶし期障害	むせることなく何でもすぐに丸呑みする. 舌が出ることもある. 噛まない, 噛めない.
タイプ6 咀嚼期障害	噛んでいるようだが口唇が閉じていないため口の中が見える. 食物をこぼす. 噛む回数が少ない.
タイプ7 食器・食具食べ期障害	自分で食べているが,「一口量が多い」「ペースが速い」「掻き込み・流し込み食べ」「こぼす, よごす」「丸呑み」「詰まらせる」などのいずれかがある.

※この分類は,あくまでも摂食機能障害の特徴的症状から該当するタイプを抽出して訓練を実践しやすくするために用いたものである.

表3 重症心身障害児(者)食形態5段階(永井ら, 2012[5])を一部改変)

摂食機能	診断	嚥下・捕食機能不全	押しつぶし機能不全	咀嚼機能不全	自食準備不全 (捕食機能不良)	自食機能不全
食形態	内容	なめらかで粒がなく、べとつきもない. 軟らかく,まとまりのよい状態	粒があっても細かく,充分軟らかい形態. べとつかず,まとまりやすい状態	形があって, 歯茎でも潰せる. 粗めの粒でもまとまりやすくばらけない.	固さは歯ですり潰せる形態. 食具ですくいやすい大きさ, 形状.	咬断, 咀嚼できる. 固形, かじり取れる大きさと形状. 箸で切れる.
	呼称	ペースト食	押しつぶし食	すりつぶし食	軟固形食	固形食
	名称	ペースト/ミキサー・粒なし	刻み/ミキサー・粒状	一口大/粗刻み 軟菜刻み	固形/一口大 常野菜	固形/常食
調理	主食 米飯 パン	なめらかゼリー粥：全粥にホット＆ソフト粥酵素(100gあたり2g)を加えミキサーにかける. パン粥のみ.	なめらかゼリー粥：全粥にホット＆ソフト粥酵素(100gあたり3g)を加えミキサーにかける. パン粥または,ミルクパンを牛乳に浸す.	ソフト飯：全粥を笊で水抜きする. ミルクパンまたは食パンの耳なしの小契り	ソフト飯：全粥を笊で水抜きする. ミルクパンまたは食パンの耳なしの一口大	軟らか飯：普通飯と全粥を2対1で混ぜる. ミルクパン, 食パンそのまま
	副菜	おもに煮物, 食品はフードプロセッサで処理, ブレンダーでペースト状に仕上げる. なめらかにトロミを付ける.	おもに煮物,食品はフードプロセッサで処理. 卵豆腐, かぶ, 皮なし南瓜のみ一口大. 粒があってもまとまりよくトロミを付ける.	おもに煮物, 肉・魚は,粗刻み. 軟らか煮物は一口大. 葉物野菜はフードプロセッサで処理. まとまりやすくトロミを付ける.	おもに煮物, 肉・魚・葉物野菜は、2～3cm/一口大にカット. その他の野菜は短冊にカット. トロミを付ける.	おもに煮物, 軟素材を選択.
	麺類	原則なし, またはミキサーでペースト状.	原則なしまたは, ミキサーでペースト状.	軟らかく煮込み約3cm位の長さ	約3cm位の長さ	約3～5cm位の長さ
	水分	なめらかピューレ状. ゲル状. トロミを付ける.	なめらかゲル状. トロミを付ける.	牛乳, ネクター状, ゾル状, または,トロミなし.	わずかにトロミ. ゾル状, またはトロミなし	トロミなし.

症例 1

脳性麻痺（痙直型），てんかん・気管支喘息，19 歳（女性）

主訴：捕食時は過開口，舌突出．嚥下時にむせが多い（図 1）．

現病歴・既往歴：水腎症，川崎病，膿胸がある．食形態はペースト食にパン粥，経口摂取は昼・夕のみ．経管栄養は，朝と 20 時に高栄養流動食と鉄剤補給飲料を注入．食器具は平スプーン，水分はピジョン哺乳用スプーンを使用する．抗痙攣薬を常時内服．

評価（所見）：口唇の動きは，捕食時に上唇が上方に反り返り，嚥下および処理時は，口唇がほとんど動いていない．舌の動きは，いずれの時期も時に舌が口唇の外に出ている．顎のコントロールは不良である．症状は捕食時の過開口，舌突出，スプーン噛みがみられる．食事中のむせが頻回にある．首振り，筋緊張が強く，四肢拘縮がある．

目標

①筋緊張を抑制し，安定した姿勢をとらせる．
②感覚過敏に慣れさせる．呼吸と嚥下の協調性を高める．
③筋刺激訓練により摂食器官の動きを促す．
④適正な食事介助によって正しい食べ方に導く．
⑤適正な食事形態によって安全に食べさせる．

摂食機能療法

食事時姿勢は，車椅子に乗車（60 度傾斜）し，頸部前屈位，顎の側方介助としました．筋緊張時には頭部が右側へ回旋しやすいため介助の際はしっかりと頭部を固定しました．食具は，口唇閉鎖不良およびスプーン噛みがあるため，平らなスプーンを使うこと

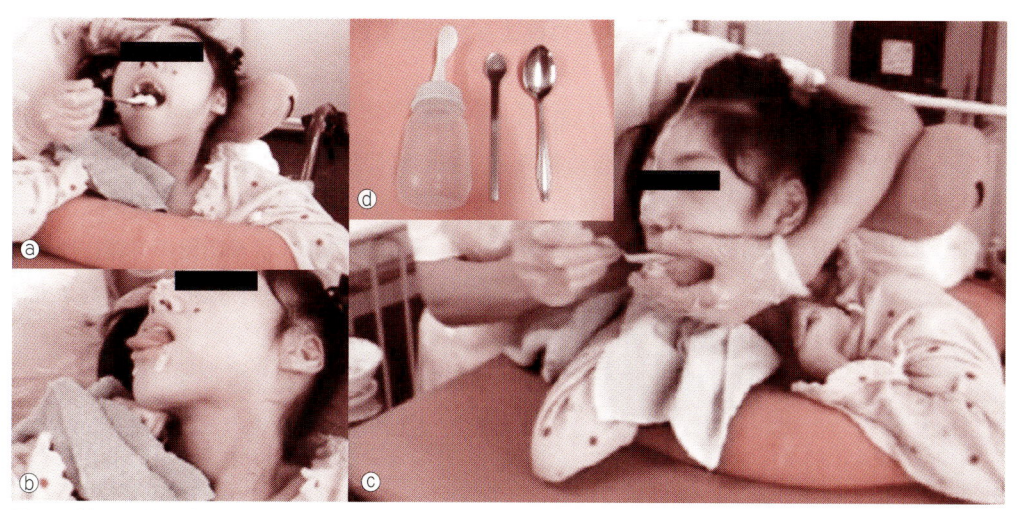

図 1　症例 1　嚥下障害，経鼻管チューブ併用
（a：捕食時の過開口，b：舌突出，c：捕食から嚥下まで顎介助，上唇介助 d：使用食器具）

にしました．水分は，一口量の調節が容易にできるスプーンから使用しました．食形態は前述のとおりです．水分には増粘剤でなめらかピューレ状のトロミをつけています．直接訓練法は，口唇閉鎖の介助と舌突出を抑制するために，捕食から嚥下までの過程の顎閉鎖を行いました．捕食時は一口量と食べさせるペースにも気をつけ，水分摂取では口唇および顎閉鎖の介助を行いました．間接訓練法は，脱感作療法，鼻呼吸訓練，嚥下促通訓練（ガムラビング法），口腔ケア，口唇訓練，舌訓練（口外法）などを行いました．

経過

毎日，昼食と夕食時の2回は当日指定されたスタッフが訓練を実施しました．訓練を3か月間継続したところ，はじめは過開口と舌突出が著明で，筋緊張も強く，むせも毎回ありましたが，訓練を重ねるごとに，過開口は減り，舌突出も少なくなりました．約1か月後の評価では，捕食時の上口唇は，ときどき降りる動きがみられました．むせは，水分摂取時にみられましたが，2回程度に減りました．

注意点

筋緊張や噛み込みが強い時には，刺激をするとさらに緊張が強まって，反り返りや首ふり動作が出るため，緊張がゆるまるのを待ってから，食事介助を再開するよう注意しました．

症例2 脳性麻痺，小頭症，てんかん，知的障害　49歳　男性

主訴：むせ，咳き込み，吹き出す（図2）．

現病歴・既往歴：痙性四肢麻痺，脊椎後方側彎，股膝関節拘縮変形，筋緊張が強い．摂食は経口からのみで全介助．食形態は，副菜はペースト食，主食は全粥である．水分にはスープ状のトロミをつけている．食器具は，固形食に平らなスプーン，水分にはピジョン哺乳用スプーンを使っている．抗痙攣薬は常時内服している．

評価（所見）：口唇の動きは，捕食時に閉じる動きがみられる．嚥下および処理時は，口唇がほとんど動いていない．舌の動きは，捕食時に常に舌が口唇の外側に出ている．嚥下および処理時には，舌が口唇の外側に出ることがある．顎のコントロールは不良である．水分摂取時は嚥下時の評価と同様である．食物は舌の前方部に残留する．ときにむせ・咳き込みがみられ，咳と同時に食物を吹き出すことがある．普段より口呼吸がみられる．

目標

①筋緊張を抑制し，安定した姿勢をとらせる．
②むせを少なくするため，呼吸と嚥下の協調性を高める．

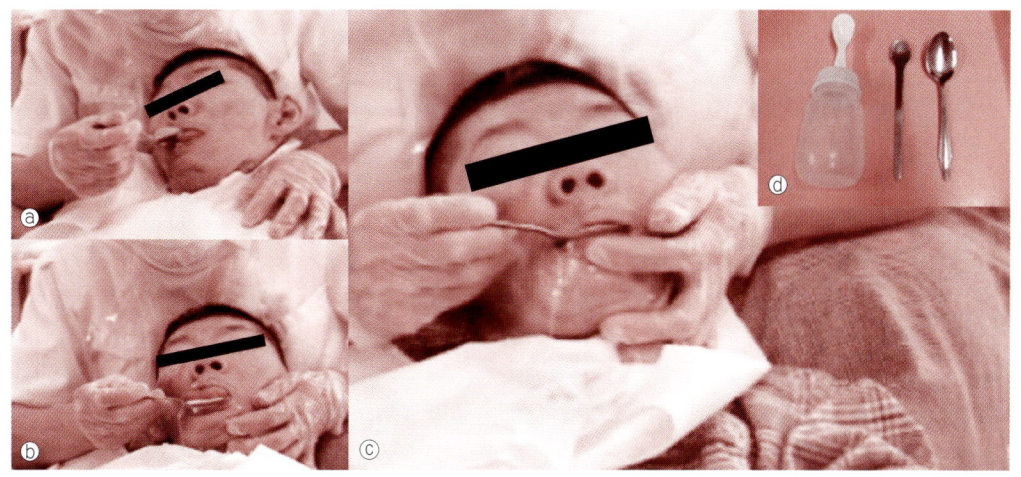

図2 症例2 嚥下障害
(a：捕食時の舌突出，b：水分摂取時の舌突出，c：水分摂取時の顎介助，d：使用食器具)

③適正な筋刺激により摂食器官の動きを促す．
④適正な食事介助により，確実に飲み込むことができる．

摂食機能療法

　　食事時姿勢に関しては，ベット上（約30度傾斜）で顎の後方介助，頸部前屈位としました．食器具は捕食時の口唇閉鎖を促すため，平らなスプーンを使いました．水分には少量から飲ませられる中スプーンを使用．食形態は前述のとおりです．水分には増粘剤でなめらかピューレ状のトロミをつけました．直接訓練法は，むせずに飲むために，捕食から嚥下までの全過程での顎閉鎖の介助を行いました．水分摂取は顎閉鎖の介助を行いました．また間接訓練法は，鼻呼吸訓練，ガムラビング，口腔ケア，口唇訓練，舌訓練（口外法）を行いました．

経過

　　はじめは，摂食姿勢がスタッフにより保持できていないときもありましたが，枕とクッションを使用しベッド上での摂食姿勢に注意するようにしたところ，安定した姿勢で実施できるようになりました．食事時は，舌突出と吹き出しが多くあり，むせも頻回にみられていましたが，訓練を経るごとに，舌突出は少なくなってきました．しかし，むせは認められたため，主食を全粥から粒の少ないパン粥へ変更しました．水分のとろみの稠度は，ハニー状にしたところむせる回数が減ってきました．1か月後の機能評価では，口唇閉鎖，舌突出，顎コントロールの動きがそれぞれ改善し，嚥下時のむせ，咳込みも少なくなりました．

注意点

　　食事の姿勢は，四肢の拘縮が強く，緊張することで摂食姿勢を保持することが困難であったため，頭部に枕とクッションを入れ，下肢にもクッションを使用してベッド上での食事姿勢に注意するように周知しました．

おわりに

　　重症心身障害児への摂食嚥下障害のアプローチには，多職種によるチームアプローチが不可欠です．これらの症例は，食形態や献立には管理栄養士，食事姿勢・食器食具の選択には理学療法士や作業療法士，診断・評価や間接・直接訓練には歯科医師，言語聴覚士や看護師などがかかわりました．

（大塚義顕／歯科医師）

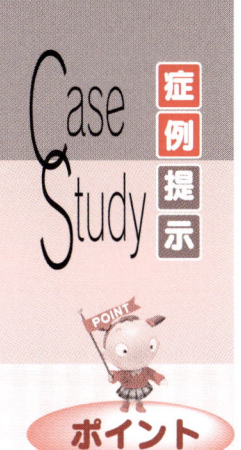

3. 染色体異常，奇形症候群と摂食嚥下障害

① Down症候群と摂食嚥下障害

ポイント

Down（ダウン）症候群とは，21番染色体が1本過剰に存在すること（21トリソミー）で起こる，知的障害，特異顔貌，多発奇形を呈する疾患で，発生頻度は1/700～1,000人です．染色体数47の21トリソミー（標準型）が95%を占めますが，ほかに転座型とモザイク型があります．標準型と転座型で顔貌や身体症状に概ね差はありませんが，モザイク型では正常細胞の占める割合が高いほど症状は軽度です．先天性心疾患や消化管奇形，甲状腺機能低下，頸軸椎不安定症，滲出性中耳炎，難聴，眼の屈折異常，斜視などを合併することがあり，また白血病は一般集団の20倍のリスクがあります．平均寿命は50歳を超え，成人期での医療・管理が不十分のため成人病等の発症が問題となります．また老化は早く，加齢とともにアルツハイマー病を発症し，50歳代で50%以上が罹るとされています．

乳幼児期には摂食嚥下機能獲得の遅れや舌突出などの習癖がみられながらも多くは経口から食事をとれますが，咀嚼力が弱く丸呑みになりやすい特徴があります．成人期以降は嚥下機能が悪化する場合も少なくありません．また白米や麺類などを好む傾向があり，強度の偏食傾向が出ることがあります．栄養面の配慮が必要となります．

症例1

初診時年齢：6か月（女児）
基礎疾患：生後，Down症候群の疑いがあり，染色体検査を受けた結果標準型Down症候群と診断された．術後の経過は良好で哺乳も十分にできていたが今回，母が離乳食を開始するにあたり専門施設の受診希望を主治医に相談し，口腔リハビリテーションクリニックの摂食指導を開始した．寝返りはまだできず，歯は未萌出で指しゃぶりはあるものの口腔内への接触は拒否が強い．

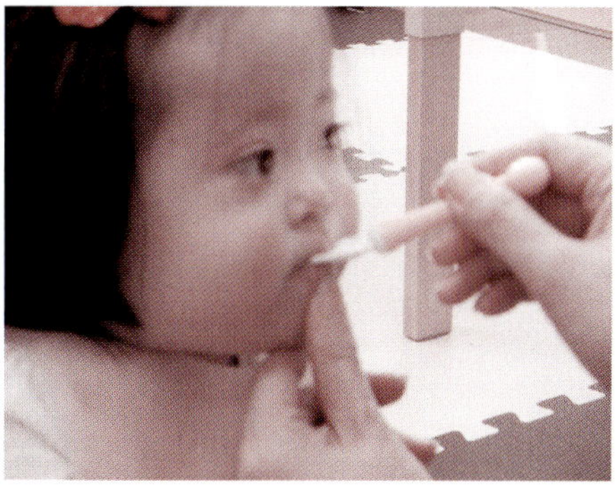

所見（評価）：初診時は哺乳しており，哺乳反射（吸啜反射）が残存しながらの摂食指導開始となった．母親は，粥を持参し抱っこでフィーディングスプーンによる摂取を試みたが，哺乳反射が残存している

図1　摂食時の下唇介助

ため舌を前後に動かして舐めるように摂取していた．2回目評価までの1か月間は，ミルク中心でスプーン大さじ2杯分程度の粥を食べるのがやっとだった．以上の評価から嚥下機能獲得不全と考えられた．

目標および治療計画

①哺乳反射の消失を待ちながら成人嚥下を獲得する．
②捕食時に口唇閉鎖を行い（図1）食塊移送を促すとともに舌突出を防止する．

経過・訓練

哺乳反射の消失に対しては，児の受容できるときにできるだけ口腔内に刺激を入れて一体動作を分離動作に移行させていきました．離乳初期食を用い，捕食から嚥下まで拒否のない程度に下顎の介助を行い，成人嚥下の獲得を促しました．哺乳瓶による水分摂取は，これまでどおり継続してもらい，成人嚥下が安定してきたところでバンゲード法の舌訓練（口外法）を導入して上下の舌運動を引きだす指導を行いました．7か月頃には食事のレパートリーが増えてきた一方で，捕食時の舌突出が顕著となったため，口唇訓練の導入と舌訓練の頻度を高くしました．途中経過では，訓練の拒否が強くなったものの経過とともに受容がよくなり，10か月ころに舌突出が消失して，処理時の舌運動は上下に押しつぶすことができるようになりました．

注意点

間接訓練の拒否は，しばしばみられるものの，頻度や時間帯を考慮して可能な限り早期から適切な訓練を導入すると，習癖化の予防や異常運動の改善につながると思われます．

症例2

初診時年齢：1歳0か月（男児）
胎生28週1050gの低出生体重児である．哺乳不良により経鼻胃管栄養となり，初診時まで継続中．一部経口哺乳している．
基礎疾患：Down症候群，心室中隔欠損症，慢性肺疾患，甲状腺機能低下症　誤嚥性肺炎と胃食道逆流症の既往あり．小児科で嚥下内視鏡検査（VE）が行われ，唾液の誤嚥を確認されていた．
主訴：口から食べられるようにさせたい．Down症は舌が出ると聞いたので，出ないように早く訓練を始めたい．
所見（評価）：初診時，哺乳反射は吸啜反射と咬反射がわずかに残存しており，安静時の口唇閉鎖不全があったが，舌突出はみられなかった．口腔内は，歯が未萌出で高口蓋と狭口蓋が認められた．口唇と歯肉に過敏が認められた．ミルクを飲むと喘鳴が起こり，すぐに疲労して哺乳を中断するため，哺乳では十分な量は取れていなかった．SpO_2は，安静時96％程度で，哺乳によ

り92％まで減少した．以上より，経口摂取準備不全と診断した．

目標および治療計画

　　口腔周囲筋の低緊張および心疾患や慢性肺疾患によると思われる哺乳力の弱さ，胃食道逆流による誤嚥性肺炎のリスクがあり，全身状態の安定が得られないうちは積極的な経口からの摂取は無理と判断し，経鼻胃管からの栄養摂取を第一選択としました（長期化するようであれば胃瘻の検討も必要）．

　　短期目標として過敏の除去と筋の低緊張への刺激の入力，長期目標として経管から経口への移行としました．

　　治療計画は，1日1回，哺乳と関係のない時間帯に口唇および口腔内の脱感作を行うこと，過敏のない頰筋と舌筋に対して，バンゲード法の筋訓練を行うこととしました．特に，母親からは「舌を出さないうちにバンゲード法を予防的に行いたい．インターネットを参考にみようみまねで行っていたが，正しい方法を教えてほしい」と強く希望されました．

経過・訓練

　　初診時より1か月後には，哺乳反射はほぼ消失し，過敏も軽度になりました．肺炎の既往や哺乳時の喘鳴があったため，嚥下造影（VF）を施行したところ，哺乳時，ペースト食の経口摂取時いずれにおいても誤嚥は認められませんでした．したがって，疲労や気管内分泌物の増加，胃からの逆流物の誤嚥に留意しながら，少しずつ経口摂取の練習を行っていくことにしました．

　　母親が熱心に筋訓練を実施した成果もあり，舌突出することもなく経過しました．胃食道逆流が改善した2歳半ころから経口摂取量が増え，4歳の時点で全量経口摂取が可能となりました．

注意点

　　全身状態が落ち着くまでは摂食指導は行えないと考えられがちですが，将来経口摂取を開始するときのために，早期から適切な間接訓練を施行することが重要です．

摂食機能と認知機能発達との関係

自験例の紹介

　　Down症候群患者31名（男性25名，女性6名；0歳～39歳）についての，太田ステージによる発達段階と摂食機能との関連について紹介します．太田ステージ[4]は，認知発達段階の評価に用いられ，無シンボル期；Ⅰ～Ⅱ，シンボル表象期；Ⅲに分類されます．無シンボル期からシンボル表象期に移行するおよそ2歳半の発達段階を基準に2グループに分類し，摂取食形態と舌突出について検討しました（図2, 3）．両グループとも，

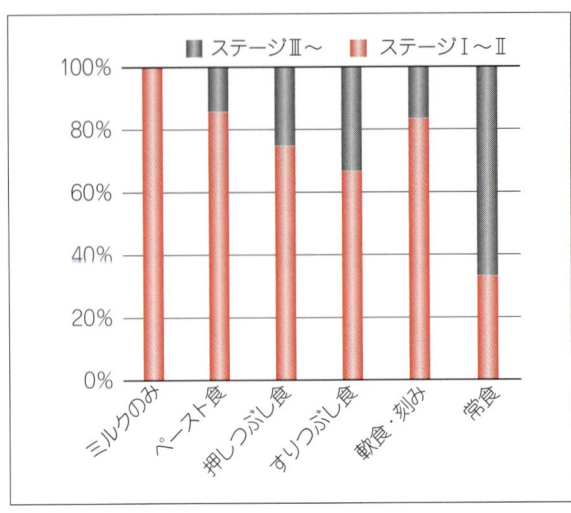

図2 Down症候群児の認知発達段階（太田ステージ評価）と摂取食形態

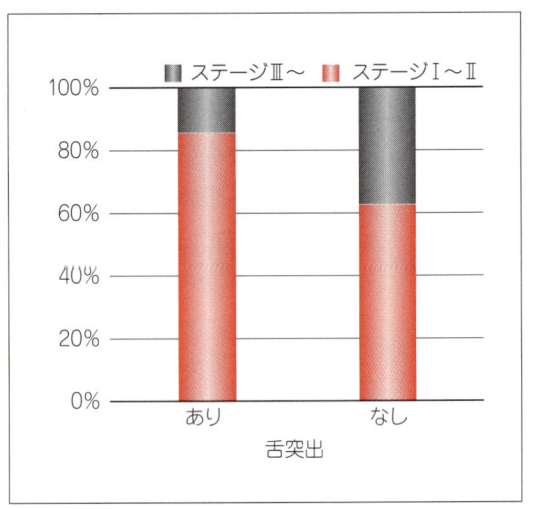

図3 Down症候群児の認知発達段階（太田ステージ評価）と捕食時舌突出

実年齢の平均は5歳でした.

摂取食形態は，ステージⅢ以上のグループのほうがステージⅠ～Ⅱのグループよりも常食を食べている者が多くみられました．また捕食時舌突出は，ステージⅠ～ⅡのグループのほうがステージⅢ以上のグループよりも多くみられました．認知機能発達は摂食機能の獲得や改善と関連する可能性があります．摂食指導を進めていくうえで認知機能発達の評価を取り入れることは，指導の方針を決めるうえで非常に重要となります.

解説

Down症候群の口腔所見と，摂食嚥下障害の症状の特徴を表1, 2に示します．Down症候群ではこのように特徴的な症状を呈しますが，実は一般的には，摂食嚥下機能に問題があることはあまり認識されていません．そのため，学校や作業所など，将来的に社会で生活していくうえで，「食」の問題が生活に影響を及ぼす可能性が出てきます.

通常，摂食指導は患児の全身状態が安定してから開始すべきですが，最近では身体的に重症な状態のうちから，摂食指導を希望される傾向にあります．また，症状が出現していないにもかかわらず，舌突出などの習癖を獲得しないよう，予防的見地から，早期に摂食指導を開始したいという訴えも増え，0歳児の受診数が増加してきています.

一方，舌突出はDown症候群の一番の特徴ではありますが，舌突出がある限り咀嚼機能が発達していないかというと，そうではない場合もあります．Down症候群児の多くが特別支援学校に進むことを考えると，学校給食はほとんどが普通食か刻み食となります．そうなると，「就学までに咀嚼機能を獲得させたい，早くから指導を受けたい」，という保護者の思いは当然のことであり，医療者側も，ある程度，目標をそこに定めることが必要となってきます．子供の全身状態はもとより，誤嚥やむせがなく嚥下が可能

表1 口腔の特徴

口腔所見	□輪筋の筋緊張低下 □呼吸（鼻呼吸が下手） 唇は広く，乾燥し，不規則に溝がある 舌は口腔が小さいため大きくみえるが真性の巨舌もある 溝状舌，地図状舌 一般に高口蓋といわれるが，狭口蓋の場合も多い 口蓋の前後径小さい 2/3はアングルⅢ級の不正咬合（上顎の劣形成） 口唇・口蓋裂は0.5％の発生率
歯の異常	萌出遅延 萌出順序の不規則さ 先天性欠如：23〜47％ 歯の奇形，癒合歯
歯周病	90％以上が罹患する おもな原因は口腔衛生不良・不正咬合 宿主・遺伝要因 歯周病原性細菌の早期侵入・定着・増殖 宿主の防御機構の低下による免疫力の低下 歯周組織の破壊の亢進と修復力の低下

表2 摂食の特徴

症状	哺乳力が弱い 口呼吸下で食べている 吸啜の動きで食べたり飲んだりする（特に水分摂取時） 舌を突出して食べる 口唇を閉じずに食べる 噛まずに丸呑みする ごはんや麺を好む 偏食傾向

であるならば，積極的に咀嚼機能を伸ばす指導をしていくべきです．

　以前と比較し，インターネットや親の会のつながりなどで，Down症候群の摂食に関する情報は急速に拡大しており，それらの情報に振り回されている保護者が多いようにも思えます．一人ひとりの子供と保護者に合わせた，過不足のない適切な摂食指導を行えるよう，医療者側の心構えが重要となります．

　また，乳幼児期に十分な摂食機能獲得の支援がなされないまま経過し，小学生や中学生になっても哺乳瓶を手放せない子供もいます．その場合，舌突出も顕著で，吸啜様の動きのまま発達が止まっていることもあり，成長してからの対応は非常に困難です．将来的に摂食嚥下機能が低下していくことを考えると，できるだけ早期からの支援体制づくりが大切になるでしょう．

（田村文誉／歯科医師・水上美樹／歯科衛生士）

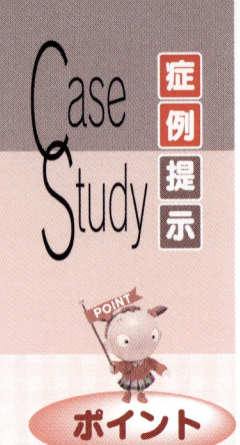

3. 染色体異常，奇形症候群と摂食嚥下障害

②フロッピーインファントと摂食嚥下障害

ポイント

❶ フロッピーインファントはさまざまな疾患の集合であり，低緊張・筋力低下により摂食嚥下障害が起こる
❷ 基礎疾患の予後と摂食嚥下機能には密接な関係があるため，摂食嚥下リハビリテーションの計画には基礎疾患の知識が必要である

症例1

初診時年齢：2か月（男児）

経過：体重4,250g，身長53.5cm（図1），出生時に高度の低緊張を認め，顔貌などの臨床時症状からPrader-Willi症候群が疑われ，FISH法にて15番染色体の長腕の部分欠失を認めたことから（図2），Prader-Willi症候群と診断された．低緊張のため経口摂取が進まないため，経管栄養が行われている状態で来院した．

評価（所見）：全身状態は良好であるが著しい低緊張を認め，いわゆる蛙肢位をとる．吸啜は認めるものの哺乳力は弱く，100mL/日程度の哺乳量．口腔内・口腔周囲の過敏は認められない．舌の運動は上下運動であり吸啜力が弱いが，嚥下時にむせは認められない．臨床所見と基礎疾患より，低緊張による哺乳力不足のための摂食嚥下障害を疑った．診察所見より口腔機能の未熟性はあるものの嚥下障害はなく，またPrader-Willi症候群の摂食機能の予後はよいため，嚥下造影（VF）などによる誤嚥検査の適応はないと判断した．

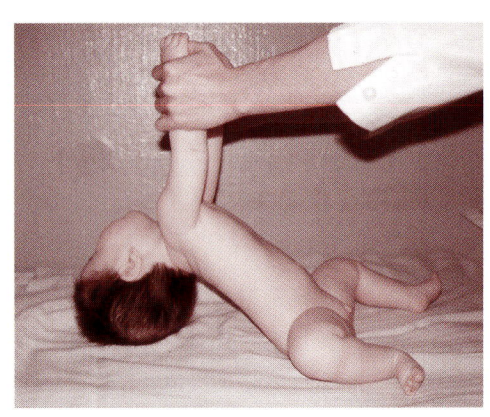

図1 7か月時の様子
低緊張は残るが，すでに経口摂取可能である．

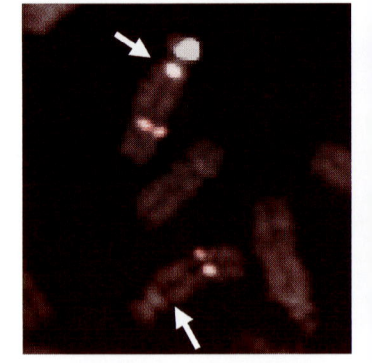

図2 Prader-Willi症候群の責任遺伝子（SNRPN）のFISH解析（写真提供：山梨大学・久保田健夫先生）
写真上の15番染色体ではSNRPN遺伝子（赤）が存在するが，写真下の15番染色体では存在しない（SNRPN遺伝子を含む染色体領域の欠失）．

252

治療計画

　基礎疾患が Prader-Willi 症候群であることから，筋緊張の低下は年齢とともに改善すると考えられます．筋緊張の改善に伴い経口摂取も可能となることが推測されるため，経管栄養の注入前に経口哺乳を試みることとしました．また，保護者には，乳児期早期には食べられなくても，やがては経口摂取可能になることを説明し，指しゃぶりなど口に物を入れることを楽しませ，経管栄養の継続を行うことを説明しました．

経過

　体重増加および発達経過観察のみで 6 か月頃から筋緊張の低下も改善し，経口摂取量が増え，8 か月時には栄養カテーテルを抜去しました．その後は児の摂食嚥下機能に適した食物形態を選択し，Prader-Willi 症候群の特徴の一つでもある肥満に注意しながら経過をみることとしました．また，う蝕や歯列異常の発生頻度も高いので，歯科的にも経過を追う必要があります．

注意点

　フロッピーインファントの原因となる背景にはさまざまな疾患があり，疾患によってその程度や予後も大きく異なります．本症例は，受診時には Prader-Willi 症候群と診断がついており，適切な介助法や摂食機能についての指導を行い，特別な訓練はしなくても改善することを説明しました．Prader-Willi 症候群では，体が小さいので栄養必要量を推定することも重要になります．筋緊張低下の改善とともに，生後数か月で急速に摂食機能も改善するので，必要以上にゆっくりとした食事指導は，かえって発達を促す妨げになります．また，3 歳までには肥満傾向が出現するので，体重増加には注意が必要です．

解説

●フロッピーインファントとは

　フロッピーインファントは全身の筋緊張低下を認める乳児の総称であり，関節の過伸展，軟らかい筋，他動的運動に対する抵抗の減弱がみられます．その原因としては，染色体異常，神経・筋疾患，代謝異常症などが含まれ，摂食嚥下障害を起こす代表的疾患には，先天性筋ジストロフィー症，先天性筋強直性ジストロフィー症，先天性ミオパチー，Prader-Willi 症候群，Werdnig-Hoffmann 病，Pompe 病などがあります．フロッピーインファントでは低緊張により，顎の運動や嚥下運動が緩慢となります．体幹や頭部の保持が悪いことも多く，呼吸障害や姿勢も摂食機能に影響するため考慮します．予後は基礎疾患により異なります．

　フロッピーインファントの摂食嚥下機能の評価では，全身状態の評価が重要になります．筋緊張低下の改善により摂食嚥下障害も改善しますが，Werdnig-Hoffmann 病の

ような筋力低下の進行する疾患では悪化していきます．直接訓練を行う際は，体幹や頸部の保持が難しいことが多いので姿勢に注意を払い，咀嚼力減弱に対して取り込む一口量や食材，硬さを調節することが大切です．

Prader-Willi 症候群：15番染色体の長腕の部分欠失であり，遺伝学的診断（FISH 法，DNA メチル化テスト）によって新生児期からの診断が可能になりました（図2）．また，精神遅滞，低身長，アーモンド型の眼，小さい手足，外性器低形成などの身体的特徴があります．経口摂取が可能なことも多いのですが，一部は経営栄養を要します．筋緊張低下のために起こる摂食嚥下障害は1歳頃には改善し，その後は食欲の増加を認め，肥満が問題となります．

Werdnig-Hoffmann 病（図3）：常染色体劣性遺伝の脊髄前角細胞の障害です．重症度は症例により異なりますが，進行性の疾患です．誤嚥性肺炎は致命的な合併症にもなりうるので，無理な摂食指導は行いません．

先天性筋ジストロフィー症（福山型筋ジストロフィー）（図4）：常染色体劣性遺伝の進行性疾患であり，原因としてフクチン遺伝子が同定され，その機能がα-シストログリカンへの糖鎖付加であることがわかりました．乳幼児期の摂食嚥下機能は，発達が勝って改善していきます．摂食嚥下機能として問題になるのは，学童期以降が多くなります．学童期以降では，顔面筋の筋力低下が著しくなり，拘縮も加わり口を閉じることが，困難になります．そのため，摂食嚥下機能の低下がみられます．

筋強直性ジストロフィー症（図5）：常染色体優性遺伝の疾患であり，遺伝子解析で3塩基リピート（CTG）の反復がみられます．この反復が多い場合に重症となり，世代が

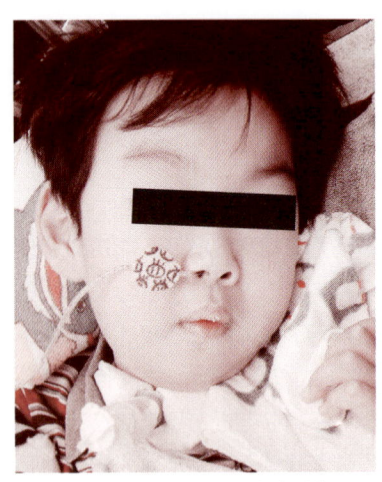

図3　Werdnig-Hoffmann 病（5歳）
在宅人工呼吸器を使用しているが，会話は可能である．嚥下が困難なため経管栄養を行っている．

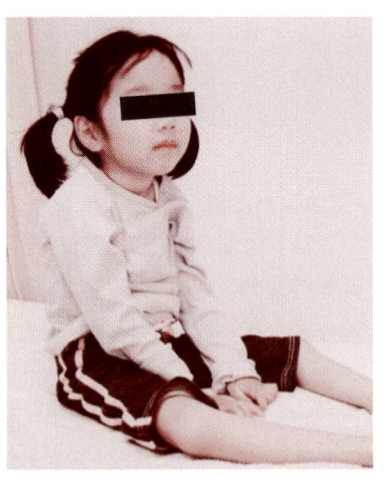

図4　福山型筋ジストロフィー症（5歳）
特に問題なく，経口摂取可能である．

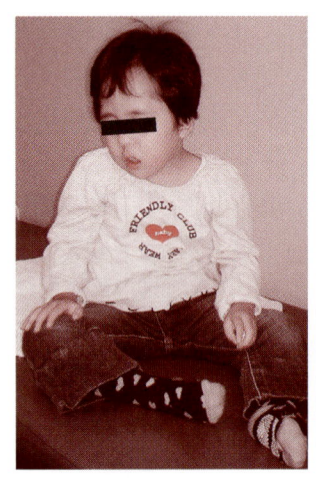

図5　筋強直性ジストロフィー症（3歳）
新生児期には経管栄養であったが，発達とともに改善し，現在では軟らかいものなら経口摂取が可能となった．

進むにつれ重症となります．重症新生児型は新生児から症状を認めます．摂食嚥下機能では，顔面，舌，咽頭の筋が侵されるため，発音の不明瞭や嚥下困難が生じます．重症度にあわせた対応が必要になります．

*

他にも，筋緊張低下をきたす疾患では，その程度により経口摂取が困難なことがあります．いずれも基礎疾患の予後と密接な関連があり，基礎疾患について十分理解したうえで，食物形態，姿勢，介助法を考える必要があります．

（田角　勝／医師）

Side Memo 12
障害のある子どもの家族へ

Drotar[1]らは先天性奇形を持つ子どもの誕生に対してその親の反応を，ショック，否認，悲しみと怒り，適応，再起の5段階に分類しています．障害児の出生に際しての親の精神的ショックははかり知ることができません．かの有名なEdna Massimilla[2]の「天国の特別なこども」の詩を読んでもとても冷静に受け入れることはできないことでしょう．筆者は口唇裂口蓋裂の乳児をみてきました．ときには生後数日くらいの時点で母親と話をすることもあります．母乳は飲めるのか？　元気に育っていくのだろうか？　手術はうまくいくだろうか？　この子が幼稚園に行く頃はどんな顔になっているのだろうか？　といった将来の不安や心配を，母親なら多く抱きます．そんなときは少しでも不安を解消できるように，哺乳・離乳食の進めかたを含めて将来の治療の方向性を説明するようにしています．

摂食嚥下外来にやってくる患者さんのご両親のなかには，こうした急性期の治療を終え，症状も安定し，疾患を受け入れ，前向きに取り組んでいる方も多くいらっしゃいます．

最近外来に来る，やんちゃではありますが，とてもかわいいDown症の男の子のお母さんにいました．「お母さん，こんなかわいい子がいてよかったですね」と．お母さんは笑いながらいいました．「1週間先生の家に預けましょうか？　現実は大変ですよ」

筆者は以前，リハビリテーション病院において小児の摂食嚥下外来を担当していました．そこの看護師がいってくれました．「先生の外来を受けたあと，お母さんの表情が明るくなって帰っていきますね」．また，小児歯科学会のシンポジウムでこんな話を聞きました[3]．「小児歯科の先生は子どもが歯科治療を上手に受けることができると○○ちゃん上手にできたねと子どもをよく褒めます．でも親を褒める先生はあまりいません」．どうか先生方の外来でも，患児の両親や養育者も褒めてあげてください．「お母さん，○○ちゃんはこんな口の動きができていますね！　毎日少しずつ成長しているんですね」と．

摂食嚥下外来を受診した母親の表情が明るくなって帰っていくことができるように，患児だけでなく保護者も支えることができたら，といつも思っています．

（久保田一見／歯科医師）

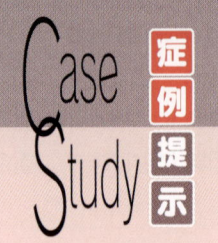

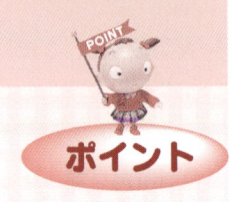

3. 染色体異常，奇形症候群と摂食嚥下障害

③ Cornelia de Lange 症候群などの拒食のみられる障害

ポイント

1. 一部の奇形症候群や染色体異常では，さまざまな摂食機能の障害とともに，強い摂食拒否をもち，拒食が最も中心の病態となることがある
2. 口蓋裂や胃食道逆流症，さらに全身的な合併症を伴うことがあり，摂食嚥下障害の病態が複雑になる
3. 摂食拒否への対応は食事場面のみでなく，生活や発達全般にわたって考える．無理強いや訓練は拒否を強める可能性がある

症例1

初診時年齢：2歳，男児（図1）

経過：出生体重1,980g．特徴的顔貌，精神遅滞，低身長，低体重，小短頭症，両眉毛癒合，多毛，小さな手足，手足の奇形などがみられ，Cornelia de Lange 症候群と診断された．新生児期から十分な哺乳ができず経管栄養が施行され，しばしば嘔吐が認められるということで，外来に来院した．

評価(所見)：診察では唾液などはスムーズに飲み込み，誤嚥はしていないようであった．また，指しゃぶり，玩具なめの

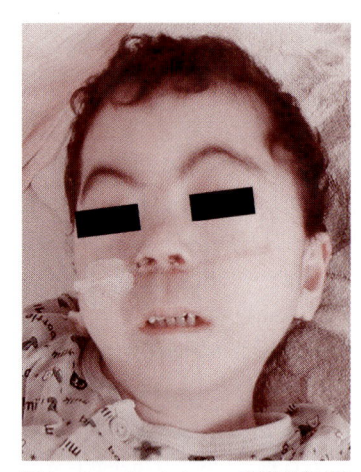

図1　Cornelia de Lange 症候群（2歳）

様子から，口唇の閉鎖機能などの問題はみられない．しかしながら，口唇周囲を中心に触れられることを強く拒み，口唇に手やスプーンが触れると口を強く閉じ，食物を与えようとすると非常に嫌がる．指しゃぶりや玩具なめは自ら行っている．

診察所見より，口腔機能の未熟性はあるものの摂食嚥下障害はなく，ＶＦなどの誤嚥検査の適応ではないと判断した．嘔吐が繰り返しみられるため，上部消化管造影（図2）および食道pHモニター（図3）を施行し，胃食道逆流現象を確認した．

治療計画・経過

　　本児はCornelia de Lange 症候群などでみられる摂食拒否と考えられ，本人のペースにあわせてゆっくりと自由に食べさせることを中心に指導しました．半年以上かかっ

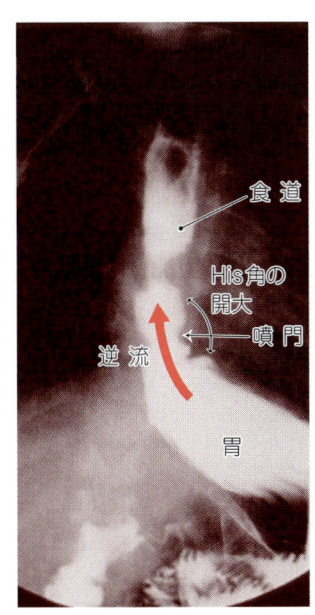

図2　上部消化管造影像
胃食道逆流現象がみられる．

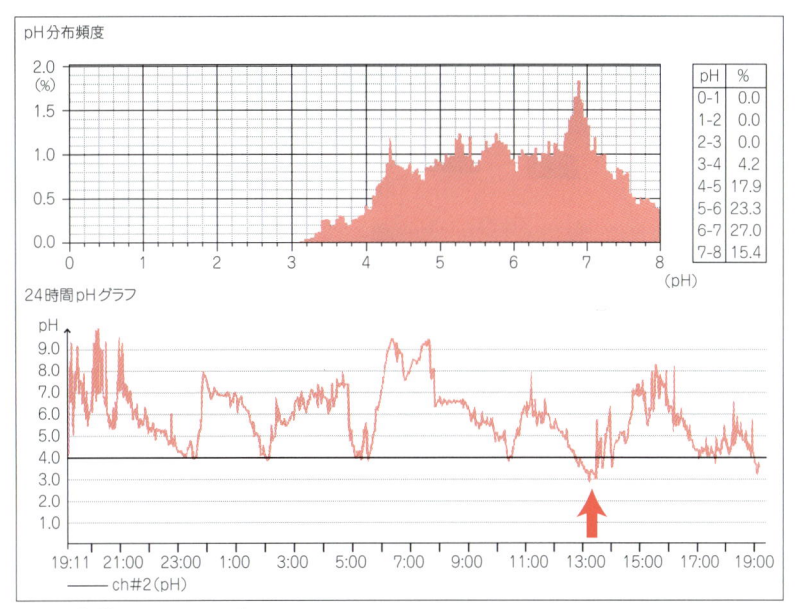

図3　食道 pH モニター像
矢印は pH 低下部分を示す．pH 4.0 以下が 4.2％（正常では 4.0％以下）で GER を確認した．

て少しずつ自らパンをもって口に入れるようになり，徐々に食べる量も増加しました．2年間にわたって経過観察したうえで経管栄養を抜去することができましたが，食べられる食物の種類は限られ，食物の口への詰め込みもみられます．

　胃食道逆流現象（GER）に対しては，食後に体位を起こすことを保護者に指導し，並行して薬物療法による内科的治療を行い，コントロールされています．

注意点

　本疾患の摂食・嚥下障害の原因としては，複数の要因が考えられますが，しばしば心理・行動的問題である摂食拒否が病態の中心になっている場合があります．Cornelia de Lange 症候群のなかには重度の胃食道逆流症を伴う場合もあり，胃瘻や胃食道逆流防止術が必要なケースもあります．児の摂食嚥下障害の問題点を明らかにしたうえで対応することが重要です．

解説

　Cornelia de Lange 症候群，Costello 症候群[1]，4p⁻症候群[2]，18トリソミー，21トリソミーなどの奇形症候群や染色体異常症においては，拒食という形で症状が出現することがあります．これらの疾患には，機能障害や行動・心理問題など複数の要因を考えなければなりません．また，合併症（胃食道逆流症，消化管奇形）や全身状態（心疾患，呼吸障害）などの複合的な問題も考慮し，必要に応じて胃瘻などの外科的治療を考えなければならないことがあります．ここでは，代表的な疾患について解説します．

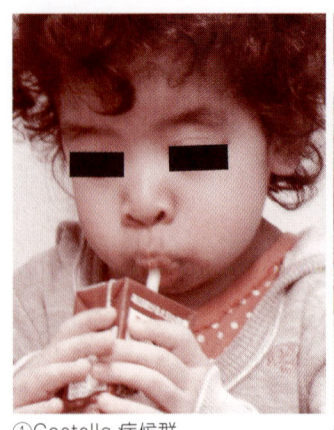

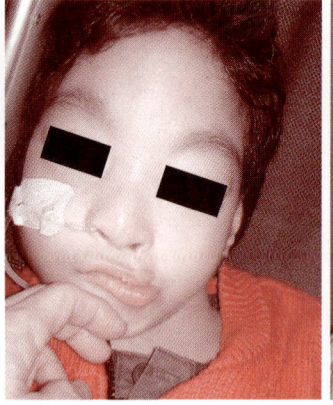

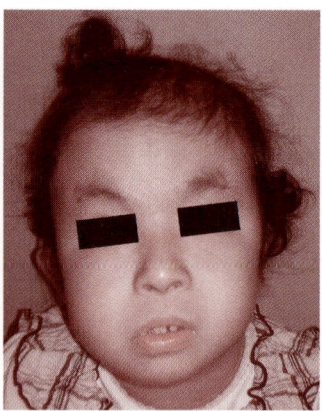

①Costello 症候群　　　　　②4p⁻ 症候群　　　　　③18 トリソミー

図4　摂食拒否を示す代表的な疾患の顔貌
Costello 症候群の児（①）は2か月時に経管栄養で紹介受診した．
4p⁻症候群の児（②）は顔面に軽く触れただけで，口をゆがめて嫌な顔をしている．

●Cornelia de Lange 症候群

　Cornelia de Lange 症候群は5番染色体短腕（5p13.2）に存在する NIPBL 遺伝子の変異を約半数に認めます．

　臨床診断には，特徴的顔貌（濃い眉毛，眉毛の癒合，カールした長い睫毛，小さい鼻，長い人中，細く端の下がった唇など），精神遅滞，低身長，低体重，小短頭症，多毛症，小さな手足，手足の奇形などがみられます．また，胃食道逆流症，てんかん，心臓疾患，口蓋裂，内臓異常，難聴，停留睾丸などを合併します．

　摂食に関しては，新生児期からの哺乳困難が問題となることがしばしばあります．体重増加不良を伴うこともあり，栄養を補うために経管栄養が考慮されます．口腔機能の未熟性による哺乳力不足や，摂食嚥下機能の協調障害による哺乳障害も認めますが，摂食嚥下障害の主原因としては，行動・心理的問題と考えられる摂食拒否があることが多いです．特に重度の精神遅滞を伴う症例では，認知障害，多動，自傷，攻撃性，自閉傾向，固執，興奮性，無痛，感覚過敏，睡眠障害などがあり，これらの行動が摂食障害に関係します．栄養補給のために，食事の無理強いや不適切な訓練により，その拒否が強くなることがあるため注意が必要です．子どもの摂食嚥下機能と意欲を理解することが大切です．また，胃食道逆流症を伴うこともあり，重度の場合には胃瘻造設術や胃食道逆流防止術を考慮します．

●Costello 症候群

　Costello 症候群（**図4-①**）は，縮れ毛，特徴的顔貌（鼻根部平低，上向きの鼻腔，厚い口唇，小顎），知的障害，皮膚弛緩，手掌と足底の角質増殖などを特徴とする疾患であり，高頻度で摂食拒否がみられ，ほかにも，心奇形や足関節の障害などがみられます．

　原因遺伝子として，患児の8〜9割に HRAS 遺伝子が検出され，エラスチンやエラ

スチン結合タンパクの異常が報告されています．哺乳障害や摂食障害の原因も明らかではありませんが，摂食拒否がみられ，経管栄養が必要になることもあります．また，食事量にムラが多いのも特徴です．子どもの行動を理解した対応が重要になります．

● 4p⁻症候群

4p⁻症候群（**図4-②**）は，4番染色体の短腕（4p16）の欠失が認められ（**図5**），精神遅滞，発育障害，心奇形，両眼開離，小頭，眉間部突出，くちばし様の鼻，けいれん，口蓋裂，尿道下裂などの症状を伴います．摂食嚥下障害とともに拒否がみられることがあります．

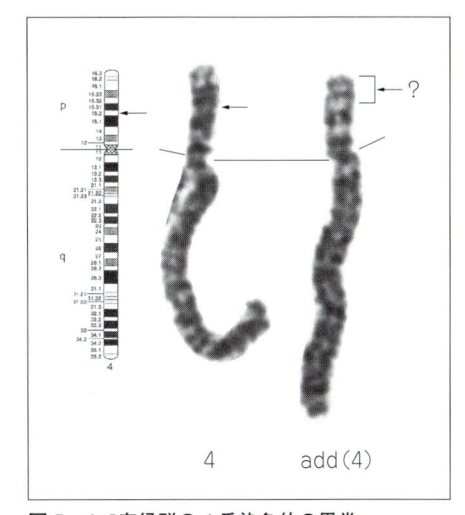

図5　4p⁻症候群の4番染色体の異常（高精度分析）
本症例では，4番染色体に由来不明のものが付いている．

● 18トリソミー

18トリソミー（**図4-③**）は，18番染色体が3本，すなわち1本余分にあります．

症状は胎児の頃より著しい成長障害が認められ，重度の精神運動発達遅滞，後頭部突出，耳介低位，扁平でとがった耳，小口，狭口蓋，小顎，特有な指の握りの重なり，ゆり椅子状足底，小さな足，股関節開閉制限，停留睾丸，心奇形，前額や背部の多毛，口唇裂・口蓋裂，手の尺側または橈側変位，合指，多指趾などがみられます．摂食嚥下障害とともに拒否がみられることがあります．

（田角　勝／医師）

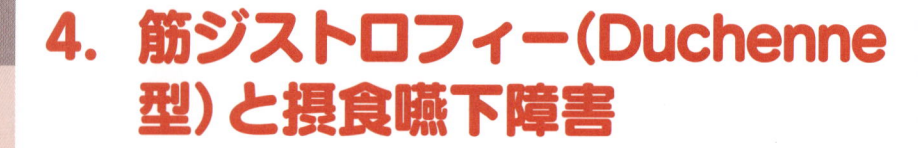

4. 筋ジストロフィー（Duchenne型）と摂食嚥下障害

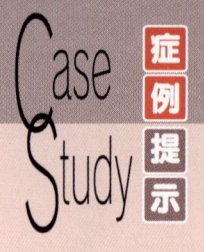

ポイント

① 患児や親が摂食嚥下障害に気づかないことが多いので，摂食量や体重の減少，痰からみなどのサインに注意する
② 10歳代は口腔期障害が優位だが，食物の咽頭残留は少なからず認められる．20歳代には咽頭期障害も出現し，咽頭残留が増大し，誤嚥のリスクも生じる．誤嚥対策・呼吸リハビリテーションを早期に導入する
③ 脊柱の変形が摂食中の疲労や嚥下困難感を増強させることが多く，ポジショニングについて早期から介入する
④ 水分の嚥下は比較的良好なことが多く，早期に栄養評価を行い，栄養摂取が不足する場合は経腸栄養剤などを補食として経口摂取させる
⑤ 進行期（20歳代）は呼吸不全の影響を受けるので，食事中のSpO_2のモニタリングを行い，必要に応じ呼吸補助する

症例

初診時年齢：15歳，男性
基礎疾患：Duchenne型筋ジストロフィー．筋ジストロフィー病棟に療養入院中．脊柱の変形が強いが，電動車椅子の自繰にて特別支援学校へ通学．普通食を摂取していたが，しだいに座位で摂食中に飲み込みが悪くなり，ときにむせがみられるようになった．食事の途中で疲労を訴えて臥位になり，食事摂取時間が延長し，摂食量も減少してきた．
評価（所見）：嚥下造影では，巨舌と舌の運動障害のため，食物の口腔内移送が悪く，梨状陥凹に食物が残留していたが，水分による交互嚥下で除去可能だった．摂食場面の観察では，食物を口唇で捕食せず前歯で受け止め，口腔内の処理時間が長くかかっていた．また不安定な姿勢や上肢挙上困難のために疲労感を訴えて，食事中に休憩を必要としていた．

目標・治療計画

①摂食時の疲労を減らす：自食と介助を組み合わせる．
②嚥下能力に合わせた食事を提供する：食事形態を嚥下調整食に変更する．
③嚥下能力に適した摂食方法：介助時はリクライニングとし，口唇による捕食を促す．介助方法を徹底する．水分による交互嚥下を促す．
④嚥下関連筋の可動域を拡大する：間接訓練・嚥下体操（提舌，咬合，口腔周囲筋ストレッチ）を行う．

⑤ 摂食時の座位保持を安定させる：車椅子にパット，クッションを装着し，摂食姿勢を調整する．

経過・訓練

　食形態を普通食からソフト食へ変更し，間接訓練や嚥下体操を毎食前に行うことにより，飲み込みがスムーズになりました．また，疲労を考慮して，前半は自食，後半には食事介助を受けるよう勧めました．その後，自食に疲労を訴えるようになったため，食事は全介助としました．姿勢は，本人の安楽な45度リクライニングとしました．その結果，食事中の疲労感が減り，食事の摂取量が増えて食事摂取時間も短くなりました．

　18歳ごろより夜間のSpO_2が低下するようになり，夜間のみ鼻マスクによる呼吸管理（NIV）を開始しました．日中は呼吸器を装着せずに生活していたのですが，食事中のSpO_2モニタリングにより，85％まで低下がみられました．このため，食事中はNIVのもとに摂食するよう指導しました．その結果，食事中のSpO_2は93〜97％まで増加，摂食量が増え体重は3kg増加しました（図1）．

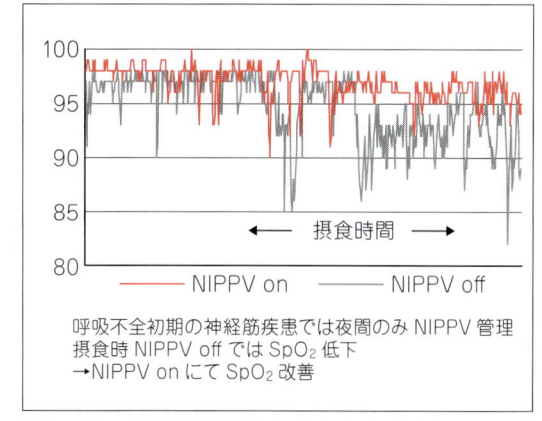

図1　NIPPV管理下の摂食によるSpO_2改善(野崎，2006[16]を改変)

呼吸不全初期の神経筋疾患では夜間のみNIPPV管理
摂食時NIPPV offではSpO₂低下
→NIPPV onにてSpO₂改善

解説

●筋ジストロフィーの概要

　筋ジストロフィーの摂食嚥下障害では，咬合不全，口唇閉鎖不全，巨舌または舌萎縮，舌運動障害，咀嚼運動障害，咽頭筋力低下による移送障害，喉頭蓋谷や梨状陥凹への残留，食道括約筋機能不全，喉頭挙上減弱，上肢筋力低下による摂食困難，脊柱変形による摂食姿勢保持困難，呼吸不全による嚥下困難などがみられます．

　筋ジストロフィーにはさまざまな型があり，代表的な病型としては，ジストロフィン異常症〈Duchenne（デュシャンヌ）型（DMD）/ベッカー型筋ジストロフィー〉，肢帯型筋ジストロフィー，顔面肩甲上腕型筋ジストロフィー，エメリー・ドレイフス型筋ジストロフィー，眼咽頭筋型筋ジストロフィー，福山型先天性筋ジストロフィー，筋強直性ジストロフィーなどがあります（注：筋膜を支えるジストロフィンタンパクに異常をきたして生じる筋ジストロフィーを，最近はジストロフィン異常症〈ジストロフィノパチー〉と総称しています）．小児ではDMDが最も頻度が高くみられます．わが国で次いで多いのは福山型筋ジストロフィーです．ともに摂食嚥下障害が病状進行にあわせ顕著に現れます．また，福山型筋ジストロフィー，先天性筋強直性ジストロフィーでは，低年齢から嚥下反射の遅延や誤嚥が問題になります．顔面筋罹患のある先天性ミオパチーのうち乳児重症型などでは摂食嚥下障害がきわめて重篤で，予後は不良です．

（2014年には「デュシェンヌ型筋ジストロフィー診療ガイドライン2014（https://www.neurology-jp.org/guidelinem/dmd.html）」が発刊され，2020年には「筋強直性ジストロフィー診療ガイドライン2020（https://www.neurology-jp.org/guidelinem/myotonic/myotonic_2020.pdf）」が発刊されました．筋ジス全般の最新の情報は難病情報センター「筋ジストロフィー（https://www.nanbyou.or.jp/wp-content/uploads/upload_files/File/113-201704-kijyun.pdf）」をご参照ください）

Duchenne（デュシャンヌ）型筋ジストロフィー；DMD
●疾患概念
　DMDは，筋細胞膜タンパクであるジストロフィン遺伝子の異常による伴性劣性の遺伝性疾患です．根治療法である遺伝子治療は，まだ実臨床では確立されていません．対処療法である呼吸不全への呼吸療法はほぼ確立され，寿命が延長しており，心不全と摂食嚥下障害が予後決定因子です[1]．本疾患の摂食嚥下障害は慢性進行性のため，患者は必ずしも障害を自覚しておらず詳細な問診と観察が必要です．DMDの摂食嚥下障害の問診としてSydney Swallow Questionnaire（SSQ）は感度が高く有用と報告されています[2]．また，評価には嚥下造影が有用な手段です[3]．

●摂食嚥下障害
1）口腔期障害
　咬筋と口腔周囲筋の障害が強く認められます[4]．DMD患者は咀嚼・嚥下回数が多く，食事時間も長いといわれますが[5]，これは巨舌，舌運動低下，咀嚼筋力低下，咬合不全による口腔内移送障害があるためと考えられます．開咬および反対咬合が高頻度で認められ[6]，咬合面積は著しく小さくなります．エックス線CTでは，DMDの咬筋には脂肪組織の浸潤を伴う偽性肥大がしばしば認められます[7]．歯列弓は浅く，横に広がっています．歯の交換期は，同じ暦年齢の健常者と比べ萌出開始と完了が遅延しています．最大咬合力は，10歳以降には年齢による変化が認められず，10歳頃のまま推移する[8]と報告されています．もっとも，重症化に伴い咬筋や口腔周囲筋を使わなくなるという廃用の要素も考えられ，咬合訓練や口腔周囲筋のストレッチが可動域を拡大し，咬合力を改善させることもあります[9]．

2）咽頭期障害
　咽頭筋力低下による咽頭移送障害と舌骨挙上不全による食道入口部開大不全があり，結果として口腔への逆流が少なからず認められます．ベッドサイドの評価では，RSST実施時の1横指以下を含む喉頭挙上回数をカウントすれば，少なくとも咽頭残留有無の予測には有用との報告もあります[10]．
　また，食道入口部開大不全にはバルーン法（1回引き抜き法）が有効です[11]．

3）摂食障害
　脊柱変形や上肢・体幹筋力低下による疲労が必発です．食事時間の後半に頻脈や体動が目立つときは，疲れているサインと判断します．急に全面介助に変更するのではなく，患者の自食意欲を尊重して，食事の後半を介助するなどの配慮が必要です．また，脊柱の

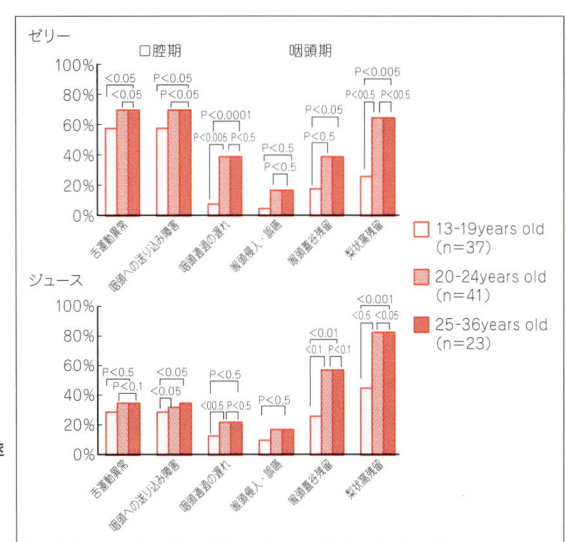

図2 嚥下造影 各年齢層の異常出現率
(Nozaki, et al, 2007[13])
口腔期障害は10歳代より出現.
咽頭期障害は20歳代から出現.

変形を支持するためのクッションや座位保持装置を工夫し，摂食姿勢の安定を図ったり，上肢筋力低下に対しテーブルの高さや食器を工夫することなどは，摂食動作を助けます．

4) 進行(重症化)に伴う変化

10歳代では口腔期障害が優位ですが，次第に咽頭筋力低下による咽頭残留，不顕性誤嚥による痰からみが出現します[12,13]（図2）．厚生労働省機能障害度分類のステージが上がるほど嚥下障害重症度が高くなります[14]．

5) 呼吸不全との関連

10歳代後半ごろより呼吸不全を合併する症例があり，摂食嚥下状態にも影響を及ぼします．呼吸不全初期には，夜間のみ鼻マスクによる呼吸管理（NIV）を行い，日中は呼吸器を装着しないことが多いのですが，食事中の経皮的酸素飽和度（SpO_2）が低下する場合は，呼吸器を装着しての摂食も考慮します[15]．一方，気管切開による呼吸管理（TIV）はDMDの嚥下状態を改善するとの報告もあります[16]．

6) 心理

DMD患者は他疾患の患者よりも食事場所や食具に不安が強く，病気の進行とともに不安が増大するという報告があります[17]．嚥下能力に合わせた食形態や姿勢の変更を提案しても，当初は受容できない場合もあり，チームにより受容を助けるアプローチが重要です．

7) 栄養管理

進行に伴い，食事摂取量が減少し栄養状態が悪化します．PEGは進行期のDMD患者の栄養管理の有用な手段[18]ですが，呼吸不全進行期になると，PEG造設時における呼吸不全悪化などのリスクが高くなります[19]．近年はNIV下の内視鏡的または外科的胃瘻造設の有用性も報告されています[20]．

（野﨑園子／医師）

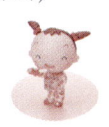

Case Study 症例提示

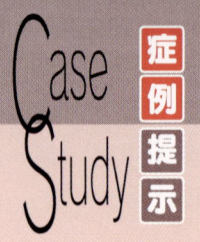

5. 形態異常を伴う疾患と摂食嚥下障害

①口唇・顎・口蓋裂などの形態異常を伴う疾患と摂食嚥下障害

ポイント

❶ 口蓋裂を有する場合直接母乳が困難なことが多く，哺乳に際し口蓋裂用の乳首を必要とする場合が多い

❷ 症候群や他の疾患を伴わず，口唇・口蓋裂といった形態の異常のみであるなら，手術前後の継続的な助言により，重篤な摂食嚥下障害が起こることはない

❸ 口蓋裂の手術の時期を考慮に入れて，哺乳の終了に向けてスプーン・コップからの水分摂取ができるように助言する

❹ 口唇・顎・口蓋裂に対してはチーム医療が重要で，関連職種と連携をとって進める必要がある

症例

初診時年齢：5日（男児）
基礎疾患：両側唇顎口蓋裂

2445gにて出生．他の合併症は認めない．直接母乳を哺乳することは困難でピジョンのP型の乳首にて授乳しており，50～60mLを30～40分かけて飲ませている．1日8回授乳．口腔内に先天歯やカンジダ，乳首による潰瘍等は認めない．

評価（所見）：時間はかかるも，哺乳量と哺乳に要する時間から，哺乳は比較的良好と判断した．吸啜反射は良好だったが，両側のため裂幅は広く，舌が裂部に入り込み舌運動を阻害していた．P型の大きめの乳首を，口蓋や鼻中核に押しつけ乳首を押しつぶす形で飲んでいた．

治療計画

哺乳の改善と顎誘導の目的で，口蓋床（ホッツ床）を作成することにしました（図1）．そして，口唇外鼻形成術に向けて，体重の増加ならびに育児の軽減をはかりました．口蓋床は，口蓋裂の手術まで使用し，裂幅の短縮を期待するとともに，離乳食摂取を支援していきました．また口唇外鼻形成術・口蓋形成術前後の食形態に注意し，水分摂取方法も確認し，適切な時期に哺乳瓶の使用終了もアドバイスしていくこととしました（図2）．1か月に1度のペースで外来にてフォローしていくこととしました．

経過

生後27日目に口蓋床装着．装着後1日は慣れませんでしたが，徐々に装着に慣れ，

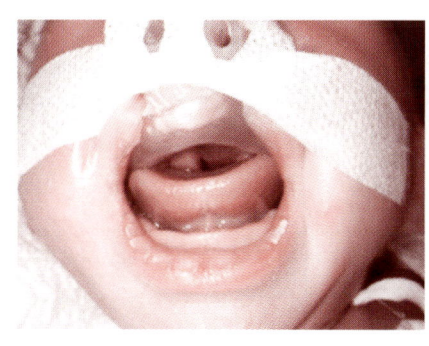

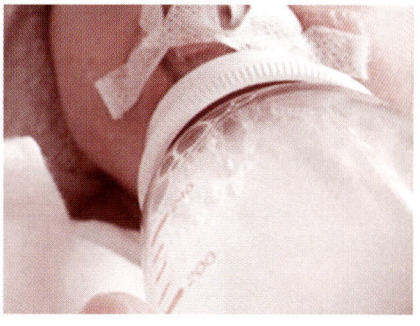

図1　1か月時
口蓋床装着・哺乳状況確認．
ピジョンP乳首を使用している．

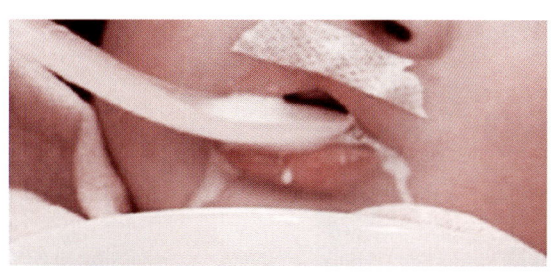

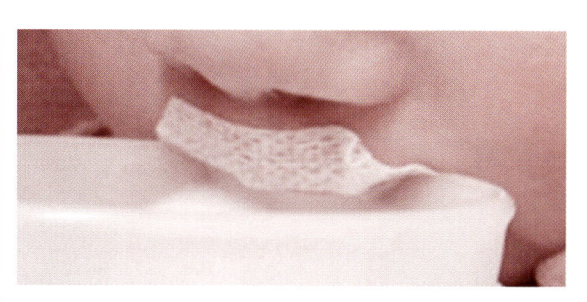

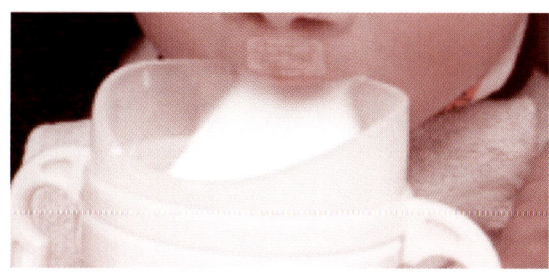

図2　1歳0か月時
スプーンでの水分摂取・コップ練習中．

哺乳量も増加し，哺乳時間も短縮しました．3か月で口唇外鼻形成術施術．創部の安定のため3日間経管栄養になるも，その後の哺乳は順調でした．

　生後6か月で離乳食開始．食欲もあり離乳食摂取は順調．口蓋床がないと裂部に食物が詰まるため，口蓋床を装着して離乳食摂取としました．

　11か月時に，口唇の修正術のため手術後哺乳瓶の使用を控えるように形成外科医より指示があり，これを機会に哺乳瓶の使用中止を検討しました．ミルクをコップから摂取できるように練習していくこととしました（**図2**）．口唇修正術終了後哺乳瓶からの授乳を中止できました．**図3**に1歳2か月時の写真を掲げます．摂食機能の発達も良好で，コップからの水分摂取も可能になりました．

　1歳5か月時に口蓋形成術を実施しました．それまでは食事のときは口蓋床を使用し，離乳食を摂取していました．口蓋形成後数日間経管栄養となるも，その後初期の形態より徐々に離乳食を開始，中期食程度の形態で退院しました．手術後2週間ほどで後期食の形態に戻しました．また，2歳0か月で，ストローからの水分摂取が可能になりました．4歳5か月時には歯列不正がみられましたが，特に摂食機能に大きな問題は認めませんでした（**図4**）．

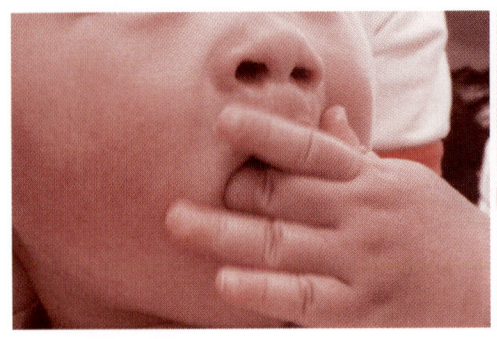

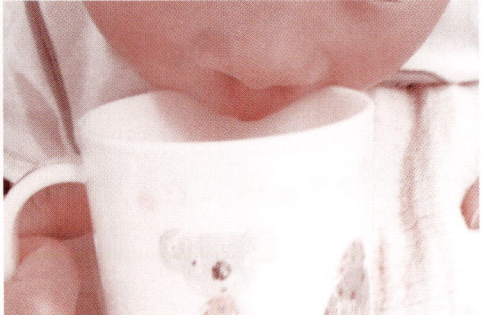

図3　1歳2か月時
左：摂食機能の発達良好　右：コップでの水分摂取

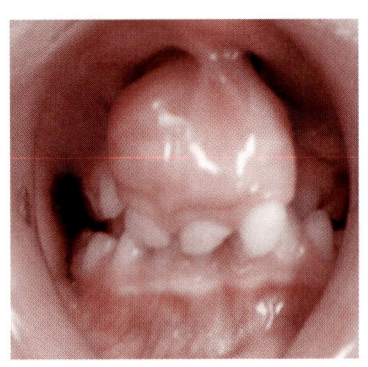

図4　4歳5か月時の咬合状態
摂食機能に関し大きな問題はない．

解説

口唇・顎・口蓋裂とは
口唇・顎・口蓋に裂がみられる先天的疾患であり，統計的には約500～600人に1人が発生するといわれています．種々の環境因子と遺伝要因とが複雑に関与して発生する多因子遺伝説が有力です[1]．治療に際し多職種がかかわるチーム医療が重要であり，哺乳に関しての早期からの評価と介入が重要とされています[2]．手術・歯列矯正・言語治療等により，十分な社会生活を営むことのできる疾患です[3]．

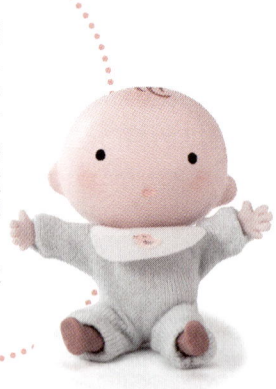

●術前顎矯正
1．Hotz（ホッツ）床
口腔機能を正常化して哺乳改善をはかり，さらに顎発育を誘導するものです．床の装着により舌の口蓋被裂部への侵入を阻止し舌位置の正常化をはかることができます[4]．

2. Set-up 模型で口蓋床を作成する方法
顎模型を正常な顎形態に修正したうえで口蓋床を作成します．

3. NAM（presurgical nasoalveolar molding）治療
1993 年に Grayson らにより確立．初回口唇鼻形成術前に行うことで手術侵襲を軽減し，術後の口唇外鼻形態を良好にすることが知られています[5]．

「2」・「3」は外力により積極的に顎誘導を行ったり，鼻の変形を修正するものであり，その反面床そのものの適合が劣ると筆者は考えています．

●哺乳について
経口哺乳は，舌および口腔周囲筋群の適切な運動を促し，口唇および顎の成長および運動機能の発達に重要な役割を果たすと考えられています[3]．唇裂・唇顎裂児では，さらに離乳食の進め方をはじめ，さまざまな因子が関与すると考えられ，哺乳期の栄養摂取方法の違いが，口腔機能にどのように影響を及ぼすか今後の研究が望まれます[6]．

●直接母乳
母乳育児が推奨されるのは，口唇・口蓋裂児も例外ではありません．しかし，口唇・口蓋裂児に継続的に直接母乳を与えるのは容易ではありません[2, 6〜9]．口蓋床を工夫して，装着後直接母乳を飲みやすくする試みもあります[10]が，なかなか簡単ではありません．

一方，唇裂・唇顎裂児（口蓋裂がない）の場合，継続的な直接母乳が可能なことが多いという論文が散見されます[6,7]．

●乳首
現在，さまざまな口蓋裂用の乳首が販売されています．その形態も，乳首先端部の大きな丸いふくらみで口蓋裂の被裂部を覆い，空気の漏れを防止して哺乳運動を促進するもの，口や舌で軽く押しつぶすだけでミルクが出るようにし，さらに逆流防止弁をつけたもの，乳首の一側面は扁平になっていて，扁平側を口蓋にあてるように挿入し，反対は柔らかく，ミルクを吸啜しやすくなっているもの等さまざまです[6]．児の哺乳状況に合わせて乳首を選択します．また唇裂・唇顎裂児（口蓋裂がない）の場合，通常の乳首で哺乳が可能であることも多くあります[6]．

●摂食機能の発達
哺乳から離乳食，そして普通食への移行は，哺乳に問題がなければ，多少の時間と介助が必要な場合もありますが，円滑に順次移行できるといわれています[3]．他の疾患等を伴わなければ，手術前後の継続的助言により重篤な問題が起こることはありません．しかし，症候群等を伴う場合，全身状態，口腔機能を含めた成長発育等を考慮し，いつ手術を行うか慎重に検討する必要があります．さらにその前後の継続した摂食嚥下指導は必須です[11]．

●口唇形成術・口蓋形成術後の哺乳・摂食指導について
唇裂・唇顎裂児（口蓋裂がない）の場合，直接母乳を摂取できるケースも多いのですが，口唇形成術後は創部保護のため母乳を一定期間止められる場合もあり，母乳育児継続へ向けての支援が必要となります．また 1 歳から 1 歳半頃の口蓋形成術後，1 週間〜

1か月間程軟らかい食事に戻すよう指示される場合もあるため，手術までに急いで形態を上げ，離乳完了を目指す必要もないことを説明します．口蓋閉鎖術後，創面の保護のため，食形態を落とす必要があること，ならびに術後，軟口蓋の動きがスムーズになるには6か月近くかかるともいわれており，手術後の口蓋部の違和感がなくなり，軟口蓋が十分な鼻咽腔閉鎖の動きを獲得するには，多少時間がかる[12]ことを踏まえて，離乳の完了を急ぐ必要はないことを伝えています．

●水分摂取

水分を連続して飲むには，しっかりと顎をコントロールし，口唇を閉じなくてはなりません．一般には離乳中期から練習を始め後期から完了期にかけてできるようになるといわれています[13]．口蓋閉鎖術後，創面の保護のため，哺乳ビンの使用を控えるよう術者から指示される場合もあり，哺乳の終了に向けてスプーン・コップからの水分摂取ができるように助言します．最近はストロー飲みを早くから覚えさせる傾向にあります．唇裂・唇顎裂児（口蓋裂がない）の場合，1歳前にストロー飲みが可能であったという例も多くあります．しかし，口蓋裂を有する場合，陰圧形成が不良なために，術前ではストロー飲みが困難な場合が多く，筆者は，口蓋閉鎖術後に練習すれば十分であると助言しています．また，筆者らの調査では，他の疾患等を伴わない場合，口蓋裂の手術後，2〜6か月でストロー飲みができるようになる児がほとんどでした．

（久保田一見／歯科医師）

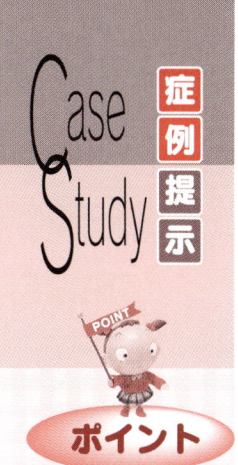

5. 形態異常を伴う疾患と摂食嚥下障害

② Robin シークエンスなど小顎や舌根沈下を伴う疾患の摂食嚥下障害

ポイント

❶ 小顎あるいは下顎の後退により起こる呼吸障害は摂食嚥下障害と密接な関係があり，呼吸と嚥下の両面からの対応が必要となる
❷ Robin シークエンスの多くは予後がよく，乳児期早期に哺乳できなくとも，1 歳頃には呼吸状態とともに摂食嚥下機能が改善することが多い
❸ 合併症をもつこともあり，摂食嚥下障害の予後と関係する

症例

初診時年齢：4 か月（男児）
経過：出生後すぐにチアノーゼが出現し，某大学病院に入院．Robin シークエンス（口蓋裂，心室中隔欠損，動脈管開存症）と診断された．経口摂取できないため経管栄養を行う．なお，口蓋裂に対しては Hotz 床を用いている（☞ P.266）．心疾患は全身状態に影響するような状況ではない．4 か月の入院中に，摂食嚥下障害の対応について当院を紹介される．
評価（所見）：やや小顎で，口蓋裂がみられた．舌根沈下（図2）と下顎の後退による呼吸障害は，新生児期に強かったもののすでに改善している．しかしながら，哺乳びんからはほとんど哺乳しない．普段食べているヨーグルトでの経口摂取の観察では，口腔内・口腔周囲に触れられることを少し嫌がる．舌の運動は前後運動であり，食物の一部を押し出していた．嚥下時にむせは起こらず，誤嚥はないと考えた．診察所見より，口腔機能の未熟性はあるものの摂食嚥下障害はなく，嚥下造影（VF）などの誤嚥検査の適応はないと判断した．

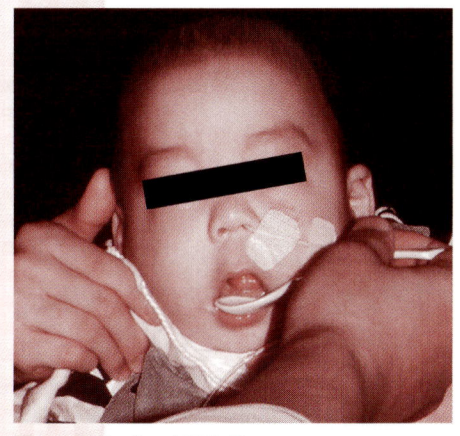

図1　Robin シークエンス
スプーンからの取り込みの直接訓練中．

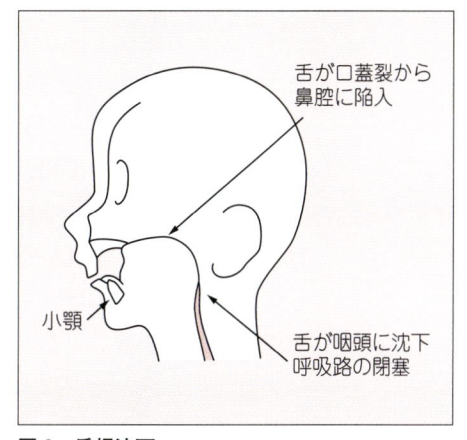

図2　舌根沈下
舌根沈下により気道がふさがれている．

治療計画・経過

　摂食機能はすでに改善しつつあると判断しましたが，哺乳をしないため，ゼリーやとろみのある離乳食をスプーンで与え，経管栄養で経過観察しました．1か月後には経口摂取量が急激に増え，2か月後には経管栄養を終了しました．成長発達の段階で，ちょうど改善する時期にあたったと考えます．

注意点

　小さい下顎や舌根沈下のみられる症例では，摂食機能評価と同時に，呼吸状態を含めた全身状態の判断が重要です．このような疾患では，乳児期早期においては呼吸障害を伴うことも多く，摂食に関しては慎重でなければなりません．合併症の有無により予後は異なるので，発達の評価，呼吸障害，摂食嚥下機能の評価が大切です．

　乳児期後半になると，下顎の発達とともに呼吸状態と摂食機能の改善が急速にみられることもあり，経管栄養を行っている場合においては，カテーテルの抜去の時期が遅くならないように気をつけます．

解説

● Robin シークエンス

　Robin シークエンスは，小下顎・下顎後退，舌根沈下，口蓋裂，それに伴う吸気性の上気道閉塞を特徴とし，その結果，出生時から呼吸困難と摂食嚥下障害がみられます．Robin シークエンスは，症候群の部分症状としてもみられ摂食嚥下障害，チアノーゼ，心房・心室中隔欠損症，肺動脈高血圧症，動脈管開存症，言語障害，運動機能障害，近視，緑内障などを合併することもあります．

　症候群には Stickler 症候群，Treacher-Collins 症候群，Cerebro-Costo-Mandibular 症候群（脳・肋骨・下顎症候群），Möbius 症候群，22 トリソミーなどがあります．

　摂食嚥下障害に密接に関与する口蓋裂は 70～90％にみられます．Robin シークエンスは，胎内が窮屈である場合に，胎児が頭を過度に曲げ，顎が胸に圧迫されて発達が押さえられるために小顎になり，さらに舌が巻き込まれるように上顎に挿入され，U 字型の口蓋裂が起こることがあります．

　このような疾患での摂食嚥下リハビリテーションを考えるときには，呼吸状態を評価する必要があります．口腔底は狭く，吸気時に気道閉塞が起きやすくなります．乳児では，体位によって哺乳や呼吸状態が変化するので，舌が前方に偏位し，気道閉塞が起こりにくい腹臥位での状況も評価します．それでも呼吸障害が強い場合には，気管挿管や気管切開が必要なこともあります．

　摂食嚥下障害としては，舌の下垂や舌根沈下による上気道閉塞と，口蓋裂のため，哺乳時の陰圧形成がうまくできないという哺乳障害をきたします．舌の大きさは正常ですが，顎とともに協働した動きが悪く，吸啜も弱いです．下顎は数か月で成長するので，

乳児期後半になると上気道閉塞は自然と改善することが多いのですが，合併症の有無により摂食嚥下障害の予後は異なります．

● Treacher-Collins 症候群

Treacher-Collins 症候群（mandibulofacial dysostosis）では，眼裂の下方傾斜と下眼瞼外側部の欠損，耳介奇形，外耳道閉鎖，中耳奇形を主徴とします．常染色体優性遺伝ですが表現率は不完全です．知能はほとんどが正常（90％）ですが，Robin シークエンスと同様に，下顎の低形成や舌根沈下による呼吸障害と摂食嚥下障害をきたします．

● Möbius 症候群

Möbius 症候群（図3）はまれな障害で，先天性両側顔面神経麻痺（Ⅶ）に外転神経麻痺（Ⅵ）がみられ，他の脳神経麻痺もみられることがあります．他の症状としては，上下肢の奇形，斜視，Robin シークエンス，小顎，精神遅滞などがみられます．新生児では顔面の表情の欠如と哺乳障害がみられ，また多量の流涎や斜視を呈します．

摂食嚥下障害に伴い誤嚥もみられ，経管栄養が必要となります．飲み込むときに頭を反らせて飲む場合もあり，特殊な哺乳びんを用いることもあります．

● CHARGE 連合

CHARGE 連合は，多彩な臨床症状を示し，重症度にも幅があります．①虹彩欠損，網膜欠損，②心奇形，③後鼻孔閉鎖，④精神運動発達遅滞，⑤泌尿生殖器系の異常，⑥耳介の変形，がみられます．他にも，顔面神経麻痺などの脳神経麻痺，唇裂・口蓋裂，咽頭機能不全，小顎，Robin シークエンス，食道閉鎖などさまざまな合併症が報告されています．これらにより，摂食嚥下障害を伴うことがあり，栄養や呼吸障害の管理が必要なことが多くなります．

●その他の形態異常を伴う疾患

小顎や下顎が後退する疾患，唇裂・口蓋裂を伴う疾患（表1）のほかにも，染色体異常や奇形症候群には付随的に顔面，口腔，歯の症状を有する疾患として，Apert 症候群，Down 症候群，骨形成不全症候群，鎖骨・頭蓋異骨症，外胚葉形成異常などがあります．

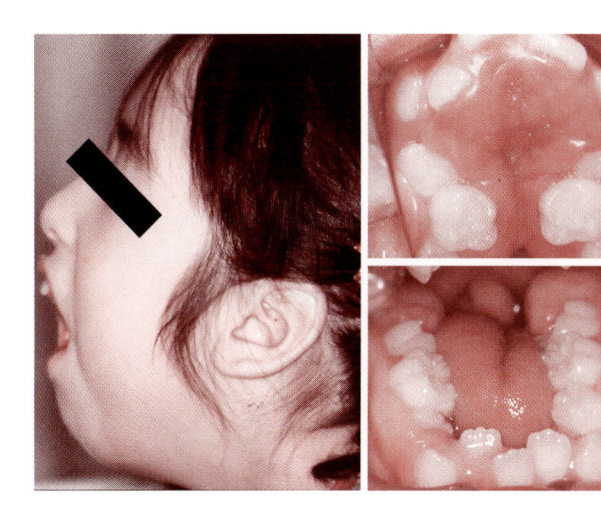

図3　Möbius 症候群
（写真提供：向井美惠先生）
歯列の著しい異常がみられる．

鎖骨頭蓋異骨症では歯の萌出やう蝕病変が問題となり，歯科治療との連携が必要です．外胚葉形成異常で歯が欠如するような場合には，義歯なども考慮する必要があります．

表1 小顎，下顎後退，唇裂・口蓋裂を伴う疾患（Jones ほか，2005[1] を一部改変）

小顎や下顎の後退する疾患		唇裂・口蓋裂を伴う疾患	
Möbius 症候群	Albers-Schönberg 症候群	Möbius 症候群	短肋骨・多指症候群
Miller-Dieker 症候群	Roberts 症候群	全前脳症シークエンス	鎖骨・頭蓋異骨症
無虹彩・Wilms 腫瘍連合	Beals 症候群	前額・鼻翼形成症	Roberts 症候群
Treacher-Collins 症候群	Russel-Silver 症候群	Opitz 症候群	G 症候群
Noonan 症候群	Seckel 症候群	Treacher-Collins 症候群	Meckel-Gruber 症候群
Dubowitz 症候群	Donohue 症候群	Dubowitz 症候群	Cohen 症候群
Robin シークエンス	Hallermann-Striff 症候群	Robin シークエンス	毛細血管拡張性失調症
CHARGE 連合	Hutchinson-Gilford 症候群	CHARGE 連合	Marden-Walker 症候群
Crouzon 症候群	新生児早老症様症候群	Miller 症候群	Golabi-Rosen 症候群
Carpenter 症候群	Bloom 症候群	Cerebro-Costo-Mandibular 症候群（脳・肋骨・下顎症候群）	遠位関節拘縮症候群
Miller 症候群	Moreno 症候群		顔・外性器・膝窩症候群
Cerebro-Costo-Mandibular 症候群（脳・肋骨・下顎症候群）	Meckel-Gruber 症候群	口・顔・指症候群	多発性翼状片症候群
毛髪・鼻・指節症候群I型	Cohen 症候群	無舌・無指症候群	18 トリソミー症候群
Langer-Giedion 症候群	毛細血管拡張性失調症	耳・口蓋・指症候群	13 トリソミー症候群
前額・骨幹端異形成症	Marden-Walker 症候群	欠指・外胚葉異形成・唇裂症候群	胎児性ヒダントイン症候群
Melnick-Needles 症候群	Schwartz-Jampel 症候群		胎児性アルコール症候群
口・顔・指症候群	Bloch-Sulzberger 症候群	Widervanck 症候群	心臓・顔症候群
無舌・無指症候群	先天性角化異常症候群	彎曲肢異形成症	口蓋帆・心臓・顔症候群
Townes 症候群	顔・外性器・膝窩症候群	Kniest 異形成症	TORCH 症候群
Smith-Lemli-Opitz 症候群	多発性翼状片症候群	先天性脊椎・骨端異形成症	
Corneria-de Lange (Brachmann-de Lange) 症候群	胎児性イソトレチノイン症候群	捻曲性骨異形成症	
Pena-Shokeir 症候群	鰓弓症候群		
Rubinstein-Taybi 症候群	鰓・耳・腎症候群		
Widervanck 症候群	DiGeorge 症候群		
Weil-Marchesani 症候群	口蓋帆・心臓・顔症候群		
軟骨無発生症候群	Zellweger 症候群		
骨形成不全症候群	Alagille 症候群		
Ellis-van Creveld 症候群			

（田角　勝／医師）

Case Study 症例提示

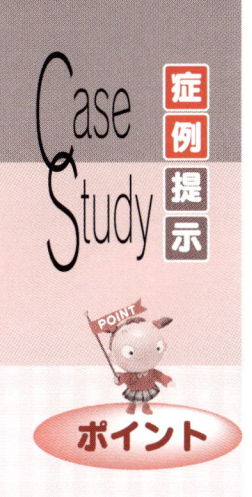

5. 形態異常を伴う疾患と摂食嚥下障害

③機能障害による2次的形態異常と摂食嚥下障害

ポイント

❶ 機能発達と平行して形態の発育があり，機能発達の未成熟が歯列や咬合に大きな影響を与える．
❷ 歯列は乳歯列から永久歯列へと順次交換するが，交換期への適切な介入が重要．
❸ 早期の形態への介入が形態異常（変形）の予防に重要である．

症例

初診時年齢：8歳（男児）

基礎疾患：脳性麻痺，出生時の低酸素脳症が原因．生後まもなくから抗てんかん薬を服用しており，全身状態は過緊張がみられるが安定している．地域の療育センターにて摂食指導を受けていたが，4歳頃より歯列不正に気づくが，特に処置しなかった．永久前歯の萌出位置が気になり受診．口腔内で歯列は狭窄し，高口蓋を呈し，上顎前歯は突出していた．

評価（所見）：身長82cm，体重11.5kg，全身状態は良好で，呼吸状態も良好．生後より肺炎での入院経験はなく，四肢体幹に緊張が強くみられた．定頸は不可で，抗てんかん薬を生後すぐより服用している．全身および口腔周囲に過敏症状はなく，口腔機能の所見は，口唇閉鎖は前歯が突出しているため不可だが，閉じようとする動きはみられた．舌運動は押し潰しの動きもみられるが高口蓋で，実質的には不可だった．顎運動は単純上下．経口から全量摂取しており，45分から60分かかる．食形態はペースト状の初期食で，粒状の物があるとムセを生じる．また，ここ1～2年で上の前歯が徐々に出てきているような気がすると保護者からの意見があった．以上の臨床所見から機能障害による二次的な形態異常によって生じた捕食機能獲得不全であると考えた．

医療面接や一般診査・口腔内診査（舌のROMを含む）による所見からは口腔機能の発達不全はあるものの，嚥下障害はないため，VF・VEによる誤嚥検査の適応ではなく，摂食中における外部観察評価において口腔機能診断を行った．

治療方針・経過

本児の基礎疾患が脳性麻痺であることから，今後も全身状態の著明な改善はないと考

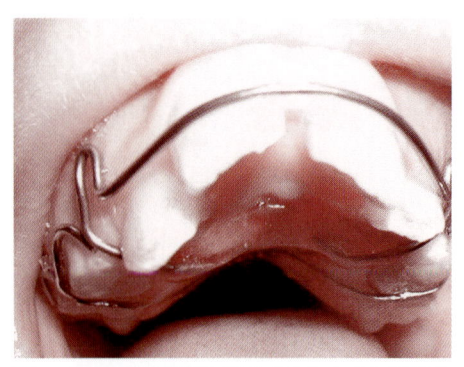

図1 PAP 舌の接触を補助するとともに前歯の唇側傾斜を防止している

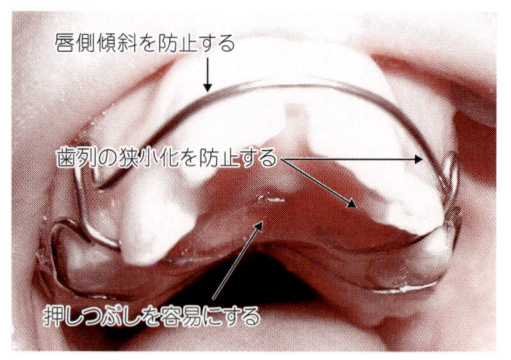

図2 症例2における装置の各パーツの効果
・唇側傾斜を防止する
・歯列の狭小化を防止する
・押しつぶしを容易にする

えられます．本児の全身状態は比較的良好で，著明な体重減少等もみられないため，摂食・嚥下障害への対応よりも口腔機能発達の支援が重要になります．また，保護者が気にしている「ここ1～2年で上の前歯が徐々に出てきているような気がする」という点も解決しなければなりません．口腔内の歯列は何故狭くなったり，高口蓋になったのか．上顎前歯はなぜ突出し，口唇閉鎖ができなくなったのかを考えてみると，口腔周囲筋の不調和（未発達）が考えられます．過開口による頬筋の過緊張，舌の前後運動および低緊張，口唇閉鎖力の弱さ．このすべてが，現在の歯列の要因であると考えられます．

したがって，本児に対しては摂食機能療法として口唇訓練（バンゲード法），舌訓練（口外法）を指導するとともに，**図1, 2**のような装置を口腔内に装着してもらいました．装置の効果は図中に示しますが，装置を装着後から3か月後には押しつぶしの運動が頻繁にみられるようになりました．また，唇側への傾斜も防止できており，上顎前歯が正しい位置へ徐々に移動してきている現在（1年後）は口唇閉鎖が可能になりました（**図3**）．現在は乳臼歯の交換期となったため，継続した摂食機能訓練とともに，歯列に対するアプローチも継続して行っています．

注意点

機能障害による二次的形態異常にはそれまでの成育歴が大変重要となります．多くの場合，重度の口腔機能発達不全を呈する小児患者には大なり小なり，歯列の不正がみられますが，遺伝性の疾患以外は乳歯列期にはきれいな歯並びをしている場合がとても多くなっています．特に全身の緊張が強い小児患者の場合には，乳歯列の早い時期（3～4歳頃）から予防していくことが大切です．

ただし，装置を製作するには歯型を採らなければなりませんので，呼吸状態が良好であること，口腔内に過敏がないことなどが，適応の目安となります．また，本装置を入れっぱなしにするわけではないので，清掃方法・保管方法をよく指導し，歯列の成長に併せて適宜，作り変えなければならないことを保護者に理解してもらうのも重要です．また，本装置は押しつぶし機能を補助するうえでは，医療保険では舌接触補助床として

扱われます．二次的な効果で前歯部の被害が一部改善する点も特徴かと思われます．ただし，口蓋を床で覆うため，食塊の認知が悪くなる点にも配慮が必要です．

解説

　二次的形態異常とは：摂食・嚥下機能を正しく発揮するためには正常な器官が必要となります．特に口腔においては口唇・頬・舌・歯のように筋肉や粘膜，硬組織によって構成されていますが，それぞれ発達過程において，バランスを保ちながら口腔を機能に適した形に作っています（**図4**）．

　ところが，この口腔内のバランスが崩れてしまうと，歯並びに影響を及ぼし，二次的な形態異常を作り出してしまいます．健常な幼児の場合でも，このアンバランスは「指しゃぶり」などでよくみられるものですが（**図5**），舌突出などでも同じような状況になります．これは顎や歯並びが完成途上にある小児期の特徴で，成人の中途障害の患者さんでもこのように前歯に隙間が出来るには長い年月を要します．したがって，正常な歯並び（歯列）を保つには，小児期における口腔周囲の筋の協調運動と，歯の萌出のバランスが大変重要になることがいえます．**図6**は5歳から装置を入れている脳性麻痺児の例です．口腔機能発達は症例とほぼ同程度ですが，早期から歯列への介入を行うことで歯列不正は防がれており，口唇閉鎖も良好です．本症例からも，歯列への適切な時期

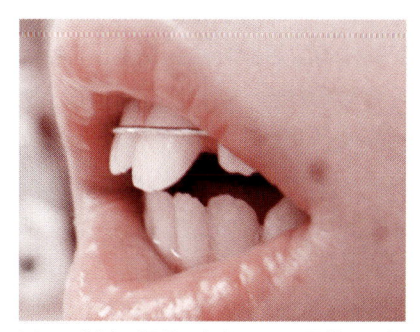

図3　症例の経過1年後，口唇閉鎖が可能となる

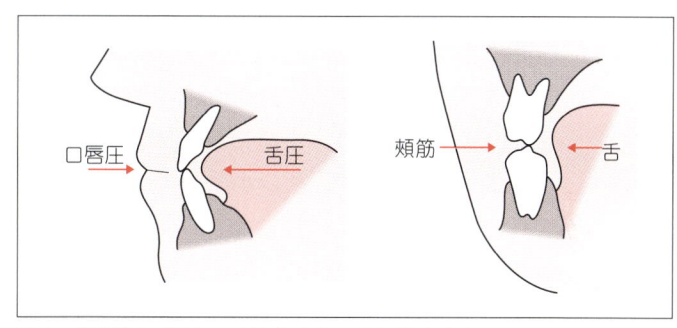

図4　歯は筋のバランスが取れたところに萌出する

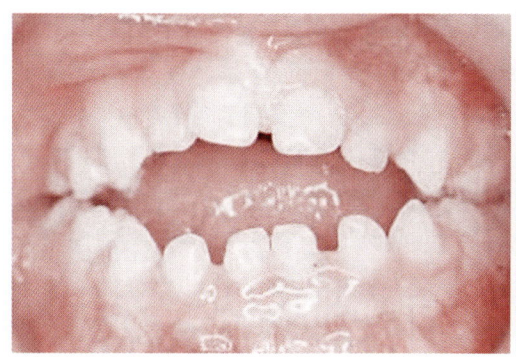

図5　指しゃぶりによる前歯部開咬

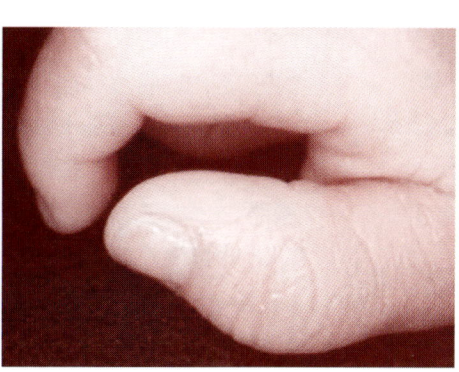

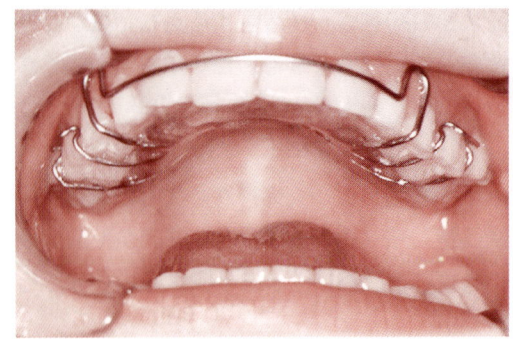

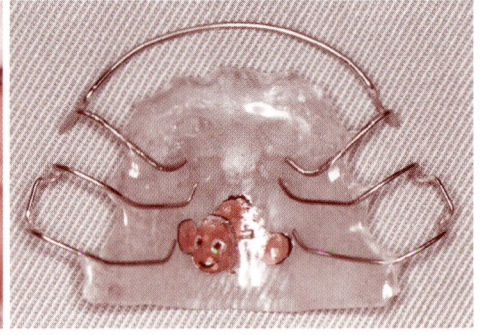

図6 脳性麻痺児の口腔内．早期から装置を用いることで歯列不正が防止されている

でのアプローチが大変重要と考えています．

　小児期における口腔周囲の筋の協調運動と，歯の萌出のバランスが乱れると，発達期であるがゆえに，徐々にアンバランスが増大し，食べる機能を新たに獲得するときには，すでに顎や口腔に大きな歪みを残してしまうことになります．多くの脳性麻痺児は，股関節や体幹の変形を防ぐために「装具」を着用していますが，口のなかにおいてもその必要性は大変高いと考えます．図6は，高い口蓋に舌を押しつけることが難しいため，舌接触補助床 PAP（Palatal Augmentation Prosthesis[2,3]）を小児用に一部改良して装着しているところです．舌機能不全を有する患者に対して，舌背の口蓋への接触を補助するために用いるものであり，一般的には口蓋床や義歯の口蓋部形態を改造して製作します．これにより，食塊形成が容易になることはもちろんのこと，装置によって口蓋が近くなるために，舌運動が容易に行えるようになります．

　装置は，①緊張が強い小児患者，②摂食嚥下機能が未発達な小児患者，③歯型が採得できる小児患者，④拒食がない小児患者，の四つが基本的な適応になります．③は技術的な問題もありますが，歯型を採得する際にチアノーゼが生じたり，嘔吐することがあるので，必ず経験が豊富な歯科医師が行うべきです．また，④のように経口摂取に対して積極的ではない患児には，さらなる拒食を生じる場合もありますので，慎重に適応を判断する必要があります．

　成長とともに作り変えることは多くありますが，多くの発達期における障害をもつ患者の口腔内に特徴的といわれていた前歯部の開咬や高口蓋，歯列の狭小化や歯列不正（叢生）は食べる機能を損なうだけではなく，審美的な問題が生じたり今後に獲得する高次機能に対応できなくなります．「機能」が口腔の「形態」を形成して，また「形態」は「機能」を伸ばします．重度の摂食嚥下障害児においては摂食機能療法のみでは形態の不調和を解決できない場合があることを多く経験しましたが，そのような経験のなかで本装置は考案されてきました．すべての患者に使用できればよいのですが，体調不良や歯肉増殖，口腔清掃の不良などにより，途中で中止するケースも経験します．口腔の機能・形態をよりよい状態で維持し，口腔の健康を通じて全身の健康管理に関与すること

が，歯科医師にいま求められています．本装置のように，その子どもの機能と形態に合って，なおかつ成長も視野に入れた治療方法を選択することが大切なのではないかと思っています．

(弘中祥司／歯科医師)

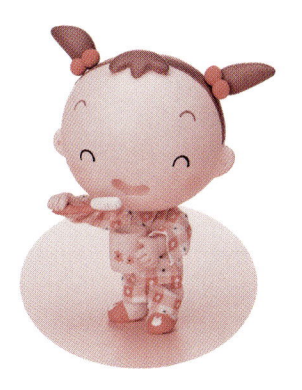

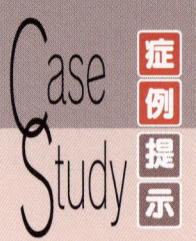

6. 知的障害（精神発達遅滞）を伴う摂食嚥下障害

❶ チュチュ食べ，丸呑み，舌突出（tongue thrust），喉つまり（窒息）の有無などの摂食嚥下機能を評価する
❷ 放り込み，流し込み食べ，犬食い，上向き嚥下などの手指の機能や姿勢を評価する
❸ 早食い，食べ方へのこだわりなど，認知機能についても評価する
❹ うがいや吹き戻しなど，口腔機能についても評価する
❺ 成人後の加齢現象による摂食嚥下機能低下を防止するうえで，発達期の訓練が必要

症例 1

初診時年齢：10歳9か月（男児）
基礎疾患：正常分娩で出産．1歳6か月に発達遅滞と診断される．「早食い」「丸呑み」[1]するということで来院．
評価（所見）：咀嚼機能ならびに嚥下機能は正常だったが，捕食時ならびに処理時の口唇閉鎖機能は不十分であった．捕食位置は舌の中央部で捉えていた．水分摂取はコップでの連続飲みにより摂取していたが，流し込むように飲んでいた（図1）．食物形態は普通食で，食具は箸を使用していたが，丸呑み，早食いが目立っており，前歯咬断が不足していた．前傾姿勢での捕食が多くみられ，かき込むように摂取していた（図2）．

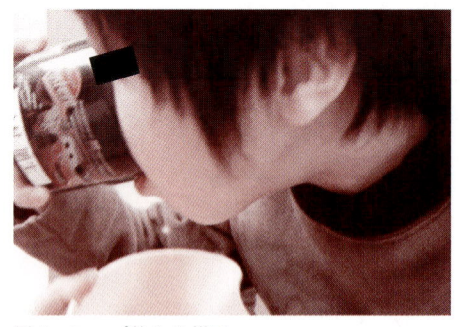

図1　コップ飲みの様子

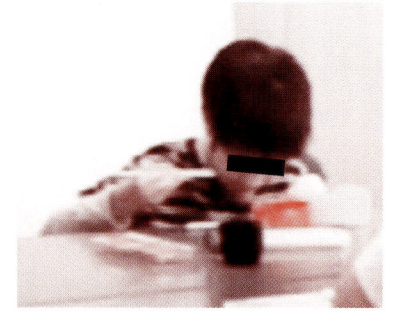

図2　前傾姿勢での補食の様子

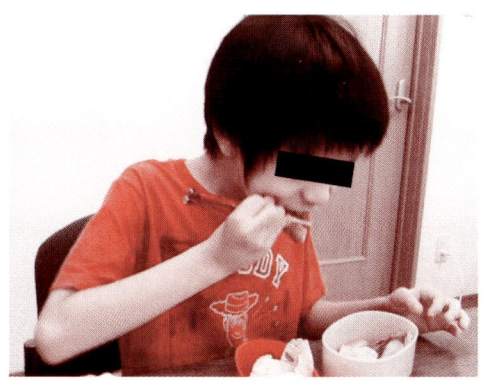

図3 前歯でのかじりとり

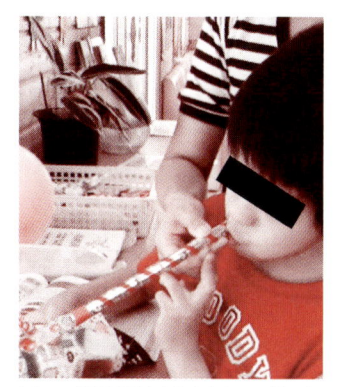

図4 間接訓練（吹き戻しの様子）

訓練・経過

　口の前方部での捕食を促すように，食物形状を大きめにして一口で丸呑みできないように工夫してもらい，前歯咬断を促すようにしました．口唇閉鎖を促すために，吹き戻しやうがいの練習を家庭ならびに特別支援学校で継続的に実施しました．訓練開始後6か月経過し，前傾姿勢での捕食は減少し，箸を用いて前歯咬断の機会が増えました（図3）．また，吹き戻しもできるようになりました（図4）．訓練開始後12か月後には，ロウソクの火も消せるようになりました．

注意点

　前傾姿勢は，食べたいという気持ち・衝動が認知機能よりも先行したときに起こります．食べたいという気持ちに配慮して，食べものを分け与えるなどの工夫が必要です．さらに，食べる機能ばかりでなくそれ以外の口腔機能の向上を家庭等[2]と連携して促すような工夫が必要です．

解説

知的障害（精神発達遅滞）の定義

　米国精神医学会がまとめているDSM-Ⅳによれば，次のように定義されています（注：米国ではDSMの第5版＜DSM-5＞が公表されています．2014年6月現在，日本語訳の発行準備が進められており，IQなどを用いた本障害の定義も見直される模様です）．

　①明らかに平均以下の知的機能：個別施行による知能検査で，およそ70またはそれ以下のIQ．②同時に，現在の適応機能（すなわち，その文化圏でその年齢に対して期待される基準に適合する有能さ）の欠陥または不全が，以下のうち二つ以上の領域で存在；コミュニケーション，自己管理，家庭生活，社会的/対人技能，地域社会資源の利用，自律性，発揮される学習能力，仕事，余暇，健康，安全．③発症は18歳以前．

（佐藤秀夫／歯科医師）

7. 自閉症と摂食嚥下障害

ポイント

❶「偏食」が問題になることが多いが，成長発育に影響が出ることは稀であり，保護者の不安を取り除くことが大切である

❷「食事中に立ち歩く」「物を投げる」などの行動が問題になることがあるが，問題となる行動が起こしにくい環境を整えることが重要である

❸ 保護者の認識がなくても，摂食嚥下機能評価は必要であり，偏食や丸呑みが摂食嚥下機能に関係していることも少なくない

症例 1

初診時年齢：2 歳 7 か月（男児）
基礎疾患：軽度精神発達遅滞
主訴：偏食
経過：離乳は順調だったが，その後だんだん食べなくなり，摂取カロリー不足から経腸栄養剤であるラコールを処方された．保育園の給食の時間に色々試しているが，拒否が強く，1, 2 さじ食べられる程度で，家庭ではラコール，特定の銘柄のヨーグルトと牛乳しか摂取できていない．
評価（所見）：初めての場面だったが嫌がることなく椅子に座りヨーグルトを食べることが可能だった．コップからのラコールも連続のみが可能で，捕食，嚥下機能は獲得していた．

目標及び治療計画

摂食嚥下機能の問題は少ないと思われたため，摂取できる食材の幅を現在摂取中の食材と同じようなものから広げること，給食場面で色々な味を試すことを目標としました．

経 過

摂取食材の変化を**表 1** に示します．違う銘柄のヨーグルト，牛乳が受け入れられ，お菓子に対する興味も出てきました．パン粥は砂糖を入れ甘くしたことで食べられるようになり，ペースト状のおかずも少量パン粥に入れることで摂取量が増え，その後単独でも食べられるようになりました．お菓子で咀嚼機能を獲得できていたため，給食の食物形態を幼児食に移行していっても無理なく摂取することが可能でした．家庭ではムラがありますが，以前と比較し摂取できる食材は増えました．

表1　摂取食材の変化

年　齢	2歳7か月	2歳9か月	2歳10か月	3歳0か月	3歳2か月	3歳6か月
家庭	ラコール（コップ）特定銘柄のヨーグルト・牛乳	ラコール（コップ）違う銘柄のヨーグルト・牛乳	ビスケットボーロ	せんべいコーンフレーク	ラコール中止パンペースト食	食材の幅は広がったムラあり
保育園	ペースト1,2さじ	パン粥+砂糖ペースト数さじ	パン粥にペーストを少量入れても食べる	砂糖なしのパン粥お粥ペースト単独	パン，軟飯煮野菜，煮魚ひき肉	給食完食（幼児食）
摂食・嚥下機能	成人嚥下可能捕食可能押しつぶし可能		前歯咬断可能咀嚼様の動きあり	咀嚼可能		

注意点

　　　ASD児の偏食は対応に苦慮する問題です．このケースは，無理強いしないこと，似たような見た目の食材から試していったことで，食べられるものが増えていきました．

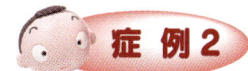

症例2

初診時年齢：5歳0か月（男児）
原疾患：軽度精神発達遅滞
主訴：噛まない，水分で流し込む
経過：食事に関する興味が薄く，偏食が気になっていたが4歳過ぎより改善され何でも食べるようになった．摂取量の増加に伴い，水分で流し込む食べ方が気になるようになった．
評価（所見）：一口量は多く，口腔内に食物が残っている状態でさらに食物を口に入れたり，水分で流し込む様子がみられた．食具操作の未熟から，すくう量が調整できなかった．適当量を摂取させると咀嚼の動きがみられた．

目標および治療計画

　　　一口量，食べるペースを本人に理解しやすい方法で指導し，詰め込みや水分での流し込みをなくすこと，食具や食器の工夫で食具操作を上達させることを目標としました．

経過

　　　食具，食器の変更で食具操作は改善されました．詰め込みに対しては声掛けで対応可能でした．一人で食べるときも詰め込まないようにするために，スプーンを小さくし摂食動作のパターン化を行うことで，水分での流し込みや詰め込みをなくしました（図1）．

注意点

　　　ASDの特徴の一つに，微細運動が苦手の場合があり，使いやすい食具等の食環境の整備が大切です．一口量や食べるペースの調整は困難なことが多いですが，パターン化することで理解できる場合もあります．

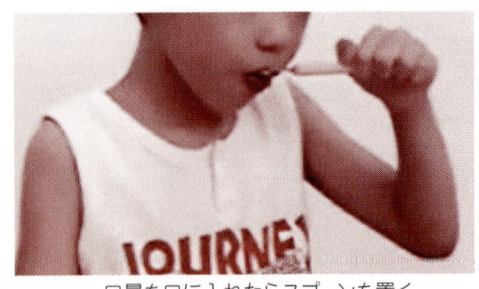

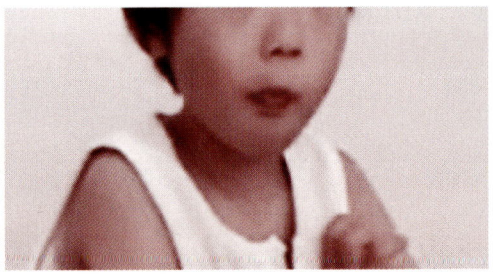

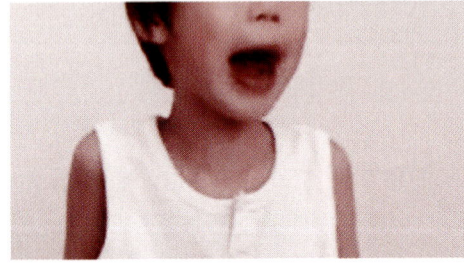

一口量を口に入れたらスプーンを置く　　　咀嚼の促し

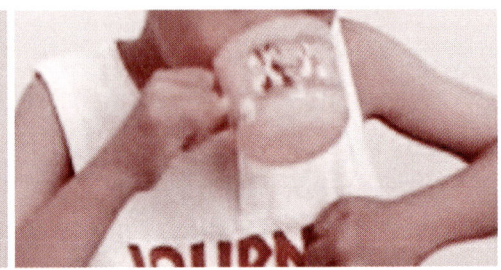

口腔内を確認　　　水分の摂取

図1　摂食動作のパターン化

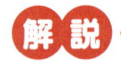

解説

　偏食はASDの食事の問題において大きなウエイトを占めますが，保護者が感じるほど偏食が重くないこともあります[2]．実態や栄養面に対して十分な聞き取りを行い，保護者の不安を軽減することが大切です．偏食と感覚偏倚の関連もいわれており[3],[4]，見た目を変えたり食感を変えたりする対応が有効な場合もあります．無理強いは得策ではありません．また，年齢があがると食べられる食材が増える傾向があり[4]（図2），消長現象がみられること[5]から，「待つ」という選択も対応の一つです．

　ASDの場合，偏食や落ち着いて食べられないといった問題に目がいきやすいですが，摂食機能に問題がある場合も少なくありません[6]．咀嚼機能の未熟さが摂取しない食材と関連している場合もあり，摂食機能評価は必要と考えられます．また，食具がうまく使えないという訴えも多く[7]，知的発達レベルの低い程，食具操作が下手な児の割合が高くなります[6]．食具操作の未熟さは詰め込み，かき込みの原因となり，その結果，よく咬まずに丸飲みし窒息の危険性が増すことが考えられます（図3）．食環境を整備することで手指の運動機能の遅れを補い，食具の使用方法などの動作を理解しやすいように支援する対応が必要です．パターン化や絵カードの利用なども効果的があるでしょう．食事中に立ち歩く，人のものをとる，食器や食べ物を投げるなど困った行動にみえることが，子どもの好奇心からくる探索行動の場合もあります．状況がわからないため，あるいは要求を伝えられないために困った行動になっている場合もあります．しかったり制止したりする対応だけではうまく伝わらないことも多く，問題となる行動を起こしにくい環境，わかりやすい指示，見通しが立つようにするという対応も考慮してみましょう．

ASD児の特性が，食事に関するさまざまな問題に関係していることが想像できます．生活のリズムを整え，生活全般を通し全体的な発達を促すこと，保護者の不安や困惑感が子どもにも伝わることなどから，保護者に対する支援が重要です．

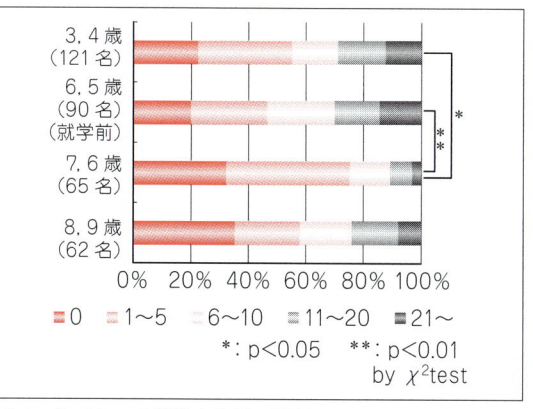

図2 食べない食材数と年齢の関係（髙橋ほか，2007[4]）

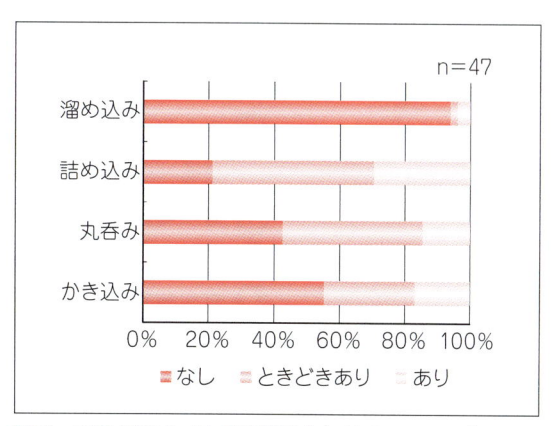

図3 ASD児の食べ方の問題の有無（髙橋ほか，2007[4]）

自閉症とは

自閉症とは脳の機能異常によって起こる発達障害の一つです．米国精神医学会の診断基準（DSM-5）では，自閉症，アスペルガー障害等の分類がなくなり，「自閉症スペクトラム障害（ASD）」という一つの診断名に統合されました[1]．社会性・コミュニケーションの障害と想像力の障害を主徴としますが，その特性は重度のものから軽度のものまで連続的だと考えられています．また，感覚の鈍麻や過敏が診断基準に組み込まれました．発達障害は機能障害，能力障害，社会的不利の観点から考えられ，社会的サポートが必要です．その一つに食事に関する問題があります（図4）．

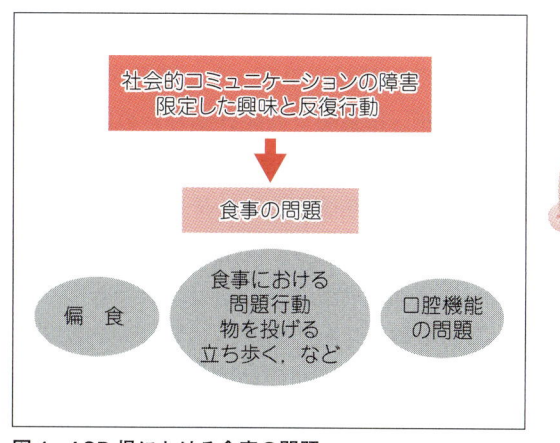

図4 ASD児における食事の問題

（髙橋摩理／歯科医師）

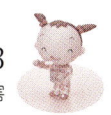

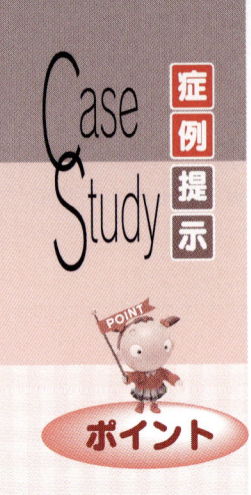

8. 機能障害のない摂食嚥下障害
—乳幼児摂食障害—

ポイント

❶ 重大な摂食嚥下機能障害を認めないのに経管栄養を必要とする疾患群である
❷ 身長体重増加曲線の記録と摂食嚥下機能の評価が重要である
❸ 食欲を引き出す対応を行う
❹ 全身状態，基礎疾患の評価のもとに治療計画を立てる

症例

初診時年齢：9か月（男児）
経過：出生体重2,650g，身長46.5cm，38週2日で出生するも哺乳可能であった．体重・身長が低いため某小児病院で精査したが原因は不明．4か月時にウイルス性下痢症により某病院に入院．下痢が持続し体重減少を認めたため同院に再び入院し，回復期より栄養補給のため経管栄養を

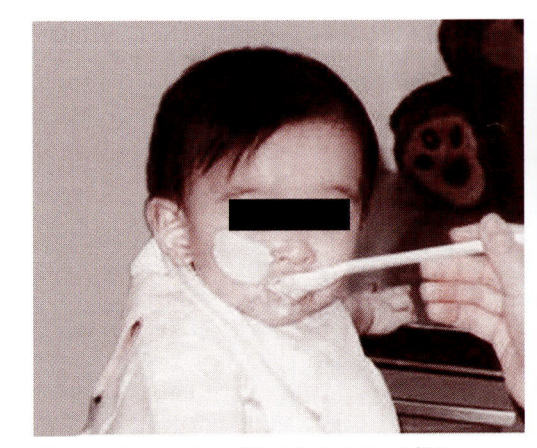

図1　スプーンでヨーグルトを食べている様子

施行する．経口摂取（ミルク＋少量のヨーグルトなど）は推定される必要栄養量の1割程度であった．退院後も経管栄養を行い外来で経過観察されていたが，摂食嚥下機能評価のために当院を紹介され来院する．

評価（所見）：精神運動発達は良好で全身・呼吸状態にも問題を認めないが，軽度の咽頭喘鳴がある．身長は61.0cm（－4.3SD），体重は6,020g（－2.9SD）．口腔内・口腔周囲の触覚過敏や，唾液の嚥下の観察では嚥下機能に異常を認めない．しかし，哺乳瓶はくわえるもののほとんど飲まず，舌の運動は前後運動であり，スプーンでのヨーグルトの摂取状況では一部押し出しする（図1）．嚥下時にむせは起こらないため，誤嚥はないと考えられた．なお，本児の経管および経口の合計摂取カロリーは，550～650kcal/日．診察所見より，口腔機能の未熟性はあるものの摂食嚥下障害はなく，嚥下造影（VF）などの誤嚥検査の適応はないと判断した．

治療計画

　小柄ですが精神運動発達は良好であり，摂食嚥下機能に大きな問題はみられません．身長体重増加曲線の記録では（図2），経管栄養を行った5か月時より，体重のキャッチアップがみられ，身長に比べるとやや体重が多くなっています．臨床症状と摂食機能評価および身長体重増加曲線から，食べる意欲の低下と経管栄養からの注入量が多いために児が空腹にならず，経口摂取が進まないと考え，外来で短期的に経管栄養を抜去する方針としました．

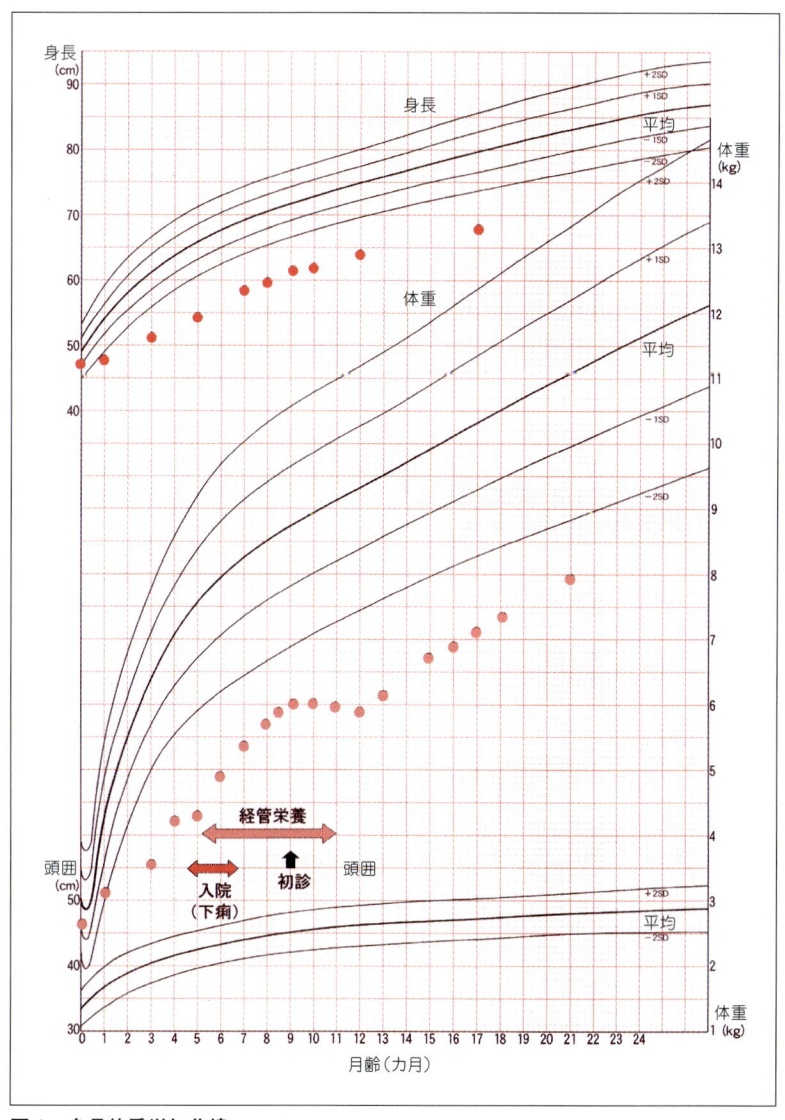

図2　身長体重増加曲線

8．機能障害のない摂食嚥下障害

経過

　まず，本児が摂食嚥下障害のないこと，そして訓練のようなことは行わず空腹の時間をつくり，楽しく食べることの重要性などを保護者に説明し，経管栄養の注入量を2割程度減らしました．しかしながら，経口摂取量は全量の2割程度に増えたのみでした．体重はやや減少しましたが，全身状態，摂食状況を評価し，体調維持に問題ないことを確認したうえで，11か月時に栄養カテーテルを抜きました．病院と自宅が遠いため，経口摂取量が増えない場合の脱水の予防・対処法などについて説明し，電話連絡をとり，家庭で様子をみました．カテーテルが入っていたときに存在した咽頭喘鳴は，カテーテル抜去と同時に消失しました．体重の減少は抜去後にもみられましたが，徐々に経口摂取量が増え，その後も経管栄養に戻ることはなく，順調に経過しています．

注意点

　このような症例では，摂食機能の評価と全身状態の判断が重要です．年齢や体重による栄養必要量だけでは判断できないことも多く，身長体重増加曲線を記録し，評価することが大切です．栄養カテーテルを抜いたときは，一時的に体重減少がみられることが多いのですが，それが危険性のない程度の体重減少であることを確認する必要があります．

解説

　機能障害がないにもかかわらず摂食嚥下障害を示す場合は，精神・心理・行動的問題が考えられます．このような病態は表1に示すような場合があり，ここではおもに経管栄養を必要とする場合を考えて解説します．

　典型的な症例は，乳幼児経管栄養依存症として考えることができ，その診断についてまとめると表2のようになります．さまざまな理由や複合的な要因で起こりますが，表3に示すような特徴を持ち，その対応を考えるために重要です．このような状況は，食べることにおいて，心理的な要因や経験の大切さを示しており，小児期の育児や摂食嚥下障害を考えるうえで重要なポイントになります．

●食行動の発達と障害

　子どもの摂食嚥下機能の発達は，形態的発達，機能的発達，そして食行動の発達があります．形態や機能障害がないにもかかわらず摂食嚥下障害を示す場合の発達は，自分で楽しく・美味しく食べる意欲，食欲などの食行動が，最も重要なことになります（p.46参照）．その食行動は食物摂取に関するさまざまな行動を指し，食べる行為そのものだけでなく，食物の生産，加工，流通，食品の選択，調理まで含み，文化や社会的背景とその変化の影響を受けます．食行動の基本は，親を通して乳幼児期に形成されます．食べることは，生活の基盤であり，栄養，楽しみ，コミュニケーションなどの要素があります．乳幼児にとって食事は，社会との重要なつながりの場所といえ，そのなか

表1　精神・心理的問題による摂食嚥下障害

- 食事に関する不快な経験による食事の拒否（食事恐怖）
- 食べる意欲の喪失による幼児経管栄養依存
- Cornelia de Lange症候群，Costello症候群，染色体異常症等でみられる食事の拒否
- 広汎性発達障害等にみられるこだわり，感覚過敏
- 自閉症スペクトラムなどでみられるこだわりや感覚過敏による拒否
- 経管栄養からの栄養過剰による食欲の低下（好き嫌い，偏食，ストレス・緊張）

表2　乳幼児摂食障害の診断の目安

1) 長期間（6か月以上）の経管栄養を必要とする乳幼児
2) 経管栄養を必要とするような全身状態や運動機能に障害がない（多くは自分で座位，立位をとる）
3) 知能障害はないか，あっても軽度である
4) 摂食嚥下障害につながる構造的，機能的異常がない

表3　乳幼児摂食障害にしばしばみられる特徴

- 無理に経管栄養を中止すると体調を維持できない（低血糖や脱水になる）
- 空腹時にカテーテルからの注入を要求することがある
- 空腹を感じるが，食べるという行動につながらない
- 軽度の知能障害があることが多いが，まったくないこともある
- 摂食嚥下機能に影響する運動機能障害がない
- 経管栄養を必要とする解剖学的・神経学的問題がない
- 多くは基礎疾患をもつ
- 新生児期・乳児期・幼児期早期（2歳まで）に起こることが多い
- 新生児期に経口摂取できていることがある
- 感染症などによる体調不良からの回復期に，経口摂取量が増えることがある
- 経験不足により口唇の閉鎖する力や噛む力が弱い等，二次的な問題はみられる
- 食べる物に偏りやこだわりがある

で親は子どもの空腹や要求を読み取り，子どもとのコミュニケーションの力が育ちます．

　乳児期は哺乳反射により反射的に飲むことから，自分で飲むあるいは食べることへ移行する時期です．何らかの理由により経口哺乳できない場合は，栄養摂取の問題だけではなく，食べるという行動自体の経験とそれに伴うコミュニケーションや社会性の経験が不足します．そして親にとっては，授乳が上手にすすまないこと自体が大きなストレスになるため，育児全体にも影響します．子どもにとって食べることは生活の中心であり，親にとって食べさせることが育児の中心となることを考慮した対応が必要です．

●乳幼児摂食障害の原因

　乳幼児の日常生活でみられる「食べない状況」には，体調不良（発熱，嘔吐，下痢など），不機嫌，睡眠不足，ストレス，好き嫌い，満腹，甘え，環境などの原因があります．しかし，継続的で重大な問題となる乳幼児摂食障害では，このような日常的にみられる食べないことと異なり，表1に示すようなことが考えられます．これらは複合してみられることも多く，その年齢によっても中心となる問題が変化することもあります．

　食事に関する不快な経験は，乳幼児期にもさまざまなことがあります．日常的に誰でも経験する不快な経験は，満腹時や食べたくない時の食事，吐き気・嘔吐，ストレス時の食事などがあります．吐いた経験により，同じ食物が出てくると食べられなくなることもあります．摂食嚥下障害があり経管栄養をしている場合は，食べるたびにむせや誤嚥が繰り返されることの経験，口腔や上部消化管の手術，栄養カテーテルやその交換など沢山の不快な経験があります．また，栄養摂取不足を心配され，体調の悪いときや本人は食べたくないときに，食事を強要されることも不快な経験になります．このように，経管栄養を必要とするような状況では，食べることに関係する不快な経験の頻度と程度

が，通常に比べて多くなり，食べる意欲の発達を阻害することになります．

　乳幼児の摂食障害の多くは急性期に経管栄養を必要とする医療的状況があり，その後に経管栄養が抜けない状態が起こります．経管栄養が食べる経験によくないからといって，栄養摂取に必要な経管栄養を簡単に中止することはできませんが，急性期から経管栄養に伴うストレスを最少にする対応が大切になります．

　経管栄養を行っている状況では，食べる経験の不足も起こります．何らかの原因により口から食べる経験がない状況が乳幼児から長期に持続し，栄養剤の注入に頼るようになると，空腹になっても食べるという気持ちが生じなくなることがあります．そして，空腹になると，子どもが栄養カテーテルからの注入を要求することもあります．明らかに空腹であるにもかかわらず，経口摂取を拒否し少量しか摂取しない状況もあります．なかには食べ物を口に入れて味わうけれども，飲み込まずに吐き出す子どももいます．いずれも空腹が経口摂取につながらない状況です．

　Cornelia de Lange 症候群，Costello 症候群，一部の染色体異常などの疾患では，機能障害が強くないにもかかわらず積極的に食べない時期がみられます．これは疾患による気質的特性が関係していると考えられます．また食事での不快な経験や胃食道逆流症なども摂食嚥下障害を増長させます．

　自閉症スペクトラムの子どもたちでは感覚過敏がしばしばみられますが，経管栄養を必要とすることはほとんどありません．食事は生活において重要なことになりますので，その対応は療育のなかで考えることが重要です．こだわりや過敏は，触覚，味覚，嗅覚，視覚などでみられます．こだわりは，ある時期に大きく変わることもあります．

　健常児でもしばしばみられる偏食は，味覚や嗅覚，触覚などの感覚から起こると考えられます．特に乳幼児期は苦味，酸味，辛味（痛覚）などに敏感です．その感覚には個人差があることを理解して対応する必要があります．偏食を解消するために嫌いな食物を強要されても，好きになることはありません．強要による嫌な経験は，新たな偏食やその程度を強くすることもあります．触覚も含めて口腔周囲は敏感な部位であり，嫌な経験は拒否することにつながりやすいことを認識して，対応する必要があります．一方，自ら偏食をなくしたいと考えている子どもに，偏食をなくすための支援をすることは大切です．

　食べない子どもにおける栄養過剰の存在は，普通に考えると違和感があるかもしれません．赤ちゃんでも満腹で飲みたくないときは，顔をそむけることにより拒否します．しかし経管栄養を行っている子どもは，拒否することはできません．そのために注入量が多すぎることや注入時間や速度などが不適当なことが起こります．

　私たちは空腹になると食欲が出て，食事がおいしく食べられます．これはほんのわずかな時間の差やその日の活動によって異なるので，空腹の判断は本人でなければ大変難しいものです．しかし，年齢や障害により空腹を表現できない子どもたちの栄養カテーテルからの注入は，空腹とは関係なく行われます．体重や年齢などから推測した栄養量の注入では，過剰になることもあります．また基礎疾患により体重が標準以下であるこ

とも多く，それを標準に近づけようとする気持ちが注入量の過剰につながることがあります．重症心身障害児ではエネルギー消費量の判断が難しいため，適量と思った量でも過量になることもあります．そのため，空腹や満腹を訴えることのできない子どもの経管栄養は，慎重に注入量や注入間隔などを決めることが必要です．

　子どもに基礎疾患がある場合には，栄養不良になることへの親の不安がより強く，少しの注入量の減少や体重変化を気にします．さらに経管栄養から脱却するために，少しでも多く食べさせようとする周囲からの働きかけが強くなります．そして，親（保護者）や介助者も気づかないうちに，子どもにとって食事を強いることになり，食事が苦痛の時間になってしまいます．食事を楽しむことが大切であることを忘れてはなりません．

●乳幼児摂食障害の予防と対応の基本

　乳幼児の摂食嚥下障害の原因は様々であり，栄養確保のために経管栄養が必要な場合があります．まず，経管栄養や胃ろうの必要性と問題点を理解し，その問題点を極力減らすように努力する必要があります．

　食事や口腔周囲の不快な経験は，乳幼児摂食障害の原因になるので，食事に対する不快な経験を最小限にし，子どもが自分で食べるという意欲を，乳児期から育てておくことが大切です．そのためには，食べる量を増やすことでなく，少量でも楽しく食べることを目標にします．摂食嚥下障害が基礎疾患による場合は，全身状態が改善すれば食べられるようになるので，基礎疾患と全身状況の評価と発達に合わせた経験の積み重ねが求められます．この場合の摂食嚥下機能の評価は，咀嚼や嚥下機能評価に加えて，食べる意欲の評価が重要になります．

　多くの場合において摂食嚥下機能訓練は不要であり，不快な口唇介助や不適切な食物形態では食べる意欲を引き出せません．このようなことが考慮されていない摂食機能療法を行うことは，子どもの食べる意欲の発達を阻害します．

　経管栄養を中止し栄養カテーテルを抜去するタイミングは重要です．経口摂取量が増えてから経管栄養を中止しようと考え，必要以上に経管栄養が長期にわたると経管栄養への依存を強くすることがあります．栄養や発育とともに精神・心理・行動的な面含めて，総合的に考えるトータルケアが重要です．

●依存状態への対応法

　摂食障害の子どもたちは，摂食機能訓練により経口摂取に持っていくことはできません．栄養的な安全を優先し，経口摂取にしようと考え時間をかけすぎると，逆に依存を強くしてしまうことがあるので，なるべく早く抜去までの道筋をたてます．しかしながら，栄養の問題を考えるといつでも抜去が可能ということにはなりません．また空腹にすれば食事量が増えるかというと，そうはいきません．注入量を減らすだけでは，空腹にもかかわらず食物摂取につながらず，多くの場合において少量しか食べません．そのようなときに無理に注入を減らすと低血糖や脱水になり，体調を維持できません．

　このようなことを考慮し，乳幼児の経管栄養を必要とする摂食障害に対するステップ治療（**表4**）を行い，比較的短期間で抜去を行えています．重要なことは，どれだけの

表4 経管栄養を必要とする乳幼児摂食障害に対するステップ治療(田角, 2013[4])

ステップ		治療内容
1st ステップ	現状の問題点の把握と今後の計画の作成	摂食嚥下機能に大きな問題のないことの確認(多くの場合は嚥下造影,嚥下内視鏡検査による評価は不要) 基礎疾患の把握(摂食・嚥下障害への影響の評価) 全身状態の把握 食事の時間における"すべての介助者"と子どもの信頼関係の構築
2nd ステップ	自分で食べる意欲を育てる	従来の摂食指導や日常生活での問題点の改善(楽しく食べる,生活のリズム,食べることを強制しない) 自分で食べることを育てる(手づかみ食べ,手づかみで食べられる食品を用意) スプーンは嫌がらないときのみに用いる(介助はしない)
3rd ステップ	好きなものを探し,楽しく自由に食べさせる	楽しく,自由に食べさせる 好きな飲み物や食べ物を探す(量を増やす必要はなく,形態も何でもよい) 自分で使いやすく,持ちやすい道具を探す(マグマグやストロー,ペットボトル,スパウト付きパウチパックなど) コップは自分で持って飲めれば使用するが,難しいことも多い
4th ステップ	経管栄養の注入量の減量	体重減少も起こりうるので,全身状態を確認しながら進める ビタミンなどの不足に注意.栄養補助食品などでの補給も必要なこともある
5th ステップ	経管栄養のためのカテーテルの抜去	自分で食べることや飲むことに意欲がみられれば,食べる量は必要と思われる量の1/5～1/4程度でも試みる カテーテルの交換の時等に,抜いたままで状況をみる. 体力や体調の維持ができないときは再挿入する.状況をみながら再度試みる 体重減少がしばしばみられるが,体調がよければ経過をみる
6th ステップ	経管栄養中止後のフォロー	食べられるようになっても,食事の偏りがすぐには解消できないことが多い 偏りが多い場合には,必要栄養素を考慮しビタミンなどの補給が必要 食事の偏りは長期に続くこともあるが,食事を楽しむことを維持して経過をみる

量を食べさせてもらっているかではなく,2nd ステップ,3rd ステップでの課題の,少量でも自分で楽しく食べるという状況ができることです.ここまでくれば2～3か月で抜けることが多くみられます.

(田角　勝/医師)

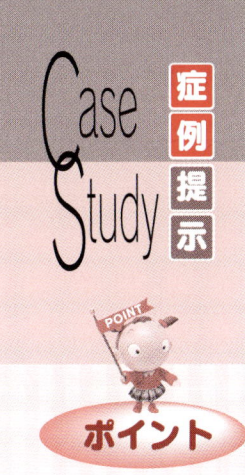

9. 呼吸障害を伴う摂食嚥下障害

Case Study　症例提示

ポイント

❶ 呼吸障害と摂食嚥下障害は密接な関係がある
❷ 呼吸障害を認めるときは，呼吸状態を改善しなければ経口摂取へと進まない
❸ 誤嚥や摂食嚥下機能の改善は，呼吸障害の軽減につながる

症例1

初診時年齢：1歳6か月（男児）（図1）
評価（所見）：脳性麻痺，精神遅滞，てんかん．在胎39週1日，体重2,245g，重症新生児仮死で出生．低酸素性虚血性脳症のため呼吸管理を10日間必要とし，2か月間入院した．退院後も筋緊張が強く，陥没呼吸（図2）を認め，上気道感染症で全身状態が悪化する．覚醒時に緊張が強くなると呼吸状態も悪化する．睡眠時より覚醒時の喘鳴が強い．ミルクの経口摂取は比較的順調にできていたが，最近ではミルクの摂取が難しくなり経管栄養からの注入を行うことが多くなった．酸素飽和度（SpO_2）を家庭で測定しているが，筋緊張時には90％以下（標準は95％以上）に低下することがある．経口摂取および睡眠障害，筋緊張，てんかんのコントロールのために来院した．

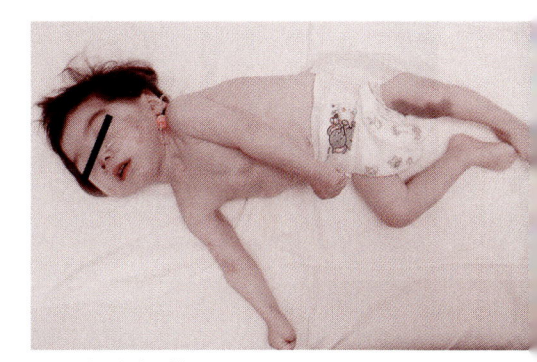

図1　初診時の様子
筋緊張が非常に強く認められる．

現症・経過

　重症心身障害児で定頸なく，寝返りができません．呼吸状態は陥没呼吸（図2）を認め，舌根も沈下します．安静時・睡眠時には咽頭喘鳴が軽度にみられる程度ですが，筋緊張時には喘鳴が増え，ひどいときには呼吸が停止してしまいます．下顎のコントロールにより呼吸状態は一時的に改善するものの，その維持は難しく，また下顎のコントロール自体も困難なため，経鼻咽頭エアウェイ（☞P.75図1）を試みましたが，筋緊張が増強するため使用持続は困難でした．このような筋緊張は，周囲からの刺激でしばしば強くみられ，全身が反り返ることもあります．体位としては腹臥位のほうが呼吸は安定するようです．薬剤は抗痙攣薬や去痰剤などが投与されていました．

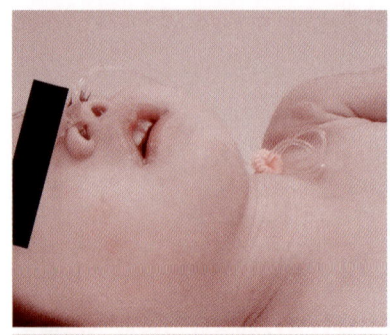

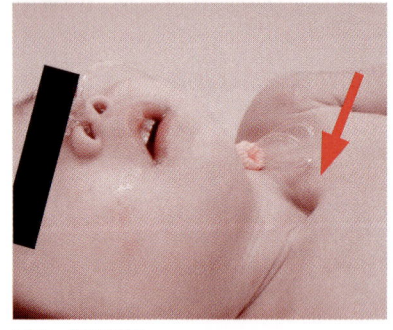

図2　陥没呼吸
①呼気時．
②吸気時（胸骨上部が陥凹する）．

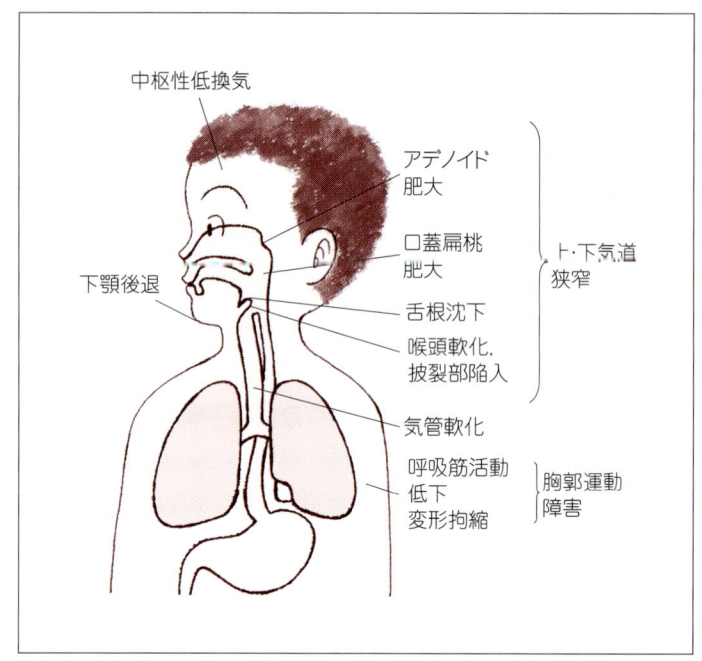

図3　呼吸障害の原因

　治療は，筋緊張の緩和が第一と考えました．理学療法とともに，筋弛緩作用をもつジアゼパムの投与を行ったところ，筋緊張，睡眠障害のいずれに対しても有効であり，経口摂取量は少し改善しました．その後，呼吸理学療法と経口摂取の練習を行いましたが，経口摂取困難と考え，経鼻経管栄養から胃ろうへと移行しました．

注意点

　呼吸障害にはさまざまな原因が考えられます．それらの原因を評価し，対応をとったうえで，摂食嚥下リハビリテーションを行う必要があります．

解説 （☞ P.73）

　呼吸障害の原因はさまざまです（**図3**）．特に，重症心身障害児においては複数の要因が組みあわさって起こり，喘鳴，無呼吸，陥没呼吸（図2），鼻翼呼吸，シーソー呼吸，奇異呼吸，SpO_2低下などの症状がみられます．
　上・下気道の狭窄は閉塞性換気障害（☞ P.74）となり，口蓋扁桃やアデノイドの肥大も関与しています．また，口蓋扁桃・アデノイド肥大，下顎後退，舌根沈下による呼吸障害は，経鼻咽頭エアウェイの挿入により効果がみられます．しかしながら，下咽頭（喉頭）の問題や下気道（気管，気管支，肺胞）の問題では，経鼻咽頭エアウェイでは効果が認められず，気管切開などの外科的対応策を考慮します．

いずれの病態においても呼吸状態が悪いと低酸素状態になり，全身状態にも影響します．夜間のみ低換気状態になることもあり，このような場合には，夜間の酸素投与により全身状態が改善することもあります．

　基礎疾患の病態の治療として用いられる抗痙攣薬，筋弛緩薬，睡眠薬などの服用による，嚥下機能の低下，筋緊張の低下，気道分泌物の増加を介して，呼吸に影響することがあります（☞ P.305）．薬剤によっては，呼吸や嚥下機能，その協調運動を低下させるものもあるため，投与には慎重かつ的確な判断が求められます．

シーソー呼吸：胸部と腹部の動きが逆になります．原因としては主に上気道の閉塞ですが，閉塞していなくても胸郭が軟らかい場合にも起こります．シーソー呼吸には，吸うときに腹部が上がるものと，吸うときに胸部が上がるものがあります．気道確保により改善することが多いのですが，軽いシーソー呼吸は通常でもみられます．

陥没呼吸：前述のシーソー呼吸と似ていますが，胸骨・鎖骨の上の部分がへこみます（図2参照）．肋間がへこむこともあります．

（田角　勝／医師）

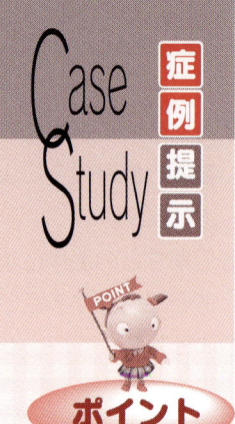

10. 誤嚥性肺炎と摂食嚥下障害

ポイント

1. 誤嚥性肺炎の予防は，摂食嚥下リハビリテーションの大きな目標の一つである
2. 誤嚥の防止，口腔ケア，全身状態の改善により，誤嚥性肺炎を防ぐ
3. 誤嚥性肺炎の正確な診断と評価のために，臨床所見と検査を必要に応じて組み合わせる
4. 内科的対応によっても誤嚥性肺炎を繰り返すときは，QOL を考え胃瘻や喉頭気管分離術などの外科的方法も考慮する

症例

年齢：18 歳（男児）

経過：交通事故後遺症による痙性四肢麻痺，てんかん，知的障害（重度）．13 歳時に交通事故のため痙性四肢麻痺となり気管切開を行っている．経口摂取を行っているが，年に数回は肺炎（誤嚥性肺炎）のため入院している．家庭においても，食事中に顔色が不良になることがあり，食物の誤嚥が疑われていたが，家族の強い希望があり経口摂取をしていた．摂食嚥下リハビリテーションを行っている療育施設から，誤嚥の精査のため来院する．

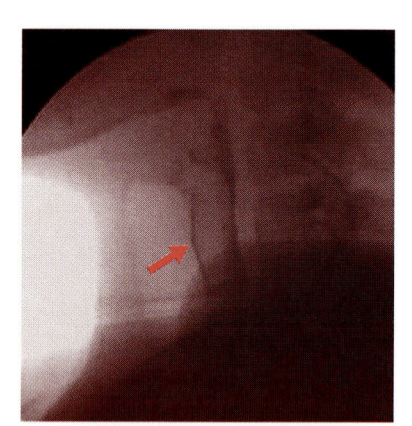

図1 VF 像
気管内に造影剤の流入を認める（➡）．

評価（所見）：座位保持はできるものの重度の知的障害があり，食事は全介助．食物形態はペースト食で，全量を経口摂取している．食欲はあり，食物の取り込み，咀嚼もかなりの能力をもっている．嚥下の際はほとんどむせを起こさないが，パルスオキシメーターを装着すると，酸素飽和度（SpO_2）が低下することがある．以上により不顕性誤嚥（silent aspiration）が疑われ，VF による評価が必要と考えた．

VF では，嚥下後の中等量の誤嚥が認められた（図1）．また，胸部エックス線写真，CT では肺炎所見と陳旧性の無気肺を認めた．

治療計画

　　体位交換や食物形態などによる対応だけでは，誤嚥の改善は困難と判断しました．一時的に経管栄養としましたが，今後の本児のQOLを考えると胃瘻の造設の適応と考えられ，本人および家族の承諾のもと造設を施行しました．当分，食物の経口摂取は禁止とし，経過観察したうえで，摂食嚥下機能を再評価することとしました．

経過・訓練

　　胃瘻を造設することにより，繰り返す肺炎が減少し，全身状態が改善しました．呼吸理学療法を行い，排痰，呼吸機能の維持・向上を目標とし，摂食嚥下機能の改善をはかりました．

注意点

　　家族の希望などにより経口摂取が無理に行われ続けることで，症状を悪化させることがあります．本症例のように，不顕性誤嚥が主症状の場合には，VFによる評価が必要になります．症例によっては，VFでは"best swallow"あるいは"worst swallow"が撮影されることもあり，その評価には注意が必要です（☞ P.112）．

　　また，食物形態や姿勢などにより，誤嚥を起こしやすい場合や起こしにくい場合があるので，VFは誤嚥の有無だけではなく，どのようにしたら誤嚥を起こさずに食べられるかという視点で施行し，摂食嚥下リハビリテーションにつなげる評価が必要です[1]．

　　経口摂取か，あるいは経管栄養かの選択は，児のQOLを考慮して判断することが重要です．摂食嚥下リハビリテーションによっても誤嚥および誤嚥性肺炎が避けられないときや，長期に経管栄養が必要となる場合は，喉頭気管分離術（図2）などの誤嚥防止手術も考慮する必要があります．

解説

　　誤嚥性肺炎（嚥下性肺炎）は，次の三つの経路から起こります．①食事と関連した食物の誤嚥，②唾液やプラークなど口腔内容物・分泌物の流入，③胃食道逆流現象（GER）により胃内容物の気管内への流入です（図3）．経口摂取時は，摂食・嚥下機能障害による食物の気管内への流入が大きな問題であり，むせや咳きこみの症状を伴わない誤嚥（不顕性誤嚥）にも注意が必要です．唾液などが少量気管内へ流れ込むことはmicroaspiration（微少誤嚥）ともいわれ，高齢者の睡眠中にしばしばみられます．胃食道逆流現象は，小児では脳性麻痺や染色体異常などの疾患でしばしば伴い，誤嚥性肺炎の原因となります．pHの低い胃内容物が気管内に入るので，肺への刺激は強くなります．

　　誤嚥の症状としては，食事中にむせる，咳が出る，咽頭喘鳴，流涎，汚い・多い痰，嗄声などがあります．また，誤嚥性肺炎の症状としては，繰り返す発熱や肺炎などがありますが，必ずしも特異的な症状ではありません．

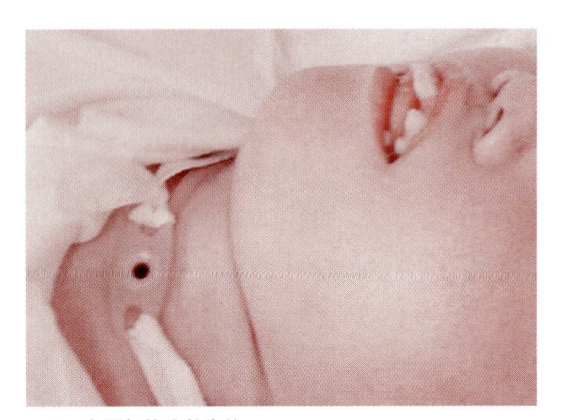

図2 喉頭気管分離術後
術後約10年経過しているが健康状態は良好であり，経口摂取も可能である．気管切開孔にはレチナが入っている．

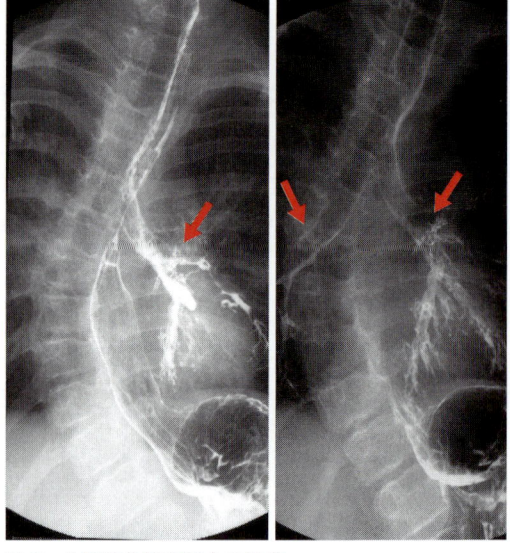

図3 上部消化管造影中の誤嚥
気管，および気管支が造影される（➡は誤嚥部）．

　誤嚥を認めるときは，誤嚥性肺炎の発症も必ず考える必要があります．普段から呼吸障害を伴う児の場合には，咳反射の低下，気管から異物を排出するための線毛運動機能の低下，体液性・細胞性免疫の低下と相まって，誤嚥性肺炎を起こしやすくなります．この場合，誤嚥を防止することが第一になりますが，多少の誤嚥があってもそれを排除できるだけの抵抗力をつけることも大切です．そのためには，呼吸機能の維持により咳を出せること，基礎的な体力の維持，胸郭の変形の防止，口腔ケアなど，日常全般にわたり健康状態の維持管理が大切です．また，誤嚥性肺炎の発症には危険因子の存在があり，基礎疾患の存在や薬物の服用（抗痙攣薬，筋弛緩薬，向精神薬など）には注意を要します．

　誤嚥性肺炎があるからといって，必ず経口摂取できないというわけではありません．まずは食物形態，姿勢，介助法などすべてを考慮して検討する必要があります．しかしながら，誤嚥が避けられない場合には，経口摂取の困難なことも多くなるため，誤嚥の評価を行い，今後の治療方針を立てる必要があります．誤嚥性肺炎が繰り返されるようなときは，喉頭気管分離術（図2），気管食道分離術などの外科的対策も考慮されます（☞ P.216）．

　急性の誤嚥性肺炎は，化学的肺炎のため抗菌薬なしでの治療で管理することができます．二次性肺炎が考えられる場合には，細菌培養し，抗菌薬が必要となります．市中肺炎の場合には，ペニシリンかクリンダマイシンを選択し，院内感染ではグラム陰性菌もカバーする薬剤を選択します．臨床では，重症児で繰り返す場合が多く，防御能も悪いため，院内感染に対応しての治療が多くなります．しかしながら，安易に抗菌薬を用いることは，耐性菌の問題を引き起こすため，慎重に選択する必要があります．

（田角　勝／医師）

Case Study 症例提示

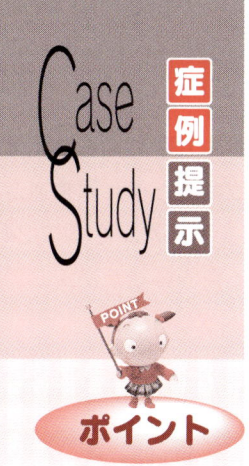

11. 胃食道逆流を伴う摂食嚥下障害

ポイント

❶ コーヒー残渣様の吐物，繰り返す喘鳴や肺炎のときには胃食道逆流症を考慮する
❷ 診断は上部消化管造影および食道 pH モニターを用いてその評価をする
❸ 日常生活管理，内科的治療を行う
❹ 内科的治療で効果を得られないときは，外科的治療を考慮する

症例

初診時年齢：16 歳（男児）

経過：脳性麻痺，精神遅滞，てんかん．胎児仮死のため重度の脳性麻痺（痙性四肢麻痺）となる．経管栄養を行い，摂食嚥下リハビリテーションとして，口腔ケア，筋刺激や摂食指導を継続的に受けているが，経口摂取量はあまり増えず経管栄養に頼る状態である．一方，ときどき発熱があり誤嚥性肺炎が示唆された．また，栄養カテーテルからの吸引で，コーヒー残渣様の内容物がみられることもある．今回もコーヒー残渣様の嘔吐がみ

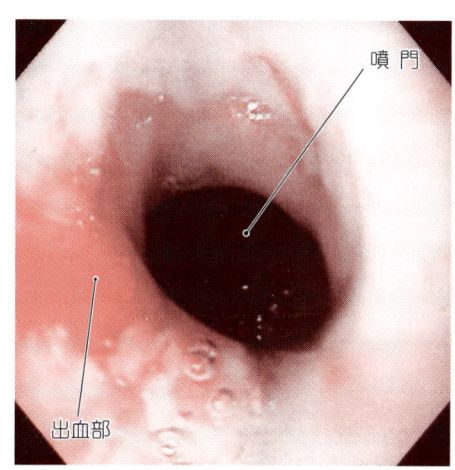

図1 下部食道の逆流性食道炎による出血（内視鏡所見）

られ，経管栄養が注入できないため入院し，胃食道逆流症と摂食嚥下機能の評価を行うことになった．

評価（所見）：舌の可動域は制限され，舌運動は前後運動が中心．食物の取り込みや口唇閉鎖機能が弱く，咀嚼および食塊形成も不十分で口腔内に食物の残渣を認めた．嚥下は認めるが，喘鳴，咳きこみがみられ臨床的にも誤嚥があると考えられた．

胸部エックス線写真では側彎による変形が強く，肺野の一部評価が難しいため，胸部の CT を施行したところ心陰影の背側に陳旧性の肺炎像を認めた．後日施行した嚥下造影（VF）では，少量の経口摂取では誤嚥はみられないものの，量が多くなると誤嚥がみられ，食物形態や姿勢による対応だけでは誤嚥の改善は難しいと考えた．

上部消化管内視鏡検査では下部食道に食道炎を認めたため（**図1**），逆流性食道炎と考えた．食後の姿勢，服薬による内科的治療で改善した後，胃食道逆流検査として上部消化管造影を行い，胃食道逆流現象を認めた．さらに24時間pHモニターを行ったところ，pH 4以下は5.2%で胃内容物が逆流していると考えられた．

治療計画・経過

臨床所見，検査所見から，胃食道逆流症（GERD）と診断しました．誤嚥性肺炎は，誤嚥と胃食道逆流症により繰り返しているものと考えられます．

QOLを考え検討した結果，経口摂取の継続は難しく，胃食道逆流に対してまず内科的治療として，経管栄養注入後に体を起こし，注入スピードを遅くしました．同時にラニチジン（ザンタック，300mg/日）および胃粘膜保護剤を用いましたが効果が不十分なため，プロトンポンプ阻害剤（オメプラゾール，20mg/日）に変更しました．内科的治療で逆流性食道炎の軽快をみた後，外科的治療として胃瘻造設術のみ施行しました．術後は誤嚥性肺炎は減少し，入院回数も減少，摂食機能の変化はないものの全身状態の改善がみられました．

注意点

このような状態の場合，治療の選択は難しいことがありますが，最終的にはQOLを考えて治療計画を立てることが大切です．経口摂取が困難であるにもかかわらず，家族の希望などから，経口摂取を続けることは誤嚥性肺炎を引き起こし，結果的には本人のQOLを落とします．また，胃食道逆流症を認める場合には，選択肢として内科的治療と外科的治療があります（☞ P.128）が，その程度を評価し選択する必要があります．本症例は，内科的治療と胃瘻造設のみで逆流防止術（おもに噴門形成術，☞ P.211）は行わなかったのですが，それでも吸引回数が減少，誤嚥性肺炎や熱を出さなくなったことなどから，QOLの改善がみられたと考えます．

解説

●胃食道逆流現象（GER）とは

胃食道逆流現象（gastroesophageal reflux；GER）は胃内容物が食道内に逆流することをいいます．小児期のGERは，下部食道括約筋（LES）が一過性の弛緩，あるいは腹腔内圧の変化に下部食道括約筋が適切に反応できないことによって生じると考えられています．

乳児では噴門機能の未熟性などにより，GERは比較的頻繁に起こります．このため，溢乳がしばしばみられますが，成長とともに自然治癒していきます．しかし，一部では逆流した胃内容物が食道粘膜を傷害することで食道炎を起こします．気管内への流入に

よる誤嚥性肺炎，迷走神経反射を介した喘息発作や無呼吸を引き起こすこともあります．pHの低い胃液は弱アルカリや中性より有害であり，逆流による傷害は数秒でも起こりうるものです．また，気管支攣縮や誤嚥性肺炎を起こしやすく，肺炎は重篤になる危険があります．誤嚥量が多くpH 2.5以下の場合では，致死率が70％以上といわれます．

●胃食道逆流症（GERD）とは

症状としては，嘔吐，吐血，下血，喘鳴，貧血，発育不良，不快に伴う突然の発声，過緊張などがみられます．このように，GERにおいてなんらかの症状を伴う場合を胃食道逆流症（GERD）といいます．GERDは，先天性食道閉鎖症，横隔膜ヘルニア，新生児胃破裂などの術後に起こることもあります．また，重度の脳障害児，筋疾患児などでも多くみられ，寝たきり状態の児ではその発症率は34.2％との報告[1]もあります．その要因としては，筋緊張や吸引時などの腹圧の亢進，側彎，呼吸障害，食道裂孔ヘルニア，長期臥床などにより胃内容物が食道に逆流しやすいことがあげられます．

● GERDの検査・診断（詳細は☞ P.123）

診断は，症状に加えて上部消化管造影（図2），食道pHモニタリング，食道内視鏡，食道内圧測定検査，超音波検査，食道シンチグラフィーなどにより行われます．

上部消化管造影検査：咽頭から食道，胃，十二指腸への造影剤の流れや逆流の観察に有用です．ただし，異常が必ず証明されるものではなく，乳児期には正常でも逆流を認めることがあります．胃食道接合部のHis角の開大などの解剖学的異常，胃軸捻転，食道裂孔ヘルニア，食道潰瘍やその瘢痕狭窄も同時にみる必要があります．さらに，胃から先の十二指腸狭窄や上腸間膜動脈症候群にも注意します．

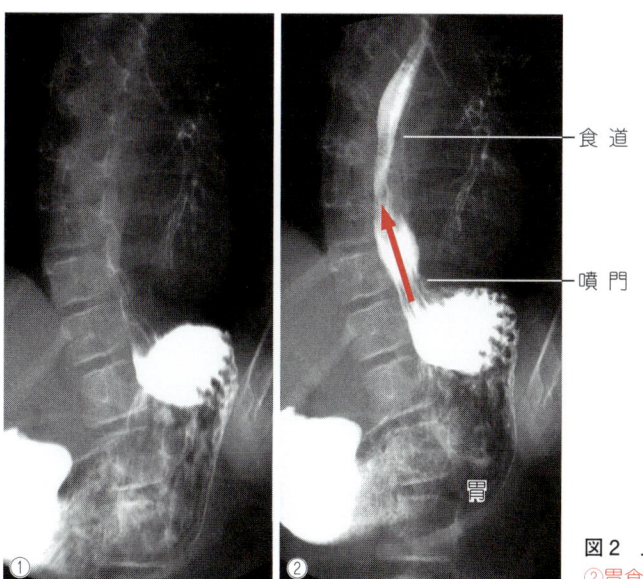

図2　上部消化管造影
②胃食道逆流現象（GER）がみられる．

表1 重症児のGERDの生活指導(小児胃食道逆流症診療指針作成ワーキンググループ，2006[2])(詳細はP.127参照)

Phase 1　家族への説明および生活指導
疾患の概念，治療法，予後の説明，摂食に対する影響の説明 便通を整える 食事中，直後は臥位をなるべく避ける 仰臥位での頭挙上，座位の保持 腹臥位の30度頭部挙上は乳児突然死症候群との関係がいわれるので，年齢を考慮 筋緊張の入りにくい姿勢を選択する

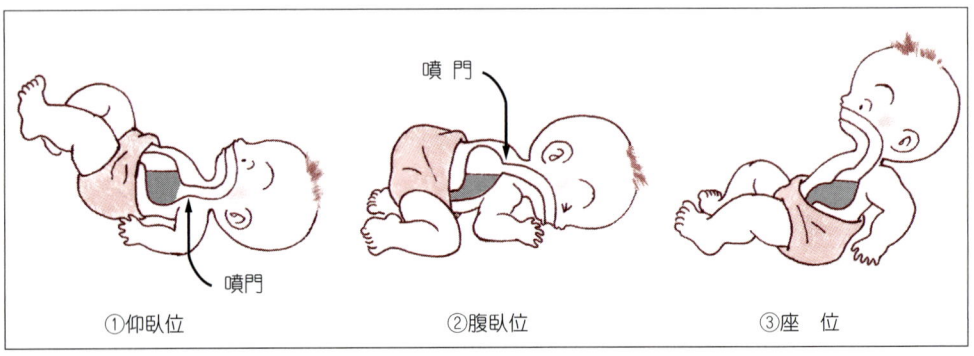

①仰臥位　　②腹臥位　　③座位

図3　姿勢と胃の出入り口(噴門と幽門)の位置関係
①噴門が下にあり逆流しやすい．②，③噴門は上部にあり逆流しにくく，十二指腸へ流れやすい．

食道pHモニタリング：微小電極を用いて下部食道内のpHを持続的に測定記録し，pHの低下をみることにより胃液の逆流を評価します．総記録時間に対するpH 4.0未満の時間率(pH index)が4.0％以上を異常と考えます．実際には，pH 4.0未満の時間率のみでなく，呼吸器症状などと時間関係などをみることも大切です．また食道病変を伴うと食道内容のクリアランスの評価が必要であり，平均逆流持続時間が指標となります．また，最長逆流時間および5分以上の逆流回数も参考になります．

重症心身障害児と摂食嚥下障害を考えたうえでのGERDの生活指導と姿勢については表1，図3に示しました．

(田角　勝／医師)

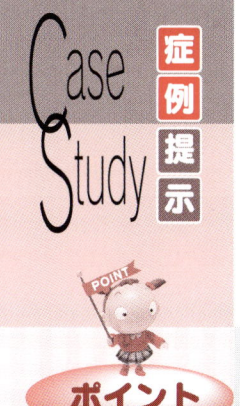

12. 外科疾患（食道閉鎖症）と摂食嚥下障害

ポイント

1. 食道の器質的な狭窄に留意しながら，経口摂取の機会を設ける（無理な経口摂取は，胃食道逆流や誤嚥の危険性があるので注意）
2. 食物の経口摂取が不可能であっても，味覚の感覚を刺激して経口摂取に対する意欲を引き出す
3. 口腔内の感覚異常（過敏）の有無に留意する
4. 食道閉鎖症の重症度によって，経口摂取の進め方が遅くなることを念頭に入れる

先天性食道閉鎖症とは

先天的な食道の一部欠損のため，食道の上部と下部が連続していない疾患です．わが国では，下部食道が気管食道瘻を形成するC型が最も多く認められます（表1）．生後，早期に胃瘻造設と食道の再建術が行われます．食道の欠損部位の大きさにもよりますが，術後，高い割合で食道狭窄による，嚥下障害が認められます．

症例

初診時年齢：1歳11か月（男児）
基礎疾患：先天性食道閉鎖症（C型）．根治術後，1歳4か月時にスープを経口摂取し始めるが，気管食道瘻が再開通し，再度，根治術施行．
その後，経口摂取ができないため紹介され，来院する．

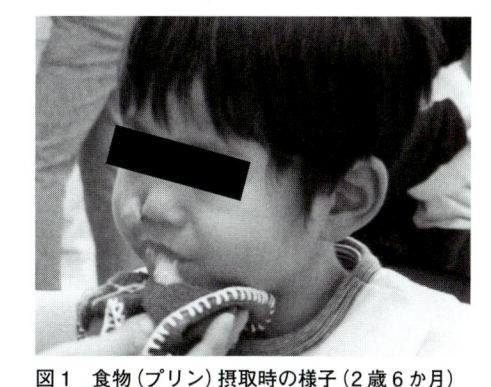

評価（所見）：
・先行期障害：問題なし
・準備期障害：触覚過敏による経口摂取拒否が認められる．
・口腔期障害：経口摂取拒否のため，評価できず．
・咽頭期障害：頸部聴診により，唾液の貯留音が認められる．
・食道期障害：狭窄による通過障害を認める（診療情報提供書より）．

図1 食物（プリン）摂取時の様子（2歳6か月）
口に入れるが，嘔吐様の動作後，口腔外へと吐き出す．

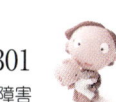

表1　先天性食道閉鎖症の分類と合併症の発生頻度
分類の発生頻度は，文献1から3の症例数を合計している．
合併症の発生頻度は，各分類ごとの発生頻度を示している．

型	Gross	A	B	C (本症例)	D	E
頻度(%)	日本の文献[1-3] (335例)	8.7	0.6	87.1	0.3	3.3
	摂食障害[2]	88.9 (8/9)	100 (1/1)	33.1 (41/124)		0 (0/4)
	呼吸障害[2]	11.1 (1/9)	100 (1/1)	44.4 (55/124)		0 (0/4)
	胃食道逆流現象 (GER[3])	33.3 (3/9)	0 (0/1)	29.9 (23/77)	0 (0/1)	0 (0/2)
模式図						
状態		食道気管瘻のない食道閉鎖	上部食道は瘻形成，下部食道は閉鎖または欠損	上部食道は盲端，下部食道は瘻形成	上，下部食道ともに気管に瘻形成	食道気管瘻を有し，食道閉鎖のない型

以上より，触覚過敏を伴う食道狭窄による摂食嚥下障害と診断した．また，肺炎（誤嚥性）を繰り返していたが，GERは認めないとのこと（以上，診療情報提供書より）．

食道の狭窄状態は，消化管内視鏡検査によると，ピンホール状であった．2〜3週間に一度，定期的に狭窄部の拡張を行っている．嚥下造影では，誤嚥は認められなかった（診療情報提供書より）．

感覚の異常所見として，触覚過敏は，手指による触診で，口腔周囲と口腔内に認められた．スプーンは近づけるだけで強い拒否を認めた．しかし，味覚（甘味）に対する拒否は認められなかった．

頸部聴診法では，嚥下前に唾液の貯留と思われる液体振動音が認められたが，嚥下音および嚥下後の呼吸音には，異常音は認められなかった．

目標，治療計画

経口摂取を始める準備として，口腔周囲および口腔内の触覚過敏を除く．触覚過敏の消失後，味覚刺激による嚥下訓練を行います．

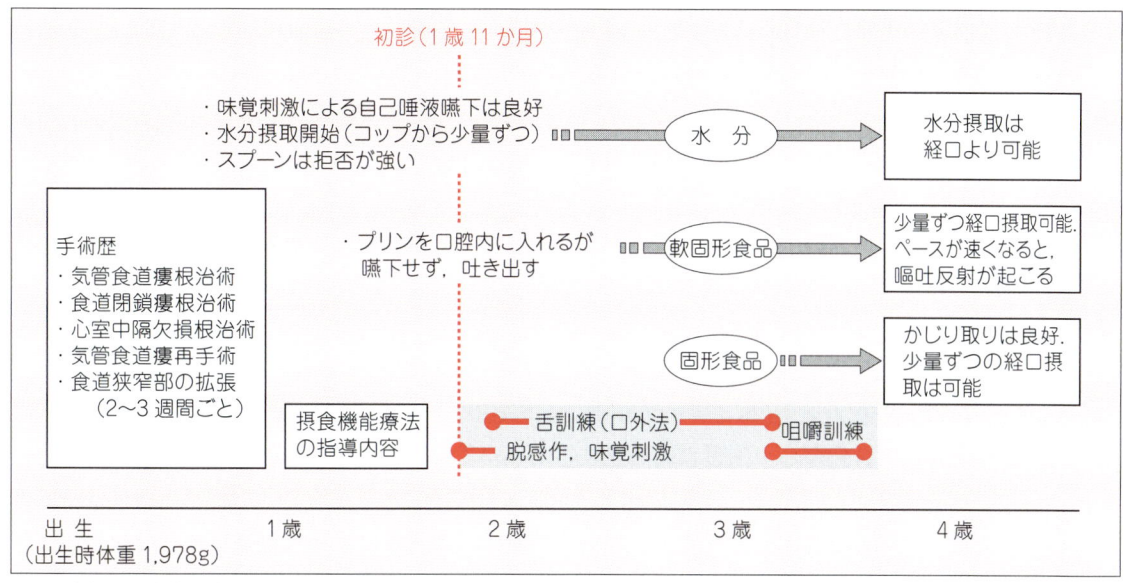

図2 本児の摂食機能療法と経口摂取の経過
食品の形態を水分・軟固形・固形と分けて示す．

食道狭窄の拡張術前後の嘔吐の頻度について観察を行い，経口摂取の進め方について検討します．

経過・訓練（図2,3）

　触覚過敏は1か月程度で消失し，味覚刺激による嚥下訓練を開始しました．また，約半年間続いたスプーンに対する拒否は，全身麻酔下による拡張術へと変更したときに認められなくなていました．感覚過敏による拒否に併せて，心理的な拒否への配慮が必要と考えられました．

　嘔吐の頻度は，拡張術施行後1〜2週間はほとんど認められず，日数の経過とともに徐々に増加していきました．そのため，経口摂取を拡張術施行直後から行い，むせ込みや嘔吐が認められたら中止するように指導しました．初診から約2年経過した時点で，狭窄の状態はまだ拡張術が必要な状態でしたが，嘔吐や肺炎は認められなくなりました．

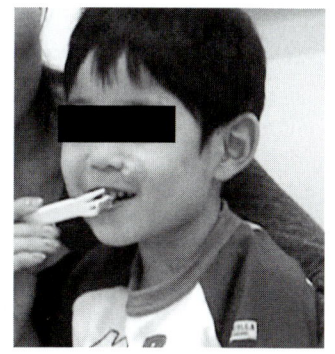

図3　食物（固形食品）摂取時の様子（4歳）
嘔吐様動作は消失し，経口摂取に対する拒否はみられない．

　経口摂取時の食形態は，水分から開始し，舌訓練（口外法）によって舌機能の発達を促しつつ，半年後に離乳食初期食のようなペースト状，1年後に中期食のような軟固形食，2年後に固形食へと変化させました．食形態を水分から固形に変化させると，はじめは処理できず，摂取時に嘔吐様の動作や口腔外へ

吐き出す様子が認められましたが，口腔内での処理ができるに従い，それらの動作は消失しました．

経口摂取量は，本児の状態をみながら，スプーン数さじから開始し，徐々に量を増加させました．途中嘔吐する場面がみられ，一口量や経口摂取のペースを調整しました．1回に摂取する量は徐々に増え，現在は1回に約200gの軟固形食品，固形食品を摂取しており，摂取量に応じて胃瘻からの注入量を減らしています．

注意点

本疾患の合併症として，食道の通過障害や胃食道逆流現象（GER）が高頻度に生じるため，無理な経口摂取は嘔吐や誤嚥の原因となり，危険です．経口摂取を始める際には，全身状態を把握し，保護者にも危険性について理解をしてもらう必要があります．

術後早期からの経口摂取経験は，将来，栄養摂取方法を胃瘻から経口へとスムーズに移行させるために必要です．また，長期間の経管栄養による経管栄養依存症を生じさせないためにも，経口摂取を経験させ，食べる意欲を引き出すことが重要です．

解説

先天性食道閉鎖症は，心疾患，呼吸器疾患を合併している場合があります．また，食道閉鎖の根治術後に生じる合併症として，吻合部縫合不全，気管食道瘻再開通，吻合部狭窄，胃食道逆流現象（GER）などによる嚥下障害や呼吸器障害が認められます．特に，GERを合併した吻合部狭窄については，狭窄の改善が難しくなります[4]．重篤な術後合併症の場合には，再度外科的処置が行われるため，呼吸状態，体調（バイタルサイン）を含めた全身状態をチェックしながら経口摂取を進める必要があります．下部食道運動異常によって，GERの出現頻度が異なる[5]ため，嚥下造影（VF）による食道通過障害の評価も必要と考えられます．

また，本児のように，繰り返し狭窄部位の拡張が必要な場合は，拡張時の口腔周囲への刺激が患児の心理面への負の刺激とならないように，医療的配慮が必要です．

嚥下障害の予後は，Chetcutiらの報告[6]によると，5歳までは高頻度に認められ，その後改善に向かいます．嚥下障害の改善に伴い，胃瘻から経口摂取へと移行できるように，食べる機能（摂食機能）の発達を促すことが本疾患では重要と考えられます．

また，摂食機能が獲得され，嚥下障害が改善されてきたら，胃瘻からの注入量を減らし，経口摂取させることによって，食べる楽しみを引き出すことが大切になります．

（村田尚道／歯科医師）

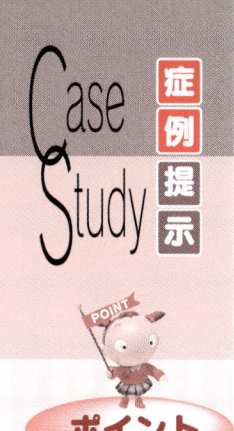

13. 薬剤と摂食嚥下障害

Case Study 症例提示

ポイント

① 薬剤，特に抗痙攣薬や筋弛緩薬，向精神薬には傾眠作用があり，摂食嚥下機能の低下を招くことがある
② 唾液の減少を起こす抗コリン作動薬や抗ヒスタミン薬などは摂食嚥下を難しくする
③ 重症児や乳幼児では眠気や倦怠感など，薬剤による影響を説明できないことが多いので，介助者や主治医が十分な注意をはらう

症 例

初診時年齢：3 歳 8 か月（男児）
基礎疾患：てんかん，脳性麻痺（痙直型），精神遅滞

以前より摂食嚥下障害があったため，摂食指導外来に通院し，摂食嚥下訓練を受けていた．ミオクロニー発作，部分発作を認め，抗痙攣薬としてバルプロ酸，カルバマゼピン，クロバザムを投与していたが，発作回数が増えてきたということで，他院の主治医がゾニサミドを追加した．その頃から食欲がなくなり，食べる量が減る状態が持続しているということで相談のため来院．

評価（所見）：以前から上口唇の閉鎖が悪く，咀嚼力が弱いことなど摂食嚥下障害を認めていたが，今回はあまり口を動かさず，明らかに機能が落ちている様子で，かつ軽い傾眠傾向がみられた．

経過

抗痙攣薬追加後に摂食嚥下機能の低下を認めたため，主治医と相談し，追加した抗痙攣薬（ゾニサミド）を中止しました．摂食嚥下機能は数日で，もとの摂取機能に戻りました．

注意点

痙攣発作が頻発するようなときには，発作のために食べられないのか，あるいは痙攣治療のために増量した抗痙攣薬により摂食嚥下機能が低下しているのか，判断しにくいことがあります．本症例のように投薬開始後に急性に起こってくるものは，抗痙攣薬が原因であることはわかりやすく，迷うこともほとんどありません．しかしながら，幼児期早期から少しずつ抗痙攣薬を増量していった場合や多剤併用した場合には，どの薬剤が原因なのか，あるいは摂食嚥下機能の発達の問題か，痙攣発作が原因なのか区別できないことがあ

表1　嚥下に悪影響を及ぼすおもな薬剤

①中枢神経系の鎮静・抑制	抗痙攣薬，抗不安薬，向精神薬，抗うつ薬，睡眠薬，筋弛緩薬，抗ヒスタミン薬，解熱・鎮痛薬
②錐体外路系への影響（口部ジスキネジア）	向精神薬，抗うつ薬，消化性潰瘍薬，制吐薬，抗パーキンソン薬
③唾液分泌低下・口腔乾燥（ドライマウス）	抗コリン作用薬，抗ヒスタミン薬，抗がん剤，三還元抗うつ薬
④唾液分泌増加	ベンゾジアゼピン系薬剤
⑤筋弛緩・筋力低下	筋弛緩薬，ステロイド
⑥味覚異常	抗がん剤
⑦下部食道括約筋の圧を低下	ドーパミン，グルカゴン，アトロピン
⑧歯肉増殖	フェニトイン，カルシウム拮抗薬，免疫抑制剤

ります．場合によっては，薬剤性である場合を原疾患による摂食嚥下機能障害と診断してしまうことがあります．薬剤性の摂食嚥下障害であれば，まず薬剤を中止あるいは変更する必要があります．

解説

表1のような薬剤が，摂食嚥下に悪影響を及ぼす可能性があります．

①**中枢神経系の鎮静や抑制作用**：抗痙攣薬や向精神薬などの服用によりみられ，食物認知の悪化や咀嚼・嚥下の悪化がみられることがあります．風邪薬としてもしばしば用いられる抗ヒスタミン薬や抗アレルギー薬は，抗ヒスタミン作用があり眠気をもちますが，第三世代の薬剤は眠気が少なくなっています．

②**錐体外路系への影響**：口部ジスキネジアは，小児では高齢者に比べるとまれですが，向精神薬，抗うつ薬，抗パーキンソン薬，胃腸薬，降圧薬などの長期投与による副作用として生じ，これを遅発性口部ジスキネジアとよびます．向精神薬による遅発性ジスキネジアは，線条体にあるドーパミンの作用部位に薬剤が阻害的に働き，長期連用によって受容体が過剰に反応するためと考えられます．また，過量投与では急速に症状が出ることもあります．

③**唾液分泌低下・口腔乾燥**：抗コリン作用をもつ抗ヒスタミン薬，抗うつ薬には，唾液の分泌の低下のため口腔乾燥がみられるものがあります．唾液が減少すると食物の口腔・咽頭の通過が悪くなり，嚥下がスムーズにいきません．

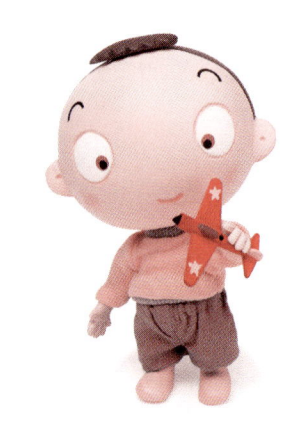

④唾液分泌増加：ベンゾジアゼピン系薬剤（ジアゼパム，クロナゼパム，ニトラゼパム，クロバザムなど）は，眠気とともに唾液の分泌量を多くします．嚥下障害のある場合には，唾液が多くなることが喘鳴につながり，呼吸や嚥下も悪化することがあります．そして摂食嚥下障害により唾液を飲み込めないために，口腔内に溜まる唾液を減らす目的で抗コリン作用のある硫酸アトロピンが使用されることもあります．

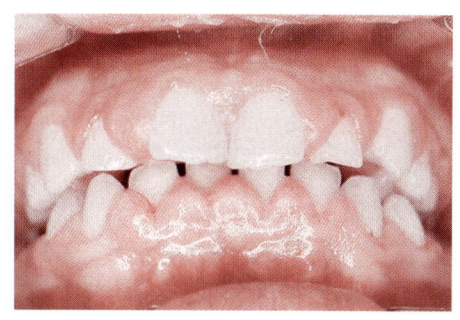

図1　歯肉増殖（11歳，男児）
てんかん，精神遅滞の小児．

⑤**筋弛緩・筋力低下**：筋緊張の強いときには，筋弛緩薬の服用によって筋緊張が適度にとれると摂食嚥下機能を改善しますが，その作用が強く出ると逆に悪化します．痙直などに対して用いられるボツリヌス毒素の頸部への使用は，嚥下関連筋群に影響すると嚥下機能を落とす可能性があり，注意して用いる必要があります．

⑥**味覚異常**：味覚に対する影響は，小児では判断しにくいことが多いのですが，味覚異常を引き起こす可能性のある薬剤では考慮する必要があります．なお，微量元素である亜鉛の欠乏でも味覚障害が起こります．

⑦**下部食道括約筋（LES）の圧の低下**：胃食道逆流現象（GER）を引き起こす可能性があります．抗コリン作用薬，一部の抗うつ薬，カルシウム拮抗薬などの薬剤は，胃食道逆流現象のある小児では症状を悪化させる可能性があるので注意が必要です．

⑧**歯肉増殖（図1）**：フェニトイン（アレビアチン）の副作用として歯肉増殖がみられ，歯を埋めるほどのこともあり摂食機能に影響を及ぼします．程度に差はありますが，多

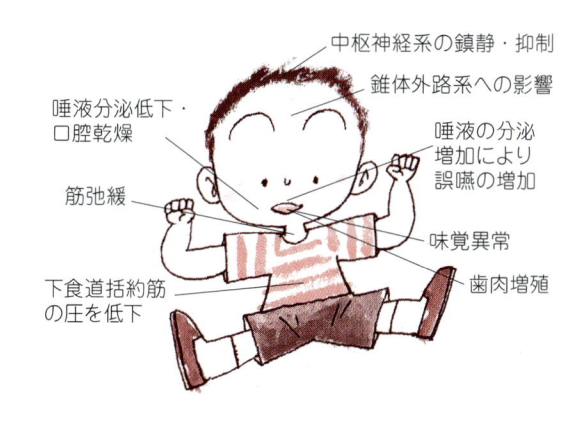

くの症例でみられ，前歯の唇側（外側）で最もよくみられます．薬剤の中止で改善しますが，それができない場合は口腔清掃状態と関係するため口腔ケアが重要となります．そのほか，降圧剤であるカルシウム拮抗薬（ヘルベッサー，ワソラン，アダラートなど）や免疫抑制剤（シクロスポリン）でも起こります．原疾患治療のため薬剤中止ができないときは口腔外科手術を考慮することもあります．

＊

多くの薬剤は長期に使用され，また小児が薬剤による影響を訴えることが少ないことより，副作用が判断しにくいことも多いのが現状です．摂食嚥下障害が薬物による可能性があれば，薬剤の中止をまず考えなければなりません．薬剤の作用をよく知ることおよび主治医との連携が重要になります．

（田角　勝／医師）

Side Memo 13
子どもの動機づけ・行動変容を促すための支援とは

子どもへの動機づけや行動変容を促すための基本的な関わり方については，現在まで小児の発達心理学や野生児研究，障害児の療育などの知見から次のようなものがあげられます．

1. **安心できる場所**：子どもが安心して生活できる場所や環境が大切です．
2. **信頼できる人**：愛着形成や基本的信頼関係がうまくでき，子どもが安心して愛情を感じることのできる人との間で適切な行動が形成されやすくなります．
3. **生理的欲求の満足**：空腹や渇きなどの生理的欲求を常に同じような飲食行動や場面で満足させることにより，摂食機能や食行動を獲得することができます．
4. **適切な感覚刺激**：子どもが感じる五感（触覚，嗅覚，味覚，視覚，聴覚）の与え方によって動機づけや行動変容に強く影響を与えます．
たとえば，乱暴な歯みがきや食事介助で痛みや苦痛などの不快な刺激を与え続けると，大脳辺縁系の扁桃体を中心として負の情動が形成され，拒否的行動が形成されます．
逆に，優しい声かけや表情，スキンシップ，また食べ物のおいしさや温度，一口量などが適切で快刺激となる場合は，海馬を中心として適切な行動が形成され記憶されやすくなります．
5. **遊びと運動**：好きな人と楽しく遊ぶことによって，運動や身体機能の向上ならびに対人関係や社会性の獲得，言語や認知機能の発達，排便などにもよい影響を与えます．特に，摂食指導においては「空腹感」をつくり，食べる意欲や集中力を育てることにも役立ちます．
6. **集団生活の役割**：子どもにとって同年齢あるいは異年齢の集団のなかで生活することは，さまざまな刺激や体験を得ることにつながり，それらを通じて学習することができます．一例として，仲間の食行動に影響されて食べ物に興味や関心をもち，食べ方を模倣する機会につながることもあるのです．

（芳賀　定／歯科医師）

Ⅳ チーム医療の実際

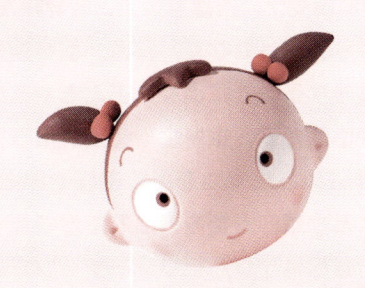

ここからは，療育施設，地域障害児歯科センター，
通院施設といった地域における
さまざまな施設，養護学校などで，
どのような対応を行っているのかを
みていきたいと思います．

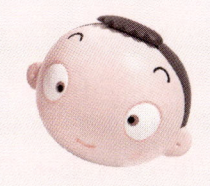

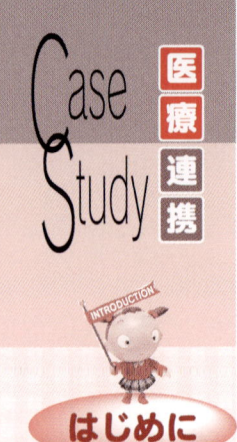

1. チーム医療・連携医療を成功させるために

　摂食嚥下障害の小児に対する医療は，療育，保育，教育の場と家庭が連携し，生活のなかで子どもの発達課題を考慮していくことが重要となります．医師，歯科医師，看護師，歯科衛生士，言語聴覚士，理学療法士，作業療法士，管理栄養士などの医療スタッフだけでなく，保育，教育関連職種などの子どもを支える多くの職種が協働することにより，子どもや家族が納得し安心した治療を受けられることが必要です．保育士や特別支援学校の教諭は，保育や教育のなかで年齢・病状に応じた機能を促す遊びや学習を提供し，また，音楽療法士は感情表出による心理的支援を行って生活機能である摂食嚥下機能の発達を支えています．各職種がリハビリテーション方針等を共有し連携することで，子どもは訓練や検査，手術等に対して心の準備ができ，それが円滑な医療提供を支え，患者の安全，家族の安心につながっています．このように医療関連職種によるチーム医療は，さらに福祉分野や教育分野などの他分野との連携へと広がりをみせています．

専門職の効果的な活用

　チーム医療・連携医療を推進する目的は，専門職種の積極的な活用，多職種間協働を図ること等により医療の質を高めるとともに，効率的な医療サービスを提供することにあります．医療の質的な改善を図るために，①コミュニケーション，②情報の共有化，③チームマネジメントの三つの視点を基盤とし，さらに効率的な医療サービスを提供するために，①情報の共有，②業務の標準化が必要とされています．

　多職種多分野が混合したチームアプローチの質を向上させるためには，互いに他職種を尊重し，明確な目標に向かってそれぞれの見地から評価を行い，専門的技術を効率よく提供することが重要となります．そのためには，情報提供書を充実させることが必要であり，情報提供書が単なる情報交換のツールではなく他分野への意見や調整のツールであることを認識することも大切です．つまり，摂食嚥下障害のある小児とその家族の生活面や心理面のサポートを含めて各職種がどのように協力するかという視点を持つことが重要となります．また，家族も子どもの治療や訓練等の選択について医療従事者にすべてを任せるのではなく，医療従事者からの十分な説明を踏まえて選択等に参加する，患者家族もチームの一員であることを認識してもらうことが必要です．

超職種型チームとその特徴

摂食嚥下リハビリテーションの効果的なチームアプローチを実践するためには，さまざまな業務について特定の職種に実施を限定するのではなく，関係する職種が共有する業務も多く存在することを認識し，患者家族の状態や医療提供体制などに応じてお互いの専門性の垣根を越えて臨機応変に対応すること（図1）が効果を倍増させ，患者家族の信頼と安心につながります．

病院内の小児の摂食嚥下チームにおいては，小児病棟の医療スタッフと保育士，訪問学級教諭などの職種間における情報の共有をはかる手段として，定型化した書式による情報の共有化や医療担当者間の電子カルテを活用した情報の一元管理などが有効であり，そのための診療情報管理体制の整備等が重要になっています．

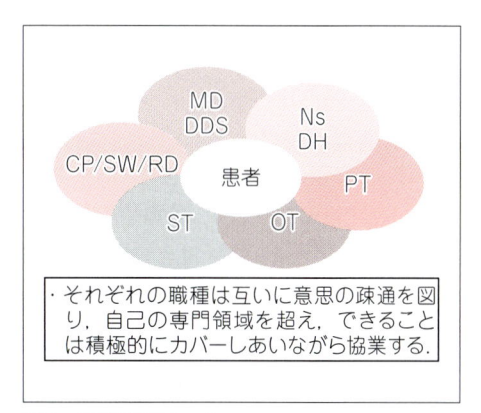

図1　超職種型チーム

・それぞれの職種は互いに意思の疎通を図り，自己の専門領域を超え，できることは積極的にカバーしあいながら協業する．

摂食嚥下チームのマネージメント

また，チーム医療を展開するなかで，医師，歯科医師が個別具体的な指示のみならず，個々の医療従事者の能力等を勘案して柔軟に「包括的指示」を出すことも重要です．職種を問わない学会認定の摂食嚥下リハビリテーション認定士，職種の専門性をさらに特化した摂食嚥下認定看護師，摂食嚥下認定歯科衛生士，摂食嚥下認定言語聴覚士などの専門職を核として，現場の負担増にならないようにチームをコーディネートしていく注意が必要です．

チーム医療・連携医療の教育

チームの質を向上させるためには卒前・卒後の教育が重要であり，専門職種としての知識や技術に関する教育と，チームの一員として他の職種を理解することやチームリーダーとしての能力を高めるための教育が必要です．特に多職種が参加するカンファレンスにおいて，他の職種を尊重するファシリテーション能力を発揮できるように，卒後も継続的に教育することが重要になるのです．

（向井美惠／歯科医師）

Case Study 医療連携

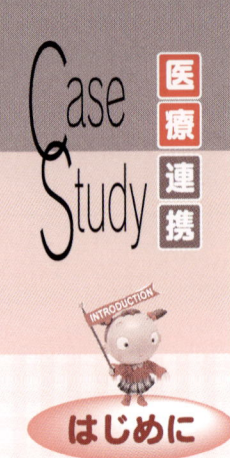

2. 医療の連携と役割の実際

①地域診療所における摂食嚥下障害への対応
―摂食拒否による経管栄養依存症の例

はじめに

患者や保護者が地域で小児科や園，学校，施設，保健福祉事務所などを活用し，適切なかかわりや療育を受けながら，住み慣れた場所で仲間や友人たちに囲まれ，安心して楽しく，安全に，おいしい食事を通じて QOL の向上や自己実現につなげることが地域歯科診療所の役割であると考えます．

今回，摂食拒否事例を通して地域歯科診療所の役割と医療連携について触れていきます．

症例1

初診時年齢：3歳5か月（男児）

主訴：口から食べてくれない．食物を入れても吐いてしまう．口を開かない．

基礎疾患と経過：超低出生体重児（30週，566g）で某医科大学 NICU にて治療．1年4か月間経管栄養と人工呼吸器による呼吸管理で入院．哺乳びんからミルクをまったく飲むことができず，退院後，クレチン症および低血糖性痙攣にて某大学医学部病院で定期的管理．近医かかりつけの某子どもクリニックで摂食指導を受けるがなかなか改善せず，3歳10か月時に都内までの通院が困難となり，当院へ転院する（図1）．

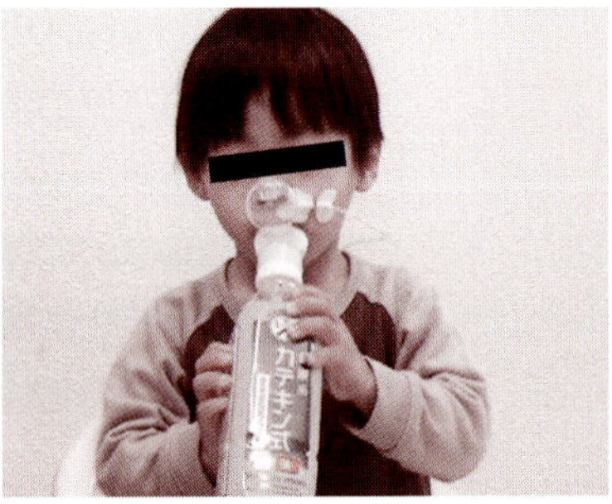

図1 初診時の様子
お茶だけは飲むことができるが，食物やスプーン，歯ブラシなどは断固として拒否して受け入れない．

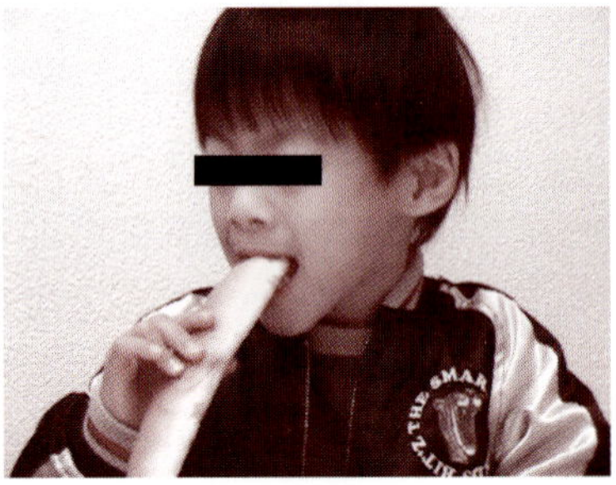

図2 抜管後の経口摂取
抜管して1か月半，経口摂取のみで栄養摂取しており，体重も600g増えて体調も安定した．

評価（所見）：1年4か月の間，経管栄養と人工呼吸器の入院管理下にあり，経口摂取の体験が少なかったことから，口腔周囲の感覚異常（触覚過敏）と，経口摂取に対する心理的拒否が認められた．特に摂食嚥下機能に障害は認められないものの，家族が顔面や口唇，口腔内を触れようとすると強く嫌がり，経管栄養注入後や経口摂取時に内容物をよく吐く，などがみられた．経管栄養は1日4回（エンシュア・リキッド；1回200mL）行っており，体重が9kg台からなかなか増えない．口腔機能全般の未熟性は認められたものの，

表1　初診時にみられる摂食拒否児の保護者の状態

①いままで何度か経口摂取を試みたがうまくいかず，常に不安や悩みをもちながら疲労状態で来院している場合が多い
②過去に経口摂取を焦り，離乳食の進め方や食事時の介助がうまくいかず，摂食拒否の原因が自分自身にあるのではないかと強く反省し，自責の念にかられている場合がある
③育児や食事の進め方について，夫婦間あるいは同居している親との間で意見や考え方が異なり，孤立していたり，責任を負わせられたりしている場合がある
④いままでの養育負担や度重なる挫折感から，子どもに対する愛情が薄れ，経口摂取へ取り組む姿勢が薄れ始めている場合がある

嚥下機能障害は認められず，嚥下造影（VF）などによる誤嚥検査の必要性はないものと判断した．注入時や経口摂取時の嘔吐について，大学病院に依頼して胃食道逆流の検査を行ったところ，特に異常はみられなかった．

目　標

・保護者や周囲の人たちの理解と協力を得て，経口摂取への拒否を軽減し，「食への関心」や「口から食べる喜び」を育てること．
・適宜，経管栄養から脱却させ，経口摂取ができるようにすること．

指導経過・訓練

●指導・訓練の進め方

初診時には保護者，特に母親などは**表1**のような状況で来院してくる場合があり，面接時には傾聴や受容，共感などに配慮して適切な情報を得ることが大切である．

●抜管試行時の注意点

指導や訓練を重ねていき，本人の「食への興味・関心」が現れ，味覚刺激に対する激しい拒否や抵抗がなくなったことを確かめたら，次のように慎重に抜管の手続きに入ります．

①抜管の必要性を再確認する．②経管栄養の注入量を暫時減量して空腹感を育て，経口摂取へ移行するかをよく検討する．③夫婦や家族間での協力と園や学校，医療機関などとの協力体制を整える．④抜管時の子どもへの関わり方と全身状態のチェック内容について保護者や園の関係者と確認しておく．⑤実際に抜管手続きに入った場合，必ず両親と電話連絡して経過を確認し，変化が出た場合は必ず連絡してもらう．⑥もし抜管の試行に失敗した際は，両親や園などの関係者を責めず，失敗した原因や迷いについて話し合い，次の機会に生かせるようにする．

●1年11か月の指導経過から

心理的拒否の改善や味覚刺激訓練，感覚遊びや運動，集団生活のなかでのさまざまな刺激などが摂食拒否の改善には有効と思われました（**表2**）．

表2 指導経過と訓練内容

経過	摂食機能	感覚機能	生活状況	指導内容
初診時 (9kg)	・お茶のみコップやストローで飲める ・経管栄養1日4回	・顔や口腔，手足に心理的拒否がある ・過去に過敏の既往	・一語発話や指差しができる ・少し歩ける ・注入後よく吐く	①よく遊び運動する ②口腔ケアと過敏の除去（脱感作）の指導
1か月後	・経口摂取していない ・園で給食を手伝う ・注入の準備を手伝う	・ときどき歯ブラシを口にくわえる	・風邪をひきやすい ・夕方は疲れて寝る ・毎日遊んでいる	③心理的拒否や摂食拒否について両親と話し合う
4か月後	・ミルクティーや甘いジュースを飲めるようになる	・親による歯みがきを逃げてしまう	・微熱が出て体調が不安定で園を休む	④味覚刺激訓練法を指導
5か月後 (10kg)	・飲み物の種類が増加 ・はじめてポッキーを口にくわえる ・ペットボトルから飲めるようになる	・毎日歯みがきができない	・プールで水遊びに夢中になる ・室内で遊具を使ってよく遊んでいる ・言葉数が増える	＊ポッキー，プリッツ，パラソルチョコレート，イチゴによる味覚刺激 ＊夕方寝てしまうので入浴時に口腔ケアをする
9か月後 (10.2kg)	・妹とラムネを食べた ・診査時にボーロを口に入れて食べる ・ラムネを前歯でかみ取り2〜3回咀嚼する	・入浴時に歯みがきをやらせるようになる ・ボディブラシで手足を洗えるようになる	・公園で砂が手についても嫌がらない ・園で給食を口に入れて先生にアピールする	＊積極的に味覚刺激訓練を行うよう指導 ＊本人に母親と妹の食べさせごっこをみせて興味や関心を引き出す
1年後	・指導開始1年目に抜管を試みるが，経口から十分摂取できず，栄養補助食品もうまくとれないため体調が不安定となり，本人が泣いて経管栄養を強く要求するため与えてしまう			
1年6か月後 (10.2kg)	・3日前から飴を食べ出す ・味噌汁やコンソメを20〜30mLお椀から飲めるようになる ・ヨーグルトや生クリームを指でなめる ・園でおかゆ，ゼリー，麺類を少量食べる ・野菜ジュースをストローで飲めるようになる	・歯みがきを自分から催促するようになる（1日3回）	・園で外遊びを盛んにしている ・他者と会話ができるようになる ・3本指で物をつまめるようになる ・風邪や発熱もなく，体力がついてきた ・夕方寝ることがなくなる ・下痢や嘔吐が一切なくなる	⑤食物形態の指導：形のあるものは出してしまうのでペースト状にする ⑥園で仲間と楽しく食べる時間や雰囲気を大切にする ＊全身を使って運動する ⑦自分から食べたときは十分ほめて励ますように心がける
1年8か月後	・就学までに1年あまりとなり，保護者や園の先生方から経口摂取への強い要望が出る． ・経口摂取の種類や量が増え，体調や体力もついてきたので保護者や園の先生方と連携して抜管を試行することで決定 ・指導数日後，抜管して経口摂取を試みるが，嘔吐と下痢の風邪を引いて中断 ・風邪が治り，園も冬休みになったので，クリスマスの前日から再度抜管を試みる			
1年9か月後 (10.9kg)	・クリスマスの前日から抜管して口から食べている．栄養が不足しないように栄養補助食品を利用している．水分も牛乳や栄養ドリンクを利用して確保している ・お正月もおせち料理を結構食べてくれたとのこと			・口から食べることを強要しないこと，一挙に食べ物の種類や量を増やして拒否を起こさせないようにすること，しっかり「口から食べる喜びや美味しさ」を育てることが大切であることを指導
1年11か月後 (10.9kg)	・抜管して3か月が経過．体重の減少や体調の変化が認められず，現在まで順調に推移している．栄養補助食品を減らし，野菜ジュースに移行しても特に栄養状態に変化は出ていない．毎日元気に遊んでいるとのこと			

解説

当院へ来院している摂食拒否例について，医療面接やアンケートの内容，摂食診査時の動作や行動分析などから，その要因として表3のようなものが考えられます．指導方法は保護者の考えや生活環境，子どもの成長発達，疾患特性など多角的に検討したうえで，適切に選択することが大切です．

今回，当院で1年11か月間の指導で摂食拒否を改善し，経鼻管栄養から脱却して口から食べられるようになりました．これは，保護者を中心として小児科による全身管理や園の先生方との連携と協働の結果であり，地域歯科診療所としての当院が「調整的役

表3 摂食拒否が考えられる要因

①感覚機能の未熟や異常による影響	触覚や味覚，温冷覚などへの過敏や口腔領域への摂食体験の不足からくる生理的過敏の残存などによる影響
②親子関係の未熟さによる影響	育児不安や育児態度による影響，不完全な母子相互作用と愛着形成による影響
③口腔や咽頭領域への侵襲による影響	経管挿入時の不快感や手術侵襲による影響
④摂食嚥下障害や逆流などによる影響	摂食嚥下機能の未熟や障害によるむせや咳きこみ，胃食道逆流による不快な体験による影響
⑤離乳の進め方による影響	比較的軽度な症例では，離乳期の味覚や温度，一口量，ペーシング，強制的な食事介助など，離乳食の進め方による影響
⑥自閉的な特性からの影響	食物や食事動作に同一性保持や強迫的行動を強く現すような自閉性特性からの影響

割」を果たせた結果と考えられます．

●**地域歯科診療所の役割**

　摂食嚥下障害への取り組みとして，地域歯科診療所が果たす役割は次のとおりです．

　①同じ地域のなかで医療，教育，福祉行政等の機関と情報交換し，「顔のみえる」連携と協働が可能である，②患者や保護者等の要望や体調変化などの緊急時に素早く対応でき，必要に応じて他機関との連携がしやすい，③患者に対して長期的，継続的な包括的口腔管理（予防処置や口腔ケア，口腔衛生指導，歯科治療，定期健診，他職種との連携）ができる，④当院での指導訓練場面に園や学校，施設職員のスタッフが同席して問題点や指導内容を確認して共有することができる，また指導訓練ノートなどを媒体として共通認識をもつことができる，⑤通園施設や特別支援校，保健福祉事務所などの摂食相談会や親の会，職員等の研修会を通じて摂食嚥下に関する普及啓発や親睦をはかることができる，などがあげられます．

　また，医療連携としては① VF などの依頼，②体調変化時の緊急対応，栄養評価や管理の依頼，③患者が入院した場合の食事介助に関する情報提供，④患者が心疾患の手術などに際しての周術期口腔管理などが挙げられます．

　最後に，今回摂食拒否の事例をとおして地域歯科診療所の役割と医療連携の実際について述べてきました．一次医療圏のなかで地域歯科診療所は患者や保護者の住み慣れた場所で，地域の特性を考慮しながら，患者・保護者の生活状況にあわせたきめ細かな対応と常時連絡や相談ができるという安心感，それぞれの立場で「顔のみえる」連携ができるという利点をいかして，患者や保護者の「QOL の向上」に寄与できるものと考えます．

（芳賀　定／歯科医師）

Case Study 医療連携

はじめに

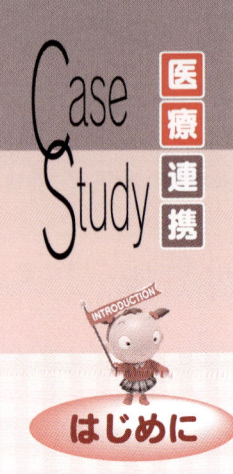

2. 医療の連携と役割の実際

② 療育施設における摂食嚥下障害への対応

　当センターは，障害児，特に重症心身障害児に医療・療育のサービスを提供する施設として，2005（平成 17）年 12 月に開設しました．重症心身障害児（者）の方々のうち，特に手厚い医療・看護を必要とする超（準超）重症児（者）を積極的に受け入れ，専門的な医療と療育サービス，在宅での生活を支えるための通所（成人，乳幼児）療育を行っています．入所は 120 床で，長期入所が 90 床，短期入所，医療入院あわせて 30 床です．外来は，重症心身障害児（者）だけではなく，Down 症候群，脳性麻痺や自閉症などの発達障害の患児が受診する施設です．
　開設当初より，摂食嚥下障害対策チームを立ち上げており，ここでは，その活動の概要について述べていきます．

対策チームの結成について

　小児の摂食嚥下リハビリテーションは，さまざまな疾患，障害の程度，年齢，発達の程度，社会的なニーズなど，多様な個別性を特徴とします．この個別性に対応するために，各専門職がチームとなって，それぞれの評価と方向性を出し合って検討していく必要があります．摂食指導への専門職の関わり方や組織としての取り組み方は，各施設によって異なります．
　当センターでは，各専門職がそれぞれの立場から意見を交わしながら支援できるように，摂食嚥下障害対策部会とワーキンググループを設置して，摂食嚥下障害に対して取り組んでいます（図 1）．長期入所者などの病棟入所者は摂食ラウンド（回診）や病棟での症例検討会などで，各関係職種が関わっています．担当医からのリハビリテーション処方に基づいて摂食外来を開き，各関係職種が集まって取り組んでいます．
　このように，摂食嚥下障害は多様な要因・要素を含んでいるので，多職種によってチームを組んで取り組むべき問題です．しかし，それぞれの職務・業務や組織上の垣根があり，チームを組んで共同して働けるような組織づくりが最大の課題となる場合もあります．

病棟入所・通所利用者に対して

　各利用者に対しては，年に 1 回各職種が問題点などを話し合うケース会議を設けています．それとは別に，摂食嚥下に特に問題のある利用者に対しては，定期的に病棟・

図1

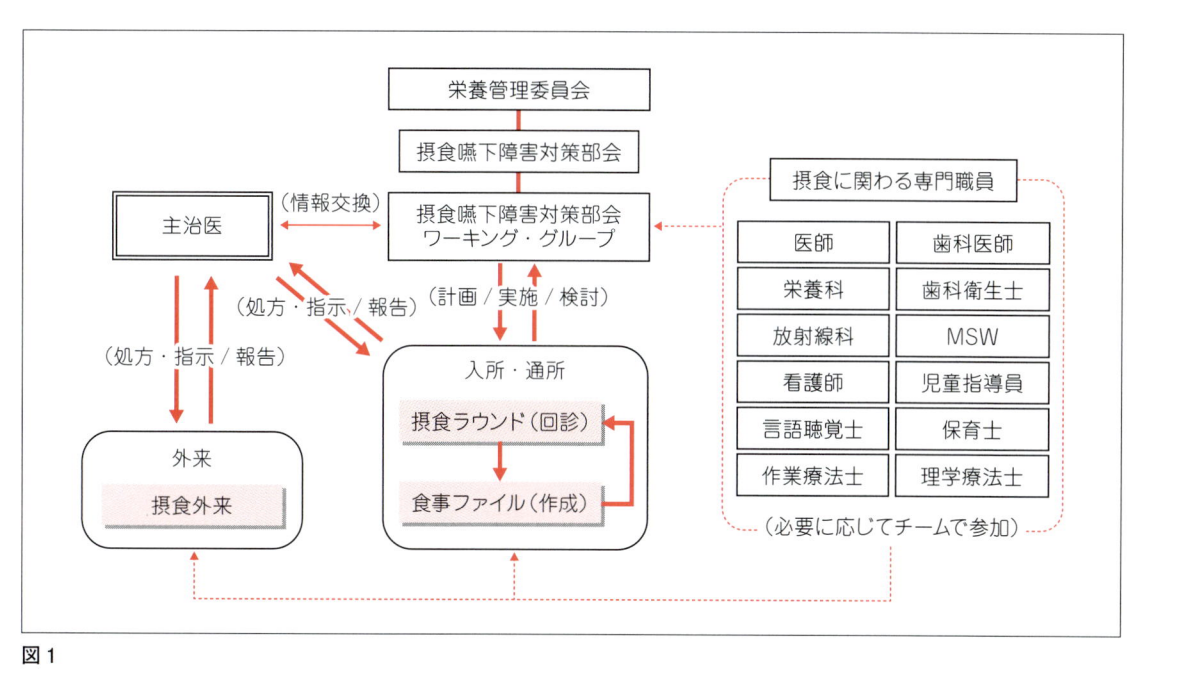

通所での摂食場面を実際に観察する摂食ラウンドを実施しています．各専門職が集まり，評価をして課題への対応を検討しています．日常の食事時間には多くの職員が交代で関わるため，摂食ラウンドで検討した内容が共有されるように，個別に食事介助ファイルを作成しています．病棟スタッフの統一した介助ができるように，摂食嚥下の適切な評価，ポジショニング・摂食介助・食形態・口腔ケアの工夫で，安全に楽しい食事ができるような環境づくりが目的です．

さらに，病棟スタッフの一人ひとりが，摂食障害の問題意識を持つことも重要です．各職種が連携をとる摂食ラウンド（回診）は，24時間を通して入所者の生活支援に関わり，その健康管理や療育を担っている病棟スタッフの一人ひとりが，問題意識を持って個々の入所者の機能を把握して，統一した援助ができることを目的にしていて，職員各人の意識の向上にもつながっています．

外来受診患者に対して

当センター外来では，どの科を受診する場合でも，まずはじめに小児神経科での診察が必要です．そのあとに，主治医の必要性や家族の希望などによって各科に依頼することになっています．摂食障害が主訴の場合も同様で，小児神経科主治医によって，摂食指導が必要かどうかの判断をします．家族のみの意思や第三者の勧めで摂食指導を希望して受診した場合には，紹介状で情報を確認したうえで，紹介先の主治医に摂食指導の可否を確認します．許可が得られれば，摂食外来への手続きを踏むことになります．

患児の原疾患として，考えられる摂食障害の原因について考慮したうえで，摂食指導

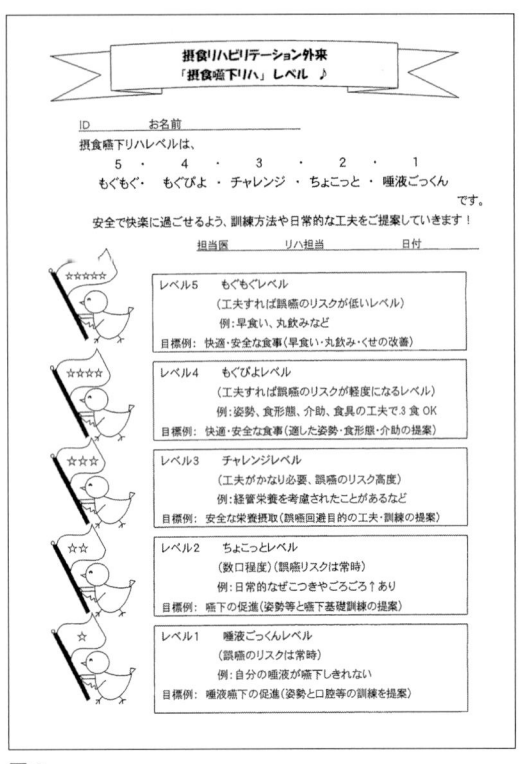

図2

が必要と判断されれば，リハビリテーション処方を作成します．摂食外来受診の際には，歯科，作業療法，言語療法，栄養科にオーダーを出して，受診日が決められます．外来では，本人の食べる意識，場所，雰囲気，姿勢，食形態，食事にかかる時間，口腔機能の評価，食事中の呼吸の状態などを，担当の作業療法士あるいは言語聴覚士がチームの中心になって，歯科医師，歯科衛生士，栄養士が関わって検討しています．必要に応じて，酸素飽和度やVFをチェックすることもあります．チームで検討して評価した結果により，摂食レベルを決めて，家族へ説明します．

　家族への説明には，当センターで作成した摂食票（図2）を用いてわかりやすくする工夫をしています．この摂食票では，摂食嚥下レベルを5段階に分類しています．レベル1は唾液ごっくんレベルで，嚥下を促進する訓練が必要となり，誤嚥リスクが常時あることを表しています．また，レベル5はもぐもぐレベルで，工夫すれば誤嚥するリスクは希なレベルとしています．これを用いる目的は，摂食訓練レベルの明確化です．これは，「今，摂食訓練をしていて，少し食べています」といっても，家族以外には把握できないので，ある程度わかるようにすることにあります．特に，安全な摂食方法や，どのように日常の訓練を行っているのか，栄養摂取状況（食形態や内容など）がどの程度であるのかについてわかりにくくなっています．このレベル分類を記載した摂食票は，家族へ提供するとともに他院の主治医・学校医・施設嘱託医などへの情報提供として使用し，情報の共有化をはかるようにしています．

まとめ

　摂食嚥下障害への対策は，多くの側面をもっていて，各専門職が協働して行うべき分野です．それを成功させるポイントは，いくつかあると考えられます．その一つに，お互いの専門職のことをよく知ることがあげられます．また一つは，それぞれの職種の業務や組織上の枠組みを超えて，チームを組んで共同して働けるような組織づくりが重要になることがあります．

　どの本を読んでも，連携医療の重要性がうたわれています．ここでも，この連携を構築することも重要であることを述べてきましたが，それを維持していくのが困難な場合もあります．同一組織内でも，この構築と維持には困難な面があり，うまくコーディネートすることが重要で，工夫や対策が必要であると考えています．しかし，連携した医療の中心は患者本人であり，その保護者であることを忘れてはなりません．食事は生活の基本です．これからも，楽しく，安全に食事時間を過ごせるように，みんなで考えられること目指していきたいと考えています．

（中村全宏／歯科医師）

Case Study 医療連携

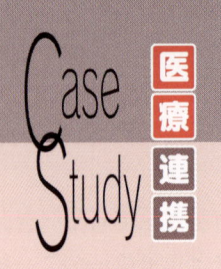

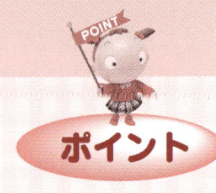

2. 医療の連携と役割の実際
③摂食嚥下障害への医科歯科連携の対応
―摂食拒否による経管栄養依存症の例

ポイント

❶ 摂食嚥下機能に大きな問題がないにも関わらず，長期に経管栄養を必要とし経管栄養から脱却できない状態である
❷ 食べる意欲を引き出すような指導が必要である
❸ 可能な限り早期に介入する必要がある
❹ 初診年齢が3歳を超える場合には，児が自ら経管栄養を拒否するようになることが重要である

症例1

初診時年齢：3歳0か月（男児）
主訴：経管を抜きたい
基礎疾患：原因不明の多発奇形（唇顎口蓋裂，鼠径ヘルニア，心室中隔欠損，顔面中部低形成），言語発達遅滞，運動発達遅滞

36週4日，2005g，44.2cmにて出生．出生後1か月間NICUにて治療し，哺乳可能にて退院．退院後Hotz床使用するが，Hotz床の着脱を嫌がり，ミルクを飲まなくなった．また，離乳を開始するもうまくいかず，経鼻経管栄養を実施．10か月時に口唇形成術，1歳7か月時に口蓋形成術施行．心室中隔欠損は10か月時に自然閉鎖．紹介元にて摂食指導を受けるが，転居に伴い当科を紹介され来院する．

評価（所見）：初診時身長は80cm（−3.8SD），体重は8.0kg（−3.8SD）．歩行は可能であり，単語の発語がみられた．口蓋裂の経過は順調であり，中耳炎の既往，摂食時の鼻咽腔閉鎖不全もない．肺炎の既往もなく，摂食嚥下障害は認めなかった（図1）．

1日エンシュアが500mL（250×2）注入されており，経口摂取は1日こども茶碗3分の1程度のうどんなどを遊びながら手づかみで1～2時間かけて食べる程度．人に食べさせられることは嫌がり，水分（おもにお茶）は，ストローマグからの摂取が可能だった．空腹感は表現せず，チューブを自ら抜こうとするような動きはみられなかった．診察所見より，口腔機能の未熟性はあるものの嚥下障害はなく，VFなどの誤嚥検査の適応はないと判断した．

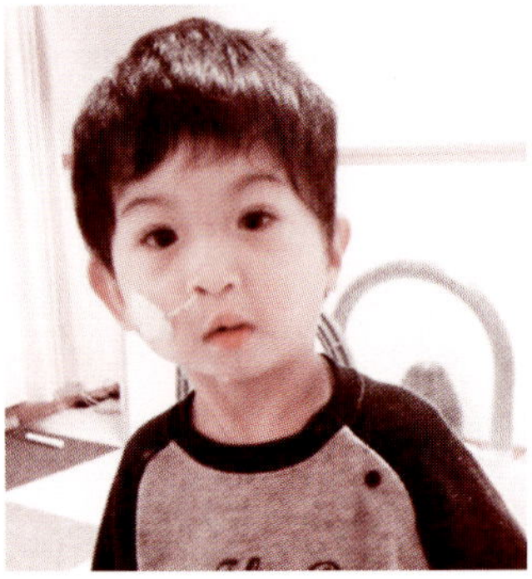

図1 初診時（3歳0か月）の頃の様子（保護者の方より写真提供）

治療方針

　食べ物への興味はみられましたが，あくまでも遊びの一種であること，空腹感を表現することがないことから，経管栄養を意識せず，食べる意欲を引き出すような指導をすることとしました．注入の量はもともと500kcalと少なかったので，注入の量は特に調整しないこととしました．

経過

　初診時に注入時には「ごはんだよ」などといわず，注入に意識させないようにすること，食べさせることはやめて，自分で食べることを指導しました．自分で食べるために，手でもてるもの，ストローを積極的に用いることとしました．また，離乳期の兄弟と一緒に食べることを指導しました．食べる時期と食べない時期を月単位で繰り返していましたが，水分だけは安定して量を取ることができ，次第にお茶以外の水分の摂取も可能になり，野菜ジュース，牛乳，エンシュアが飲めるようになりました．食べる時期には，手で持てるフライドポテトやスナック菓子などを好みました．3歳7か月時より保育園に通うようになり，一度保育園でチューブを自ら外してしまいました．3歳8か月時（8.7kg，－3.5SD）のチューブ交換時に本人がチューブを嫌だと拒否したので抜管としました．抜管後，朝起きると「牛乳」「チョコワ」と本人が食べ物を要求するようになりました（**図2**）．

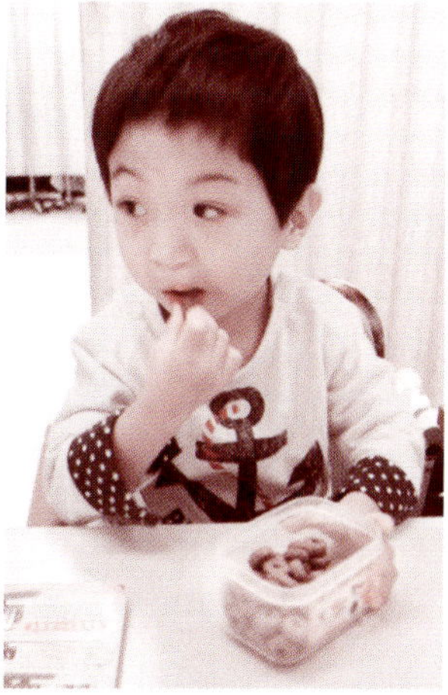

図2　抜管後の様子
抜管後1か月経過．手づかみ食べの様子がみられる．

　月に一度小児科の主治医の診察を受けており，抜管後約2か月経過し，現在体重の減少もなく全身状態も良好です．しかし，まだまだ食事の中心は牛乳，エンシュア，手で持てるようなお菓子やホットケーキなどが中心であるので，これからの集団生活を考えても，家族や友達と同じものを食べるということが今後の課題です．

解説

●乳幼児経管栄養依存症の特徴

　乳幼児経管栄養依存症は，次のように定義されています[1]．
　①長期（3か月以上）の経管栄養期間を必要とする乳幼児
　②基礎疾患や全身状態に摂食嚥下機能に影響するような問題がない
　③経管栄養を必要とするような運動機能に障害がない（多くは自分で座位，立位をとれる）
　④知的障害はないかあっても軽度である．
　筆者らは乳幼児経管栄養依存症児35名について調査を行っています[2]．乳幼児経管

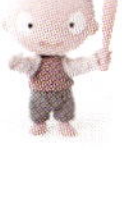

表1 経管栄養を必要とした原因と基礎疾患 (Ishizaki, et al, 2013[2])

経管栄養を必要とした原因		基礎疾患と合併症	
低出生体重児	7 (20.0)	精神発達遅滞	19 (54.3)
先天性心疾患	7 (20.0)	低出生体重児	18 (51.4)
慢性肺疾患	3 (8.6)	先天性心疾患	12 (34.3)
喉頭軟化症	3 (8.6)	染色体異常	4 (11.4)
唇顎口蓋裂	2 (5.7)	喉頭軟化症	3 (8.6)
診断なし	2 (5.7)	慢性肺疾患	3 (0.0)
その他	11 (31.4)	唇顎口蓋裂	2 (5.7)
ラッセルシルバー症候群	1 (2.9)	奇形症候群	2 (5.7)
脳幹脳炎	1 (2.9)	胃食道逆流	2 (5.7)
難治性下痢症	1 (2.9)	先天性食道狭窄症	2 (5.7)
胃食道逆流	1 (2.9)		
染色体異常	1 (2.9)		
脳腫瘍	1 (2.9)		
Robin シークエンス	1 (2.9)		
モヤモヤ病	1 (2.9)		
拡張型心筋症	1 (2.9)		
精神発達遅滞	1 (2.9)		
硬膜下血腫	1 (2.9)		

Total N = 35 (%)

栄養依存症児の経管栄養を必要とした原因と基礎疾患を，表1に示します．

　28名が経管栄養中止（抜去）となり経口摂取へ移行し，7名は経管栄養継続中でした．初診時年齢は中央値30か月（範囲17〜37か月）で，抜去時年齢は中央値35.5か月（範囲21.3〜44.8か月）でした．33名（94%）の乳幼児が基礎疾患をもち，24名（69%）が軽度精神発達遅滞でした．大きな運動機能の遅れを認める者はほとんどいませんでした．身体発育に関しては，年齢に比べ体重は軽く，SD値の中央値は－1.4SD（範囲－2.4〜－0.7SD），カウプ指数15未満の児が16名（45.7%）とやせの割合が多い傾向にありました．未熟な状態で出生した児が多く，13名が37週未満の早産児で，18名が2,500g未満の低出生体重児でした．そのうち7名が28週未満の超早産児で，1,000g未満の超低出生体重児でした．

　乳幼児経管栄養依存症児は，重度な発達の遅れを伴うものは認められず，知的にも身体的発育的にも境界域の児が多いことが示されました．

　本症例についても早産，低出生体重の未熟な状態で出生し，乳児期の不快な経験が経口摂取を困難にさせたのではないかと考えられます．

●経口摂取移行のための対応

　経管栄養を中止するための対応では，注入量の調整と自食を促すといった対応が最も多くみられました．特に，自食を促すために手づかみ食べを促すことが多くありました．初診時には手づかみ食べをする者はほとんどみられませんでしたが，抜去時には多くの児で手づかみ食べがみられました．また，経口摂取移行のための対応として田角は以下のようなステップ治療を推奨しています[3]．

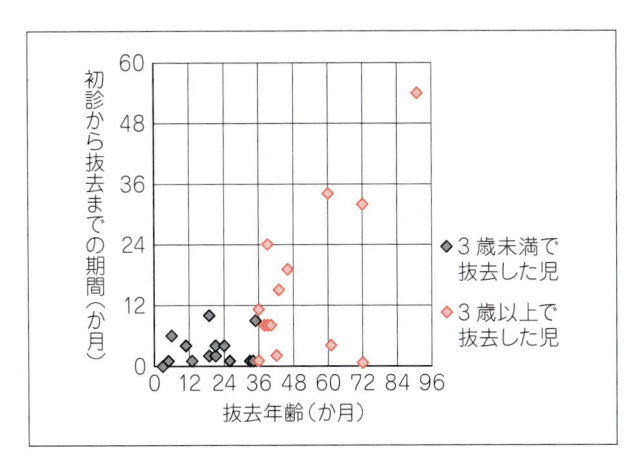

図3 抜去年齢と初診から抜去までの期間の関係
3歳までに経管栄養中止となる児らは，介入から約1年以内に経口摂取へ移行している．3歳までに経管栄養を中止し，経口摂取へ移行するのが理想的であり，3歳を過ぎると経管栄養期間が長引く可能性がある．

①現状の問題点の把握と今後の計画の作成
②自分で食べる意欲を育てる
③好きなものを探し，楽しく自由に食べさせる
④経管栄養の注入量の減少
⑤経管栄養のためのカテーテルの抜去
⑥経管栄養中止後のフォロー

　このように経口摂取移行のためには，楽しく自分で食べる意欲を育てることはきわめて重要であり，意欲が育たないうちに経管栄養の注入量を減少させても，うまくいかないことが多くあります．基本的には重度な発達の遅れは認められないので，楽しく自分で食べられる環境づくりが重要です．嫌なことはしないが原則で，多くの場合嫌なものになっているのがスプーンとコップです．受け入れのよい自分で使えるような道具（ストローやストローつきマグなど）を用意する，自分で食べられるような食材を用意する，特に手で持てる食材を用意するなどといった支援が必要です．

●すみやかな経口摂取移行のために

　抜去時の年齢と初診から抜去までの期間の関係を**図3**に示します．3歳までに経管栄養中止となる児らは，介入から約1年以内に経口摂取へ移行しますが，3歳を過ぎると経管栄養が長引く傾向にあることがわかります．したがって，3歳までに経口摂取へ移行するのが理想であり，早期介入こそがすみやかな経口摂取移行には不可欠です．本症例も含め，初診年齢が3歳以上である場合は，経管栄養を拒否する児，本人の意思が重要であるのではないかと考えます．

（石﨑晶子／歯科医師・弘中祥司／歯科医師）

Case Study 医療連携

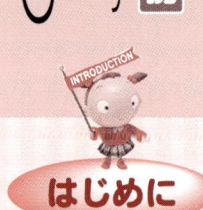

2. 医療の連携と役割の実際

④地域障害者歯科診療所における摂食嚥下障害への対応

はじめに

中野区では1995年4月に歯科診療，摂食嚥下リハビリテーション，大学病院のオープンシステムを利用した全身麻酔下歯科治療，予防処置，口腔衛生指導など18歳未満の障害のある方を対象にした障害者歯科診療の中核施設を開設しました．開設以来，さまざまな事業の拡大に取り組み，対象年齢の拡大，要介護者の訪問・搬送歯科治療，地域福祉施設での口腔のケア支援なども導入し，医療的支援だけでなく，障害のある地域住民が口の機能を十分に生かし，穏やかな生活を送れるよう生活背景までも考慮した支援に取り組む「なかの・口と歯の健康支援センター」を立ち上げました．また，地域のなかで医師，歯科医師，ST，PT，OT，看護師，歯科衛生士，栄養士，ケア・マネジャー，ケースワーカー，心理士等でのチームアプローチの構築に取り組み始めています（図1～3）．

2次医療機関としての診療の流れ

障害者歯科診療

①診療申込み

以下いずれかの形をとることになります．

1）歯科医師会会員よりの紹介
2）行政を通しての紹介
3）患者本人，家族からの申し込み

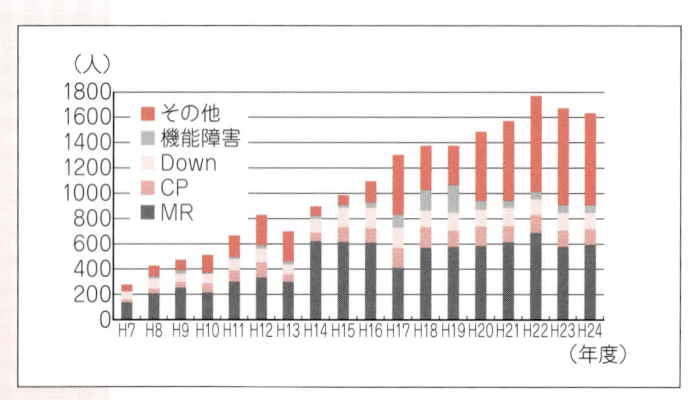

図1 来院患者（障害内訳）

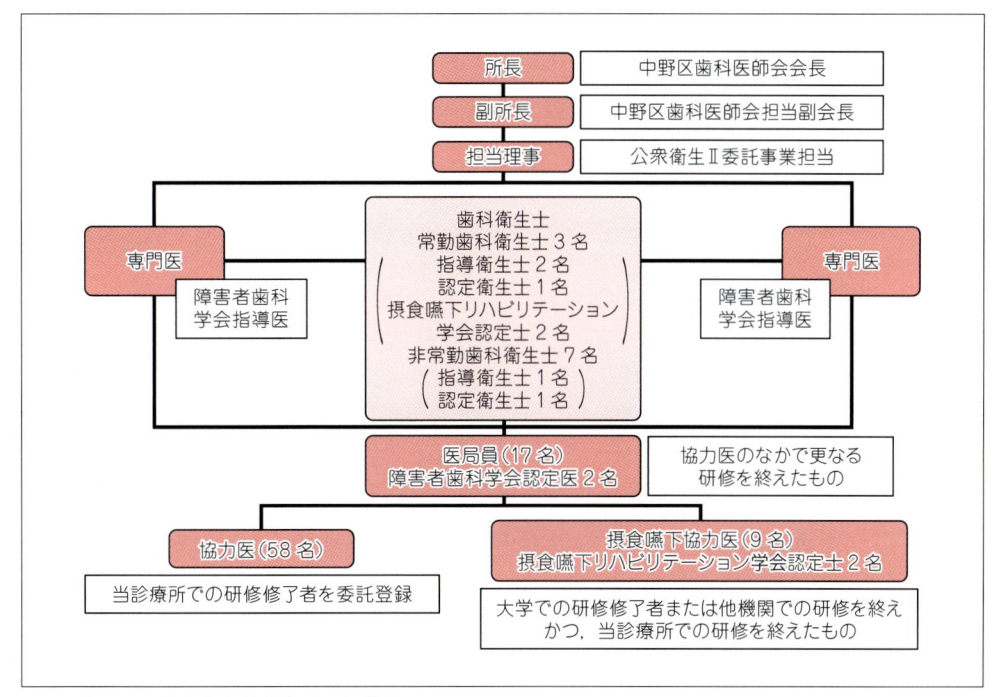

図2 中野区の障害者歯科診療所の組織図

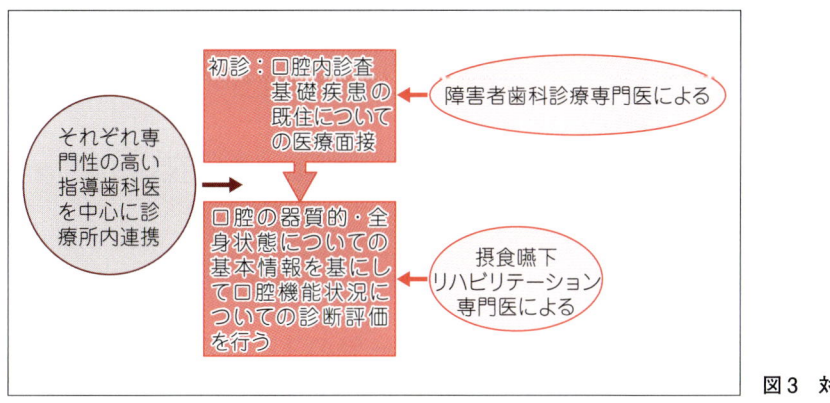

図3 対応の基本

②**事前カンファレンス**

当日，診療前に専門医，医局員，協力医，担当歯科衛生士による予約患者の状態，治療計画等を確認し全員に情報を共有させます．

③**初　診**

初診時には以下の手順で診療を進めています．

1）歯科診療所のシステム等を説明，予診表の確認
2）専門医による全般的な医療面接を行い基礎疾患の状態把握，口腔内診査
3）治療計画の立案（月1回の医局会にて検討，輪番制ゆえに医局員全員に周知徹底）

④治療・処置
1）スタンダードプリコーションのもと，治療計画（トレーニング等含む）に沿って開始
2）症例により全身麻酔下歯科治療に（3次医療機関に紹介，または歯科大学オープンシステムを利用した治療）
3）治療・処置後
口腔内健康維持のための定期健診または歯科医師会会員への連携健診依頼．
⑤事後カンファレンス
対応後は，専門医，医局員，協力医，担当歯科衛生士による治療・処置後の問題点，申し送り事項等を確認．

摂食嚥下リハビリテーション

初診時の医療面接で必要性が認められた患者のために専門外来を設けています．

①**事前カンファレンス**
診療当日，診療前に予約患者の全身の病態を把握し，治療計画を立案します．
経過の報告，情報の共有をはかります．

②**初　診**
医局員・専門医による医療面接，機能診断，治療計画立案を行います．

③**摂食嚥下リハビリテーション**
患者，家族，施設・学校職員とともに医局員が摂食嚥下指導を行います．

④**事後カンファレンス**
摂食嚥下指導後の状態，経過，問題点，今後の目標等について話し合い，情報の共有化をはかります．

症例　福山型筋ジストロフィー児の12年間の摂食嚥下リハビリテーションの対応

初診時年齢：7歳6か月
既往歴：生後5か月で福山型筋ジストロフィーと診断，てんかんの概応あり．
現症：頸定・座位可，独歩不可能，食事全介助（経鼻胃管による注入栄養）．近隣内科，某医科大学通院中．支援学校週3回通学．
主　訴：物を食べることができない，食べても出してしまう
評価（所見）：頸部聴診により呼吸音正常，嚥下音（±），嚥下誘発テスト（＋），流涎（＋），むせ（－），舌突出（＋），開口（＋）．
診断：準備期・口腔期の機能不全による嚥下障害
目標：病状の進行に伴う機能低下のなかで口腔機能の維持をはかり，他職種と連携し安全かつ患児・家族のQOLを維持安定させること

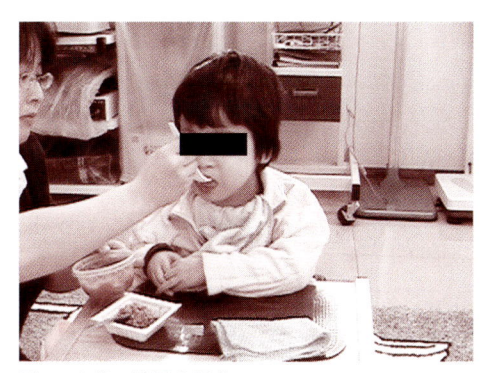

図4　8歳．納豆の摂食

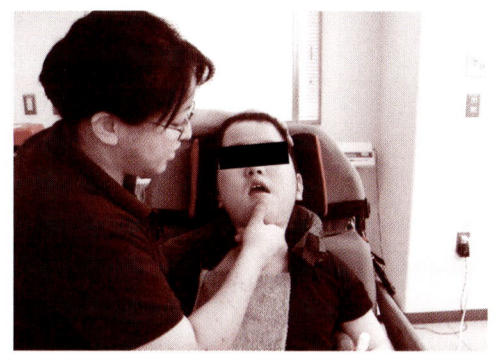

図5　19歳．母による舌訓練

指導経過

　7～8歳（2002～2003年）では，舌突出がありましたが，嚥下造影（VF）により好みの納豆・水の嚥下で誤嚥なく，食形態は，中期前半食．口唇・舌・咀嚼訓練を行いました．9～10歳（2004～2005年）では，舌突出，流涎が多くなり易疲労性が増してきたため，口唇・舌訓練の強化に加え開閉口訓練，電動歯ブラシによる咬筋の刺激などを行いました．11～12歳（2006～2007年）では，むせや易疲労性が増加してきたため，VFにて「60度の姿勢・液＋トロミの食形態」を提供することの安全性を確認し，口唇・舌・開閉口訓練に口唇のストレッチを加え，安全性重視の対応をしています．13～14歳（2008～2009年）では，頸部前屈位が困難となり，口唇・舌・開閉口訓練，口唇のストレッチを行い，食の楽しみのために安全に注意しヨーグルトのすすり取りをするようにしました．また，胃瘻およびGER予防のための手術がなされました．15～16歳（2010～2011年）では，胃瘻増設後の来院，唾液腺マッサージ，上唇内側に飴をつけての嚥下促通訓練．嚥下に1.5分かかり，少量の残留あり．開閉口訓練，舌訓練の強化を指示．17～18歳（2012～2013年）では，筋力低下予防のため，下唇内側に入れた飴をなめさせての嚥下促通訓練．唾液腺マッサージ，開閉口訓練，舌訓練の強化を指示しました．

注意点

　病気の進行に伴い，筋力の低下がみられることから，まずは筋力の維持を心がけました．そして連携医療機関との連絡を密にとりながら，筋力の低下に伴い，安全第一の対応を行いました．患児・家族のQOLの維持・安定を支援関係機関と連携を取りながら目ざし，患児・家族の楽しみを見出していけるようにすることが大切です．

（花岡新八／歯科医師）

Case Study 医療連携

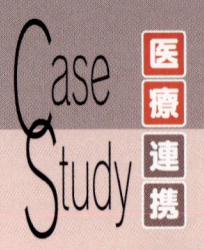

2. 医療の連携と役割の実際

⑤通園施設における摂食嚥下障害への支援 ―多職種スタッフの連携について―

地域療育センターは何らかの障害のある，あるいはその疑いのある乳幼児から学童に対して，多職種が連携して診療，訓練・指導，通園療育，養育支援，家族支援など包括的な療育指導を行う場です．障害のある小児にとって栄養摂取は重要な問題であり，小児の摂食は口腔機能のみならずさまざまな症状や環境と深く関係しています．そのため，多職種が連携している療育センター，特に通園施設（通園部）の役割は大きいのです．

通園部の概要

　　通園部には，知的障害児通園施設と肢体不自由児通園施設が設置されています．早期療育プログラム（3歳前の幼児を対象に，週1回グループ療育を行うプログラム）から移行し入園する幼児が多くを占めます．原則，3歳児は保護者が付き添う親子通園，4, 5歳児は保護者から離れた単独通園となります．また，保育園・幼稚園と療育センター通園部を併用する児もいます．

　　通園児は療育センターで診療のほか，さまざまな訓練や指導を受けています．1人の通園児に多くの専門職が関わり，その情報を共有することで，円滑な通園生活を送ることが可能になります[1]（**表1，図1**）．

摂食外来と通園部

　　療育センターに摂食嚥下外来（以下，摂食外来）を設置しているセンターは多く，その取り組みが摂食機能の向上に結びついています[2]．摂食外来の流れと通園部との関わりを**図2**に示します．通園児が対象の場合，通園スタッフが摂食外来に参加することにより，児の摂食機能を把握し，通園においても効果的な支援を行えるようになります．

　　通園部では給食を提供しています．給食場面に通園スタッフのほか，摂食外来スタッフが参加することにより，指導内容の確認が可能なだけでなく，摂食外来ではわからない問題点が明らかになることがあります．日常の食事場面と摂食外来では児の状況や保護者の関わり方が違う場合もみられ，通園での給食場面での様子が貴重な情報となります．

表1 通園療育を支えるスタッフ（酒井, 2006[4]を改変）

職種	主たる関わり
医師・歯科医師	診療, 他職種へのアドバイス
看護師	診療補助, 健康面への援助
臨床検査技師	脳波, 聴力検査
臨床心理士	療育場面の行動観察, 発達評価
言語聴覚士（ST）	言語発達, 聴力の評価, 検査, 支援
理学療法士（PT）	運動機能面の評価, 支援
作業療法士（OT）	上肢機能, 日常生活動作等の評価, 支援
ソーシャルワーカー（SW）	社会資源・進路の相談, 家庭環境の把握
栄養士	給食献立作成, 調理, 栄養相談
調理師	給食調理
保育士	通園児の療育全般
児童指導員	通園児の療育全般

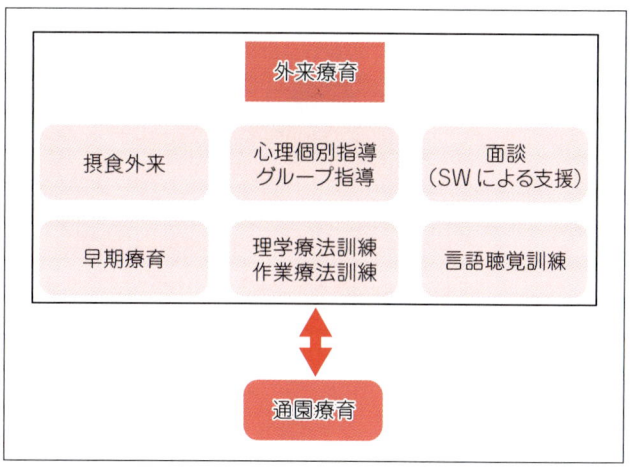

図1 外来療育と通園療育の関係

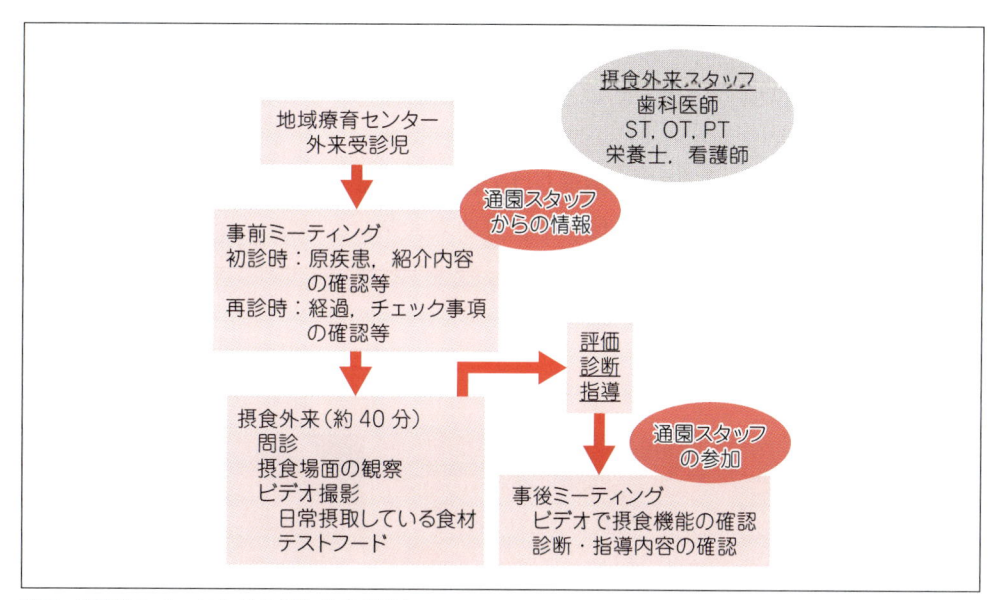

図2 療育センターにおける摂食外来の流れ

初期食　　　　　　　　　　中期食　　　　　　　　　　後期食

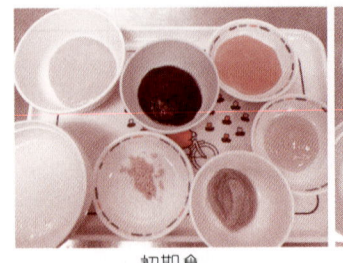

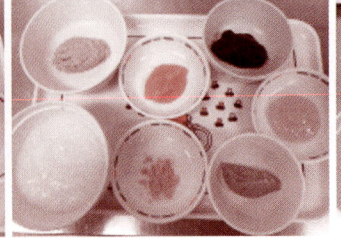

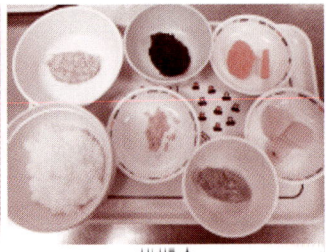

図3　給食形態

給食形態の決定

　通園児の給食形態は食べる機能の発達を促すうえで重要な役割を果たします[3]．摂食外来をすでに受診している児が通園部を利用する場合，摂食外来での評価をもとに，摂食外来スタッフ，保護者で給食形態を決定します．摂食外来を受診していない通園児の場合，直接通園児に関わっているスタッフで情報を交換し，児に最も適した形態を協議し，その内容を保護者へ伝え同意を得て給食形態が決定します．給食形態は通園児の摂食機能に合わせ幼児食（全体的に軟らかく調理），後期食，中期食，初期食から選択します（図3）．必要な食具の貸し出しも行っています．主食と主菜，副菜，果物それぞれに形態を選択する，2種類の形態を組み合わせる，かじり取りや押しつぶしの練習食（図4，5）を追加するなど児の状況にあわせてきめ細かな対応を行っています．栄養士が給食献立の作成・調理だけではなく給食場面にも参加し，通園部や摂食外来スタッフと連携が取れていることでこのような対応が可能になっています．

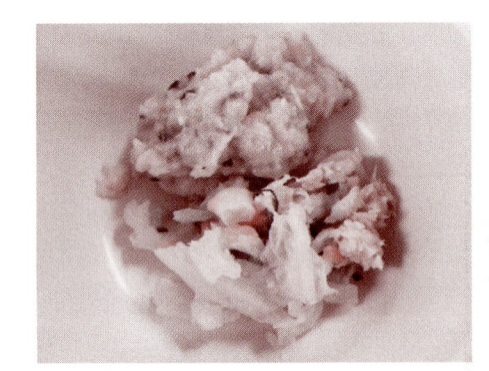

図4　ハーフ食（幼児食＋後期食）

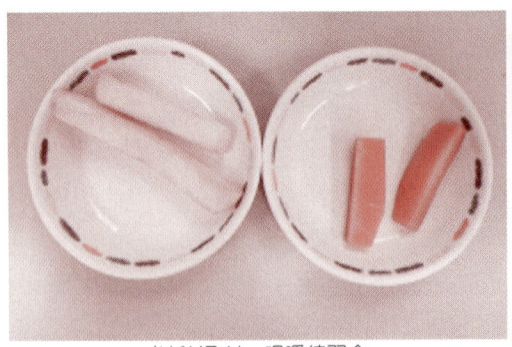

かじり取り，咀嚼練習食
（フライドポテト，煮た人参スティック）

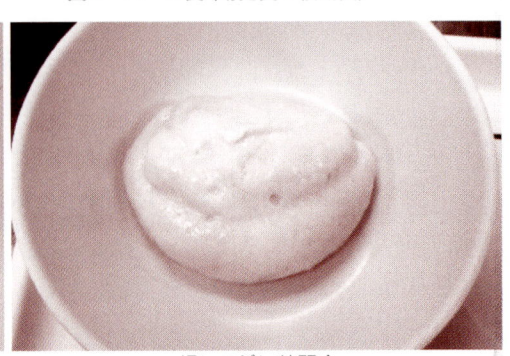

押しつぶし練習食
（マッシュポテト）

図5　練習食

Ⅳ　チーム医療の実際

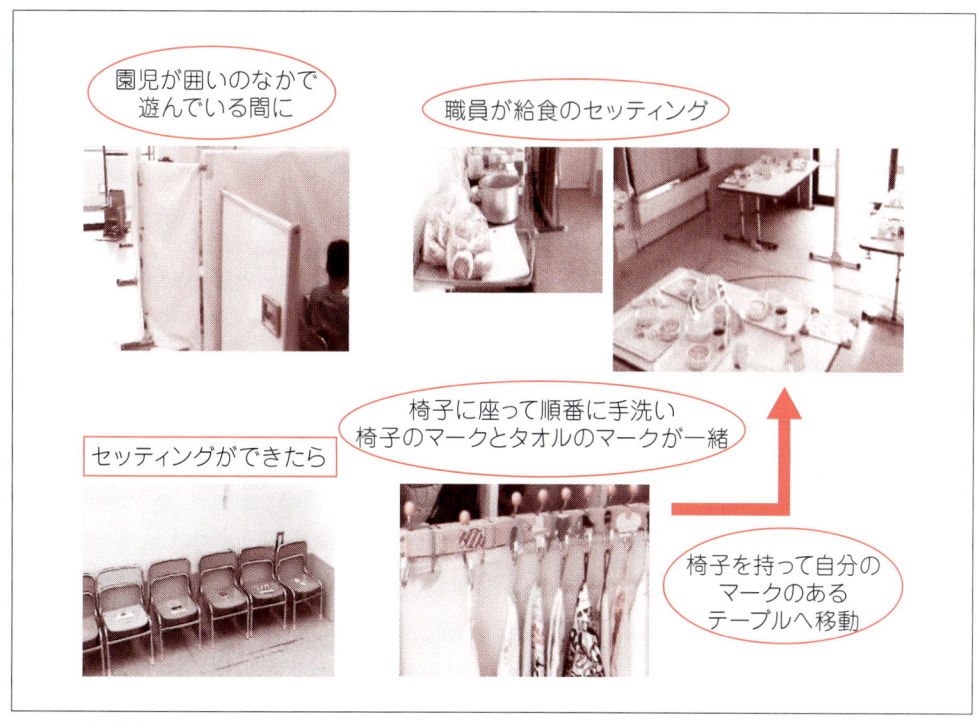

図6 知的障害児クラスの給食までの流れ

知的障害児への対応

　療育センターの利用者は多岐におよび，自閉症スペクトラム障害などの知的障害児も増えています．それらの児にとって集団生活を経験しながら課題をこなしたり，給食を食べたりすることは療育上大きな意味を持ちます．**図6**に知的障害児クラスの給食の流れを示します．通園児がわかりやすいようにパターンを作り，絵などを用い理解の手助けをすることで，給食場面にスムースに移行できるようになっています．

　給食では，落ち着いて食事をすること，食具操作を覚えて詰め込みやかき込み食べを減らすことなどを通園スタッフとOTなど他職種の支援を受けながら学習していきます．好き嫌いの強い児に対しては，海苔やふりかけを用意するなどの偏食対応も行っていますが，食べられない食材にチャレンジする機会も設けていて，給食により食べられる食材が増えるケースもみられます．

通園部における多職種の連携

　通園部にはさまざまな状態の児が在籍します．全身状態への配慮が必要な児に対しては看護師が対応します．経管栄養の注入のほか，痰の吸引を行ったりし安全な状況で経口摂取を行えるようにするのも看護師の役目です．

　姿勢の安定が困難な場合の姿勢の調整，椅子の調整，介助者の姿勢の調整等はPTが

中心に行います．食具の操作方法の指導や使いやすく食具を改良するなど，自分で食べる児に対する支援で力を発揮するのがOTです．STは児のコミュニケーション能力を高めるほか，口唇や舌の動きが弱い場合の機能訓練の指導なども行います．

　このように多職種がそれぞれの専門性を活かすことで，児を多方向から支援することが可能になり，困った場面で対応の選択肢が広がっています．また，多職種が連携するということは，それぞれの専門のスキルに接する機会ができ，それを学習する機会が与えられるということです．常に多くのスタッフが関われるわけではありません．その場合，他の職種から学んだこと，他の通園児で行われた対応を参考にすることができるようになることも，大きな意味での多職種連携，チームアプローチといえるでしょう．

学校との関わり

　学校教育でも摂食機能を重要視し，職員の関心も高くなっています[4]．摂食を含めた児の状況と通園部での支援内容（食形態，姿勢，介助法等）を情報提供し，学校生活が円滑に送れるようにすることも通園部の大切な役割です．就学後摂食機能が悪化する例も報告されており[5]，卒園後も継続した支援が必要です．そのため，通園部からの申し送りのほか，PT，OTなどが学校に出張し児の様子を観察，支援しています．また，卒園前に就学先の職員が見学に来る場合などはより具体的に状況を伝えることができます．このように，就学先としっかり連携することが大切です．

最後に

　小児の摂食支援においては，小児の発達・発育を考慮し，それに合わせて支援方法を修正することが求められます．そのためにはさまざまな角度から児を観察・評価していく必要があります．それぞれのスタッフの専門性を活かした情報が通園部に集積することにより，日々児と接する通園スタッフが児の細かな変化に気づきやすくなり，児の現在の状態に合わせた対応を行うことが可能になります．通園部における給食の役割は大きく，多職種の専門知識と連携が給食支援に結びつき，通園児の発達を促しています．

（髙橋摩理／歯科医師）

Case Study 医療連携

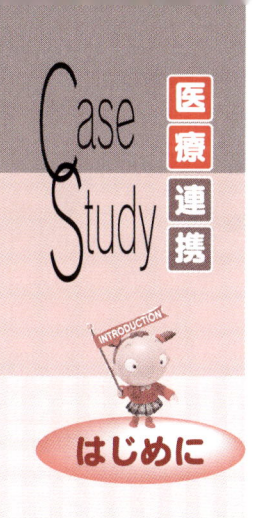

2. 医療の連携と役割の実際

⑥教育現場における摂食嚥下障害への支援
―特別支援学校教諭の立場から

はじめに

特別支援学校に在籍する子どもたちの多くは，肢体不自由や知的障害などから，むせたり，噛まずに丸飲みしたり，食器がうまく使えない，食べたがらないなど，食べる機能に障害があります．また子どもたちは，多くの専門職種よりサービスを受けています．特別支援学校では他の専門職種と連携し，生活や学習を通して上手に，楽しく食べられるように支援しています．

歯科医師との連携

　山梨県では，口腔保健センターの歯科医師によりK支援学校（肢体不自由の特別支援学校でセンターと同じ市内にある）で月1回，県内にある他の肢体不自由学校では年2回の摂食指導（県の派遣事業）を行っています．担任，保護者，寄宿舎指導員，ときには福祉事業所の支援員らが参加し，指導の方法を共有します（図1）．歯科医師より，子どもの食べる機能の評価や食形態などが示されることで，教師が自信を持って積極的に指導できるようになりました．その結果，楽にむせずに食べられるようになり，窒息するようなアクシデントがなくなって，食事が楽しい時間となりました．歯科医師からの指導内容は，学校の全職員に報告され，発達や障害特性とともに摂食指導を系統的に学びます．また指導方法をコンパクトにまとめたカードを作成したり，過去のビデオデータをみることができるようにしておくと，成長がみえ，年度をまたいだ引き継ぎが確実になります．

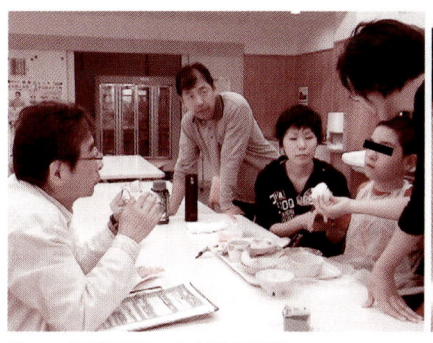

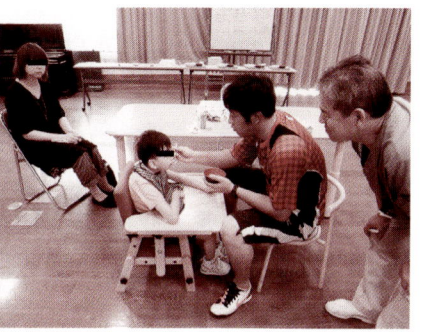

図1　歯科医師による摂食指導
給食の時間に指導が行われる．歯科医師が自分で食べてみせ，子どもにおむすびをかじり取るように促している（左）．歯科医師はスプーンからの水分のすすり取りの様子を評価し，母親と担任に「上手に飲めるようになったね」と伝えている（右）．

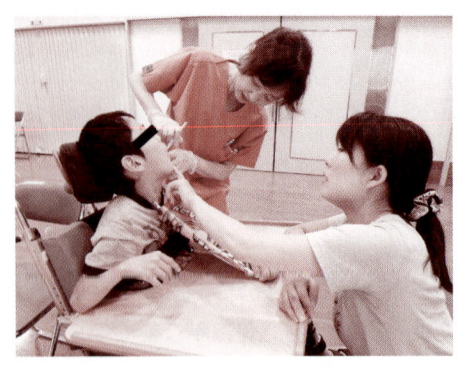

図2 歯科衛生士による口腔ケア指導
歯科衛生士が子どもに優しく声をかけながら，数回に分けてブラッシングをしている．担任教師は子どもに触れながら，ブラッシングのポイントをきいている．

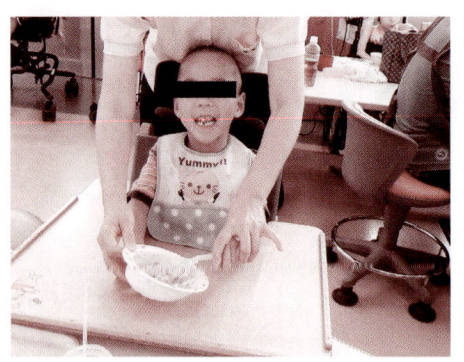

図3 作業療法士によるスプーン操作の指導
給食の時間に作業療法士が子どもの手を支えて，スプーンを口へ運ぶ動きを教えている．捕食の練習では食べさせてもらうが，スプーンを持って自分で食べるのは楽しい．次第に手の緊張がとれ，上手に動かせるようになってきている．

歯科衛生士との連携

K支援学校では，同口腔保健センターの歯科衛生士による口腔ケア指導と間接訓練の指導を受けています（図2）．歯みがきやうがいの方法，ブラッシングの順番などを家庭や学校，寄宿舎などで同様に行います．食事前に歯みがきをすることで，口の動きがよくなり，むせずに食べられるようになった子どもがいます．歯みがきを嫌がっていた子どもが，軟らかい歯ブラシで，優しくみがかれ口を開けるようになってきています．

作業療法士らセラピストとの連携

学習や食事場面で使う座位保持装置の作成には，教師も参加します．学習するときと食べるときでは，姿勢が異なる子どもの場合，椅子の背もたれやテーブルの角度，ヘッドレストの位置を簡単に調節できるようにします．山梨県の肢体不自由のA支援学校では，隣接する医療福祉センターの作業療法士から，操作しやすいテーブルの高さ，手の発達にあった食具の選定，手の動きの介助方法などについて助言をもらいます（図3）．理学療法士には緊張を軽減する姿勢や体の動かし方，補助呼吸の方法などを相談します．言語聴覚士は発音に結びつけた口腔機能の評価や呼吸の訓練方法などの助言を期待できますが，山梨県には小児の言語聴覚士が非常に少なく，相談しづらい現状があります．近年，セラピストの配置や，医療機関からの派遣提携を行う学校が増えており，山梨県でも派遣事業が始められました．多くの学校でセラピストとの連携が進むことを希望します．

学校看護師との連携と健康の指導

障害の重い子どもにとって，食べることは危険であったり，苦痛であったりします．吸引を行いながら食べたり，無理のない量を食べてから，必要な栄養の注入を行ったり

しています．また，緊張を取り，水分補給や加湿，補助呼吸などで排痰を促し呼吸を整えてから，給食をとる子どももいます．かつては保護者が行っていた医療的ケアの多くを学校看護師が行うようになりました．看護師と教師で子どもの状態を観察し相談しながら，その日の食事の時間や量など子どもの負担にならないように配慮します．多くの県で特定行為（痰の吸引と経管栄養）を教師も行うようになったことで，教師の健康に対する理解が進み，看護師との連携が密になったと思います．担任が「体重が増えないので心配だ」というような相談を学校医や指導医に行うこともあります．学校医や指導医は定期的に来校し，主治医に相談する内容を助言したり，特定行為を実施するうえでの指導や研修などを行ったりして，子どもが安心して学校生活を送るうえで非常に重要な存在となっています．

栄養士や調理員との連携と食形態

K支援学校では，形態別調理によって軟らかさの異なる四つの食形態（図4）を提供しています．以前は普通食を刻んでいたのですが，その頃よりも美味しく安全になり，子どもたちはたくさん食べるようになりました．また押しつぶしたり，噛むようになり，摂食機能も向上しました．初期食は粒がなく，粘りの少ない，ぽたりと落ちるくらいのなめらかな食事です．中期食は，軟らかく形があり，簡単に舌と上顎で押しつぶせて，まとめられる食事です．後期食は数回噛めば崩せる硬さの食事です．中期食と後期食は，かじり取りができるよう煮野菜をスティック状にします．手づかみ食べができるように，ご飯をおむすびにしたり，パンを持たせたりします．押しつぶす動きが出てきた子どもは，初期食に中期食を加えて配膳します．噛むことができて，捕食ができていない子どもには，後期食に初期食を少し添えるなど，各食形態を組み合わせることで，期待する口の動きが出やすくなります．教師と栄養士，調理員との毎日の情報交換により，味や硬さ，大きさ，形などの基準が保たれ，調理スタッフの研究によって，より食べやすく，おいしい食事が提供されます．安全や食育の観点から，自然な食材を圧力鍋で軟らかくするなどして形態別調理を行っている学校が増えてきました．全国のどの特別支援学校においても，食べづらい刻み食から，おいしい形態別調理への改善が望まれます．

救急救命訓練と消防署や医療機関との連携

窒息や誤嚥，食物アレルギーによるアナフィラキシーショックなどの食事中の救急時の対応訓練を行っています（図5）．心肺蘇生，吸引器やパルスオキシメータ，酸素ボンベ，アドレナリン自己注射の使い方などの研修も行っています．また救急時に備え，病名，障害の状況，服用している薬剤，発熱や発作時の薬剤，発作の特徴，緊急連絡先，主治医名などが書かれた情報カードを，主治医，校医や学校指導医，保護者，担任が相談して作成しておくと，救急で受診した際に役立ちます．

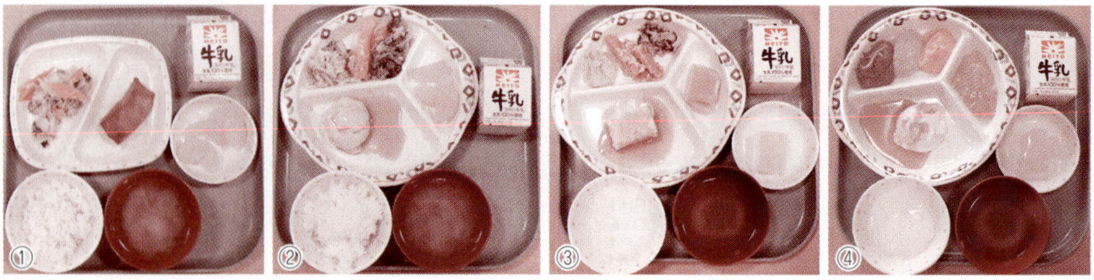

図1　軟らかさの異なる四つの食形態

①普通食
・麦ごはん
・カラスガレイ（骨なし）を調味料とともに煮る．
・ニンジンとブロッコリーとキャベツのサラダ，ジャガイモのみそ汁の野菜は一口大に切る．
・甘夏

②後期食
・軟飯
・生魚とはんぺん（6：1），くず粉，調味料，紅花油とともにフードプロセッサーにかけハンバーグ状に成形し蒸す．あんをかける．
・葉物野菜は，繊維を断ち，1〜2センチ角に切り茹でる．
・ニンジンはスティック状，ブロッコリーは小房に分けて蒸す．
・みそ汁の具のジャガイモは軟らかく蒸してから最後に入れる．
・甘夏

③中期食
・七分がゆ
・生魚とはんぺん（2：1），くず粉，調味料と紅花油とともにフードプロセッサーにかけ，バットに流し蒸す．切り分けてあんをかける．
・葉物野菜は下ゆでした後，圧力鍋で煮て，カッターで細かく刻む．ニンジンはスティック状にして圧力鍋で煮る．ブロッコリーは小房にして蒸す．
・みそ汁は具と汁に分ける．煮た芋類はミキサーにかけ，酵素入りゲル化剤を入れ加熱し軟らかく固める．
・甘夏をミキサーにかけ，介護用寒天2％でゼリーにする．

④初期食
・ペーストがゆ（熱い七分がゆをフードプロセッサーにかけ，酵素入りゲル化剤を加える．）
・魚，野菜は，中期食をなめらかになるまでミキサーにかける．粒が残るものは，さらに裏ごしする．
・みそ汁は具と汁に分ける．煮た芋類はミキサーにかけ，酵素入りゲル化剤を入れ加熱し軟らかく固める．
・甘夏をミキサーにかけ，介護用寒天1％でゼリーにする．

子どもを支援する多職種による勉強会

　　歯科医師をアドバイザーに，特別支援学校の教師がコーディネートして，小児の事例検討会や摂食指導の基礎講座，介助の実習などを行っています．参加者は特別支援学校の教師を中心に，福祉事業所の支援員，言語聴覚士らセラピスト，通園施設の保育士，歯科衛生士，看護師，栄養士らです（図6）．子どもたちは，夏休みや卒業後に医療施設や福祉施設で食事をすることが多いため，摂食指導の知識や技術を，多くの関係者が身につけることが大切です．

特別支援学校の教師の役割

　　医療ではニーズ指向型で多職種間の相互乗り入れをして包括的治療を行うtransdisciplinary team（超専門職チーム）が近年，注目されつつありますが，同様に特別支援

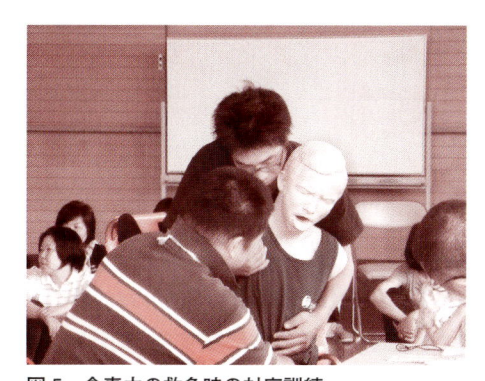

図5　食事中の救急時の対応訓練
食事中の窒息などへの対応訓練を，教師と養護教諭，学校看護師で役割を分担して行う．救急車を迅速に呼ぶ訓練も行う．普段から消防署に訓練を依頼し，学校の様子を伝えておく．

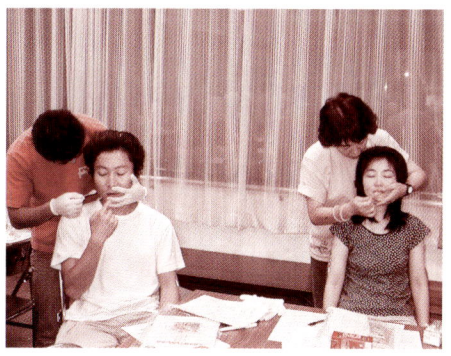

図6　子どもを支援する多職種による勉強会
介助の基本を学ぶ．自分が普段どのように食べているのか確かめたり，食べさせてもらう体験をしたりすることが，子どもへの関わりを大きく変え，摂食指導を学ぶ基礎となる．

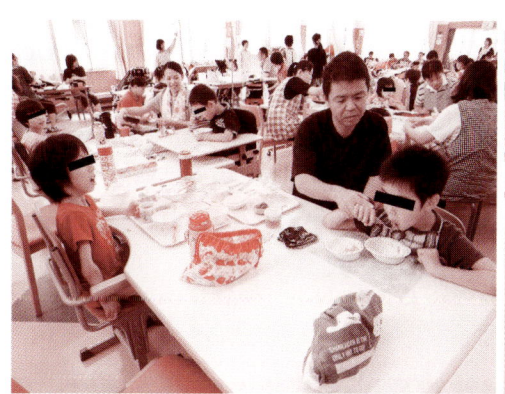

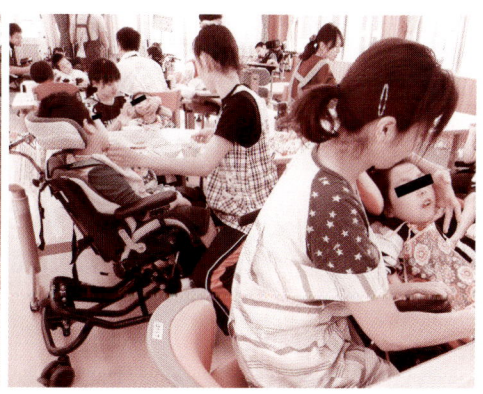

図7　食堂の様子
給食の時間は，教師や友達と話をしたり，上手に食べるための練習をしたり，楽に食べられるように介助を受けたりする．経管栄養の子どもも，食堂で味見をしたり，友達の様子をみたりして楽しく過ごす．

　学校での摂食指導も，教師によって呼吸や姿勢，上肢の動き，口腔機能の評価，医療的ケア等に関する情報を多職種から得て，医療的な領域も含めて行われています．教師は子どもの将来像をイメージしながら，本人や家族の希望，年齢や発達，障害に応じて指導します．教師は子どもに関わる時間が長く，最も身近ですので，生活や学習を包括的に支援する専門家として，また医学や心理，リハビリテーション等の知識を持ったキーパーソンとして，子どもの家族やチームメンバーから期待されています．さらに特別支援学校は地域の特別支援教育を推進するセンター的機能を求められており，教師が近隣の小・中学校や通園施設に出かけて支援を行うようになりました．特別支援学校の教師は，摂食指導においても小・中学校の担任や子どもへの支援，研修の協力，福祉・医療などの関連機関との調整などを行うことのできる専門職でありたいと思います．

〈保坂みさ／特別支援学校教諭〉

337

2．医療の連携と役割の実際

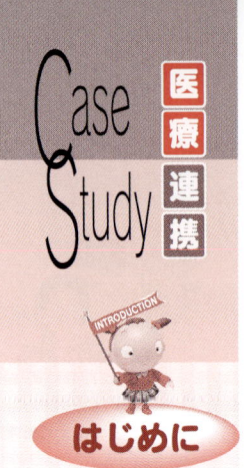

Case Study 医療連携 はじめに

2. 医療の連携と役割の実際

⑥教育現場における摂食嚥下障害への支援
─歯科医師（学校歯科医）の立場から

学校給食は学校給食法で「学校給食は児童及び生徒の心身の健全な発達に資するものであり，かつ，児童及び生徒の食に関する正しい理解と適切な判断力を養う上で重要な役割を果たすもの」と規定されています．また，学習指導要領では特別活動に位置づけられていて，教員が行う食事介助は指導にあたります[1]．文献1では，学校給食と療育（医療）とを比較し，小学部・中学部は義務教育であるが療育（医療）は保護者の裁量に左右される，学校給食は集団生活の中における対応が基本であり対応者が教職員であることに対し，療育は個別対応が基本であり対応者は医師を中心とした医療スタッフである，などの違いを挙げ，この違いが「一番顕著に現れる点が，形態食の『柔らかさ』です」と記述しています．また，学校給食の一番大切なポイントとして，「学校給食の枠組みの中で無理なく安全に提供すること」と述べています．この「無理なく安全」という前提のもと，児童生徒個々のライフステージに即した食支援が要求されます．

摂食嚥下障害への支援の実際（東京都立某肢体不自由特別支援学校の場合）

新転入生全員と担任から出された児童生徒の指導をします．指導に赴くのは年間40回程度であり，1日にみる児童生徒数はほぼ2～3人です．教室に行く前に，保健給食部の教員と養護教諭，栄養士，歯科医師が厨房に集まり，当日の形態食（初期，中期，後期，普通）を試食しながら，当日予定されている児童生徒に関する情報を交換します．その際，担任が記入した食機能実態表（図1），摂食相談事前資料（図2），以前の歯科医師指導記録カード（図3），給食カード（図4）などを参考にします．給食カードは教員間の情報の共有のために使い，摂食相談事前資料は，言語聴覚士等が児童生徒の摂食の状態を観察し，教職員に摂食の説明をした際の記録であり，摂食支援での言語聴覚士と歯科医師の見解を調整することなどにも使用しています．

教諭，養護教諭，栄養士とともに教室に行き，指導します．事前に保護者に連絡し，可能な限り立ち会ってもらいます．場合によっては理学療法士，作業療法士などの助言を受けることもあります．前述の記録類だけでなく，児童は日々変化しているので，指導当日の実態を評価し，対応を説明します．また，保護者に生育歴や療育歴を聞き，保護者が子どもの障害をどのように認識しているかを理解します．この認識は子どものライフステージにより変化するので，そのときどきの保護者の気持ちを理解することが重

食機能実態表

部　年　G　氏名　障害名　記入者名　記入日　年　月　日

摂食に関わる現症

姿勢・運動レベル	独歩　つかまり立ち　坐位可　坐位未満　姿勢変換（－）
摂食姿勢	坐位（補助具なし）　坐位（補助具あり）　抱っこ　臥位
介助方法（複数回答可）	介助なし　口唇介助あり　顎介助あり　前方　後方　側方
全身緊張	普通　低緊張　緊張強い　低緊張⇔強い緊張　不随意運動がある．
原始反射	なし　探索反射　口唇反射　吸啜反射　咬反射　分からない
食物アレルギー	なし　あり（食物：　）
鼻呼吸	できる　できない　分からない
よだれ	特に問題なし　少ない　多い
過敏	なし　あり（部位・程度など：　）
便通	良（座薬等の使用　ある　なし　）　やや良　不良
抗痙攣剤の使用	なし　あり（服用の時間：　）
生活リズム	良　やや良　不良

食事場面の観察

飲み込む時（嚥下時）	あごを閉じているか	はい　時々　いいえ　分からない
	のど仏が動いているか	はい　時々　いいえ　分からない
	舌が出てくるか	いいえ　時々　はい　分からない
	むせることがあるか	いいえ　時々　はい　分からない
捕食時	あごを大きく開け過ぎるか	いいえ　時々　はい　分からない
	唇を下ろして食物をとるか	はい　時々　いいえ　分からない
	舌が出てくるか	いいえ　時々　はい　分からない
	前歯での咬み取り	できる　柔らかいものならできる　できない　分からない　具体的に（　）
食べている時（処理時）	あごの動き	左右の動きが主体　少し左右に動く　上下運動だけ　分からない
	口角の動き	左右非対称に縮む　左右対称に縮む　ほとんど動かない　分からない
	舌の動き	左右　上下　前後　分からない
	唇を閉じているか	はい　時々　いいえ　分からない

自食している子について記入

姿勢	問題なし　問題あり（具体的に）		
頭部の向き	まっすぐ　傾いている　分からない		
手の動き	問題なし　問題あり（腕の可動域　手首の回旋　指先の動き　具体的に（　）		
非利き手の使い方	お椀や皿を持つ　お椀や皿に手を添える　机の上に肘をつき体幹を支える　連合反応が出る　その他（　）		
口でのおむかえ	していない　している		
食べこぼし	なし　あり（少ない　多い）		
スプーンの咬み込み	なし　時々　あり		
一口量	問題なし　多い　一定していない　少ない		
捕食の位置	前　奥　分からない		
スプーンの操作	鉛筆握り　手指握り　手掌握り　箸を使用		
スプーンが口に入る角度	□唇中央　□唇斜めから　□角（横）から	手づかみで口に入る角度	□唇中央　□唇斜めから　□角から

その他の特徴的なこと

医療機関での指導（新入生・転入生の場合は本校に来る前に受けた摂食指導などもご記入ください．）

いつ（　）どこで（　）内容（　）

現在の食形態

図 1　食機能実態表

日付：

部　年　氏名：

摂食指導歴

①家庭内での食事歴（例：〇歳から食べ始めた／〇歳で注入を開始した．等）

②外部機関での摂食指導歴（例：東部のもぐもぐで〇〇医師に月 1 で指導を受けている．等）

①担任の思う現状の課題
②学年の見解
③保護者の意見
④ ST の見解
⑤摂食相談当日の留意事項

図 2　摂食相談事前資料

<〇〇 Dr > 摂食指導に関する指導記録

氏名：＿＿＿＿＿＿　部　年　グループ

摂食指導実施日 月　日	
摂食指導実施日 月　日	

図 3　歯科医師指導記録カード

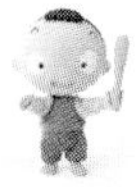

図 4-1　給食カード 1　　　　図 4-2　給食カード 2

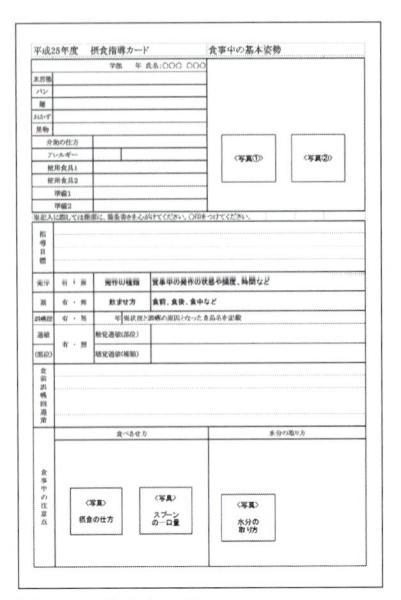

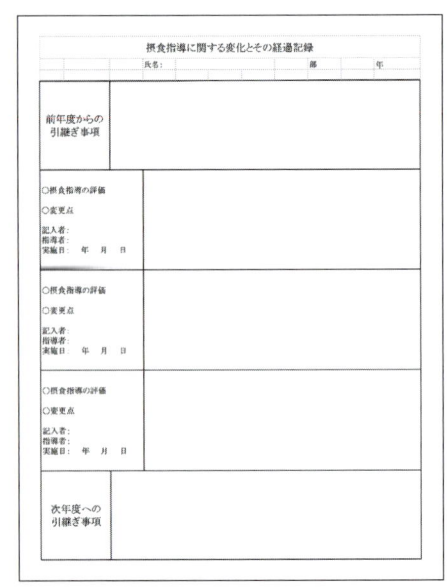

要となります．
　形態食変更の必要がある場合は，歯科医師が適切な形態を勧告し，保護者の承認のもとに変更します（**図5**）．
　歯科医師指導記録カードに記入して，学校に送付します．
　学期終了後に，指導した児童生徒について，指導当日のビデオをみながら，指導内容の解説，その後の状況などの情報交換をします．
　教職員同士の摂食やその関連事項（リスク管理など）に関する知見を深めるために，「たべ～るつうしん」（**図6**）が作られており，その助言なども行っています．
　≪生活単元学習での事例≫
　クラスの全員（6名）が丸呑みに近い状態であったので，週に1学校時（30分）咀嚼訓練やかじり取り練習を生活単元学習で2学期間行いました．教材や評価方法などで協力し，栄養士，養護教諭とともに随時授業に参加しました．咀嚼回数が増加したこと，左右で咀嚼するようになったこと，流涎が減少したことなどの効果があり，保護者に好評であったので，進級後も続けています．

摂食嚥下障害への支援における留意点

●医療的ケア

　学校で行われている医行為を医療的ケアといい，そのうち喀痰の吸引および経管栄養が特定行為とされ，一定の研修を受けた教職員が一定の条件のもとで特定行為を実施できる[2]ようになり，またその実施件数は増加しています（**図7**）．医療的ケアを給食の時間に教室で口から食べる児童生徒と一緒に受けている光景がみられます（**図8**）．家庭で

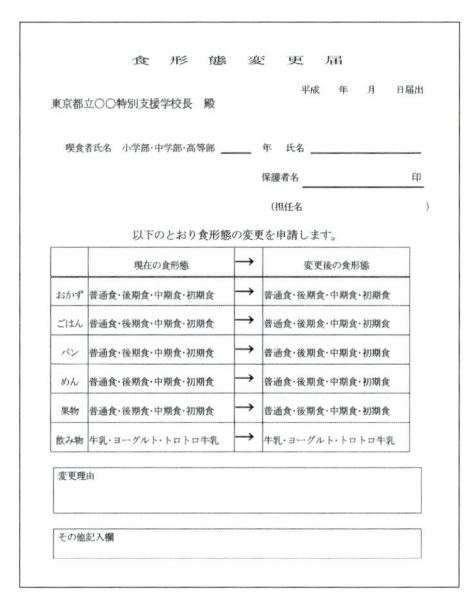

図5 食形態変更届

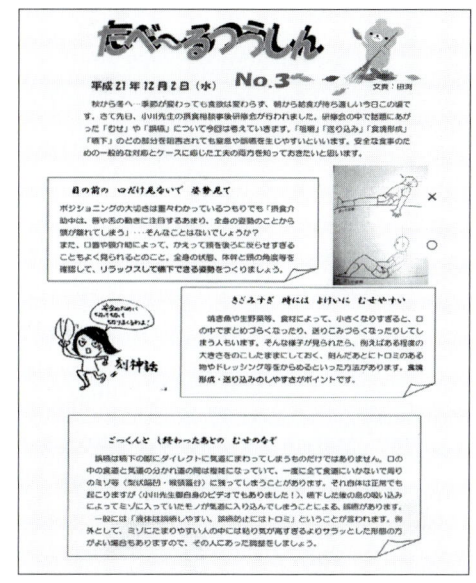

図6 「たべ〜るつうしん」

は注入ですが，保護者が少しでも口から食べさせたいと希望し，給食時間に経口摂取を試みている児童生徒もいます．外部療育センターの摂食指導と連携・協力し，食形態，姿勢，介助の方法などの対応を検討しています．経口摂取の試みは，無理なくを基本に学校生活全体の時間配分を考慮して実施します．この生活全体の時間配分は，体調やライフステージによっても変化します．

● **外部専門家について**

障害の重度化，重複化が進み[3]（図9），それに対応する方策として外部専門家が起用されています．東京都では当初肢体不自由特別支援学校に導入されましたが，知的障害特別支援学校にも拡がっています．言語聴覚士が年間300～700時間学校に勤務し，認知発達に伴う言語・コミュニケーションに関する指導・助言のほか口腔機能に関する支援や摂食指導の場面での指導・助言とアセスメント報告を業務としています．この「指導・助言」や「アセスメント」が摂食指導事前記録に記入され，歯科医師が検討しますが，対応の方法で相違することがあり，調整や説明が必要なこともあります．

また，同じく東京都では，肢体不自由特別支援学校において外部人材（介護福祉士，ホームヘルパー）を起用しています．食事介助の知識・技術や経験に関して介護職員内での個人差が大きく，介護職員に対する研修も行っています．

● **給食の観察について**

摂食嚥下障害への支援は給食の観察が中心となります．給食は特別教育活動ですが，児童にとっては楽しい食事時間でもあります．そのため，食事をみられることに奇異な感じを持つ場合もあるので，児童が慣れ親しんでいる教師の後ろからそれとなく観察するなどの配慮が必要です．

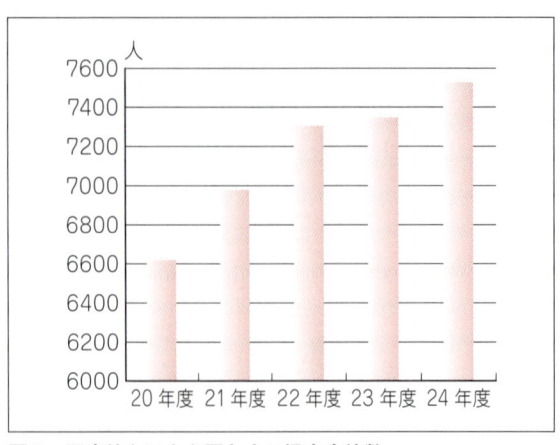

図7 医療的ケアを必要とする児童生徒数
（文部科学省：「特別支援教育に関する調査の結果について」より）

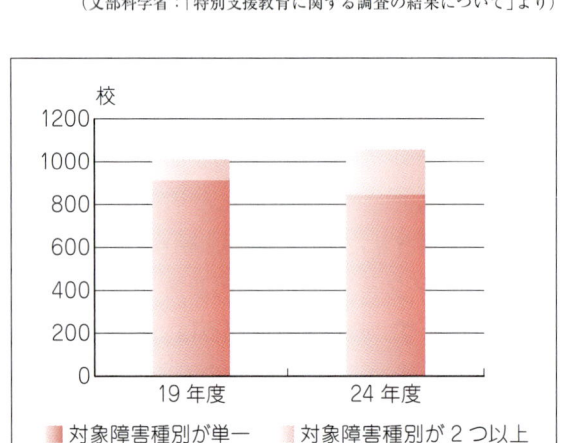

図8 給食の様子（児童と教員，看護師，学校介護職員）

図9 対象障害種別による特別支援学校の数
《文部科学省：特別支援学校の学校数及び教員数（設置者別）より》

■対象障害種別が単一　■対象障害種別が2つ以上

自閉症などの児童生徒では環境の変化に敏感に反応することがあるので，遠くからみたり，他の児童生徒をみながら観察するような場合もあります．

●学校の形態食（特に後期）と家庭での食の形態が異なっている場合

保護者は，多くの場合普通食を希望します．しかし，普通食では，咀嚼が弱く丸呑みしたり，なかなか飲み込まないなど機能と食形態が合っていない状態が観察される場合があります．家庭では長く支援の必要な子どもを育てているので，保護者は無意識のうちにその子どもに合った形態の食事を作っていると推察します．そのため，家庭では普通食でよいですが，学校ではより機能に合い，機能を伸ばすことができ，そして安全な後期食が適当であること，家では一人だけ別の形態を作るのは大変ですが学校は別の形態の食を作れるから，学校では後期食にしましょうと説明しています．

●進行性疾患の児童生徒

進行性疾患の進行度合いは個人差がありますが，問題を早期に発見し対応することにより，その進行を遅らせられる場合もあります．また，知的には問題がないことが多く，児童本人に告知されていない場合には心のなかで葛藤していることが推察されます．中

等部後半や高等部などの思春期には，本人の努力だけでは対応しきれなくなる場合が多いのですが，あからさまに問題を指摘することは児童生徒を傷つけることもあるので避けるべきでしょう．頻回に教室に行くことで顔見知りになり，また，疾患以外の話などをしながら，本人の困っている摂食等の問題への対応をそれとなく示唆するという方法を取っています．

●偏食について

偏食は多いのですが，多くは学年が上がると少なくなるようです．しかし，感覚偏奇などで食べられない場合もあり，必ずしもなくせないことがあります．その場合，食べ物を投げるなどの周囲に誤解を生みやすい行動を取るのではなく，食べられないという意思表示のための適切な行動を指導するべきです．

●形態食について

形態食は全国的に4種類くらいが多く，8種類という学校もあります．何種類くらいが妥当であるかは明らかではありません．児童生徒は日々体調が変わり，また，季節により食材の状態が変化し，調理の仕上がりも異なります．そのため，給食時に形態を調節することが必要になるのです．それに必要な評価能力と技術を教職員や介護職員が獲得するように努める必要があります．

（小川仲子／歯科医師）

Case Study 医療連携

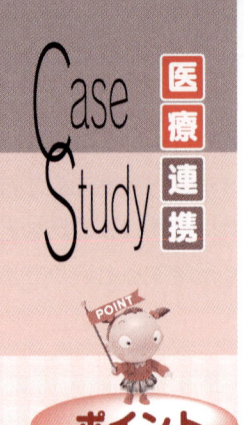

2. 医療の連携と役割の実際

⑦家族の負担を考えたチーム対応の必要性—看護の立場から

ポイント

障害のある子を介護する家族の負担は大きく，健康な生活を維持するのは並大抵のことではありません．専門職の指導が生活の負担になっていることも少なくありません．多職種や多機関がかかわって支援する場合には，家族の負担に配慮した対応が必要です．誰がコーディネーターになったとしても，食育の目標「楽しく食べる」を意識し，子どもと家族の生活を重視して連携をはかることが大切です．

●障害のある児と家族の生活

　摂食や嚥下に障害のある子どもといっても全身状態や障害の程度はさまざまです．多くは食事以外の日常生活，姿勢保持・移動，排泄，更衣，清潔，睡眠などにおいても援助を必要とし，重症心身障害児のように経管栄養剤の注入，痰の吸引，呼吸器管理などの医療ケアを必要とするケースも少なくありません．病院や施設ではこれらのケアが専門職によって提供されますが，在宅では家族が24時間，365日担うことになります．

　表1は，5歳の重障児Yちゃんの母親の1日の介護と家事内容です．痰の吸引や経管栄養剤の注入，体位変換，おむつ交換，リハビリなど，介護は起床から就寝まで休むことなく続きます．子どもの体調が悪いときには吸引も頻繁になり，母親は夜間の睡眠がほとんどとれません．日常的な訓練や通園に加え，複数の診療科の受診も定期的に必要です．きょうだいの学校行事や家庭内のさまざまな出来事もあります．

　このように疾病や障害のある児を療育する家族の生活は並大抵ではありません[1]．

●「こんなはずではなかった……」医療処置

　また，子どもの健康状態の改善やQOLの向上のために受けた胃瘻造設や気管切開，人工呼吸器装着などの医療処置が，じつは子どもと母親のQOL向上につながっていないのではないかと感じることも少なくありません．

　これらの処置を受けた子どもの母親は，子どもの体調が回復し介護する母親の生活が整ったと語る一方で，医療的ケアがあることで学校や通園施設の受け入れが制限され，母親の介護負担が増えた，外出機会が減って社会参加ができなくなる，いざというときに受診できる病院が限られるなど，閉塞感を感じながら一人で介護を続けているという報告もあります[2]．つまり，高度な医療処置を受けて生きることは可能になったけれど，社会にはそれに応えるだけの支援が整っていないというのが現状です[3]．

表1　5歳女児Yちゃんの在宅介護表（田中，2004[1]）

時間	介護内容	家事内容
5:00	吸引　体位変換　オムツ交換　ミルク注入　薬注入　ミルク片づけ	夫の弁当作り
6:00	吸引　体位変換	夫出勤　長男着替え・学校の支度　長男朝食　洗濯　片づけ
7:00	吸引　体位変換　オムツ交換	次男着替え　保育園支度　朝食　祖母・叔父の朝食　朝食片づけ
8:00	ミルク注入　薬注入　ミルク片づけ　吸引　体位変換	次男の世話
9:00	医療行為に使用するものの洗浄，消毒，乾燥　吸引　体位変換　オムツ交換	次男保育園に送る
10:00	洗腸　歯みがき　リハビリ　吸引　体位変換	
11:00	ミルク注入　薬注入　ミルク片づけ　吸引　体位変換　オムツ交換	掃除　用事
12:00	吸引　体位変換	昼食準備　片づけ　掃除　用事
13:00	離乳食練習　リハビリ　吸引　体位変換　オムツ交換	
14:00	ミルク注入　薬注入　ミルク片づけ　吸引　体位変換	片づけ
15:00	吸引　体位変換　オムツ交換	長男帰宅　宿題・勉強をみる　買い物　夕食の下ごしらえ
16:00	吸引　体位変換	次男保育園迎え　夕食準備　風呂準備　洗濯物の整理
17:00	ミルク注入　薬注入　ミルク片づけ　吸引　体位変換　オムツ交換	祖母・叔父帰宅　夫以外の家族の夕食
18:00	吸引　体位変換	夕食片づけ　保育園の持ち物片づけ
19:00	入浴　着替え　吸引　気管切開部の消毒・ガーゼ交換　吸引　体位変換	長男・次男の相手
20:00	ミルク注入　薬注入　ミルク片づけ　吸引　体位変換	長男・次男と入浴，着替え
21:00	吸引　体位変換　オムツ交換	長男・次男寝かしつけ　夫帰宅　夫夕食準備　片づけ
22:00	吸引　体位変換	保育園準備　アイロンかけ　休息
23:00	ミルク注入　薬注入　ミルク片づけ　吸引　体位変換　オムツ交換	明日の朝食の下準備　家事
0:00	寝床直し　吸引　体位変換　オムツ交換	親の会の雑務　自分のこと
1:00		睡眠
2:00		睡眠
3:00	吸引　体位変換　オムツ交換	次男のトイレ
4:00		睡眠

出生時体重1,500g，生後11か月に退院．現在身長74.2cm，体重5.86kg．
診断名：染色体異常，それに伴う合併症（低位鎖肛，口蓋裂，Pierre Robin症候群，胸部高度変形，多関節拘縮，肺低形成，呼吸障害，気管切開，脳障害，てんかん他6種）
家族構成：父（37）新幹線で通勤2時間，母（41），長男（7），長女（本人5），次男（3），祖母（63）仕事あり，叔父（独身）

専門職の指導が生活の負担になっていないか

　疾病や障害のある児は，医療や健康，生活についてさまざまな専門職から指導を受けます．小児科をはじめ複数の診療科の医師，看護師，PT，OT，ST，栄養士，臨床心理士，保育士，教師，ケースワーカーといった専門職は，それぞれの役割から，その児に必要な自分にできる100％の指導を行います．

　しかし，それを受け取るのは素人の母親です．多職種の説明を統合したり優先順位をつけることは困難です．並大抵ではない生活を送る素人の母親が，各専門職による100％の指導を家に持ち帰り，きょうだいの世話や家事をしながら，24時間365日，やり通すのは不可能です．しかし，母親はわが子を発達させたい一心で頑張り，できない自分を責めることになります．また，多くの専門職が関わる時期は，障害を持ったわが子を受容したり，病院から在宅に移行する時期に重なることから，母親をいっそう焦らせ追い込むことにもなります．

専門職にみえにくい家族の介護状況

訪問看護で次のようなケースに出会ったことがあります．

患児は4時間ごとに栄養剤の注入を指示され，在宅移行しており，母親は夜間も4時間ごとの注入のために起き，そのたびに体位変換，痰の吸引，注入準備，片づけなどで1時間ほどを要していました．もちろん，すぐには寝つけません．母親はこのような生活を続け，睡眠不足や慢性的な疲労，ストレスが原因で倒れてしまいました．

また，緊張の強い子を抱きかかえ正しい姿勢を保持し指導された摂食方法を続けていた母親は，1回の食事に1時間以上を要し，「1日中食べることに費やしている」ような生活でした．無理が高じて腱鞘炎になり，抱くことすらままならなくなりました．その後，胃瘻を造設し，1時間の食事介助からは解放されましたが，吸引や経管栄養の注入などの医療的ケアがあるために社会参加が困難になり，閉塞感や孤立感を抱くようになってしまいました．

在宅では，このような事例に出会うことは少なくありません．しかし外来や訓練室では，母親はできない自分を責め，専門職の指導に応えようとして，なかなか負担だといい出せません．訓練室という特別な場所では優等生だった子どもも，家に帰ると抵抗三昧ということはよくあり，うまくいかずイライラしたり，自己流になったりもします．

さまざまな専門職によってなされた指導が生活のなかで負担になっていないか，継続可能かなどに十分配慮する必要があります．

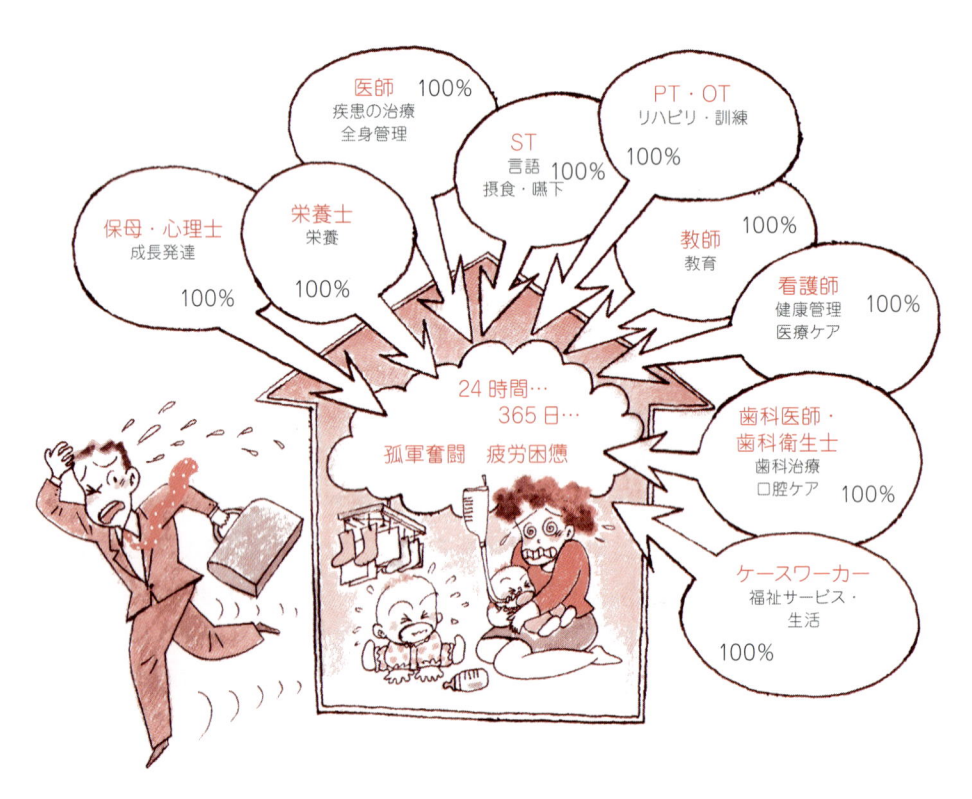

生活のなかに答えが

このように家庭では，専門職の説明や指導が十分理解できていなかったり，指導が生活の負担になる，家族の生活リズムに合わないということも少なくありません．いつの間にか自己流になり，専門職からは困ったケースとして扱われるかもしれません．できれば家庭を訪問し，介護者の困りごとを丁寧に聞きながら，「この場合はこうするといいですね」と，一緒にアレンジしていくと生活のなかでリハビリテーションがいかせると考えます．そのためには，専門職に，「家族の生活に学ぶ」という姿勢がとても大切となります（Ⅱ臨床編参照）．

生活のなかで活きるリハビリテーションを

リハビリテーションが効果を発揮するためには，診察室や訓練室，学校での指導が，生活のなかでどれだけ活かせるかということが重要です．しかし，当たり前のことですが家庭の生活は，「食べる」ことだけではありません．他の機能のリハビリテーションや保育，家族の生活とのバランスを取る必要があります．

たとえば，摂食機能訓練に必要な指導を食事時間の前後や口周囲の問題に限局せず，1日のなかで必要な医療的な管理や姿勢保持，移動，排痰，呼吸管理，言語訓練，保育，遊びなどに，うまく取り込んで実施できることが大切です．遊びながら，口周囲の過敏の脱感作ができたり，顔面・口腔の感覚-運動ができたり，鼻呼吸の練習や姿勢保持ができれば，子どもにとっても介護者にとっても一石二鳥です．運動，摂食，呼吸，生活行動，知育は個別の訓練ではなく，統合し，1日の生活のなかに無理なく配置することで，8割くらいの負担でも実行可能となるでしょう．訓練室で受けるリハビリテーションを生活のなかで特別時間を割いてするのは，負担なばかりか長続きしません．

どんなリハビリテーションも，専門職から受けた指導が，毎日の生活のなかで家族や支援者によって，無理なく，楽しく，根気よく，継続されることが成功の秘訣です．

多職種連携とコーディネーターの役割

多職種が関わって支援する場合は，家族の負担に配慮した対応が必要になります．「医療・教育・福祉の連携というけれど，連携はないに等しい．取らなければならない母親の負担は大きい」という声も聞きます．たしかに，専門職はその必要性をわかっていますが，実際の現場での連携は困難であり，十分ではありません．また，多職種が連携し関わるときには，必ずコーディネーターが必要です．コーディネーターがいないと誰もが（どの職種も，どの機関も）責任の譲り合いをするようなことにもなってしまいます．まず，このような問題状況を早急に改善する必要があります．

また，誰がコーディネーターになったとしても，子どもと家族の生活を第一に考えて連携をはかることが大切です．

（田中千鶴子／看護師）

文献紹介

I—基礎知識編

1章 小児の摂食嚥下機能のしくみを理解しよう—成人とどう違うのか

●摂食嚥下器官の形態
1) 阿部伸一：摂食・嚥下機能解明へのアプローチ．歯科学報，102（12）：927-932，2002．
2) 藤田恒太郎：人体解剖学．第41版，南江堂，東京，1990．
3) Logemann J：Evaluation and treatment of swallowing disorders. College Hill, San Diego, 1983.
4) 井出吉信，阿部伸一，他：CD-ROM 摂食・嚥下のメカニズム 解剖・生理論．医歯薬出版，東京，2003．
5) 阿部伸一，上松博子，他：患者さんに説明しよう ⑪嚥下のメカニズムを知ろう．デンタルハイジーン，24（11）：1018-1021，2004．
6) 井出吉信，阿部伸一，他：患者さんに説明しよう ⑫摂食・嚥下障害のリハビリテーションを知ろう．デンタルハイジーン，24（12）：1127-1131，2004．
7) 阿部伸一，他：自分でつくるぬりえ口腔解剖学ノート．第4版，学建書院，東京，2004．
8) 阿部伸一監修：嚥下って？ 摂食・嚥下のメカニズム（エルメッドエーザイ株式会社HP：http://www.emec.co.jp/enge/enge/index.html）．

●乳幼児の成長に伴う口腔・咽頭の形態変化
1) 田角 勝：摂食・嚥下に関する解剖学的知識．JJNスペシャル，52：120，1996．
2) 井出吉信，阿部伸一：咀嚼・嚥下のメカニズム．歯界展望，93（5）：1114-1120，1999．
3) 上松博子，阿部伸一，他：患者さんに説明しよう ②歯の発生と交換を知ろう．デンタルハイジーン，24（2）：104-107，2004．
4) 阿部伸一，他：人体解剖学1 骨学（頭蓋）．わかば出版，東京，1998．
5) 阿部伸一，他：画像で見る歯の解剖．わかば出版，東京，2002．
6) 阿部伸一，他：病態から見た発生．南山堂，東京，2005．

●摂食嚥下の神経機構と食べるための運動機能
1) 山田好秋：よくわかる摂食・嚥下のメカニズム．第1版，医歯薬出版，東京，2004，p.23．
2) Iriki A, Nozaki S, Nakamura, Y：Feeding behabior in mammals：corticobulbar projection in reorganized during conversion from sucking to chewing. Devlop. Brain Res, 44：189-96, 1988.
3) Iwayama K：Neonatal sucking behavior and its development until 14 month. Early Hum Dev, 47：1-9, 1997.
4) Korn RE, Stein, M, Doddard KE：A method of measuring sucking behavior of newborn infants. Psychosom Med, 25：181-191, 1963.
5) Pollitt E, Consolazio B, Goodkin F：Changes in nutritive sucking during a feed in two- day-and thirty-day-old infants. Early Hum Dev, 5：201-210. 1981.
6) Martin BJ, Logemann JA, Shaker R, Dodds WJ：Coordination between respiration and swallowing：Respiratory phase relationships and temporal integration. J Appl Phys, 76（2）：714-723, 1994.
7) Shivpuri CR, Martin RJ, Carlo WA, Fanaroff AA：Decreased ventilation in preterm infants during oral feeding. J Pediatr 103：285-9, 1983.
8) Bradley T Thach：Maturation and Transformation of Reflexes that Protect The Laryngeal Air way from Liquid Aspiration from Fetal to Adult Life. Am J Med, 111（8A）：69S-77S, 2001.
9) Hanlon MB, Tripp JH, Ellis RE, Flack FC, Selley WG, Shoesmith HJ：Deglutition apnea as indicator of maturation of suckle feeding in bottle-fed preterm infant. Dev Med Child Neurol, 39：534-542 1997.
10) Mizuno K, Ueda A：The Maturation and Coordination of Sucking, Swallowing, and Respiration in Preterm Infant. J Pediatr, 142：56-40, 2003.
11) Bamford O, Taciak V, Gewolb IH：The relationship between rhythmic swallowing and breathing during suckle feeding in term neonates. Pediatr Res, 32（6）：619-24, 1992.
12) Fucile S, Gisel E, G Lau C：Effect of an oral stimulation program on sucking skill maturation of preterm infants. Dev Med Child Neurol, 47：158-162, 2005.
13) Medeirous AP, Ferreira JT, Felicio CM. Correlation between feeding methods, non-nutritive sucking and orofacial behaviors. Pro Fono. 2009 Oct-Dec; 21（4）：315-9.
14) Sandra Fucile, David H. McFarland, Erika G. Gisel, Chantal Lau：Oral and nonoral sensorimotor interventions facilitate suck-swallow-respiration functions and their coordination in preterm infants. Early Human Development, 88：345-350, 2012.
15) 入来篤史，野崎修一，中村嘉男：吸啜から咀嚼への転換に関与する中枢神経系の再構成．文部省特定研究「咀嚼システム基礎的研究」総括班（編），咀嚼システムの形成と適応．風人社，東京，1988, pp.53-65．
16) 中村嘉男：咀嚼運動の生理学．第1版，医歯薬出版，東京，1988, p.193.

2章 摂食・嚥下機能はどのように発達するのか

●哺乳機能の発達
1) 水野克己，他：哺乳行動の発達に関する検討 第1報 新生児期早期の吸啜行動の発達．日児誌，103：549-553，1999．
2) 水野克己，上田あき：乳児期における哺乳行動の発達．小児科，41：1750-1756，2000．
3) 相澤まどか，水野克己：新生児期早期における硬口蓋—舌間の圧出圧の発達に関する検討．日児誌，107：1352-1355，2003．
4) Mizuno K：Development of sucking behavior in infants who have not been fed for 2 months after birth. Pediatr Int, 43：251-255, 2001.
5) Bamford O, Taciak V, Gewolb ICH. The relationship between rhythmic swallow and breathing during suckle feeding in term neonates. Pediatr Res, 31：619-24, 1992.
6) Weber F, Woolridge MW, Baum JD：An ultrasonographic study of the organization of sucking and swallowing by newborn infants. Dev Med Child Neurol, 28：19-24, 1986.
7) Qureshi MA, Vice FL, Taciak VL：Changes in rhythmic suckle feeding patterns in term infants in the first month of life. Dev Med Child Neurol, 44：34-39, 2002
8) Taki M, Mizuno K：Maturational changes in the feeding behavior of infants - A comparison between breast-feeding and bottle-feeding-. Acta Paediatrica, 1：61-67, 2010.
9) Tamura Y et al：Develoment of perioral muscle activit during breast feeding in infants：Follow-up study. Pediatr Dent J, 6：101-106, 1996.
10) Riordan J：Anatomy and Physiology of Lactation. Breastfeeding and Human Lactation, 4th ed, Jones and Bartlett, Sudbury, MA 2009, pp79-111
11) Mathew OP：Regulation of breathing patterns during feeding. In：Mathew OP, Snat Ambrogio G, ed, Respiratory function of the upper airway, New York, NY：Marcel Dekker, 1988, pp.35-560.
12) Meier P, Anderson GC：Responses of small preterm infants to bottle- and breast-feeding. MCN, 12：97-105, 1987.
13) Mathew OP and Bhatia J. Sucking and breathing patterns during breast- and bottle- feeding in term neonates. Am J Dis Child, 143：588-592, 1989.
14) 石丸あき：新生児・乳児の吸啜圧に関する研究．チャイルドヘルス，23：635-639，2000．
15) Walker M：Breastfeeding Management for the Clinician, 2nd ed, Jones & Bartlett learning 2011, p117.

●早産児・新生児の栄養
1) American Academy of Pediatrics Work Groups on Breastfeeding：Breastfeeding and the use of human milk. Pediatrics, 115：496-506, 2005.
2) 大山牧子：母乳と人工乳はどう違う？ NICUスタッフのための母乳育児支援ハンドブック．メディカ出版，大阪，2004, pp.13, 22．

3) Shulman RJ：Early feeding, feeding tolerance, and lactase activity in preterm infants. J Pediatr, 133：645-649, 1998.
4) Hamosh M：Digestion in the premature infant：The effects of human milk. Semin Perinatol, 18：485-494, 1994.
5) Furman L, Taylor G：The effect of maternal milk on neonatal morbidity of very low-birth-weight infants. Arch Pediatr Adolesc Med, 157：66-71, 2003.

●口腔領域の形態成長
1) 湖城秀久，乳児の歯列の発育に関する研究―上・下顎歯槽部および口蓋部の三次元的計測．小児歯誌, 26：112-130, 1989.
2) 大塚義顕ほか：嚥下時舌運動の経時的発達変化―超音波前額断による舌背面について．小児歯誌, 36：867-876, 1998.
3) 向井美惠：摂食機能の発達．小児保健研究, 48：309-313, 1989.

●嚥下運動の発達
1) 大瀧祥子：食べるための運動機能．田角勝, 向井美惠編著, 小児の摂食・嚥下リハビリテーション, 第1版, 医歯薬出版, 東京, 2006, p26.
2) 藤島一郎著：脳卒中の摂食・嚥下障害，第2版, 医歯薬出版, 東京, 1993, pp33-35.
3) 大塚義顕：嚥下運動の発達：田角勝, 向井美惠編著, 小児の摂食・嚥下リハビリテーション, 第1版, 医歯薬出版, 東京, 2006, p42.
4) 大塚義顕, 他：嚥下時舌運動の継時的発達変化―超音波前額断における舌背面について―．小児歯科学雑誌, 36（5）：867-876, 1998.
5) 金子芳洋編著：食べる機能の障害―その考え方とリハビリテーション―．医歯薬出版, 東京, 1987.

●経口摂取の発達過程
1) 田角 勝：食べる機能の発達とその障害への対応と問題点．小児科, 52：1899-1906, 2011.
2) 田角 勝：トータルケアで理解する子どもの摂食嚥下リハビリテーション．診断と治療社, 東京, 2013.

Side Memo
4. 母乳から卒乳へ
1) Collaborative group on Hormonal factors in breast cancer 2002：Breast cancer and breastfeeding：collaborative reanalysis of individual data from 47 epidemiological studies in 30 countries, including 50302 women with breast cancer and 96973 women without the disease. Lancet 360：187-195, 2002.

6. 離乳食の考え方
1) 厚生労働省　雇用均等・児童家庭局母子保健課：「授乳・離乳の支援ガイド」．2007, 325.
2) 向井美惠：乳幼児の摂食指導．医歯薬出版, 東京, 2000.
3) 根岸由紀子，太田百合子：子どものための食材Q＆A．診断と治療社, 東京, 2005.
4) 母子愛育会：特集・離乳．母子保健情報, 48, 2003.

●咀嚼機能の発達―歯の萌出に伴う機能発達
1) 山田好秋：よくわかる摂食・嚥下のメカニズム，医歯薬出版, 東京, 2007.
2) 湖城秀久，乳児の歯列の成長発育に関する研究 上下顎歯槽部の三次元的計測．小児歯誌, 26（1）：112-130. 1988.
3) Matthews, B：Mastication. applied physiology of mouth, Lanelle, CLB ed, Wrights, Bristol, 1975, p. 199-242.
4) Taylor, A：Neurophysiology of the jaws and teeth, Macmilian Press, London, 1990.

●食事の自立と口腔機能
1) 田村文誉，向井美惠：口腔機能の発達過程からみた食事の自立．小児科臨床, 9：12-19, 1997.
2) 向井美惠：摂食機能療法―診断と治療法―．障歯誌, 16：145-155, 1995.
3) 岩岸吉晃：タッチ．医学書院, 東京, 2001, pp.167-206.
4) Alexander R編，高橋智宏監訳：機能的姿勢―運動スキルの発達．協同医書出版社, 東京, 1997, 111-148.

5) Erhardt RP, 紀伊克昌訳：手の発達機能障害，医歯薬出版, 東京, 1988, pp.45-67.
6) Erhardt RP, 紀伊克昌監訳：視覚機能の発達障害．医歯薬出版, 東京, 1997.
7) 日本小児保健協会：DENVER II ―デンバー発達判定法―．日本小児医事出版社, 東京, 2003, p.23
8) 田角勝：子どもの摂食嚥下リハビリテーション，診断と治療社, 東京, 2013.
9) 石井一実，千木良あき子，大塚義顕，綾野理加，向井美惠：手づかみ食べにおける手と口の協調の発達（その1）食物を手でつかみ口に運ぶまでの過程．障歯誌, 19：24-32.1998.
10) 千木良あき子，石井一実，田村文誉，向井美惠：手づかみ食べにおける手と口の協調の発達（その2）捕食時の動作観察と評価法の検討．障歯誌, 19：177-183, 1998.
11) 津守真, 稲毛教子：増補乳幼児精神発達診断法　0歳～3歳まで．大日本図書, 東京, 1995.
12) 石井一実，綾野理加，向井美惠：認知期における手づかみ食べの発達的変化―手と口の協調発達について―．障歯誌, 23：459-468, 2002
13) 佐藤剛監修，永井洋一，浜田昌義 編集：第3部　感覚統合と脳のしくみの話．感覚統合Q＆A, 協同医書出版社, 東京, 1998, pp.139-177.
14) 神作一実，向井美惠：食品が口腔周辺に接触する際のキュービットボウの中央部と接触点の距離：食品の形態による差について．障歯, 26（3）：352, 2005.
15) 向井美惠：乳幼児の食べる機能の気づきと支援．医歯薬出版, 東京, 2013, pp.68-97.
16) 西方浩一，田村文誉，石井一実ら：スプーン食べにおける「手と口の協調運動」の発達　その2食物を口に運ぶまでの過程の動作観察と評価法の検討．障歯誌, 20：59-65 1999.
17) 田村文誉，千木良あき子，水上美樹ら：スプーン食べにおける「手と口の協調運動」の発達　その1捕食時の動作観察と評価法の検討．障歯誌, 19：265-273, 1998.
18) 犬入保真衣，田村文誉，倉本絵美ら：摂食機能発達を考慮した白food スプーンの研究―ハンドル部とボール部の角度の違いによる捕食動作への影響．小児保健研究, 61：503-511, 2002.

●嚥下運動の発達
1) 大瀧祥子：食べるための運動機能．小児の摂食・嚥下リハビリテーション, 田角　勝, 向井美惠編, 第1版, 医歯薬出版, 東京, pp26, 2006.
2) 藤島一郎：脳卒中の摂食・嚥下障害，第2版, 医歯薬出版, pp33-35, 1993.
3) 大塚義顕：嚥下運動の発達：小児の摂食・嚥下リハビリテーション, 第1版, 医歯薬出版, 東京, 2006, pp42.
4) 大塚義顕ほか：嚥下時舌運動の継時的発達変化―超音波前額断における舌背面について―．小児歯科学雑誌, 36（5）：867-876, 1998.
5) 金子芳洋編著：食べる機能の障害―その考え方とリハビリテーション―．医歯薬出版, 東京, 1987.

Side Memo
7. 流涎とその対応
1) Joan C Arvedson, linda Brodsky：Pediatric Swallowing and Feeding, 2nd ed., Thomson Learning, Canada, 2002, pp. 495-525.
2) 鈴木美保，才籐栄一：流涎の病態と対策．総合リハ, 25（10）：1177-1184, 1997.
3) JF Tahmassebi, MEJ Curson：The cause of drooling in children with cerebral palsy-hypersalivation or swallowing defect？. Interbational Journal of Paediatric Dentistry, 13：106-111, 2003.
4) JE Senner, J Logemann, et al.：Drooling, saliva production, and swallowing in cerebral palsy. Developmental Medicine & Child Neurology, 46：801-806, 2004.
5) PJ Walker, M Hutchinson, et al.：Chronic Drooling：A Multi-disciplinary Approach to assessment and management. Aust J Otolaryng, 1（6）：1994.

6) 冨田かをり，向井美惠：流涎と口腔機能の関連．障歯誌，29（4）：586-594，2008．
7) F Glynn, TP O'Dwyer：Does the addition of sublingual gland excision to submandibular duct relocation give better overall results in drooling control?. Clin Otolaryngol, 32（2）：103-107, 2007.

⑧食べられない子，飲み込めない子，噛めない子
1) 向井美惠：食べる機能をうながす食事-摂食障害児のための献立，調理，介助．医歯薬出版，東京，1994, pp.32-33.
2) 金子芳洋，千野直一監修：摂食・嚥下リハビリテーション．第1版，医歯薬出版，東京，1998, p.141.
3) 金子芳洋，千野直一監修：摂食・嚥下リハビリテーション．医歯薬出版，東京，1998, pp.48-54.
4) 向井美惠：乳幼児の摂食指導．医歯薬出版，東京，2000, pp.124-129.
5) 千木良あき子，他：乳幼児の歯科保健調査"下手な食べ方"に関する要因分析．口腔衛生誌，43：673-680, 1993.
6) 岩間一実ほか：保健所における「食べ方相談」の試み，口腔衛会雑誌，46：222-423, 1996.

II — 臨床編

1章 疾病のある小児の摂食嚥下障害

●疾病のある小児の摂食嚥下機能の発達
1) 田角勝：摂食・嚥下機能の発達障害への対応．金子芳洋，千野直一監修，摂食・嚥下リハビリテーション，第1版，医歯薬出版，東京，1998, p.115.
2) 金子芳洋：心身障害児における摂食機能の異常．食べる機能の障害—その考え方とリハビリテーション．医歯薬出版，東京，1987, p44.

●摂食嚥下障害児と合併症の管理（重症心身障害児）
1) 中根文眷，宍倉潤子，他：重度重複障害児の摂食における呼吸と循環動態—姿勢の変化による影響について．障歯誌，17：211-228, 1996.
2) 鳥谷部俊一：褥創治療の常識非常識—ラップ療法から開放ウェットドレッシングまで．三輪書店，東京，2005.

●摂食嚥下障害児の呼吸障害への対応
1) 本蔵高徳：肺理学療法と吸入療法．小児看護 16：1266, 1993.
2) 宮川哲夫：急性呼吸不全に対する呼吸理学療法．救急医学，22：1187, 1998.

2章 小児の摂食嚥下機能の評価・検査・診断

●評価・診断のしかた—臨床での診察の流れ
1) 弘中祥司：評価・診断のしかた—臨床での診察の流れ．田角勝，向井美惠編著，小児の摂食・嚥下リハビリテーション，第1版，医歯薬出版，東京，2006.
2) 向井美惠：食べる機能をうながす食事-摂食障害児のための献立，調理，介助．医歯薬出版，東京，1994, p.32.
3) Palmer JB：Bolus aggregation in the oropharynx does not depend on gravity. Arch Phys Med Rehabil, 79：691-696, 1998.
4) 金子芳洋：障害者の摂食のためのリハビリテーション．日歯医師会誌，43：143-148, 1990.
5) 金子芳洋：心身障害児における摂食機能の異常．食べる機能の障害—その考え方とリハビリテーション—，医歯薬出版，東京，1987, p.44.
6) 大岡貴史，他：障害児の摂食機能障害と粗大運動発達との関連性について．障歯誌，26：648-657, 2005.
7) 海野信也，渡辺博：母子保健学，第2版，診断と治療社，東京，2010, p.87.
8) 弘中祥司，他：摂食・嚥下リハビリテーションの診断と治療．歯界展望，特別号：221, 2005.
9) 金子芳洋：食べる機能の障害—その考え方とリハビリテーション．医歯薬出版，東京，1987, pp.144-149.
10) 菅沼栄介，王康雅：呼吸器疾患 嚥下性肺炎．小児内科，44：460-461, 2012.

●小児の摂食嚥下障害におけるさまざまな検査法
1) 弘中祥司：小児の摂食・嚥下障害におけるさまざまな検査法．田角勝，向井美惠編著，小児の摂食・嚥下リハビリテーション，第1版，医歯薬出版，東京，2006, pp.94-97.
2) 日本摂食・嚥下リハビリテーション学会医療検討委員会 編：嚥下造影検査の検査法（詳細版）日本摂食・嚥下リハビリテーション学会医療検討委員会2011版案．日摂食嚥下リハ会誌，15（1）：76-95, 2011.
3) 日本摂食・嚥下リハビリテーション学会医療検討委員会 編：嚥下内視鏡検査の手順2012改定．日摂食嚥下リハ会誌，17（1）：87-99, 2013.
4) 日本消化器病学会 編：患者さんと家族のための胃食道逆流症（GERD）ガイドブック．南江堂，東京，2010, pp.20-23.
5) Takahashi K et al.：Methodology for detecting swallowing sounds. Dysphasia 9：54-62, 1994.
6) 向井美惠：正常摂食機能の発達．食べる機能の障害—その考え方とリハビリテーション 医歯薬出版，東京，1087, pp.9 42.
7) 大岡貴史，他：障害児の摂食機能障害と粗大運動発達との関連性について．障歯誌，26（4）：648-657, 2005.
8) 藤島一郎，他：摂食・嚥下障害の評価．総合リハ，24（12）：1136-1142, 1996.
9) 水野雅康，他：単純レントゲン検査による嚥下障害のスクリーニング—造影剤嚥下前・後レントゲン像とvideofluorography所見との比較—．リハ医学 37：669-675, 2000.
10) 才藤栄一，他：摂食・嚥下障害の治療・対応に関する総合的研究（H11-長寿-035）．平成11年度厚生科研費補助金研究成果報告書．2000.
11) 石田瞭，他：嚥下障害の診断Update 新しい検査法II 段階的フードテスト．臨床リハ，11（9）：820-824, 2002.

●嚥下造影（VF）の実際
1) 日本摂食嚥下リハビリテーション学会医療検討委員会：嚥下造影の標準的検査法（詳細版）．日本摂食嚥下リハビリテーション学会医療検討委員会2011版案．日摂食嚥下リハ会誌，15（1）：76-95, 2011.
2) 綾野理加：嚥下造影（VF）検査の実際．田角勝，向井美惠編著，小児の摂食・嚥下リハビリテーション，第1版，医歯薬出版，東京，2006.
3) Arvedson JC：Pediatric Videofluoroscopy Interpretation, Fifth Annual Florida. Dysphagia Institute Course Textbook, 2002.

●嚥下内視鏡検査（VE）の活用法
1) 藤島一郎，他：嚥下内視鏡検査の手順2012改訂．日本摂食・嚥下リハビリテーション学会医療検討委員会．http://www.jsdr.or.jp/wp-content/uploads/file/doc/endoscope-revision2012.pdf
2) 横山雅人：摂食・嚥下療法における検査，内視鏡検査．金子芳洋，千野直一監修，摂食・嚥下リハビリテーション，医歯薬出版，東京，1998, p109.

●超音波画像診断（US）検査の活用法
1) 日本超音波医学会編：超音波診断．第3版，医学書院，東京，1990, pp.9-11, 3-37.
2) 大塚義顕：超音波による舌矢状断面の描出法の検討．障歯誌，15：3-12, 1994.
3) 渡辺聡，他：超音波断層法による舌の動態解析 —Mモード法前額断面における検討—．障歯誌，16：24-37, 1995.
4) 宍倉潤子，他：食塊量の違いが嚥下時舌運動におよぼす影響 —前額断面における陥凹凸について—．障歯誌，17：120-135, 1997.
5) 髙橋摩理，他：捕食動作が嚥下時舌運動に与える影響の検討．障歯誌，33，626-631, 2012.
6) Stone M, et al：Three-dimensional tongue surface shapes of English consonants and vowels. J Acoust Soc Am, 99：3728-3737, 1996.
7) 村田尚道，他：三次元超音波画像診断装置を用いた食塊保持時における舌形態の観察-描出方法の検討および食塊量の変化に伴う舌形態における対応-．日摂食嚥下リハ会誌，8：26-38, 2004.
8) 渡邊賢礼，他：超音波画像診断装置を用いた食道入口部描出法の確率 —食道入口部開大比および水分通過時間の測定—．障歯誌，32：19-28, 2011.
9) 原明美：超音波ドプラ法を用いた食物移送の規格化検査法の考案．日摂食嚥下リハ会誌 5：26-35, 2001.
10) 杉下周平，他：舌運動評価における超音波検査の有用性．耳鼻と臨床，52：237-240, 2006.
11) 安田秀光：消化器エコー 質的診断のすすめ．中外医学社，東京，2001, pp.265-271.

Side Memo

10. 反復唾液嚥下テスト・改訂水飲みテスト
1) 向井義惠, 山田好秋編：歯学生のための摂食・嚥下リハビリテーション学, 医歯薬出版, 東京, 2008.
2) 金子芳洋, 千野直一監修：摂食・嚥下リハビリテーション, 第1版, 医歯薬出版, 東京, 1998.
3) 日本摂食・嚥下リハビリテーション学会編：日本摂食・嚥下リハビリテーション学会eラーニング対応第3分野摂食・嚥下障害の評価, 医歯薬出版, 東京, 2011.

●誤嚥の診断・評価
1) Arvedson JC, Lefton-Greif MA：Pediatric videofluoroscopic swallow studies communication skill builders, San Antonio, Texas, 1998.
2) Logemann JA：Evaluation and treatment of swallowing disorders. 1 ed, college Hill Press, San Diego, 1983.
3) Rosenbeck JC, Robbins J, et al：A penetration-aspiration scale. Dysphagia, 11：93-98, 1996.
4) Feinberg MJ：Radiographic techniques and interpretation of abnormal swallowing in adult and elderly patients. Dysphagia, 8：356-358, 1993.

●小児の誤嚥性肺炎の診断と対応
1) Nakagawa T, et al：Amantadine and pnemonia. Lancet, 345：1447, 1999.

●胃食道逆流症（gastroesophageal reflux disease：GERD）の検査と対策
1) Vandenplas Y, Rudolph CD, Di Lorenzo C, et al：Pediatric gastroesophageal reflux clinical practice guidelines：joint recommendations of the North American Society for Pediatric Gastroenterology, Hepatology, and Nutrition (NASPGHAN) and the European Society for Pediatric Gastroenterology, Hepatology, and Nutrition (ESPGHAN). J Pediatr Gastroenterol Nutr, 49：498-547, 2009.
2) Sherman PM, Hassall E, Fagundes-Neto U, et al：A global, evidence-based consensus on the definition of gastroesophageal reflux disease in the pediatric population. Am J Gastroenterol, 104：1278-1295, 2009.
3) Cabrera J, Davis M, Horn D, et al：Esophageal pH monitoring with the BRAVO capsule：experience in a single tertiary medical center. J Pediatr Gastroenterol Nutr, 53：404-408, 2011.
4) Worrell SG, Demeester SR, Greene CL, et al：Pharyngeal pH monitoring better predicts a successful outcome for extraesophageal reflux symptoms after antireflux surgery. Surg Endosc, 27：4113-4118, 2013.
5) Wenzl TG, Benninga MA, Loots CM, et al：Indications, methodology, and interpretation of combined esophageal impedance-pH monitoring in children：ESPGHAN EURO-PIG standard protocol. J Pediatr Gastroenterol Nutr, 55：230-234, 2012.
6) Simanovsky N, Buonomo C, Nurko S：The infant with chronic vomiting：the value of the upper GI series. Pediatr Radiol, 32：549-551, 2002.
7) Nicodème F, Lin Z, Pandolfino JE, et al：Esophagogastric Junction pressure morphology：comparison between a station pull-through and real-time 3D-HRM representation. Neurogastroenterol Motil, 25：e591-8, 2013.
8) Savino A, Cecamore C, Matronola MF, et al：US in the diagnosis of gastroesophageal reflux in children. Pediatr Radiol, 42：515-24, 2012.
9) Lundell LR, Dent J, Bennerr JR, et al：Endoscopic assessment of oesophagitis：clinical and functional correlates and further validation of the Los Angeles classification. Gut, 45：172-180, 1999.
10) Trinick R, Johnston N, Dalzell AM, et al：Reflux aspiration in children with neurodisability-a significant problem, but can we measure it？. J Pediatr Surg, 47：291-298, 2012.

3章 小児の摂食嚥下リハビリテーションの基本

●小児における摂食機能療法
1) 金子芳洋：心身障害児における摂食機能の異常. 食べる機能の障害—そのリハビリテーション. 医歯薬出版, 東京, 1987, pp.58-59.
2) 向井美惠：小児摂食動作の評価と訓練. 総合リハ, 30：1317-1322, 2002.
3) 金子芳洋：食べる機能の障害—のリハビリテーション. 医歯薬出版, 東京, 1987, p.50.

●食事姿勢の基本とリハビリテーション—脳性麻痺児への対応を中心に—
1) 金子芳洋：食べる機能の障害—その考え方とリハビリテーション—. 医歯薬出版, 東京, 1989.
2) Nancie R. Finnie：脳性麻痺児の家庭療育. 医歯薬出版, 東京, 1970.
3) 松尾隆：脳性麻痺と機能訓練 運動障害の本質と訓練の実際. 南江堂, 東京, 1995.
4) 穐山富太郎, 川口幸義：脳性麻痺ハンドブック 療育にたずさわる人のために. 医歯薬出版, 東京, 2002.
5) 児玉和恵, 藤田和弘, 他：重度脳性まひ者の摂食姿勢が摂食機能に及ぼす影響に関する実証的研究. 心身障害研究, 14：61-72, 1989.

●食事における上肢の重要性—自分で食べることを支援する
1) 植村愛子：食事における上肢の重要性. 田角勝, 向井勝顯編, 小児の摂食・嚥下リハビリテーション, 第1版, 医歯薬出版, 東京, 2006, pp.138-142.
2) 神作一実：病院・重症児病棟など医療ではどう育てるか 姿勢発達と摂食. 小児看護, 1192-1201, 2013.
3) 西方浩一, 田村文誉, 向井美惠：乳児期における目・手・口の協調運動継続観察による発達変化の検討. 日摂食嚥下リハ会誌, 5：32-42, 2001.
4) 日本小児保健協会：DENVERⅡ—デンバー発達測定法—. 日本小児医事出版社, 東京, 2003, p.28.
5) 倉本絵美, 田村文誉, 大久保真衣, 石川光, 向井美惠：スプーンの形態が幼児の捕食動作に及ぼす影響 ボール部の幅と把柄部の長さの検討. 小児保健研究, 61：82-90, 2002.
6) Ooka T, et al.：The relationship between feeding characteristics and feeding function in children with intellectual disability. Ped Dent J, 22：145-154, 2012.
7) 大岡貴史, 他：先行期の感覚情報と捕食行動の関連 捕食時口唇動作に及ぼす影響. 日摂食嚥下リハ会誌, 15：190-198, 2011.
8) 冨田かをり, 他：先行期の感覚情報と捕食行動の関連 捕食時口唇圧に及ぼす影響. 日摂食嚥下リハ会誌, 15：156-164, 2011.
9) 林佐智代, 他：手づかみ食べにおける肘の三次元動作解析について 食品の設定位置が動作範囲に及ぼす影響. 障歯誌, 26：162-171, 2005.

●機能発達程度に応じた食物形態と調理対応
1) 金子芳洋編著：食べる機能の障害—その考え方とリハビリテーション, 医歯薬出版, 東京, 1987, p.97
2) 田角勝, 向井美惠編著：小児の摂食・嚥下リハビリテーション, 第1版, 医歯薬出版, 東京, 2006.
3) 杉村ふぶき：摂食障害児のための献立, 調理, 介助. 食べる機能をうながす食事, 向井美惠編, 医歯薬出版, 東京, 2003.
4) 江頭文江：嚥下調整食・調理器具. 日本摂食・嚥下リハビリテーション学会編, 日本摂食・嚥下リハビリテーション学会eラーニング対応 第5分野 摂食・嚥下障害患者の栄養, 医歯薬出版, 東京, 2010.
5) 日本摂食・嚥下リハビリテーション学会編：日本摂食・嚥下リハビリテーション学会eラーニング対応 第6分野 小児の摂食・嚥下障害, 医歯薬出版, 東京, 2010.
6) 弘中祥司編：Monthly Book Medical Rehabilitation, 小児の摂食・嚥下リハビリテーションにおける連携医療, 全日本病院出版会, 東京, 2010, p.22.
7) 日本摂食・嚥下リハビリテーション学会嚥下調整食特別委員会：日本摂食・嚥下リハビリテーション学会嚥下調整食分類, 2013.
8) 藤谷順子監修：図説かみにくい・飲み込みにくい人の食事, 主婦と生活社, 東京, 2003.
9) 村松かおる, 小林麻衣：ペースト食が低Naに与える影響. 東京都立東部療育センター 研究報告集, 第4巻, 2011.

●小児おける間接訓練の実際
1) 酒井康年：作業療法学ゴールドマスターテキスト 発達障害作業療法学, 神作一実編, メジカルビュー, 東京, 2011, p51.
2) 佐藤剛, 土田玲子, 小野昭男：みんなの感覚統合 その理論と実践, パシフィックサプライ, 大阪, 1996, pp.58-61.
3) 金子芳洋, 千野直一監修：摂食・嚥下リハビリテーション, 第1版, 医歯薬出版, 東京, 1998, pp.125-132.
4) 大西祐好：小児における間接訓練の実際. 小児の摂食・嚥下リハビリテー

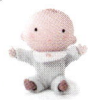

ション，第1版，田角勝，向井美恵編著，医歯薬出版，東京，2006, pp.148-153.
5) 弘中祥司：小児における訓練法．摂食・嚥下リハビリテーション，第2版，才藤栄一，向井美恵監修，医歯薬出版，東京，2007, pp.201-207.
6) 金子芳洋：食べる機能の障害―その考え方とリハビリテーション．医歯薬出版，東京，1987, pp.114-133.

●小児における直接訓練の実際
1) 金子芳洋，向井美恵，尾本和彦：食べる機能の障害―その考え方とリハビリテーション．医歯薬出版，東京，1987.
2) 向井美恵編著：乳幼児の摂食指導．医歯薬出版，東京，2000.
3) 千木良あき子，井上一美，田村文誉，向井美恵：スプーン食べにおける手と口の協調の発達　その2：捕食時の動作観察と評価法の検討．障歯誌，19：177-183, 1998.
4) 田村文誉，千木良あき子，水上美樹ほか：スプーン食べにおける「手と口の協調運動」の発達　その1　捕食時の動作観察と評価法の検討．障歯誌，19：265-273, 1998.
5) Joan C.Arverdson, Linda Brodsky：Management of Feeding and Swallowing Problems. Pediatric Swallowing and Feeding Assessment and Management, 2nd ed, Singular Publishing, Canada, 2002, pp.389-468.
6) Suzanne Evans Morris, Marsha Dunn Klein：Pre-Feeding Skills, 2nd ed, Therapy Skill Builders, USA, 2000, pp.353-493.
7) 才藤栄一，向井美恵監修：摂食・嚥下リハビリテーション，第2版，医歯薬出版，東京，2007.
8) 大岡貴史，石川健太郎，向井美恵，田角勝：障害児の摂食機能障害と粗大運動発達の関連性について．障歯誌，26（4）：648-657, 2005.

4章　小児の口腔ケア
●口腔ケアの重要性〜障害児の口腔領域の発育に応じた口腔ケア〜
1) 向井美恵：口腔ケアはなぜ必要なのか．小児看護，24（12）：1670, 2001.
2) 柿木保明：口腔ケアの位置づけと職種連携下での提供．向井美恵，山田好秋編，歯学生のための摂食・嚥下リハビリテーション学．医歯薬出版，東京，2008, p.157.
3) 井上美津子：口腔の形態発育と摂食機能の発達．小児看護，36（9）：1185-1191, 2013.
4) 千木良あき子，他：口唇口蓋裂児の摂食機能の発達と障害―捕食時口唇圧について―．障歯誌，16（1）：17-23, 1995.
5) 金子芳洋監修：障害児者の摂食・嚥下・呼吸リハビリテーション　その基礎と実践．医歯薬出版，東京，2005, pp.48-54.
6) 米山武義，植松宏，足立三枝子：プロフェッショナル・オーラル・ヘルス・ケア　多くの方への口腔ケアを．医歯薬出版，東京，2002.
7) 金子芳洋，加藤武彦，米山武義編：食べる機能を回復する口腔ケア．医歯薬出版，東京，2003.
8) 芳賀定：小児の口腔衛生管理．摂食・嚥下リハビリテーションマニュアル．才藤栄一，向井美恵他編，JJNスペシャル，52：159-164, 1996.
9) 北住映二，尾本和彦，藤島一郎編著：子どもの摂食・嚥下障害　その理解と援助の実際．永井書店，大阪，2007.

●発達に応じた口腔ケア
1) 向井美恵：摂食機能療法―診断と治療方法―．障歯誌，16：145-155, 1995.
2) 金子芳洋，千野直一監修：摂食・嚥下リハビリテーション．医歯薬出版，東京，1998, pp.67-72.
3) 向井美恵：摂食・嚥下機能の発達．摂食・嚥下リハビリテーションマニュアル（才藤栄一，向井美恵ほか編），JJNスペシャル，52：118-119, 1996.
4) 芳賀定：小児の口腔衛生管理．摂食・嚥下リハビリテーションマニュアル（才藤栄一，向井美恵ほか編），JJNスペシャル，52：159-164, 1996.
5) 芳賀定，大澤恵美ほか：心身障害児・者へのBrushing指導に関する研究―過敏（感覚異常）や心理的拒否を持つ症例の検討―．障歯誌（抄），8：104, 1991.
6) 横前知美：過敏と心理的拒否について．東京都歯科衛生士会学術誌，12：21-28, 1995.
7) 奥田克爾：デンタルプラーク細菌．医歯薬出版，東京，1999.
8) 岸本裕充：かんたん口腔ケア―患者さんのQOL向上をめざして．メディカ出版，大阪，2002, 7-11.
9) 岸本裕充：ナースのための口腔ケア実践テクニック．照林社，東京，16：60-64, 94-96, 2002.
10) 柿木保明：舌苔と口腔ケアと食事援助．臨床看護，29（4）：457-460, 2003.

5章　小児の摂食嚥下機能における栄養の考え方
●小児の摂食嚥下障害とNST
1) 第一出版編集部編：日本人の食事摂取基準，第一出版，東京，2005.
2) 日本静脈経腸栄養学会編：コメディカルのための静脈・経腸栄養ガイドライン．南江堂，2003.
3) 平井慶徳ほか：小児高カロリー輸液の実際．平井慶徳編，南江堂，東京，1984.
4) 保木昌徳：Waterlowの分類法と使用方法．臨栄，107：417-420, 2005.
5) Waterlow JC：Br Med J, 3：566-569, 1972.
6) 土岐彰：小児臨床栄養マニュアル．高増哲也ほか編，文光堂，東京，2012, pp.28-36.
7) 菅沼理江ほか：小児における身体計測基準値に関する研究．静脈経腸栄養，26：1277-1284, 2011.

●栄養評価とその対応
1) 五十嵐隆編：小児科学．第9版，文光堂，東京，2004.

Advanced
3. 小児における服薬の難しさ・困りごと
1) 堀雅彦，村田麻美ほか：重症心身障害者が常用する薬剤についての実態調査．障歯誌，34（3）：383, 2013.
2) 尾form明美，向井美恵ほか：嚥下障害のある重症心身障害児（者）における服薬補助ゼリーの検討．日摂食嚥下リハ会誌，8（2）：173-181, 2004.
3) 小原綾子，佐伯剛ほか：一般市民における服薬状況および口腔内崩壊錠の有用性に関する実態調査．薬事新報，2740：31-33, 2012.

●経管栄養における薬剤投与の工夫
1) 日本薬剤師会編：第十三改訂　調剤指針，2001, p.28.
2) 倉田なおみ，他：医療薬学，27（5）：461-472, 2001.
3) 藤島一郎監修，倉田なおみ：内服薬　経管投与ハンドブック，第2版，じほう，東京，2006.
4) 小島純：こども×くすりの盲点．南山堂，東京，2013, p.56-65.
5) 北村佳久，他：医療薬学，31（9）：755-760, 2005.

6章　小児の摂食嚥下障害と外科的対応
●胃瘻・腸瘻，胃食道逆流症に対する手術と管理
1) 鈴木則夫，大浜用克，川原央好，他：ワーキンググループレポート：小児胃食道逆流症診断治療指針．小児外科，37：479-490, 2005.
2) 北川博昭，脇坂宗親，佐藤百合子，他．胃瘻ボタンによる長期栄養管理．小児外科，34：64-69, 2002.
3) 黒部仁，野呂拓史，吉田和彦，他：小児に対する腹腔鏡下Nissen fundplicationと胃瘻造設術．手術，56：475-479, 2002.
4) 鳥飼源史，鎌形正一郎，広部誠一，他：重症心身障害児における上部消化管障害に対する外科的治療の適応と術式．小児外科，36：191-197, 2004.
5) BARD：経腸栄養カテーテル，4th ed，メディコン，2001, pp5-12.
6) 石川眞里子：ドレーン類の管理と挿入中のケア―栄養カテーテル（胃・十二指腸チューブ）・胃瘻．小児看護，25：577-583, 2002.

●嚥下障害に対する外科的手術と対応
1) Giselle M：MASA the Mann Assessment of Swallowing Ability. Singular, Thomson Learning, NY, 2002.
2) Cook ST, Lawless ST, et al：Patient selection for primary laryngotracheal separation as treatment of chronic aspiration in the impaired child. Int J Otorhinolaryngol, 38：103-113, 1996.
3) 堀口利之：重症心身障害児における嚥下障害への対応．JOHNS, 19：1622-1626, 2003.

7章　小児の摂食嚥下障害と看護の基本
●小児の摂食嚥下リハビリテーションにおける看護の役割
1) 内閣府：共生社会政策　食育基本法と食育基本計画 http://www8.cao.go.jp/syokuiku/about/2014

2) 厚生労働省：食を通じた子どもの健全育成（いわゆる「食育」の視点から）のあり方に関する検討会」報告書について，http://www.mhlw.go.jp/shingi/2004/02/s0219-4.html 2014
3) 川島みどり：チーム医療と看護—専門性と主体性への問い—，看護の科学社，東京，2011，p.12.

●生活の場（在宅）における摂食嚥下障害児と家族への支援—訪問看護の役割—
1) 内閣府：共生社会政策 食育基本法と食育基本計画，http://www8.cao.go.jp/syokuiku/about/2013.10.27
2) 厚生労働省：食を通じた子どもの健全育成（—いわゆる「食育」の視点から—）のあり方に関する検討会」報告書について，http://www.mhlw.go.jp/shingi/2004/02/s0219-4.html 1013.10.27
3) 児玉浩子ら：特殊ミルク・経腸栄養剤使用時のピットホール，小児科学誌，116：637-54，2012.
4) 田中千鶴子：難病の子を療育する家族の発達を支援する．家族ケア，2（7）～（9），2004.
5) 吉野朝子，他：小児訪問看護の可能性．訪問看護と介護，14（2）：104-110，2009.

Ⅲ—症例提示編

1．新生児からの摂食嚥下リハビリテーション
①低出生体重児・早産児の吸啜機能促進法
1) Morris SE：Development of oral-motor skills in the neurologically impaired child receiving non-oral feedings. Dysphagia, 3：135-154, 1989.
2) Poore M, Barlow SM, Wang J, et al.：Respiratory treatment history predicts suck pattern stability in preterm infants. J Neonatal Nurs, 14：185-192, 2008.
3) Fucile S, Gisel EG, Lau C：Effect of an oral stimulation program on sucking skill maturation of preterm infants. Dev Med Child Neurol, 47：138-162, 2005.
4) Mizuno K, Ueda A：The maturation and coordination of sucking, swallowing, and respiration in preterm infants. J Pediatr, 142（1）：36-40, 2003.
5) Nyqvist KH, Sjödén PO, Ewald U：The development of preterm infants' breastfeeding behavior. Early Hum Dev, 55：247-264, 1999.
6) Barlow SM, Finan DS, Chu S, Lee J：Synthetic orocutaneous stimulation entrains preterm infants with feeding difficulties to suck. J Perinatology, 28, 541-548, 2008.

Advanced

4．低出生体重児の栄養
1) Lucas A：Early nutrition and later outcome. In：Nutrition of the low birth weight infant.（Ziegler EE, Lucas A, Moro GE eds），Lippincott Willimas & Wilkins, Philadelphia, 1999, 1-18.
2) 板橋家頭夫ほか：極低出生体重児の栄養管理と発育．日児誌，107：975-984，2003.
3) 板橋家頭夫：低出生体重児と栄養．小児科臨床，57：2533-2541，2004.
4) Thureen PJ, Hay WW Jr.：Intravenous nutrition and postnatal growth of the micropremie. Clin Perinatol 27：197-220, 2000.
5) Barker J：Past obstacles and future promose. In：Developmental orogins of health and disease（Gluckman P and Hanson M eds），Cambridge University Press, Cambridge, 2005, 481-195.

②哺乳障害児への訓練・指導
1) Mizuno K, Ueda A et al：Feeding behavior of infants with cleft lip and palate. Acta Paediatr, 91：1227-1232, 2002.
2) Amiel-Tison C.：Does neurological assessment still have a place in the NICU. Acta Paediatr Suppl, 416：31-38, 1996.
3) Palmer MM：Assessment of early sucking patterns in the high risk infant；disorganization versus dysfunction. Presented at Contemporary Forums Conference. Developmental Interventions in Neonatal Care. New Orleans, 1989.
4) Mizuno K, Ueda A：Neonatal feeding performance as a predictor of neurological outcome at 18 months. Dev Med Child Neurol, 47：299-304, 2005.

2．脳性麻痺を中心とした重症心身障害児の摂食嚥下障害
1) 田角 勝：摂食・嚥下障害児と合併症の管理（重症心身障害児）．田角勝，向井美惠編著，小児の摂食・嚥下リハビリテーション，第1版，医歯薬出版，東京，2006，p.78.
2) 大塚義顕：重症心身障害に伴う摂食・嚥下障害の診断と対応．小児外科，42（3）：260-268，2010.
3) 大塚義顕：摂食機能の重症度別の実践症例と訓練の効果判定について 平成23年度 NHOネットワーク共同研究事業「重症心身障害児（者）における摂食機能療法の普及推進のための研究」H21-（重心）-01（研究代表者 千葉東病院 大塚義顕）研究成果報告書，5-7，2011.
4) 永井 徹，小原 仁ほか：調理形態・形状・名称の統一化に関するプロジェクト，「重症心身障害児者における摂食機能療法の普及推進のための研究」（主任研究：大塚義顕），平成23年度国立病院機構共同臨床研究研究成果報告書（NHOネットワーク共同研究事業），p.171-174, 2012.

3．染色体異常，奇形症候群と摂食嚥下障害
①Down症候群と摂食嚥下障害
1) 芳賀信彦：オーバービュー ダウン症の現在．Journal of Oral Rehabilitation, 20（6）：516-520，2011.
2) 高嶋幸男ほか：ダウン症と加齢．Journal of Oral Rehabilitation, 20（6）：541-547，2011.
3) 池田正一：池田正一，黒木良和監修：ダウン症候群，一般社団法人日本障害者歯科学会編，口から診える症候群・病気，一般社団法人日本障害者歯科学会，東京，2012，138-141.
4) 亀井真由美：重度重複障害児（者）へのリハビリテーション 臨床心理士の役割．発達障害医学の進歩，YEAR BOOK NO 21，診断と治療社，東京，2009.

Side Memo

12．障害のある子どもの家族へ
1) Drotar D, et al.：The adaptation of parents to the birth of an infant with a congenital malformation：A hypothetical model. Pediatrics, 56：710-717, 1975.
2) Edna Massimilla，大江祐子訳：Heaven's Very Special Child & the Family. Xlibris Corp., 2008.
3) 村中由紀子：人の心が育つみちすじ—子どもや親を守り育む—．小児歯雑誌，51（2）：58，2013.

③Cornelia de Lange症候群などの拒食を主症状とした障害
1) 篠崎昌子，川崎葉子ほか：摂食指導に難渋した発達障害児の検討．日摂食嚥下リハ誌，8：55-63，2004.
2) 田角勝：摂食・嚥下障害児における指導上の問題点と指導のポイント—主として医師の立場から—．日本重症心身障害児学会誌，30：27-32，2005.

4．筋ジストロフィー（Duchenne型）と摂食嚥下障害
1) Güell MR, et al.：Pulmonary and nonpulmonary alterations in Duchenne muscular dystrophy. Arch Bronconeumol, 43（10）：557-561, 2007.
2) Archer SK, et al.：Dysphagia in Duchenne muscular dystrophy assessed by validated questionnaire. Int J Lang Commun Disord, 48（2）：240-246, 2013.
3) Hanayama K, et al.：Dysphagia in patients with Duchenne muscularr dystrophy evaluated with a questionnaire and videofluorography. Disabil Rehabil, 30（7）：517-522, 2008.
4) Archer SK, et al.：Dysphagia in Duchenne muscular dystrophy assessed objectively by surface electromyography. Dysphagia, 28（2）：188-198, 2013.
5) 和久井礼子，他：筋ジストロフィー患者の食事の検討．厚生労働省 精神・神経疾患研究委託費研究報告書 筋ジストロフィー患者のケアシステムに関する総合的研究平成11～13年度．105-106，2002.
6) 有田憲二：筋ジストロフィーの歯列・咬合異常による咀嚼障害に対する咬合床を用いた治療法．医療，61（12）：811-818，2007.
7) 佐々木俊明：筋ジストロフィーの歯科学的特徴．医療，61（12）：786-

790, 2007.
8) 舘村卓, 他：デュシェンヌ型筋ジストロフィー例における摂食嚥下障害の発生に関わる歯科的因子についての検討. 医療, 61（12）：804-810, 2007.
9) Nozaki S, et al.：Range of Motion Exercise of Temporo-Mandibular Joint with Hot Pack Increases Occlusal Force in Patients with Duchenne Muscular Dystrophy. Acta Myologica, 29：392-397, 2010.
10) 池澤真紀, 他：Duchenne 型筋ジストロフィーにおける反復唾液嚥下テストの有用性に関する検討. 総合リハビリテーション, 40（2）：157-161, 2012.
11) 野崎園子, 他：筋ジストロフィーの食道入口開大不全に対するバルーン拡張法の試み. 医療, 59：556-560, 2005.
12) Nozaki S, et al.：Videofluorographic Assessment of Swallowing Function in Patients with Duchenne Muscular Dystrophy. Rinshoshinkei, 47：407-412, 2007.
13) van den Engel-Hoek L, et al：Oral muscles are progressively affected in Duchenne muscular dystrophy：implications for dysphagia treatment. J Neurol, 260（5）：1295-1303, 2013.
14) 和田彩子, 他：Duchenne 型筋ジストロフィー患者における呼吸器使用状況と摂食嚥下障害との関係. J Clinical Rehabilitation, 20（3）：292-296, 2011.
15) 野崎園子：筋ジストロフィーの嚥下を測る. 神経内科, 65：17-22, 2006.
16) Terzi N, et al.：Impact of tracheostomy on swallowing performance in Duchenne muscular dystrophy. Neuromuscul Disord, 20（8）：493-498, 2010.
17) 品田綾, 他：DMD 患者の不安の検討. 厚生労働省 精神・神経疾患研究委託費研究報告書 筋ジストロフィー患者のケアシステムに関する総合的研究平成 11 ～ 13 年度. 101-102, 2002.
18) Martigne L, et al.：Efficacy and tolerance of gastrostomy feeding in Duchenne muscular dystrophy. Clin Nutr, 29（1）：60-64, 2010.
19) Birnkrant DJ, et al.：Noninvasive ventilation during gastrostomy tube placement in patients with severe duchenne muscular dystrophy：case reports and review of the literature. Pediatr Pulmonol, 41（2）：188-193, 2006.
20) Bach JR, et al.：Open gastrostomy for noninvasive ventilation users with neuromuscular disease. Am J Phys Med Rehabil, 89（1）：1-6, 2010.

〔参考文献〕
＊ デュシェンヌ型筋ジストロフィー診療ガイドライン 2014（https://www.neurology-jp.org/guidelinem/dmd.html）
＊ 筋強直性ジストロフィー診療ガイドライン 2020（https://www.neurology-jp.org/guidelinem/myotonic/myotonic_2020.pdf）
＊ 難病情報センター「筋ジストロフィー」（https://www.nanbyou.or.jp/wp-content/uploads/upload_files/File/113-201704-kijyun.pdf）

5. 形態異常を伴う疾患と摂食嚥下障害
①口唇・顎・口蓋裂などの形態異常を伴う疾患と摂食嚥下障害
1) 中島龍夫：COLUMN 口唇口蓋裂の診かた, 治しかた, 対応のしかた. 中島龍夫編, こどものための形成外科, 永井書店, 東京, 2005, p.75.
2) Cooper-Brown L, et al.：Feeding and Swallowing Dysfunction in Genetic Syndromes. Developmental Disabilities Research Reviews, 14：147-157, 2008.
3) 落合聡：口唇・顎・口蓋裂などの形態異常を伴う疾患と摂食・嚥下障害. 田角勝, 向井美惠編, 小児の摂食・嚥下リハビリテーション, 第 1 版, 医歯薬出版, 東京, 2006, pp.254-257.
4) 中野洋子：6. 出生後の哺乳・口蓋床の作成. 中島龍夫編, こどものための形成外科, 永井書店, 東京, 2005, pp.90-98.
5) 薄井俊朗, 山本佐藤友紀, 他：術前顎矯正治療（NAM）が哺乳へ与える影響について-裂型別にみる哺乳障害の現状アンケート調査-, Dental Medicine Research, 31（2）：136-142, 2011.
6) 久保田一見, 他：口唇裂・口蓋裂児の初診時から離乳食開始までの哺乳状況. 日口蓋誌, 34（3）：291-298, 2009.
7) Gil-da-Silva-Lopes, et al.：Feeding infants with cleft lip and/or palate in Brazil：Suggestions to improve health policy and research. Cleft Palate-Craniofacial J, 50（5）：577-590, 2013.
8) 川島淳子, 他：口唇・口蓋裂患児の哺乳に関する実態調査. 愛院大誌, 44（1）：147-153, 2006.
9) 篠原ひとみ, 他：口唇口蓋裂児の出生直後から施設退院までの授乳の実際. 母性衛生, 46（4）：524-532, 2006.
10) Koga M, et al.：Breast feeding for cleft lip and palate patient, using the Hotz-Type plate. Cleft Palate-Craniofacial J：34（4）：351-353, 1997.
11) 久保田一見：文献紹介. 障誌誌, 29（4）：635, 2008.
12) 井上美津子：口唇口蓋裂児の離乳食指導. 母子保健情報, 48：66-70, 2003.
13) 舩島桂子, 他：水分摂取方法の発達. 子どものための歯と口の健康づくり. 安井利一編, 医歯薬出版, 東京, 2000, p.23.

②Robin シークエンスなど小顎や舌根沈下を伴いやすい疾患の摂食嚥下障害
1) Jones KL, Smith DW：Smith's recognizable patterns of human malformation. WB Sauders, 2005.

③機能障害による 2 次的形態異常と摂食嚥下障害
1) 山口秀晴, 他監修：口腔筋機能療法（MFT）の臨床, わかば出版, 東京, 1998, pp.376-377.
2) 高橋浩二：摂食・嚥下機能の中途障害への対応. 金子芳洋, 千野直一監修, 摂食・嚥下リハビリテーション, 第 1 版, 医歯薬出版, 東京, 1998, pp.183-184.
3) 木下憲治, 弘中祥司, 他：誤嚥を防ぐ義歯. 口腔ケアの ABC―QOL のためのポイント 110―, 医歯薬出版, 東京, 1999, pp226-228.

6. 知的障害（精神発達遅滞）を伴う摂食嚥下障害
1) 藤原有子：知的障害児の食行動の実態（主食編）. 日本食育学会誌, 6（1）：69-76, 2012.
2) 遠藤眞美, 野本たかと, 妻鹿純一：知的障害者通所施設職員に対する摂食・嚥下リハビリテーションに関する調査―食事指導 3 年後の知識・意識・態度について―. ヘルスサイエンス・ヘルスケア, 9（2）：81-90, 2009.

7. 自閉症と摂食嚥下障害
1) Guthrie W, et al.：Comparison of DSM-IV and DSM-5 factor structure models for toddlers with autism spectrum disorder. J Am Acad Child Adolesc Psychiatry, 52：797-805, 2013.
2) 高橋摩理, 他：自閉症スペクトラム児の摂食機能の検討. 小歯誌, 50：36-42, 2012.
3) 川崎葉子, 他：広汎性発達障害における感覚知覚異常. 発達障害研究, 25：31-38, 2003.
4) 高橋摩理, 他：自閉症スペクトラム障害児の食事に関する問題の検討（第 2 報）偏食の実態と偏食に関連する要因の検討.
5) 篠崎昌子：自閉症スペクトラム児の幼児期における摂食・嚥下の問題 第 2 報 食材（品）の偏りについて. 日摂食嚥下リハ会誌, 11：52-59, 2007.
6) 高橋摩理：自閉症スペクトラム児における摂食機能の問題の検討 給食場面の評価. 日摂食嚥下リハ会誌, 14：273-278, 2010.
7) 篠崎昌子, 他：自閉症スペクトラム児における摂食・嚥下の問題 第 1 報 食べ方の問題. 日摂食嚥下リハ会誌, 11：42-51, 2007.

8. 機能障害のない摂食嚥下障害―乳幼児摂食障害
1) 田角勝, 森田孝次, 他：医原性栄養過剰による経管栄養症. 第 12 回日本摂食・嚥下リハビリテーション学会, 2006.
2) 田角勝, 加古結子, 他："幼児経管栄養依存症" について. 第 2 回日本摂食・嚥下リハビリテーション研究会, 抄録集, 560, 1996.
3) 田角勝, 加古結子, 他："幼児経管栄養依存症" の成因. 第 100 回日本小児科学会総会, 日児誌, 101：232, 1997.
4) 田角勝：トータルケアで理解する子どもの摂食嚥下リハビリテーション, 診断と治療社, 東京, 2013.

10. 誤嚥性肺炎と摂食嚥下障害
1) 日本摂食・嚥下リハビリテーション学会医療検討委員会：嚥下造影の標準的検査法（詳細版）日本摂食・嚥下リハビリテーション学会医療検討委員会案作成に当たって. 日摂食嚥下リハ会誌, 8（1）：71-86, 2004.

11. 胃食道逆流を伴う摂食嚥下障害
1) 藤田正明, 他：重症心身障害児における消化器症状とその検索―胃透視・

胃内視鏡検査を中心に―. 脳と発達 18：174-180, 1986.
2) 小児胃食道逆流症診療指針作成ワーキンググループ：小児胃食道逆流症治療指針. 日児誌, 110：87-94, 2006.

12. 外科疾患（食道閉鎖症）と摂食嚥下障害
1) 大浜和克, 他：先天性食道閉鎖症（C型）治療の変遷と成績. 小児外科, 32：899-903, 2000.
2) 鎌田振吉, 他：先天性食道閉鎖症の長期予後. 小児外科, 32：1143-1147, 2000.
3) 長屋昌宏, 他：食道閉鎖症術後の胃食道逆流現象の発生機序. 小児外科, 32：974-979, 2000.
4) 畑田智子, 他：食道閉鎖症術後の吻合部狭窄に対する治療の検討―胃食道逆流症の関与について―. 日小外会誌, 46（6）：915-919, 2010.
5) 川原央好：胃食道逆流症の病体に対する食道運動異常の関与の検討―先天性食道閉鎖症のGERDにおける食道運動のVideofluoroscopic Topograogic Analysisの意義―. Ther Res, 27（5）：759-764, 2006.
6) P. Chetcuti, et al.：Gastrointestinal morbidity and growth after repair of oesophageal atresia and tracheo-oesophageal fistula. Arch. Child, 68：163-166, 1993.

Ⅳ チーム医療の実際

2. 医療の連携と役割の実際

①地域診療所における摂食・嚥下障害への対応―摂食拒否による経管栄養依存症の例
1) 向井美惠編：食べる機能をうながす食事―摂食障害児のための献立, 調理, 介助. 医歯薬出版, 東京, 1994.
2) 田角勝, 他：子どもの摂食指導. 診断と治療社, 東京, 2003.
3) 芳賀定：特集 障害児の摂食・嚥下をサポートする. デンタルハイジーン 23（7）：2003.
4) 篠崎昌子, 他：摂食指導に難渋した発達障害児の検討. 日摂食嚥下リハ会誌 8（1）：55-63, 2004.
5) 田子歩, 他：新生児・乳児期の長期絶食後における摂食拒否の成因に関する研究. 日摂食嚥下リハ会誌 9（2）：180-185, 2005.

③摂食嚥下障害への医科歯科連携の対応―摂食拒否による経管栄養依存症の例
1) 田角勝：小児の摂食・嚥下リハビリテーション―小児科医の立場から―. MB Med Reha. 122：24-28, 2010
2) Ishizaki A, Hironaka S, Tatsuno M, Mukai Y：Characteristics and weaning strategies in tube-dependent children. Pediatr Int, 55：208-13. 2013
3) 田角勝：トータルケアで理解する子どもの摂食嚥下リハビリテーション―食べる機能を支援する40のポイント―, 診断と治療社, 東京, 2013.

⑤通園施設における摂食・嚥下障害への支援 多職種スタッフの連携について
1) 酒井厚子：通園施設における摂食・嚥下障害への支援. 田角勝, 向井美惠編著, 小児の摂食・嚥下リハビリテーション, 第1版, 医歯薬出版, 東京, 2006, p.313.
2) 髙橋摩理, 他：療育センターにおける摂食・嚥下外来に関する検討. 初診時と最終評価時の比較. 日摂食嚥下リハ会誌, 13：231-236, 2009.
3) 篠崎昌子, 他：通園療育における摂食指導. 日摂食嚥下リハ会誌, 8：46-54, 2004.
4) 細田のぞみ, 他：肢体不自由養護学校での児童・生徒の給食の摂食状況およびこれに関する教師の意識調査. 脳と発達, 34：439-411, 2002.

5) 本村文子, 他：通園療育と摂食指導 ―卒園児への継続指導の必要性について―. 小児保健研究, 65：585-592, 2006.

⑥教育現場における摂食嚥下障害への支援―特別支援学校教諭の立場から
1) 保坂みさ, 秋山賢一, 他：特別支援学校（肢体不自由）における給食の改善による機能の向上について―刻み中心の食形態から, やわらかさ中心の食形態へ―. 第17・18回日本摂食・嚥下リハビリテーション学会, 2012.
2) 金子芳洋：食べる機能の障害-その考え方とリハビリテーション, 医歯薬出版, 東京, 1994.
3) 金子芳洋, 他：摂食障害のリハビリテーション ぼく, 食べられたよ！ DVD, 新宿スタジオ, 東京, 1988.
4) 向井美惠：小児の摂食機能療法 全2巻, 新宿スタジオ, 東京, 1998.
5) 金子芳洋, 他：乳児の食べる機能の発達と成長・発育 全2巻, 新宿スタジオ, 東京, 1992.
6) 全国重症心身障害児（者）を守る会：重症心身障害児（者）の医療と介護「重症児とともに」基礎篇全3巻, 応用篇全3巻, 全国重症心身障害児（者）を守る会.
7) Suzanne Evans Morris, Marsha Dunn Klein, 金子芳洋訳：摂食のスキルの発達と障害 原著第2版, 医歯薬出版, 東京, 2009.
8) Nancie R. Finne, 梶浦一郎, 鈴木恒彦訳：脳性まひ児の家庭療育 原著第3版, 医歯薬出版, 東京, 1999.
9) 湯田秀樹：教育現場における摂食・嚥下機能障害への対応. 小児看護, 36（9）：1223-1229, 2013.
10) 北住映二, 他：子どもの摂食・嚥下障害, 永井書店, 大阪, 2007.
11) 藤井聰尚：特別支援教育とこれからの養護学校, ミネルヴァ書房, 東京, 2004, pp.131-132.
12) 斉藤由美子：アメリカ合衆国における重複障害のある児童・生徒のカリキュラム, 国立特殊教育総合研究所 平成17年度課題別研究「重複障害のある児童生徒の教育課程の構築に関する実際的研究」, 115-134, 2006.
13) 文部科学省：特別支援学校教育要領・学習指導要領, 2009.
14) 文部科学省：特別支援学校学習指導要領解説 総則等編, 2009.
15) 文部科学省：特別支援学校学習指導要領解説 自立活動編, 2009.
16) 文部科学省：各教科等における食に関する指導の展開. 食に関する指導の手引き, 第1次改訂版, 2010.

⑥教育現場における摂食・嚥下障害への支援―歯科医師（学校歯科医）の立場から
1) 東京都教育庁学校教育部学校健康推進課：都立肢体不自由児特別支援学校給食の手引, 2012.
2) 文部科学省：特別支援学校等における医療的ケアへの今後の対応について. 2011.
3) 湯田秀樹：教育現場における摂食・嚥下障害への対応. 小児看護, 36（9）：1223-1230, 2013.

⑦家族の負担を考えたチーム対応の必要性 看護の立場から
1) 田中千鶴子：難病の子を療育する家族の発達を支援する. 家族ケア：2（7）～（9）, 2004.
2) 濱邉富美子, 他：胃瘻造設・気管切開・人工呼吸器装着の治療を受けた重症心身障碍児（者）の母親が語る「生活への影響」. 日本重症心身障害学会誌, 33（3）：347-354, 2008.
3) 田中千鶴子, 他：医療的ケアの必要な重症心身障害児（者）と家族が求める在宅支援の現状と課題. 第1報, 第2報, 日本重症心身障害学会誌, 36（1）：131-140, 141-146, 2011.

索引

あ
アタッチメント形成 ………………… 29
愛着形成 ……………………………… 29

い
イレウス ……………………………… 70
医療的ケア …………………………… 341
易感染 ………………………………… 71
胃食道逆流現象 …… 69, 74, 123, 298
胃食道逆流症 …… 69, 123, 257, 299
胃食道シンチグラフィー …………… 126
胃食道超音波 ………………………… 126
胃瘻 ………………… 169, 199, 202, 212
遺伝学的診断 ………………………… 253
一般エックス線撮影法 ……………… 88
咽頭 …………………………… 7, 18, 35
咽頭期 ………………………………… 78
咽頭挙上筋 …………………………… 19
咽頭収縮筋 …………………………… 19

う
運動障害 ……………………………… 216

え
エネルギー消費量 …………………… 194
永久歯 ………………………………… 34
栄養 …………………………………… 169
栄養過剰 ……………………………… 288
栄養カテーテル ……………………… 169
栄養障害 ……………………………… 70
栄養必要量 …………………………… 194
衛生的手洗い手順 …………………… 167
嚥下 …………………………………… 155
嚥下機能改善手術 …………………… 218
嚥下機能獲得期 ………………… 130, 176
嚥下後誤嚥 …………………………… 112
嚥下性無呼吸 …………………… 23, 24
嚥下造影 …………………… 84, 89, 112
嚥下促通 ……………………………… 151

お
嚥下中誤嚥 …………………………… 112
嚥下内視鏡検査 ………… 85, 96, 112
嚥下反射 ……………………………… 21
嚥下前誤嚥 …………………………… 112

押しつぶし機能 ……………………… 42
押しつぶし機能獲得期 …… 130, 179
押しつぶし …………………………… 158
太田ステージ ………………………… 249

か
カゼイン ……………………………… 29
カテーテル …………………………… 200
カニューレ …………………………… 218
カンガルー・マザー・ケア ………… 231
ガムラビング ………………………… 151
下部食道括約筋 ………………… 298, 307
過敏 …………………… 148, 172, 176, 301
介護職 ………………………………… 222
改訂水飲みテスト …………………… 109
開口保持具 …………………………… 178
開口誘導 ……………………………… 178
開咬 …………………………… 159, 275
外舌筋 ………………………………… 9
顎骨 …………………………………… 13
学校給食 ……………………………… 339
看護 …………………………… 221, 345
陥没呼吸 ……………………………… 293
間欠的陽圧式人工呼吸 ……………… 74
間接訓練 ………………………… 132, 148
感覚異常 ……………………………… 312
感染予防 ……………………………… 166
簡易懸濁法 …………………………… 207
玩具なめ ……………………………… 173

き
気管支喘息 …………………………… 243
気管切開 ……………………………… 216
気管内吸引 …………………………… 218

奇形症候群 ……………………… 63, 256
基礎代謝量 …………………………… 194
逆嚥下 ………………………………… 39
吸啜 …………………… 19, 21, 37, 230
吸啜圧 ………………………………… 26
吸啜窩 ……………………… 10, 27, 32
吸啜反射 ……………………………… 20
救命手当のフローチャート ………… 168
拒食 …………………………………… 257
胸郭関節可動域訓練 ………………… 74
胸部 ROM 訓練 ……………………… 74
筋強直性ジストロフィー症 ………… 254
筋緊張 ………………………………… 70
筋弛緩 ………………………………… 307
筋ジストロフィー …………………… 260
筋力低下 ……………………………… 307

く
空腸栄養法 …………………………… 199

け
形態異常 ……………………………… 273
形態食 ………………………………… 344
経管栄養 …… 169, 178, 199, 290, 312
経管栄養依存症 ……………………… 63
経口摂取 …………………………… 40, 322
経口摂取準備期 ………………… 130, 176
経静脈栄養 …………………………… 199
経腸栄養 ……………………… 190, 199
経腸栄養剤 ………………… 70, 199, 202
経皮内視鏡的胃瘻造設術 …………… 213
経鼻咽頭エアウェイ ………………… 291
経鼻経管胃栄養法 …………………… 199
経鼻的持続陽圧呼吸 ………………… 74
痙性四肢麻痺 ………………………… 297
痙攣 …………………………………… 71
頸部聴診法 ……………………… 85, 107
血清アルブミン ……………………… 189
原始反射 …………………… 20, 26, 38

こ

コミュニケーション	174
呼吸	38, 169
呼吸介助	75
呼吸窮迫症候群	230
呼吸障害	68, 73, 291
呼吸理学療法	74
固有口腔	6
誤嚥	111, 113, 119, 166
誤嚥性肺炎	118, 294
誤嚥防止術	219
口蓋筋	19
口蓋垂	6
口蓋扁桃	6
口蓋裂	61, 264
口頬	6
口腔	18, 32
口腔乾燥	184, 306
口腔期	78
口腔ケア	171
口腔前庭	6
口腔ネラトン法	199
口唇	18
口唇反射	20
口唇裂	61
甲状軟骨	8
抗アレルギー薬	306
抗菌薬	121
抗ヒスタミン薬	306
後期ダンピング症候群	169
咬反射	21, 177
硬口蓋	6
喉頭	8, 18
喉頭筋	19
喉頭侵入	113, 115
骨粗しょう症	71

さ

サブスタンスP	121
座位	137
在宅	225
三叉神経	16
酸蝕症	185

し

18トリソミー	259
シーソー呼吸	293
シナプス	16
肢体不自由	3
指示嚥下	94, 116
姿勢	133, 148
姿勢調節	133
脂質必要量	191
歯根	13
歯根膜	50
歯石	180
歯槽	13
歯槽堤	48
歯肉炎	183
歯肉頬移行部	23
歯肉増殖	307
歯肉マッサージ	151
自食	137, 160
自食準備期	51, 52, 130, 182
自閉症	280
自閉症スペクトラム障害	283
自由嚥下	94, 116
射乳反射	231
手指回内握り	138
授乳・離乳の支援ガイド	46
重症心身障害児	64, 68, 289
準備期	78
徐放性製剤	207
小頭症	244
消化管通過障害	69
上気道閉塞	56
上肢機能	54
上部消化管造影	124, 299
食育	221
食塊	160
食環境指導	130
食具	138
食具食べ機能獲得期	54
食具食べ	161
食事恐怖症	63
食道	9
食道期	78
食道内圧測定	125
食道内視鏡検査	126
食道閉鎖症	301
食道pHモニタリング	300
食内容指導	131
食物形態	142
食物残渣	181
食物テスト	105
食器(食具)食べ機能獲得期	130, 182
褥瘡	72
心身障害児	57
身長体重曲線	188
神経・筋疾患	4, 63
神経性食欲不振症	63
唇顎口蓋裂	264
深部感覚	149

す

スクイージング	76
スクリーニング	81
ストロー飲み	163
スプーン	161
すりつぶし機能	43, 49
すりつぶし機能獲得期	130, 179
水分出納の評価	194
水分摂取	163
推定エネルギー必要量	190

せ

成人嚥下	37
成長発育障害	187
声門	9
静的三指握り	138
摂食嚥下障害	3, 60
摂食嚥下リハビリテーション	2
摂食機能療法	129, 130, 241
摂食反射	37
舌	9, 17
舌筋	9, 19
舌骨下筋群	11, 19
舌骨上筋群	11, 19
舌根沈下	269
舌接触補助床	276
舌苔	180

舌突出 …… 278
舌突出嚥下 …… 39
先行期 …… 78
先天性筋ジストロフィー症 …… 254
先天性食道閉鎖症 …… 301
染色体異常 …… 63, 256
前歯交換期 …… 174
前歯萌出期 …… 174
喘鳴 …… 284, 291

そ

咀嚼 …… 22, 48, 159
咀嚼機能 …… 49
咀嚼筋 …… 10, 19
早産児 …… 230
総エネルギー必要量 …… 190
側方つまみ …… 138

た

タンパク質必要量 …… 190
ダンサーハンドポジション …… 230, 237
唾液 …… 184, 307
唾液分泌低下 …… 306
体位ドレナージ …… 76
体位排痰法 …… 76
胎児プログラミング仮説 …… 236
炭水化物必要量 …… 191
探索反射 …… 20, 231

ち

チームアプローチ …… 132, 241
チーム医療 …… 310
チュチュ食べ …… 278
知的障害 …… 4, 244, 331
窒息 …… 166, 168, 278
着色水テスト …… 87
中心静脈栄養法 …… 199
超音波画像診断検査 …… 85, 99
超職種型チーム …… 311
腸閉塞症 …… 70
直接訓練 …… 132, 155
直接授乳行動スコア …… 233

つ

2 step motion …… 116
津守式幼児精神発達検査 …… 53
通園施設 …… 328
通過障害 …… 216

て

テクスチャー …… 142
デンバーⅡ発達判定法 …… 53
てんかん …… 71, 243, 244
手づかみ食べ機能獲得期 …… 52, 130, 182
手づかみ食べ …… 161
低栄養 …… 187
低出生体重児 …… 230, 235

と

動的三指握り …… 138
特別支援学校 …… 333

な

内舌筋 …… 9
軟口蓋 …… 6

に

21トリソミー …… 247
24 時間 pH モニター …… 85
ニップルシールド …… 239, 240
ニューロン …… 16
二次体性感覚野 …… 16
日本人の食事摂取基準値 …… 191
日本人の身体計測基準値 …… 188
乳歯 …… 34
乳歯列完成期 …… 174
乳児嚥下 …… 37, 38, 39, 155
乳児摂食反射 …… 20
乳幼児経管栄養依存症 …… 321
乳幼児摂食障害 …… 63, 284, 287
認知期 …… 78

の

脳幹 …… 19
脳性麻痺 …… 62, 243, 244, 273, 297

は

8段階の評価基準 …… 113
ハイムリック …… 168
バンゲード方式Ⅰ …… 152
パーカッション …… 76
パーセンタイル曲線 …… 193
パラシュート反応 …… 51
パルスオキシメーター …… 86
背部叩打法 …… 167
発達障害児 …… 57
反復唾液嚥下テスト …… 109

ひ

ビシャの脂肪床 …… 27
微少誤嚥 …… 296
微量元素 …… 195
鼻咽腔閉鎖 …… 23
鼻咽腔閉鎖不全 …… 320
鼻呼吸 …… 151
鼻マスク式陽圧人工呼吸 …… 74
表情筋 …… 9

ふ

ファイバースコープ …… 96
フェニトイン …… 71
フォーク …… 162
フードテスト …… 105
フロッピーインファント …… 63, 240, 252, 253
不顕性誤嚥 …… 112, 119
腹部圧迫法 …… 168
福山型筋ジストロフィー …… 254, 326
物性 …… 142

へ

偏食 …… 344
便秘 …… 70

ほ

- ホエイ …… 29
- ホワイトアウト …… 96
- ポジショニング …… 76
- 保育士 …… 222
- 捕食 …… 41, 156
- 捕食機能 …… 53
- 捕食機能獲得期 …… 130, 179
- 哺乳 …… 26, 155
- 哺乳行動パターン分類 …… 239
- 哺乳障害 …… 237
- 哺乳反射 …… 41, 287
- 母乳育児 …… 29
- 訪問看護 …… 225
- 傍歯槽堤 …… 32

ま

- 末梢静脈栄養法 …… 199
- 丸呑み …… 278
- 慢性低栄養 …… 187

み

- 味覚 …… 45
- 味覚異常 …… 307
- 味覚刺激 …… 151

め

- メタボリック症候群 …… 236

ゆ

- 指しゃぶり …… 47, 173, 275

よ

- 4p⁻症候群 …… 259

り

- リスク管理 …… 165
- リラクセーション …… 75
- 梨状陥凹 …… 23
- 離乳期 …… 174
- 離乳食 …… 45
- 離乳の開始 …… 41
- 流涎 …… 56
- 輪状軟骨 …… 8

る

- るい痩 …… 187

れ

- 連携医療 …… 310

ろ

- 6歳臼歯 …… 174

わ

- 1 step motion …… 116

欧文

- best swallow …… 112
- bite reflex …… 21
- CHARGE 連合 …… 271
- Cornelia de Lange 症候群 …… 63, 256, 258
- Costello 症候群 …… 258
- CPAP …… 74
- CPG …… 231
- DENVER Ⅱ …… 139
- DNA メチル化テスト …… 253
- Down 症候群 …… 63, 247
- Duchenne 型筋ジストロフィー …… 63, 261
- EUGR …… 235
- FISH 法 …… 253
- GER …… 69, 74, 123, 211, 298
- GERD …… 69, 123, 211, 299
- Hotz 床 …… 266, 269
- HRAS 遺伝子 …… 258
- infantile feeding reflex …… 20
- IPPV …… 74
- JARD …… 188
- LES …… 298
- lip reflex …… 20
- Möbius 症候群 …… 271
- microaspiration …… 296
- multiple intraluminal impedance …… 124
- MWST …… 87, 109
- NAM（presurgical nasoalveolar molding）治療 …… 267
- NICU …… 235, 237
- NIPBL 遺伝子 …… 258
- NIPPV …… 74
- Nissen 噴門形成術 …… 211
- NST …… 186
- PAP …… 276
- PEG …… 213
- percussion …… 76
- pH モニタリング …… 123
- PIBBS スコア …… 233
- Prader-Willi 症候群 …… 63, 252, 253
- Robin シークエンス …… 63, 269, 270
- rooting reflex …… 20
- RSST …… 109
- RTP …… 189
- SD 曲線 …… 193
- silent aspiration …… 112, 119
- squeezing …… 76
- stage Ⅰ transport …… 22
- stage Ⅱ transport …… 23, 36
- Stamm-Senn 法 …… 212
- stunting …… 187
- suckling reflex …… 20
- swallowing reflex …… 21
- Sydney Swallow Questionnaire（SSQ）…… 261
- tongue thrust …… 278
- Treacher-Collins 症候群 …… 271
- US …… 85, 99
- VE …… 85, 96, 112
- VF …… 84, 89, 112
- Waterlow 分類 …… 187
- Werdnig-Hoffmann 病 …… 254
- worst swallow …… 112

【編著者略歴】

田角　勝
- 1978年　昭和大学医学部卒業
- 1978年　昭和大学医学部小児科学講座前期助手
- 1980年　関東労災病院 小児科
- 1981年　神奈川県立こども医療センター神経内科
- 1983年　昭和大学医学部小児科学講座助手
- 1988年　昭和大学医学部小児科学講座講師
- 1997年　せんぽ東京高輪病院小児科部長
- 2003年　都立北療育医療センター城南分園園長
- 2005年　昭和大学医学部小児科学講座助教授
- 2006年　昭和大学医学部小児科学講座教授
- 2018年　昭和大学医学部小児科学講座客員教授
- 2019年　大田区立障がい者総合サポートセンターB棟管理者，さぽーとぴあ診療所
- 2020年　たつのシティタワークリニック開業

向井美惠
- 1973年　大阪歯科大学卒業
- 1976年　東京医科歯科大学歯学部小児歯科学教室助手
- 1977年　昭和大学歯学部小児歯科学教室助手
- 1981年　昭和大学歯学部小児歯科学教室講師
- 1989年　昭和大学歯学部口腔衛生学教室助教授
- 1997年　昭和大学歯学部口腔衛生学教室教授
- 2008年　昭和大学口腔ケアセンター長（併任）
- 2013年　昭和大学名誉教授
　　　　　日本摂食嚥下リハビリテーション学会名誉理事

小児の摂食嚥下リハビリテーション 第2版　ISBN978-4-263-44418-4

2006年 9月10日	第1版第1刷発行
2013年 6月20日	第1版第6刷発行
2014年 7月10日	第2版第1刷発行
2021年10月10日	第2版第6刷発行

編著者　田　角　　　勝
　　　　向　井　美　惠
発行者　白　石　泰　夫
発行所　医歯薬出版株式会社

〒113-8612　東京都文京区本駒込1-7-10
TEL.（03）5395-7638（編集）・7630（販売）
FAX.（03）5395-7639（編集）・7633（販売）
https://www.ishiyaku.co.jp/
郵便振替番号 00190-5-13816

乱丁，落丁の際はお取り替えいたします．　　　印刷・真興社／製本・榎本製本

© Ishiyaku Publishers, Inc., 2006, 2014. Printed in Japan

本書の複製権・翻訳権・翻案権・上映権・譲渡権・貸与権・公衆送信権（送信可能化権を含む）・口述権は，医歯薬出版（株）が保有します．

本書を無断で複製する行為（コピー，スキャン，デジタルデータ化など）は，「私的使用のための複製」などの著作権法上の限られた例外を除き禁じられています．また私的使用に該当する場合であっても，請負業者等の第三者に依頼し上記の行為を行うことは違法となります．

JCOPY ＜出版者著作権管理機構　委託出版物＞

本書をコピーやスキャン等により複製される場合は，そのつど事前に出版者著作権管理機構（電話03-5244-5088,FAX 03-5244-5089,e-mail:info@jcopy.or.jp）の許諾を得てください．